Repetitorium zum Gegenstandskatalog Medizin

Ralf Bauer, Joachim Boese-Landgraf, Josef Goecke, Johann-Georg Keiner, Clemens Voeller

Medizinische Mikrobiologie und Immunologie

Herausgegeben von Ralf Bauer

Walter de Gruyter · Berlin · New York 1979

Dr. *Ralf Bauer,*
Klinikum Steglitz der Freien Universität Berlin

Das Buch enthält 18 Abbildungen und Tabellen.

Hinweis
Der GK 2 (1978) verzichtet auf einige Themen, die vom GK 2 (1973) gefordert wurden.
Solche Themen, die nach Ansicht der Autoren besser nicht hätten entfallen sollen, sind in diesem Werk im entsprechenden Zusammenhang abgehandelt und durch ★ gekennzeichnet.

CIP-Kurztitelaufnahme der Deutschen Bibliothek

Medizinische Mikrobiologie und Immunologie /
Ralf Bauer . . . Hrsg. von Ralf Bauer. – Berlin, New York : de Gruyter, 1979.
  (Repetitorium zum Gegenstandskatalog Medizin)
  ISBN 3-11-006920-2
NE: Bauer, Ralf [Hrsg.]

© Copyright 1979 by Walter de Gruyter & Co., vormals G. J. Göschen'sche Verlagshandlung, J. Guttentag, Verlagsbuchhandlung Georg Reimer, Karl J. Trübner, Veit & Comp., Berlin 30.
Alle Rechte, insbesondere das Recht der Vervielfältigung und Verbreitung sowie der Übersetzung, vorbehalten. Kein Teil des Werkes darf in irgendeiner Form (durch Photokopie, Mikrofilm oder ein anderes Verfahren) ohne schriftliche Genehmigung des Verlages reproduziert oder unter Verwendung elektronischer Systeme verarbeitet, vervielfältigt oder verbreitet werden. Printed in Germany.
Satz: Georg Wagner, Nördlingen. Druck: Karl Gerike, Berlin. Bindung: Dieter Mikolai, Berlin.

Vorwort

An die Stelle großvolumiger Standardwerke trat in den letzten Jahren immer mehr das kurz und prägnant informierende Taschenbuch, das gute didaktische Sachlichkeit ohne epische Breite mit neuestem Wissensstand verbindet. Die Fülle von Informationen, die ein solch handlich flexibles Buch auf geringstem Raum bietet, ist oft erstaunlich. Dabei ist auch die Preiswürdigkeit ein nicht zu unterschätzender Faktor. Mag es vielleicht nur eine Selbsttäuschung sein, daß die in einem Taschenbuch ausgebreitete Thematik überschaubarer ist als in einem üblichen Lehrbuch, so arbeitet man doch zweifellos unbefangener und mit handschriftlichen Anmerkungen großzügiger in einem skriptähnlichen Buch als in honorigen Standardwerken. Auch hat der Leser bei flexiblen Büchern das Gefühl, den »augenblicklich gültigen Stand der wissenschaftlichen Irrtümer« mitzuerleben. So wird insgesamt die Verzagtheit vor dem kaum zu bewältigenden Wissensberg abgebaut, der Mutlosigkeit und Resignation vorgebeugt, die Lernmotivation gefördert und der Informationsstand gesteigert.

Die Schöpfer der Approbationsordnung für Mediziner vom Oktober 1970 haben erkannt, daß Wissensprüfungen – und nur diese werden an der Universität durchgeführt – voraussetzen, daß sich Prüfer und Prüfling über das zu erfragende Wissensgut einig sind. Zu diesem Zwecke sind Gegenstandskataloge geschaffen worden. Dabei traf der Trend zum übersichtlichen Taschenbuch mit der Auflistung des Prüfungsstoffes in Gegenstandskataloge zusammen. Zunächst war es so, daß bestehende Bücher auf ihre Gegenstandskatalogtauglichkeit geprüft wurden. War dies gegeben, so erfreuten sich diese Bücher bald einer großen Beliebtheit. Aber nicht nur für die Prüfung, sondern generell für Unterricht und Vorlesung erwies sich die neue Art der Wissensvermittlung als erfolgreich. So war und ist es nicht verwunderlich, daß der Gegenstandskatalog für viele Bücher Inhaltsverzeichnis und Gliederung darstellt. Wer Gegenstandskatalog-orientierte Bücher für anrüchig und wissenschaftlich nicht vertretbar hält, muß auch jede andere komprimierte Wissensdarstellung ablehnen. Daß dabei keine vertiefende Darstellung eines Fachgebietes mit all seiner Problematik möglich ist und auch gar nicht gegeben werden soll, ist selbstverständlich. Dies soll speziellen Lehrbüchern vorbehalten bleiben.

Das hier vorliegende Buch war zunächst nach dem Gegenstandskatalog von 1973 konzipiert worden. Es wurde nach Vorliegen des Gegenstandskataloges von 1978 sorgfältig auf dessen Forderung abgestellt. Dabei hätten einige Themen entfallen müssen, die die Autoren jedoch als zu wichtig ansahen, so daß die Ausführungen dazu im jeweiligen Zusammenhang verblieben sind und durch ★ gekennzeichnet wurden.

Für Unterricht, bed-side-teaching und Prüfung und auch für die Zeit nach dem Studium soll in der »Repetitorienreihe zum Gegenstandskatalog Medizin« Wissen in überschaubarer und leicht zugänglicher Art geboten werden. Ob dies den Autoren und dem Herausgeber in der vom de Gruyter-Verlag mutig eröffneten Reihe gelungen ist, wird die kritische Leserschaft beurteilen.

Berlin, im März 1979   Ralf Bauer

Inhalt

1 *Allgemeine Infektionslehre und Epidemiologie der Infektionskrankheiten* 1
   1.1 Allgemeine Infektionslehre 1
   1.2 Allgemeine Epidemiologie der Infektionskrankheiten ... 5

2 *Allgemeine Bakteriologie* 10
   2.1 Medizinisch wichtige Bakterien 10
   2.2 Aufbau und Morphologie 11
   2.3 Vermehrung, kultureller Nachweis und kulturelle Differenzierung 16
   2.4 Bakteriengenetik 20
   2.5 Vermehrungshemmung und Abtötung von Bakterien ... 24

3 *Normale Bakterienflora des Menschen* 28
   3.1 Allgemeines 28
   3.2 Normalflora 29

4 *Diagnostisches Verfahren (Erregernachweis und Serodiagnose)* .. 31
   4.1 Untersuchungsmaterialien und ihre Entnahme 31
   4.2 Erregernachweis 32

5 *Spezielle Bakteriologie* 36
   5.1 Grampositive Kokken 36
   5.2 Gramnegative Kokken (Neisserien) 51
   5.3 Gramnegative Stäbchen (Enterobacteriaceae und Pseudomonas) 56
   5.4 Gramnegative Stäbchen (Brucella, Yersinia, Francisella, Haemophilus-Gruppe, Vibrionen, Bacteroides-Gruppe und Fusobakterien) 76
   5.5 Sporenlose grampositive Stäbchen 86
   5.6 Aerobe Sporenbildner 90
   5.7 Anaerobe Sporenbildner 92
   5.8 Mykobakterien und Aktinomyzeten 97
   5.9 Spirochäten 105
   5.10 Mykoplasmen 112
   5.11 Obligate Zellparasiten 113

6 *Pilze (Fungi, Myzeten)* 121
   6.1 Allgemeine Mykologie 121
   6.2 Spezielle Mykologie 122

7 *Grundlagen der antibakteriellen und antimykotischen Therapie* .. 130
   7.1 Grundbegriffe 130
   7.2 Wirkungsspektrum und klinische Verwendung von Chemotherapeutika 130
   7.3 Resistenz und Resistenzsteigerung 135
   7.4 Resistenzbestimmung 137
   7.5 Unerwünschte Wirkungen 138

8 *Parasitologie* 140
   8.1 Protozoonosen (Flagellaten) 140
   8.2 Protozoonosen (Rhizopoden) 143
   8.3 Protozoonosen (Sporozoen) 144
   8.4 Helminthosen (Trematoden) 149
   8.5 Helminthosen (Zestoden) 151
   8.6 Helminthosen (Nematoden) 152

9 *Allgemeine Virologie* 158
   9.1 Genetik 167
   9.2 Besondere Resistenzmechanismen des Wirtsorganismus .. 168
   9.3 Pathogenetisch wichtige Eigenschaften 169
   9.4 Laboratoriums-Diagnostik 175

10 *Spezielle Virologie* 179
   10.1 Adenoviren 179
   10.2 Herpesviren 180
   10.3 Pockenviren 188
   10.4 Papovaviren 193
   10.5 Arboviren 193
   10.6 Myxoviren 196
   10.7 Paramyxoviren und Röteln-Virus 199
   10.8 Picornaviren 209
   10.9 Gruppe der Rhinoviren 216
   10.10 Rabiesviren 217
   10.11 Hepatitisviren 219

11 *Immunologie* 223
   11.1 Die Immunitätsreaktion des Organismus 223
   11.2 Das Antigen 236
   11.3 Der Antikörper 245
   11.4 Die Antigen-Antikörper-Reaktion: Serologische Methoden 261

11.5 Blutgruppenserologie 284
11.6 Pathogene Wirkungen von Immunreaktionen 297

12 *Schutzimpfungen* 323
   12.1 Grundlagen des Impfschutzes 323
   12.2 Aktive Schutzimpfungen gegen bakterielle Erkrankungen . 325
   12.3 Aktive Schutzimpfungen gegen Viruserkrankungen 328

Literatur 336
Sachregister 339

1 Allgemeine Infektionslehre und Epidemiologie der Infektionskrankheiten

1.1 Allgemeine Infektionslehre

1.1.1 Definition der Infektion und der Infektionskrankheit

▶ **Definition der Infektion**
Das Geschehen einer **Infektion** beinhaltet folgende Komponenten:
- Eindringen des Erregers in den Körper (Durchbrechung der Epithelschranke) bzw. Ansiedlung auf Haut und Schleimhäuten
- Haftung des Erregers im Wirtsorganismus
- Vermehrung der Erreger im Körper

Ob es nun zu einer manifesten Infektionskrankheit kommt, oder ob eine Infektion ohne Krankheitserscheinungen bleibt, hängt von verschiedenen Faktoren ab:
- Krankheitsbereitschaft des befallenen Organismus (Empfänglichkeit, Resistenz, Immunität)
- Anzahl und Virulenz des Erregers

Einen ätiologischen Zusammenhang zwischen Infektionserreger und Infektionskrankheit stellen die *Henle-Koch*schen Postulate her:
- der Erreger soll bei einer Infektionskrankheit regelmäßig zu finden sein
- der Erreger soll außerhalb des erkrankten Organismus züchtbar sein
- die Infektion eines Versuchstieres mit dem gezüchteten Erreger soll zu einem typischen Krankheitsbild führen, und der Erreger muß wieder zu isolieren sein
- man muß spezifische Antikörper finden

Dringen die Erreger von außen über die Haut bzw. die Schleimhäute auf oralem, aerogenem oder genitalem Weg in den Organismus ein, so spricht man von einer **exogenen Infektion**. Dabei kann wiederum unterschieden werden in
- **Tröpfcheninfektion** von Mensch zu Mensch z. B. bei epidemischem Scharlach, Tuberkulose, etc.
- **Kontaktinfektion** von Mensch zu Mensch z. B. bei Geschlechtskrankheiten
- **Zoonosen**; Übertragung einer Krankheit vom Tier auf den Menschen (z. B. Malaria)

Als **endogen** bezeichnet man eine Infektion, wenn sie durch im Körper existierende Keime ausgelöst wird. Diese Keime kommen auch bei völliger Gesundheit im Körper vor, z. B. E. coli im distalen Abschnitt der Urethra und führen unter physiologischen Bedingungen nicht zu einer Infektionskrankheit. Bei Störungen der physiologischen Flora z. B. durch Antibiotika bzw. bei Läsionen der Schleimhäute können diese Keime Infektionen auslösen.

Der Zeitpunkt der Infektion ist nicht identisch mit dem Zeitpunkt des Auftretens der ersten klinischen Symptome. Die dazwischenliegende Zeit wird als **Inkubationszeit** bezeichnet. Diese Zeit kann relativ kurz sein (4–18 Std.) beim Botulismus, kann aber auch sehr lang sein; ein Extrem stellt hier die Lepra mit einer Inkubationszeit von 2–5 Jahren dar.

Bei einer **Allgemeininfektion** erfolgt in der oben beschriebenen Inkubationszeit die Vermehrung des Erregers im befallenen Organismus. An diese Inkubationszeit, die für jeden Erreger eine charakteristische Dauer hat, schließt sich ein Generalisationsstadium an, in dem sich die Erreger über die Lymphbahnen (in der Hauptsache Ductus throacicus), über die Blutbahn sowie über sogenannte Nervenschienen (z. B. Bulbus olfactorius) im gesamten Organismus ausbreiten und dann außer im Blut an den Schleimhautoberflächen des Rachens und des Darms sowie im Urin, Stuhl oder Sputum nachweisbar sind.

Anders bei einer **lokalen Infektionskrankheit.** Durch die lokale Abwehrreaktion des Organismus bleibt die Vermehrung des Erregers bei lokaler Zellschädigung ausschließlich auf die Eintrittspforte beschränkt (z. B. Folliculitis). Dieses Geschehen läuft also ohne eine Beteiligung des Gesamtorganismus ab.

1.1.2 Pathogenitäts- und Virulenzfaktoren von Bakterien

In Abhängigkeit von ihren Stoffwechsel- und Vermehrungsmöglichkeiten unterscheidet man
- **parasitäre Mikroorganismen,** die zur Lebens- und Arterhaltung von dem Stoffwechsel eines Wirtes abhängig sind
- **saprophytäre Mikroorganismen,** die in totem Material leben und sich dort auch vermehren können.

Nun bedeutet das aber nicht, daß ein Parasit in seinem Wirtsorganismus zwingend eine Krankheit auslösen muß. Genauso wenig darf man annehmen, daß saprophytär, also normalerweise in toter Natur lebende Mikroorganismen, nach Eindringen in einen Wirtsorganismus dort keine Krankheit auslösen. Hier hängt es von der **Pathogenität** des Mikroorganismus ab, ob es zu einem Krankheitsgeschehen kommt. Die **Pathogenität** beschreibt die **Fähigkeit eines Mikroorganismus, z. B. durch Toxine bzw. durch Beeinflussung des Wirtsstoffwechsels, eine Krankheit auszulösen.** Als apathogen würde man demnach solche Keime bezeichnen, die für den befallenen Organismus keine krankmachende Fähigkeit besitzen. Die Pathogenität ist nun aber nicht eine absolute Eigenschaft des Keimes, sondern auch noch abhängig von der befallenen Wirtspezies (Mensch, Tier, Pflanze). Während die **Pathogenität** einen **qualitativen Begriff** darstellt (= **Fähigkeit, eine Krankheit hervorzurufen**), so drückt die **Virulenz** mehr ein **quantitatives Geschehen** aus (= **Grad der Pathogenität, Infektionskraft**). Die Virulenz, die neben anderen Faktoren, die sich mehr auf den Wirtsorganismus beziehen, auch für den Schweregrad der Krankheit verantwortlich ist, ist bei pathogenen Mikroorganismen stammspezifisch.

Als **Faktoren der Pathogenität** können unter anderem angesehen werden:
- **Toxine** (thermolabile Exotoxine oder thermostabile Endotoxine)
- **antiphagozytäre Substanzen**
- **Enzyme** (DPN-ase, Hyaluronidase)

Für den Grad der Pathogenität eines Erregers, für seine Virulenz also, sind auch Bedingungen im Wirtsorganismus bestimmend. Zeigt sich auf der einen Seite der befallene Organismus relativ unempfindlich gegenüber dem Erreger, oder ist auf der anderen der Erreger sehr empfindlich gegnüber den Abwehrkräften des Wirtsorganismus, so kann es auch durchaus vorkommen, daß pathogene Keime nicht in der Lage sind, eine Infektion bzw. eine Infektionskrankheit auszulösen.

▶ **Exotoxine**
Exotoxine sind Stoffwechselprodukte von Bakterien, die sie an ihre Umgebung abgeben, wie zum Beispiel bei Tetanus- oder Botulinusbakterien. Die Exotoxine sind aufgebaut aus Proteinen und empfindlich gegenüber extremen Temperaturen (thermolabil). Sie können als Enzyme oder auch als Cytotoxine (Hämolysine, Leucocidine) wirken. Neben ihren toxischen haben sie auch noch antigene Eigenschaften, so daß der Wirtsorganismus Antikörper bilden kann. Bei der **aktiven Schutzimpfung** macht man sich diese antigene Eigenschaft des Exotoxins zunutze. Durch Behandlung mit Formaldehyd (Formalin) nimmt man dem Toxin seine Toxizität, wobei aber die Antigenität unangetastet bleibt. Mit diesen jetzt als **Toxoide** bezeichneten abgewandelten Toxinen ist es möglich, im Wirtsorganismus eine Antikörperbildung zu provozieren, ohne eine Krankheit auszulösen, wodurch sich der Organismus aktiv immunisiert. Durch diese Antikörper werden bei einer potentiellen Infektion die vom Bakterium gebildeten Toxine sofort neutralisiert.

▶ **Endotoxine**
Die thermostabilen Endotoxine finden sich hauptsächlich bei gramnegativen Bakterien. Sie sind dort Bestandteil der Zellwand und setzen sich aus hochmolekularen Lipopolysacchariden zusammen. Hauptsächlich haben sie eine pyrogene Wirkung, jedoch können sie auch eine Hyperglykämie und eine Leukozytose auslösen. Im Gegensatz zu den Exotoxinen haben die Endotoxine nur eine schwache immunogene Wirkung.
Ein besonderer Aspekt ist hier der Endotoxinschock, der dann erzeugt wird, wenn der Organismus mit Endotoxinen überschwemmt wird. Zu einem

solchen Schock kann es zum Beispiel im Zuge der Therapie des Typhus mit Chloramphenicol kommen (*Herxheimer*-Reaktion). Durch den Zerfall einer großen Anzahl von Typhusbakterien kommt es zu einer massiven Freisetzung von Endotoxin. Als Konsequenz dieser Erfahrung leitet man in der Typhusbehandlung die Chloramphenicoltherapie mit niedrigen Dosen ein oder man weicht auf Ampicillin aus.

Abhängigkeit der Toxinbildung von Prophagen am Beispiel der Diphtheriebakterien siehe unter Punkt 2.4.2.

Durch antibakterielle Chemotherapie kann es zur Selektion resistenter Bakterienstämme kommen, wodurch eine Verstärkung des Infektionsgeschehens hervorgerufen wird (siehe auch unter Hospitalismus, Chemotherapie).

Die Schleimkapsel, von der viele Bakterienarten umgeben sind, schützt diese vor äußeren Einflüssen, besonders auch vor einer Phagozytose. So gesehen stellt sie einen antiphagozytären Faktor dar.

1.1.3 Reaktion des Makroorganismus auf die Infektion

Immunität
Durch die Bildung spezifischer Antikörper verschafft sich der Makroorganismus eine **spezifische Resistenz** gegenüber Keimen, Toxinen usw.

Faktoren der lokalen unspezifischen Resistenz
- **Fettsäuremantel der Haut**
  Die Fettsäuren üben eine Art Selbstdesinfektion aus; bei einem pH zwischen 3,0 und 5,0 gehen viele Mikroorganismen, deren optimales Lebensmilieu im alkalischen Bereich liegt, zugrunde.
- **Sekrete**
  Speichel, Tränenflüssigkeit und Magensaft sind in der Lage, Bakterien abzutöten.
- **Lysozym**
  Dieses proteolytische Enzym befindet sich in Drüsensekreten wie Tränenflüssigkeit, Speichel, Milch etc. und wirkt bakterizid.

Faktoren der allgemeinen unspezifischen Resistenz
- **Entzündung**
  Während des Entzündungsprozesses treten mehr Leukozyten in die Blutbahn ein und phagozytieren Erreger und Gewebetrümmer. Unter der Wirkung von Bakterien bzw. deren Toxinen werden Pyrogene freigesetzt, die eine Fieberreaktion veranlassen.
- **Interferon**
  Dieses Protein, das der Wirtsorganismus als Reaktion auf einen Kontakt mit Viren bildet, verleiht ihm eine prophylaktische Resistenz vor neuen Virusinfektionen. Interferon blockiert bei den Viren die Translation bzw. Transduktion, was sich in einer Störung der Virusproteinsynthese bzw. -nukleinsäuresynthese auswirkt.

– **Komponenten der Blutflüssigkeit** wie **Properdin** und **Komplement** mit bakterienabtötenden Eigenschaften.

▶ **Disposition**

Als **Disposition** eines Körpers bezeichnet man seine Krankheitsbereitschaft bzw. seine Ansprechbarkeit für Erkrankungen. Positiv ausgedrückt kann man auch sagen, daß die Disposition eine Aussage über die zu einem bestimmten Zeitpunkt gegebenen Resistenzlage eines Individuums macht. Die Disposition ist keine feststehende Eigenschaft eines bestimmten Organismus, sondern abhängig von verschiedenen Faktoren. Veränderliche Faktoren, die die Resistenzlage eines Individuums beeinflussen und damit die Qualität der Disposition verändern können, sind:

– **Konstitution**
– **Lebensalter** (erhöhte Krankheitsbereitschaft von Säuglingen und Greisen)
– **Ernährung** (erhöhte Infektanfälligkeit bei Unterernährung)
– **körperliche und psychische Belastung**

1.2 Allgemeine Epidemiologie der Infektionskrankheiten

1.2.1 Erregerreservoir

Kann ein Organismus Mikroorganismen über einen längeren Zeitraum beherbergen, so bezeichnet man ihn als **Erregerreservoir**. Die wichtigsten für Infektionskrankheiten des Menschen in Frage kommenden Erregerreservoire sind Menschen und Tiere, wobei sowohl Kranke als auch Gesunde (z. B. gesunde Keimträger von Hepatitisviren oder Dauerausscheider nach einer Typhuserkrankung) zur Infektionsquelle werden können.

Anthropozoonose

Als Anthropozoonose gelten die Infektionskrankheiten, die vom Tier auf den Menschen übertragen werden. Der Erreger einer solchen Krankheit ist also für das Tier sowie für den Menschen pathogen (Bruzellosen, Leptospirosen, einige Pilzerkrankungen, etc.). Oft kommt die Infektkette beim Menschen zum Stillstand.

Umwelt

Die Mikroorganismen des Bodens spielen eine große Rolle im Stoffkreislauf der Natur, in dem sie mitwirken, die von Tieren und Pflanzen gebildeten Stoffe zu humifizieren und zu mineralisieren. Von diesen Mikroorganismen sind einige menschenpathogen. Auf der anderen Seite können sich im Boden auch Verunreiniger mit menschenpathogener Wirkung über längere Zeit

aufhalten. Die wichtigsten Keime sind hier in ihrer Pathogenität für den Menschen aerobe und anaerobe Sporenbildner wie
- **Gasbrand- und Tetanusclostridien**
- **Milzbrandbazillen**
- **Botulinuserreger**

Außerdem finden sich im Boden zahlreiche Nematodeneier, wie zum Beispiel von Ascaris lumbricoides, die, einmal in den menschlichen Magen-Darm-Trakt gelangt, zu typischen Wurmkrankheiten führen können.

Infektkette

★ Unter einer Infektkette versteht man den Weg des Erregers von einem Individuum zum anderen, z. B. von Mensch zu Mensch, von Tier zu Tier oder auch vom Tier zum Menschen. Man nennt eine solche Infektkette homogen, wenn der Erreger nur von Individuen einer Art von Wirbeltieren übertragen wird (z. B. zwischen Hund und Mensch), als heterogen bezeichnet man eine Infektkette, wenn z. B. ein Insekt wie bei Malaria zwischengeschaltet ist. In diesem Zusammenhang spricht man von einer vertikalen Ausbreitung einer Krankheit, wenn sie in der Generationslinie vererbt bzw. übertragen wird. Als Beispiel kann hier die von der Mutter auf den Feten übertragene konnatale Lues gelten.

Die Ausbreitung einer Krankheit erfolgt horizontal in einer Infektkette von Mensch zu Mensch.

1.2.2 Übertragungsweise

Eintrittspforte

Die Stelle des Körpers, über die der Erreger in den Organismus gelangt, ist der Respirationstrakt (Nasen-Rachen-Raum), Verdauungstrakt (Mund, Darm), Hautläsionen (Tierbiß, Injektionsnadel, Insektenbiß, Schürf-, Schnittwunde).

Austrittspforte

Die Ausscheidung von im Körper befindlichen Keimen an die Außenwelt erfolgt durch Sekrete und Exkrete (Urin, Stuhl, Sperma, Speichel, Sputum, Schweiß, Muttermilch).

Neben der Ein- und Austrittspforte des Erregers ist der **Ausbreitungsmodus einer Infektionskrankheit** auch noch vom Schicksal des Erregers an der Außenwelt abhängig. Bestimmte Keime (Gonokokken, Meningokokken, Masernvirus, Treponema pallidum) sind unter Umweltbedingungen nicht lebensfähig, so daß hier nur eine Übertragung auf dem direkten Weg (z. B. Geschlechtsverkehr, Aushusten keimhaltiger Tröpfchen von der infizierten Person und Inhalation eines solchen Tröpfchens von einem anderen Individuum) stattfinden kann.

1.2 Allgemeine Epidemiologie der Infektionskrankheiten

transplazentare Übertragung
Die transplazentare Übertragung einer Infektionskrankheit von der Mutter auf das Kind ist möglich bei Erkrankungen wie der Syphilis, der Toxoplasmose und bei Infektion mit dem Rötelnvirus. Das Rötelnvirus passiert die Plazentaschranke im 1. Trimenon, während der Lueserreger nicht vor der 16. Schwangerschaftswoche in die Plazenta übertreten kann.

Die Übertragung von Erregern kann auf verschiedenen Wegen erfolgen:

direkter Kontakt
Hier erfolgt die Übertragung des Erregers durch direkte Berührung (Kontaktinfektion) oder durch Verschlucken von ausgehusteten erregerhaltigen Tröpfchen (Tröpfcheninfektion).

Es werden im allgemeinen solche Erreger durch direkten Kontakt übertragen, die nicht in der Lage sind, längere Zeit unter Umweltbedingungen zu überleben.

indirekter Kontakt
Bei der indirekten Übertragung bedienen sich die Erreger irgendeines Vehikels, das irgendein unbelebter Gegenstand sein kann oder auch ein Tier, wie z. B. ein Insekt (s. u.).

Die unbelebten Gegenstände können entweder so beschaffen sein, daß sich die Keime in bzw. auf ihnen vermehren können (Lebensmittel wie Speisen, Eis, Milch, Konserven) oder sich nicht in ihnen vermehren können (Wasser, Staub, Kleidungsstücke Möbel, usw.).

Belebte Überträger
Die belebten Überträger von Infektionskrankheiten rekrutieren sich in der Hauptsache aus Insekten, wie Läuse, Mücken, Zecken, Fliegen ect., können aber auch Schnecken sein.

Neben dieser echten Übertragung von Erregern, wobei jeder Erreger seinen spezifischen belebten Überträger hat, gibt es auch noch eine Verschleppung von Keimen und keimhaltigen Partikeln (Faeces, Eiter) durch Tiere.

1.2.3 Epidemiologische Begriffe

Morbidität
Dieser Begriff macht eine Aussage über die Erkrankungshäufigkeit. Der Anteil von Menschen, die an einer bestimmten Krankheit erkrankt sind, wird auf die Gesamtbevölkerung innerhalb eines festgesetzten Zeitraumes (im allgemeinen auf 100 000 Einwohner in einem Jahr) bezogen.

Mortalität
Hier erfolgt eine Aussage darüber, wieviele Menschen im Verhältnis zur Gesamtbevölkerung in einem bestimmten Zeitraum gestorben sind. Auch

hier ist der Bezugspunkt zumeist 100 000 Einwohner in einem Jahr; bei Infektionskrankheiten wird aber auch die Dauer einer Epidemie zugrunde gelegt.

Letalität

Die Anzahl gestorbener Menschen wird hier nicht auf die Gesamtbevölkerung bezogen, sondern nur auf die Gruppe an Menschen, die an der bestimmten Krankheit erkrankt sind. Der Begriff Letalität macht also eine prognostische Aussage über die Erkrankung und sagt aus, mit welcher Wahrscheinlichkeit diese Erkrankung zum Tode führt.

Kontagionsindex

Der Kontagionsindex gibt an, wieviele Menschen, die der Infektion ausgesetzt waren, auch tatsächlich erkrankt sind.

Die Ausbreitung eines Erregers, seine Übertragung durch belebte oder unbelebte Vektoren sowie die Morbidität einer Erkrankung ist von verschiedenen Faktoren abhängig, wie dem Klima, Wetter, der soziologischen Struktur eines Gebietes (sog. Slums!), Wohnverhältnissen, Ernährung, Beruf (Berufskrankheiten wie Brucellosen bei Metzgern und Tierärzten) und dem Tourismus.

Endemie

Die Ausbreitung einer Krankheit ist auf eine bestimmte Region beschränkt, wo sie zeitlich unbegrenzt über Jahre hinweg auftreten kann. Es können immer wieder Einzelpersonen oder kleine Personengruppen erkranken.

Durch die über Jahre und Jahrzehnte bestehende Verbreitung eines bestimmten Erregers unter der Bevölkerung einer bestimmten Region („**endemische Seuche**"), ist ein hoher Prozentsatz der betreffenden Menschen immun, so daß in erster Linie nur Kinder, Zugereiste und Touristen erkranken.

Von einer **Epidemie** spricht man, wenn in einer räumlich begrenzten Region innerhalb eines begrenzten Zeitraums ein hoher Anteil der Bevölkerung an einer Infektionskrankheit erkrankt ist. Bezogen darauf, mit welcher Geschwindigkeit sich die Krankheit unter der Bevölkerung ausbreitet, spricht man von einer

- **Explosionsepidemie**
  Die Anzahl der erkrankten Personen nimmt „explosionsartig" zu, aber auch nahezu ebenso schnell wieder ab. Zu einer solchen Epidemieform kann es kommen, wenn sich der Keim über das Trinkwasser oder über Milch verbreiten kann.
- **Tardivepidemie**
  Hier beobachtet man ein langsames Ansteigen und Abfallen der von der Krankheit befallenen Anzahl an Personen. Dieses hat seinen Grund darin, daß die Krankheit durch Kontaktinfektion weiterverbreitet wird.

Pandemie

Während das Auftreten einer Infektionskrankheit in einer Epidemie sowohl

1.2 Allgemeine Epidemiologie der Infektionskrankheiten

zeitlich wie aber auch räumlich begrenzt ist, fehlt bei der Pandemie weitgehend die räumliche Begrenzung. In einem begrenzten Zeitraum können Länder, ja sogar ganze Kontinente von einer Krankheit heimgesucht werden. Historisches Beispiel für das pandemische Auftreten einer Krankheit ist die Pest im Mittelalter.

2 Allgemeine Bakteriologie

2.1 Medizinisch wichtige Bakterien

2.1.1 Einteilung

Unter Mikroben faßt man Kleinlebewesen wie Bakterien, Viren, Protozoen und Kleinpilze zusammen. Sie werden den sogenannten Protisten zugeordnet; das sind zumeist einzellige Mikroorganismen mit geringer morphologischer Differenzierung. Man unterteilt diese Protisten in

- **Eukaryozyten**
  Diese besitzen einen echten Zellkern mit Kernmembran, Chromosomen, Karyoplasma und Kernkörperchen. Beispiele dieser Gruppe sind Protozoen und Fungi.

und in

- **Prokaryozyten**
  Diese besitzen anstelle eines echten Zellkerns nur ein Kernäquivalent, in dem man jedoch DNS nachweisen kann. So entsprechen sich Zellkern und Kernäquivalent zwar in ihren Funktionen, unterscheiden sich morphologisch jedoch grundlegend voneinander. Unter dem Elektronenmikroskop erscheinen die Kernäquivalente als Hellzonen. Charakteristische Bestandteile eines Zellkerns, wie z. B. Kernmembran und Kernkörperchen, sind bei ihnen nicht nachzuweisen. Zu dieser Gruppe der Prokaryozyten zählen vor allen Dingen die Bakterien, weiterhin auch Chlamydien, Mykoplasmen und bakterielle L-Formen.

Die als Beispiel für Prokaryozyten geltenden Bakterien weisen im Durchschnitt eine Größe von 0.5 bis 5 μm auf und lassen sich unter dem Lichtmikroskop darstellen.
Die Bakterien sind in ihrer Gestalt variabel. Man unterscheidet nach der jeweiligen Form des Bakteriums folgende Untergruppen:

- **Kugelbakterien**
  Besteht das Bakterium aus einem Kugelpaar, spricht man von Diplokokken. Als Beispiel kann hier Diplococcus pneumoniae, der Erreger von akuten und chronischen Bronchitiden, von Lobärpneumonien und Meningitiden genannt werden. Von Streptokokken spricht man, wenn die Kugeln in Kettenform angeordnet sind. Als Beispiel eines Bakteriums, welches aus einer solitären Kugel besteht, kann die Gruppe der Staphylokokken angeführt werden. Eine weitere Untergruppe der Kugelbakterien bilden die Sarcina. Diese als Paketkokken bezeichneten Bakterien zeigen eine kubi-

sche Anordnung und bleiben selbst nach ihrer Teilung in den drei Dimensionen des Raumes zusammen.

- **Stäbchenbakterien**
Als gerade Stäbchen stellen sich z. B. die Bacillaceae (z. B. Bacillus anthracis als Erreger des Milzbrandes) und die Enterobacteriaceae (E. coli, Klebsiellen, Proteus, Salmonellen, Shigellen) dar. Andere Stäbchenbakterien weisen eine gekrümmte Form auf. Als Beispiel hierfür steht der wichtigste Erregertyp der Cholera: Vibrio cholerae bzw. Vibrio comma.

- **Schraubenbakterien (Spirochaeten)**
In dieser Untergruppe finden sich Borrelien (z. B. Borrelia recurrentis als Erreger des epidemischen Rückfallfiebers), Leptospiren als Erreger des Canicola-Fiebers (L. canicola), des Morbus Weil (L. icterohämorrhagica und des Feldfiebers (L. grippotyphosa), weiterhin die Treponemen als Erreger der Lues (Tr. pallidum), sowie die Spirillen (das Spirillium minus verursacht das sog. Rattenbißfieber)

Zur Bedeutung des färberischen Verhaltens s. u.

2.2 Aufbau und Morphologie

2.2.1 Bauelemente von Bakterien

Kernäquivalent

Bakterien besitzen keinen Zellkern mit den charakteristischen morphologischen Merkmalen einer Kernmembran, eines Karyoplasmas, eines Kernkörperchens und Chromosomen. Das Zentrum der genetischen Information findet sich beim Bakterium statt dessen in sogenannten Kernäquivalenten. Diese auch als Nukleoide bezeichneten Bereiche stellen sich als feinfädige Strukturen dar und enthalten DNS. Unter dem Elektronenmikroskop erscheinen sie als unscharf begrenzte Hellzonen. Funktionell entsprechen diese Nukleoide jedoch völlig den echten Zellkernen. Auf den sich in den Kernäquivalenten befindlichen DNS-Strängen sind die Gene linear angeordnet; man spricht aus diesem Grunde auch von Bakterienlineomen.
Die Vermehrung der Bakterien erfolgt vor allem ungeschlechtlich durch Querteilung, wobei die bei der vorausgehenden Teilung der Kernäquivalente entstandenen Reduplikanten der Bakterienlineome zu gleichen Teilen auf die Tochterzellen verteilt werden.

Zytoplasma

Das Zytoplasma der Bakterienzelle enthält DNS in den schon erwähnten Kernäquivalenten, weiterhin RNS sowie Ribosomen in zahlreicher Anzahl als Orte der Proteinsynthese. Weiterhin befinden sich im Bakterienzytoplasma zahlreiche Zelleinschlüsse. Diese zumeist granulären Einschlüsse stellen Reservestoffe dar in Form von Polyphosphaten, Glykogen und Lipoiden. Schließlich befinden sich im Zytoplasma auch noch die für den Stoffwechsel des Bakteriums notwendigen Enzyme; besonders die der Atmung befinden sich in der Zytoplasmamembran bzw. an deren Einstülpungen, den Mesosomen.

Zytoplasmamembran

Die bakterielle Zytoplasmamembran, welche die äußere Abgrenzung des Zytoplasmas darstellt, ist eine Elementarmembran. Hauptsächlicher Bestandteil solcher Elementarmembranen sind Proteine und Lipoide. Die genaue Anordnung dieser Moleküle ist noch nicht bekannt, so daß man bisher von Modellvorstellungen spricht. Besonders bekannt ist hier das *Danielli*-Modell mit einer Protein-Lipid-Protein-Anordnung.

Bei vielen Bakterien weist die Zytoplasmamembran Invaginationen auf, die man auch als Mesosomen bezeichnet. Ihre Funktion ist noch weitgehend ungeklärt; möglicherweise synthetisieren sie das Zellwandmaterial, haben Anteil an Oxydations-Reduktionsprozessen und evtl. wichtige Aufgaben bei der Zellteilung.

Die Zytoplasmamembran stellt in der Beziehung der Systeme Zytoplasma des Bakteriums und Außenwelt eine „physiologische Barriere" dar. Die Aufnahme und Abgabe bestimmter Stoffe wird durch eine selektive Permeabilität der Membran gesichert. Die Selektivität in der Permeation wird vor allen durch die Größe, Lipoidlöslichkeit und elektrische Ladung der Teilchen bestimmt. Diese Permeation bestimmter Stoffe durch die Bakterienzytoplasmamembran erfolgt in Form einer Diffusion, ist also ein passiver Vorgang.

Daneben ist die Membran auch noch zu einem **aktiven Transport** von Metaboliten in der Lage, d. h. diese Form des Transports von Stoffen (Ionen, Zucker, Aminosäuren) ist nur unter Energieverbrauch möglich und kann daher im Gegensatz zu der nach osmotischen Gesetzen ablaufenden Diffusion auch entgegen dem Konzentrationsgefälle ablaufen. Die notwendige Energie wird durch die Spaltung von ATP durch in der Zytoplasmamembran befindliche **Transport-ATP-asen** bereitgestellt. Der aktive Transport verläuft über sogenannte „Carrier", die eine weitgehende Spezifität aufweisen. Man stellt sich vor, daß diese „Carrier" aus fest in der Membran eingebauten Proteinmolekülen bestehen. Diese bezeichnet man auch aufgrund ihrer Ähnlichkeit mit Enzymsystemen als **Permeasen.**

Neben dieser Funktion der physiologischen Barriere übt die bakterielle Zytoplasmamembran als Trägerin der Atmungssysteme die **Funktion von Mitochondrien** aus. Sie ist der Ort der Atmungskette und der oxydativen Phosphorylierung.

Weiterhin enthält die Zytoplasmamembran Enzyme für die Synthese von

Zellwandbestandteilen. Man nimmt an, daß diese Synthese vor allen Dingen an den Invaginationen der Zytoplasmamembran, den **Mesomen**, stattfindet.

Zellwand

Die Bakterien verfügen über eine dreischichtige elastische Zellwand. Die innerste Schicht, die auch als Stützmembran bezeichnet wird, besteht aus einem Mureinnetz. Die äußeren Schichten enthalten Lipopolysaccharide und Lipoproteide. Je nach der Reaktion der Zellwand des Bakteriums bei der **Gram-Färbung** (siehe Unterpunkt „Färbungen") unterscheidet man grampositive und gramnegative Bakterien.

Eigenschaften der Zellwand grampositiver Bakterien:
- **Das Mureinnetz ist mehrschichtig;** der Gehalt der Zellwand an Lipiden beträgt 1–4%. Sie zeigt eine Empfindlichkeit gegen Lysozym, jedoch Resistenz gegenüber NaN_2 und Trypsin.

Eigenschaften der Zellwand gramnegativer Bakterien:
- **Das Mureinnetz ist einschichtig;** der Gehalt an Lipiden (Lipoproteine und Lipopolysaccharide) beträgt hier 22%. Eine Lysozymempfindlichkeit läßt sich nur bei Versenzusatz beobachten, eine Resistenz gegenüber NaN_2 und Trypsin besteht nicht.

Tabelle 1: Unterschiede in der Zellwand grampositiver und gramnegativer Bakterien

	grampositive Bakterien	gramnegative Bakterien
Mureinnetz	mehrschichtig	einschichtig
Gehalt an Lipiden	1–4%	22%
Lysozymempfindlichkeit	ja	nur bei Zusatz von Versen
Resistenz gegen NaN_2 und Trypsin	ja	nein

Neben dem Einfluß auf das Verhalten bei der Gramfärbung nimmt der Aufbau der Bakterienzellwand weiter Einfluß auf die

- **Antibiotikasensibilität**
  Die Synthese der Zellwand besonders der grampositiven Bakterien wird durch Penicilline gehemmt.

sowie auf die

- **Antigenität**
  Die dem Murein aufgelagerten Lipopolysaccharide bestimmen das serolo-

gische Verhalten der Bakterien in bezug auf die Körperantigene. Sie wirken als Endotoxine, denen eine weitgehende Identität mit den Körperantigenen (O-Antigenen) nachgewiesen worden ist.

Kapsel

Manche Bakterien, wie Pneumokokken, Hämophilus, Klebsiella, Enterobacter sind von einer Schleimkapsel umgeben, die aus Polysacchariden oder auch Polypeptiden besteht. Diese Schleimhülle dient zum Schutz des Bakteriums gegenüber Abwehrstoffen des infizierten Organismus und Phagozytose. So stellt die Schleimkapsel einen Virulenzfaktor dar, denn sie erhöht die Infektionskraft und Vermehrungsfähigkeit des Bakteriums im befallenen Makroorganismus.
Manche Darmbakterien, wie z. B. Escherichia coli, besitzen eine Mikrokapsel mit antigenem Charakter (K-Antigen). So können verschiedene Typen von E. coli nach einem Antigenmuster unterschieden werden:
- O - Antigen (Körperantigen) z. B. 011
- K - Antigen (Kapselantigen) z. B. B4
- H - Antigen (Geißelantigen) z. B. 12

Geißeln

Viele Bakterien tragen Geißeln, die je nach Art des Bakteriums sich am Zellpol befinden oder über die Oberfläche der Zelle verteilt sind. Die Geißeln, die aus dem Protein Flagellin bestehen, dienen den Bakterien als Bewegungsorgane. Ebenso wie die Lipolpolysaccharide in der Zellwand (O-Antigen) und die Kapsel (K-Antigen) zeigen auch die Geißeln antigene Eigenschaften und werden als H-Antigene bezeichnet. Wie aus dem Punkt „Kapsel" schon hervorgeht, sind die H-Antigene Teil der Antigenformel zur Unterscheidung verschiedener Typen innerhalb einer Bakteriengruppe (Colibakterien, Salmonellen).

Sporen

Ebenso wie nahezu alle Sporen der Algen und Pilze dienen die Bakteriensporen sowohl als Fortpflanzungseinheiten wie auch als Dauerlebensformen zum Überleben ungünstiger Verhältnisse. Bei den Bakterien bilden die Bacillaceae (z. B. Bacillus anthracis als Erreger des Milzbrandes) und die Clostridien (z. B. Clostridium tetani als Erreger des Wundstarrkrampfes) sogenannte Endosporen, d. h. die Sporen werden im Bakterienleib gebildet. Die Fähigkeit Sporen zu bilden, ist bei diesen Bakterien genetisch determiniert. Der Reiz zur Sporenbildung, die endogen gesteuert wird, liegt zumeist in besonderen Umwelteinflüssen. Durch Zerfall der Zellwand wird die Spore freigesetzt und keimt nun unter günstigen Bedingungen zu einer vegetativen

Bakterienzelle aus. Die Fähigkeit der Sporen, selbst unter ungünstigen Umweltbedingungen zu überleben, ergibt sich besonders aus ihrer Resistenz gegenüber Hitze, Austrocknung und Chemikalien, wofür besonders die dicke Wand der Sporen sowie ihr geringer Gehalt an Wasser verantwortlich ist.

2.2.2 Färbungen

Zur mikroskopischen Darstellung der Bakterien ist es nicht unbedingt notwendig, sie einer Färbung zu unterziehen. Vielmehr gelingt es auch, Bakterien in ihrem nativen Zustand mit Hilfe der Hellfeld-, Dunkelfeld- sowie der Phasenkontrastmikroskopie sichtbar zu machen.

Für die Darstellung gefärbter Bakterien verwendet man Monofärbungen wie auch Differentialfärbungen. Die meisten Färbungen basieren auf basischen Anilinfarbstoffen in wäßriger Lösung.

A. Monofärbungen
- Methylenblaufärbung mit wäßriger Methylenlösung
- Karbolfuchsinfärbung mit wäßriger Fuchsinlösung

B. Differentialfärbung
Wie schon bei der Beschreibung der Zellwand dargestellt, hat der unterschiedliche Aufbau der Bakterienzellwand große Bedeutung für das Verhalten bei der Gramfärbung.

Die Bakterien werden mit Anilinfarbstoffen zumeist Anilinwasser – Gentianaviolett, angefärbt. Nach ca. einer Minute erfolgt dann eine Behandlung mit Jodjodkalium (*Lugolscher* Lösung). Wenn man nun nach weiteren drei Minuten versucht die Bakterienzellwand mit Hilfe von Alkohol wieder zu entfärben, so stellt sich heraus, daß dieses nur bei einem ganz bestimmten Typ von Bakterien möglich ist. Diese bezeichnet man aufgrund solchen Verhaltens als gramnegative Bakterien. Bei der anderen Gruppe der Bakterien, die man als grampositiv bezeichnet, ist eine Entfärbung der Zellwand durch Alkohol nicht möglich.

Für dieses Verhalten macht man besonders den unterschiedlichen Lipidgehalt der Zellwand verantwortlich. Die Zellwand der gramnegativen Bakterien enthält mit 22% nahezu zehnmal mehr Lipide als die der grampositiven Bakterien. Mit den oben beschriebenen Färbungen gelingt es jedoch nicht, die Gruppe der Mykobakterien (z. B. Mykobakterium tuberculosis als Erreger der menschlichen Tuberkulose) darzustellen. In diesem Fall benutzt man die *Ziehl-Neelsen*-Färbung.

Hierbei wird ein luftgetrocknetes und hitzefixiertes Präparat mit konzentriertem Karbolfuchsin überschichtet und ca. 5 Minuten erwärmt. Nach einer Entfärbung mit Salzsäure-Alkohol und Abspülung mit Wasser erfolgt über 5–10 Sekunden ein Nachfärben mit Methylenblau.

2.3 Vermehrung, kultureller Nachweis und kulturelle Differenzierung

2.3.1 Bakterienkultur

Vermehrung

Die Vermehrung der Bakterien erfolgt vor allem ungeschlechtlich durch Querteilung, wobei die bei der vorausgehenden Teilung der Kernäquivalente entstandenen Reduplikate der Bakterienlineome zu gleichen Teilen auf die Tochterzellen verteilt werden.

★ **Einteilung der Bakterien anhand ihres Stoffwechseltyps oder ihrer Kulturbedingungen**

Je nach den unterschiedlichen Nährstoffbedürfnissen kann man bei den Bakterien drei Gruppen unterscheiden:
- **autotrophe Bakterien,** die ausschließlich anorganische Stoffe verwerten;
- **heterotrophe Bakterien;** sie verwerten nur organische Grundstoffe;
- **fakultativ heterotrophe Bakterien.** Je nach den Lebensbedingungen haben diese Bakterien die Möglichkeit, sich autotroph bzw. heterotroph zu verhalten.

Die zum Ablauf des allgemeinen Stoffwechsel notwendige Energie beziehen die einzelnen Bakterien auf verschiedene Art und Weise:

- **Oxydation (Respiration)**
Bei diesem Typ des bakteriellen Energiestoffwechsels, den man auch als oxydativen Stoffwechsel bezeichnet, dient der Luftsauerstoff als letztes Oxydationsmittel. Das bedeutet, daß dieser Sauerstoff den terminalen Akzeptor der bei den vorher ablaufenden Reaktionsschritten freigewordenen Elektronen bzw. Wasserstoff darstellt. Aufgrund solchen Verhaltens im Energiestoffwechsel gegenüber Luftsauerstoff spricht man hier von einem aeroben Bakterienwachstum.

- **Fermentation (Gärung)**
Bei dieser Form des Bakterienwachstums wird der bei der Oxydation des organischen Atmungssubstrats freiwerdende Wasserstoff nicht auf Sauerstoff übertragen, sondern von organischen Substanzen aufgenommen. Hier dient also eine Kohlenstoffquelle oder ein Bruchstück aus dem Abbau der organischen Verbindung als terminaler Wasserstoffakzeptor. Als Endprodukt eines solchen Gärungsprozesses steht in den meisten Fällen Säure in Form von Milchsäure. Als Beispiel solcher Bakterien kann man Steptococcus lactis und Lactobacillus bulgaris, der bei der Joghurtentstehung eine Rolle spielt, nennen.

- **Anaerobe Atmung**
  Einige Bakterien haben die Fähigkeit, ihre Energieproduktion in völliger Abwesenheit von elementarem Sauerstoff, also anaerob, durchzuführen. Hier wird der freiwerdende Wasserstoff terminal von anorganischen Substraten (Nitrite, Nitrate, Sulfate) aufgenommen. Bei der Reduktion dieser Substanzen wird dann Stickstoff bzw. Stickoxyd und Schwefel bzw. Schwefelwasserstoff frei. So lassen sich Bakterien hinsichtlich ihrem Verhalten gegenüber molekularem Luftsauerstoff in folgende drei Gruppen einteilen:

- **obligate Anaerobier**
  Sie vermehren sich nur unter strikter Abwesenheit von Luftsauerstoff. Das Enzymsystem ihres Energiestoffwechsels wird durch Luftsauerstoff geschädigt.
  Obligate Anaerobier wachsen nur unter Ausschluß von freiem Luftsauerstoff, dessen Beseitigung durch verschiedene Verfahren möglich ist.
  A. biologisches Verfahren nach **Fortner**
  Auf die eine Hälfte der Blutagarplatte bringt man einen sogenannten „Sauerstoffzehrer", z. B. einen Keim der Prodigiosusgruppe, auf die andere Hälfte das Bakterium, welches man unter anaeroben Bedingungen züchten will. Das Nachströmen von Sauerstoff von außen verhindert man durch Abdichten der Schale mit Knetmasse.
  B. chemisches Verfahren nach **Buchner**
  Hier verwendet man als „Sauerstoffzehrer" Pyrogallol, das zusammen mit KOH oder Na_2CO_3 stark reduzierend wirkt.
  C. chemisch-thermisches Verfahren nach **Küster**
  In einem abgedichteten Raum verwendet man als Sauerstoffzehrer eine brennende Kerze (Kerzenflammentopf), die erlischt, wenn der in der Glasglocke befindliche Sauerstoff verbraucht ist.
  D. physikalisches Verfahren nach **Zeissler**
  Man bringt die Schale in einen luftdichten, abschließbaren Topf und saugt mit einer Vakuumpumpe die Luft soweit wie möglich ab.

Die geschilderten Verfahren zur Anaerobierzüchtung beziehen sich auf feste Nährböden. In flüssigen Nährböden verwendet man zur Sauerstoffzehrung fein geschnittene Leberstückchen, Hirnbrei oder auch Thioglykolatbouillon.

- **obligate Aerobier**
  Ihre Vermehrung erfolgt nur unter Anwesenheit von molekularem Luftsauerstoff.
- **fakultative Anaerobier**
  Je nach den gegebenen äußeren Bedingungen vermehren sich diese Bakterien, zu denen die meisten pathogenen Bakterien zählen, sowohl in Anwesenheit wie aber auch in Abwesenheit von Luftsauerstoff.

Eine besondere Gruppe stellen hier noch die sog. mikroaerophilen Bakterien dar. Zu ihrer Kultivierung benötigt man eine reduzierte Sauerstoffspannung. In erster Linie ist die Kultivierung der Bakterien von der Art des Nährbodens abhängig. Weiterhin spielen jedoch auch Faktoren wie der pH-Wert der Nährlösung, dessen Optimum bei 7 liegt, sowie die Temperatur eine bedeutende Rolle. Die meisten menschenpathogenen Keime wachsen bei einer Temperatur zwischen 20° C und 40° C, im allgemeinen liegt das Optimum bei ca. 37° C. Man bezeichnet diese Bakterien als mesophil. Bakterien, die ihr Temperaturoptimum bei weniger als 20° C besitzen, bezeichnet man als psychrophil. Liegt das Temperaturoptimum bei Werten zwischen 50° C und 60° C, spricht man von thermophilen Bakterien.

★ Bestandteile bakteriologischer Nährmedien

In ihrer Grundzusammensetzung bestehen bakteriologische Nährböden aus
– Wasser
– einer verwertbaren Stickstoff- und Energiequelle
– bestimmten Wuchsstoffen
Im einzelnen werden als Grundstoffe Pepton, Fleischextrakte oder Hackfleisch, Kochsalz und $Na_2 HPO_4$ verwendet. Weiter kann man die Nährböden noch verfeinern durch Zugabe von Hefeextrakt, Kohlenhydraten sowie durch Serum und Vollblut, die einen hohen Eiweißgehalt aufweisen.
Um die Nährböden zu verfestigen, gibt man zu der Nährbouillon in Hitze flüssig gemachten **Agar-Agar** hinzu. Nach Erkalten dieses Gemisches ist der Nährboden verfestigt.
Auf einem solchen **festen Nährboden** wachsen Einzelkolonien verschiedener Bakterienarten. Um aus diesen Mischkulturen eine Reinkultur zu gewinnen, wie man sie zu einer mikrobiologischen Diagnostik benötigt, muß man Bakterien von einer solchen Einzelkolonie auf einen anderen frischen Nährboden übertragen.
In **flüssigen Nährmedien** ist ein solcher Vorgang nicht möglich. Hier können die einzelnen Bakterienarten nicht voneinander getrennt werden. Diese Nährböden benutzt man lediglich zur Anreicherung der Mikroorganismen.

Arten von bakteriologischen Kulturmedien

Mit Hilfe von **Selektivnährmedien** ist es möglich, bestimmte Krankheitserreger aus stark keimbeladenen Materialien (z. B. Faeces) zu isolieren. Als Beispiel kann man hier die Tetrathionatbrühe anführen. Sie stellt einen Selektivnährboden für Bakterien der TPE-Gruppe dar. Typhus-, Paratyphus- und Enteritiskeime reichern sich hier besonders gut an, während unerwünschte Begleitkeime gehemmt werden.
Will man die gewonnenen Bakterienstämme weiter differenzieren, so setzt man sie sog. **Indikator- bzw. Differenzierungsnährböden** aus. In diesen

Medien wird die biochemische Aktivität der Bakterien sowie das Verhalten gegenüber bestimmten Kohlenhydraten und Proteinen oder ihre Fähigkeit zur Hämolyse geprüft. Als Beispiel eines solchen Nährbodens kann man Endoagar nehmen. Er enthält neben Fleischwasseragar Lactose und alkoholische Fuchsinlösung, die jedoch durch gleichzeitig hinzugefügtes Na_2SO_3 entfärbt wird. Bestimmte Bakterien, z. B. E.coli, besitzen die Fähigkeit zur Lactosespaltung, wobei Aldehyde entstehen, die das Fuchsin wieder in seine farbige Komponente überführen. E.coli und andere Bakterien mit der Fähigkeit zur Lactosespaltung wachsen daher auf Endoagar rot. Beimpft man den Nährboden jedoch mit Bakterien, die nicht in der Lage sind Lactose zu spalten, z. B. Salmonella typhi, entsteht keine Farbreaktion.

Kulturelle Wachstumsphasen

Überträgt man Bakterien in ein geeignetes Milieu, so läßt sich der folgende Wachstumsverlauf in verschiedene Phasen einteilen:

- **Latenz- bzw. Anlaufphase**
  Aufgrund von Adaptationsvorgängen an das Nährmilieu findet in diesem Stadium keine Vermehrung, sondern lediglich eine Größenzunahme der Bakterien statt.

- **Beschleunigungsphase**
  Es beginnt nun das Zellteilungswachstum. Die Geschwindigkeit der Teilungen nimmt ständig zu.

- **Logarithmische Phase**
  Die Zellteilungen haben eine konstante Geschwindigkeit erreicht. Mißt man in dieser Phase in gewissen Zeitabständen die Anzahl der Zellen und trägt deren Logarithmus in ein Diagramm ein, so ergibt sich eine Gerade. In diesem Stadium des Bakterienwachstums führt man die meisten Untersuchungen an Bakterien durch, jedoch sind die Bakterien in dieser Phase auch besonders empfindlich gegenüber schädigenden Einflüssen wie Wärme, Kälteschock, hohen Salzkonzentrationen usw.

- **Verzögerungsphase**
  Die Geschwindigkeit der Teilungen mimmt ab. Hierfür kann ein nun eintretender Nährstoffmangel des Mediums sowie eine Anhäufung von Stoffwechselschlacken verantwortlich sein.

- **Stationäre Phase**
  Die Zellzahl bleibt konstant; Absterberate und Neubildungsrate halten sich die Waage.

- **Absterbe- bzw. Abnahmephase**
  Ein Teil der Zellen stirbt durch fortschreitende Autointoxikation ab. Die Gesamtzellzahl nimmt ab.

2.3.2 Stoffwechselprodukte

Diagnostische Bedeutung der biochemischen Leistung

Die Bakterien besitzen ein genetisch determiniertes Enzymspektrum, das mit artspezifischen Unterschieden zu verschiedenen biochemischen Leistungen fähig ist:

- Indolbildung aus Tryptophan
- Spaltung von Dextrose, Laktose und Saccharose
- Spaltung von Harnstoff
- Bildung von H_2S

Dieses unterschiedliche Stoffwechselverhalten macht man sich zunutze, um die verschiedenen Bakterienarten zu differenzieren. Durch Züchtung in verschiedenen Nährsubstraten, die die einzelnen biochemischen Leistungen nachweisen – z. B. Lactosebouillon zur Prüfung der Lactosespaltung, Trypsinbouillon zur Prüfung der Indolbildung, usw. – kann man die einzelnen Bakterienarten identifizieren. Die Reaktionsprodukte, wie z. B. Indol, werden durch verschiedenfarbige Indikatoren sichtbar gemacht, so daß in der gesamten Prüfreihe ein buntes Bild entsteht; man spricht auch von einer **Bunten Reihe**.

Um bei diesem Verfahren zu einer eindeutigen Aussage kommen zu können, muß die Beimpfung der einzelnen Nährsubstrate immer von einer Einzelkolonie einer Reinkultur ausgehen.

Als Beispiel das **Verhalten von E.coli** in einer solchen bunten Reihe:

Indolbildung	– positiv (rot)
Dextrosespaltung	– positiv (gelb)
Lactosespaltung	– positiv (gelb)
Saccharosespaltung	– positiv und negativ (gelb u. blau)
Harnstoffspaltung	– negativ (farblos bis schwach gelb)
H_2S-Bildung	– negativ (farblos)

2.4 Bakteriengenetik

2.4.1 Änderung von Erbeigenschaften

Extrachromosomale DNS-Partikel (Episome)

Neben dem chromosomalen Anteil an DNS verfügt die Bakterienzelle auch noch über extrachromosomale DNS-Partikel. Man bezeichnet diese DNS-Einheiten als **Episomen**, bzw. **Plasmide**. Zu diesen Episomen wird auch ein sogenannter **F-(=Fertilitäts)-Faktor** gezählt. Dieser Faktor erfüllt eine wichtige Funktion in der unter dem nächsten Punkt beschriebenen Genübertragung mittels der Konjugation.

Ein weiterer episomaler Faktor ist der **R-(=Resistenz)-Faktor**. Dieser verleiht dem betreffenden Bakterium eine Resistenz gegenüber antimikrobiellen Substanzen (z. B. Antibiotika). Dabei können sogar in einem einzigen Episom verschiedene Gene für eine Resistenz begenüber mehreren verschiedenen Antibiotika vorhanden sein. Diese durch die R-Faktoren bedingte Resistenz kann von einer Bakterienart auf die andere übertragen werden, und zwar geschieht dieses durch Resistenztransferfaktoren.

Bacteriocinogene (colicinogene) Faktoren veranlassen die Zellen des befallenen Wirts, Proteine mit letaler Wirkung gegen die Bakterien der Coli-Gruppe zu produzieren.

Übertragung von genetischem Material

Bakterien haben die Fähigkeit, anderen Bakterien bestimmte Merkmale, denen diese fehlen, zu übertragen, z. B. die Resistenz gegenüber einem Antibiotikum. Eine solche Rekombination von genetischem Material kann auf verschiedenen Wegen erfolgen.

A. Konjugation
Das genetische Material wird hier über eine Plasmabrücke von einem Bakterium auf ein anderes übertragen. Wie oben schon erwähnt, spielt bei dieser Form des Genaustausches der episomale F-Faktor eine bedeutende Rolle. Im allgemeinen ist es nämlich so, daß ein Bakterium mit einem Fertilitätsfaktor (F^+-Bakterium) als Spender der genetischen Information fungiert, während das Empfängerbakterium nicht über einen F-Faktor verfügt (F^--Bakterium). Vor der Übertragung der bestimmten genetischen Information, wird der betreffende DNS-Strang, auf dem die Gene lokalisiert sind, verdoppelt.

B. Transformation
DNS, die aus einem Stamm freigesetzt wurde, wird von lebenden Bakterien eines anderen Stammes aufgenommen. Der Nachweis dieses Verfahrens wurde erbracht, als es gelang, die DNS von kapselbildenden virulenten Penumokokken auf nichtkapselbildende avirulente zu übertragen, wodurch diese mit den Eigenschaften der Kapselbildung und der Virulenz ausgestattet wurden.

C. Transduktion
Hier erfolgt die Genübertragung durch als Transduktoren fungierende temperente Bakteriophagen. Wie weiter unten noch näher erläutert werden wird („Lysogenie"), sind temperente Phagen im sogenannten lysoge-

nen Zyklus fest in der Bakterien-DNS eingebaut und werden mit dieser auch synchron vermehrt. Wenn der Bakteriophage das infizierte Bakterium zur Phagenproduktion und nachfolgender Lysis veranlaßt, kann es vorkommen, daß ein Bruchstück der Bakterien-DNS in die Phagen-DNS miteingebaut wird. Diese neue Phagen-DNS enthält nun nicht nur das Gen „Phagensynthese", sondern auch noch zum Beispiel „Antibiotikaresistenz" des Bakterium. Befällt der Bakteriophage nun ein anderes Bakterium, welches antibiotikaempfindlich ist, wird diesem durch den Einbau der Phagen-DNS in einem lysogenen Zyklus die Fähigkeit der Antibiotikaresistenz übertragen.

★ Bakteriophagen

Morphologie
Die Bakteriophagen bezeichnet man auch als die Viren der Bakterien. Sie zeigen folgenden morphologischen Aufbau:

A. Kopf
Hier findet sich das genetische Material in Form eines DNS-Stranges (seltener ist ein RNS-Strang), der von einer Proteinhülle umgeben ist.

B. Schwanz
Ein hohler Stift aus Proteinen ist umhüllt von einer kontraktilen Scheide. Der Schwanzteil schließt mit einer Endplatte ab, an der sich Klauen und Adsorptionstentakeln befinden. Mit diesen kann sich der Phage an die Zellwand anheften.

Vermehrung
Der Vermehrungszyklus eines virulenten Phagen läuft in mehreren Stadien ab:

A. Adsorption
Mit seinen an der Endplatte befindlichen Klauen und Adsorptionstentakeln heftet sich der Phage an die Zellwand eines Bakteriums an. Bei diesem Vorgang lassen die Phagen eine Spezifität für bestimmte Bakterien erkenne, wie zum Beispiel für E.coli.

B. Infektion
Schwanzrohr kontrahiert sich und stößt den DNS-Faden durch die perforierte Zellwand in das Bakterium hinein.

C. Intrazelluläre Synthese
Hier zeigt sich nun der Viruscharakter der Phagen; der Stoffwechsel des befallenen Wirts wird völlig vom Phagen beansprucht. Das Bakterium führt die Replikation der Phagen-DNS sowie die Synthese von Phagenproteinen durch.

D. Reifung
Die als Schwanzteil oder als Kopfteil vorsynthetisierten Phagenbestandteile werden nun zu kompletten, infektiösen Phagen zusammengefügt.

E. Freisetzung
Durch das Enzym Lysozym lysiert die Bakterienzelle, so daß die Phagen freigesetzt werden können. Diese sind nun wieder befähigt, neue Bakterien zu befallen.

2.4.2 Lysogene Konversion

Lysogenie

Nicht immer findet nach der Infektion eines Bakteriums durch einen Phagen der Vermehrungszyklus in der Weise statt, wie er oben geschildert wurde. Wird die Bakterienzelle nicht von einem virulenten, sondern von einem sogenannten temperenten Phagen infiziert, nimmt der Vermehrungszyklus einen anderen Verlauf. In diesem Fall nämlich wird die Phagen-DNS nicht von der Bakterienzelle repliziert, sondern in die Bakterien-DNS eingebaut. Die so in die Bakterienzelle integrierte Phagen-DNS, die man auch als Prophagen bezeichnet, wird bei den folgenden Vermehrungen des Bakteriums synchron mit den Bakterienchromosomen repliziert und auf die Tochterzellen übertragen. Aufgrund dieser Eigenschaft der Vererbung von Prophagen wird ein solches Bakterium als lysogen bezeichnet, den gesamten Vorgang nennt man **Lysogenie**. Der Prophage wird solange in der Bakteriengattung weiter vererbt bis der temperente Phage virulent wird und das Bakterium zur Lysis veranlaßt. Dieses geschieht jedoch nur selten spontan, kann jedoch durch äußere Einflüsse induziert werden, wie zum Beispiel durch Einwirkung bestimmter Medikamente oder durch Änderung des äußeren Milieus.

Lysogene Bakterien können sich in ihren biologischen Fähigkeiten von nicht lysogenen Bakterien ihrer Gattung unterscheiden. Die Fähigkeit von Corynebacterium diphtheriae, Toxin zu produzieren, ist einzig und allein von der Anwesenheit eines Prophagen abhängig, also nur im lysogenen Zustand möglich. Ein anderes Beispiel für die Erlangung neuer biologischer Eigenschaften unter der Lysogenie ist die Tatsache, daß man bei lysogenen Salmonellen neue Zellantigene findet.

★ **Lysotypie**

Durch ihr unterschiedliches Verhalten gegenüber bestimmten Bakteriophagen lassen sich die Bakterien in bestimmte Phagentypen unterteilen. Diese Form der Differenzierung von Bakterien mit Hilfe einer Phagentypisierung bezeichnet man als **Lysotypie**. Beim Bakterium Salmonella typhi können so 80 Phagentypen unterschieden werden.

2.5 Vermehrungshemmung und Abtötung von Bakterien

2.5.1 Sterilisation, Desinfektion

Desinfektion

Durch Desinfektion wird eine Übertragung von Infektionen durch unerwünschte Mikroorganismen verhindert. Hierbei wird eine gezielte Abtötung von Krankheitserregern durchgeführt.

Sterilisation

Anders liegen die Verhältnisse bei der Sterilisation. Hier kommt es zu einer Abtötung aller Keime; in einem sterilen Milieu ist kein biologisches Leben mehr möglich.
»Sterilisieren heißt, einen Gegenstand von allen vermehrungsfähigen Keimen freimachen.« (DAB 7)

★ **Techniken**

Zur Durchführung von Sterilisation und Desinfektion bieten sich folgende Verfahren an:

A. physikalisches Verfahren
 – bei der Sterilisation sind es Hitze, Filtration, Bestrahlung
 – bei der Desinfektion Wärme und ultraviolette Strahlen.

B. chemisches Verfahren
 – bei der Sterilisation Formaldehydgas und Äthylenoxyd
 – bei der Desinfektion Alkohole, Aldehyde, Phenol und Phenolabkömmlinge, Oxidationsmittel, Halogene, Schwermetallsalze, Quats, Säuren, Alkalien und Amphotenside.

★ **Physikalische Verfahren, Wärme**

A. Verbrennen
Bei wertlosen und brennbaren Gegenständen sowie im Falle von toten Versuchstieren.

B. Ausglühen
Die in der mikrobiologischen Diagnostik als Hilfsmittel verwendeten Impfösen werden vor ihrer Verwendung zum Beispiel für einen Hautabstrich ausgeglüht.

C. Heißluftsterilisation (trockene Hitze)

Hier geschieht die Keimabtötung durch »Rösten«. Die Temperatur sollte nicht 180° C unterschreiten und nicht mehr als 200° C erreichen. Dieser hohe Temperaturbereich beschränkt die Anwendung dieser Sterilisationsmethode insofern, als lediglich Geräte aus nicht brennbarem Material (Glas, Metall) ohne Materialschaden keimfrei gemacht werden können. Die Dauer der Heißluftsterilisation sollte bei einer Temperatur von 180° C 30 Minuten, bei 200° C 10 Minuten betragen.

D. Sterilisation mit gespanntem, gesättigtem Dampf (Autoklavieren).

Über 100° C heißer Dampf wird als gespannter Dampf bezeichnet. Gesättigt ist der Dampf, wenn sich beim Sieden von Wasser der Raum mit soviel Dampf füllt, wie es der Temperatur entspricht. Ein solcher gespannter, gesättigter Dampf wird in einem Druckkessel, den man auch Autoklaven nennt, erzeugt. Bei einer Temperatur von 120° C sollte die Sterilisationszeit 15 Minuten, bei 134° C 5 Minuten betragen.

★ Strahlung und Filtration

Zur Sterilisation mit Hilfe von **Strahlung** verwendet man

A. UV-Strahlung

Der für die beste bakterizide Wirkung geeignete Wellenbereich liegt zwischen 2400 Å und 2800 Å (240–280 nm).

★ B. Ionisierende Strahlung

Hier verwendet man vor allem Gammastrahlen, Betastrahlen und Kathodenstrahlen, während man von den Röntgenstrahlen zum Zwecke der Sterilisation kaum noch Gebrauch macht.

Mit Hilfe der **Filtration** werden thermolabile Flüssigkeiten und Gase sterilisiert. Die Porengröße der Filter ist hier so bemessen, daß keine Bakterien hindurchgelangen können und so aus der Flüssigkeit bzw. dem Gas herausfiltriert werden. Allerdings besteht die Gefahr, daß kleine Viren die Poren durchdringen, so daß keine Gewähr für Virusfreiheit gegeben ist und in der genauen Definition auch keine Sterilität.

★ Desinfektion und BSG (Bundesseuchengesetz)

Das Bundesseuchengesetz vom 18. 7. 1961 regelt die Anzeige und Meldepflicht übertragbarer Krankheiten. Zur Verhütung dieser Krankheiten schlägt das BSG Schutzmaßnahmen vor wie Beobachtung und/oder Isolierung von Kranken und Krankheitsverdächtigen, sowie eine Desinfektion, wobei nur bestimmte, vom Gesundheitsamt geprüfte Desinfektionsmittel, verwendet werden dürfen.

★ Amtliche Listen

Geprüfte Desinfektionsmittel werden in amtlichen Listen aufgeführt und sind dadurch zum anerkannten Gebrauch freigegeben.

A. Liste des Bundesgesundheitsamtes
Die Liste enthält etwa 35 chemische Desinfektionsmittel, die bei von Behörden (z. B. Gesundheitsamt) angeordneten und durchgeführten Desinfektionen benutzt werden.

B. Liste der Deutschen Gesellschaft für Hygiene und Mikrobiologie
Diese Liste beinhaltet etwa 100 chemische Desinfektionsmittel und stellt sich weit differenzierter dar als die des Bundesgesundheitsamtes.

C. Liste vom Deutschen Zentralkomitee zur Bekämpfung der Tuberkulose
Hier wird besonders auf den Fall einer Entseuchung bei Tuberkulose eingegangen. Unter anderem werden hier Mittel und Verfahren zur Hände-, Sputum- und Wäschedesinfektion genannt.

Die Wirksamkeit eines Desinfektionsmittels hängt nun nicht allein von der Stoffklasse des Mittels selbst ab, sondern noch von weiteren Faktoren wie der Empfindlichkeit des Erregers, von der Konzentration des Desinfektionsmittels am Wirkungsort, sowie von der Einwirkungszeit. Über all diese Faktoren, wird in den oben aufgeführten amtlichen Listen Auskunft gegeben, so daß eine spezifische Verwendung von Desinfektionsmitteln und somit auch eine gezielte Entseuchung möglich ist.

Weiterhin kann die Wirksamkeit chemischer Desinfektionsmittel durch inaktivierende Substanzen wie Eiweiße und Seifen beeinträchtigt bzw. aufgehoben werden. Es bestehen jedoch Richtlinien der Deutschen Gesellschaft für Hygiene und Mikrobiologie von 1958 für die Prüfung von chemischen Desinfektionsmitteln, wo neben anderen Testen eigens eine Überprüfung des Eiweiß- und Seifenfehlers empfohlen wird.

★ Chemische Desinfektionsmittel

Äthylenoxyd ist nicht etwa ein chemisches Desinfektionsmittel, wie man nach der Überschrift dieses Kapitels im Gegenstandskatalog meinen könnte, sondern ein Gas, welches zur chemischen Sterilisation Anwendung findet. Äthylenoxyd wird besonders bei der Sterilisation von solchen Gegenständen angewendet, die aus thermolabilem Material aufgebaut sind und einer Dampf- bzw. Heißluftsterilisation nicht ohne Beschädigung standhalten könnten. Zu diesen Geräten gehören unter anderen Narkosegeräte, Herzkatheter, Endotrachealtuben, Herz- Lungenmaschinen usw. Das Wirkungsspektrum von Äthylenoxydgas erstreckt sich auf Bakterien, Sporen, Viren und Pilze, jedoch erreicht seine Wirksamkeit nicht die der Dampf- bzw. Heißluftsterilisation.

Sehr häufig verwendet, zum Beispiel zur Wäsche- und Flächendesinfektion, wird **Formaldehyd** (die wäßrige Lösung heißt Formalin). Obwohl es auch in Gasform angewendet werden kann, ist Formaldehyd für die Raumdesinfektion weniger geeignet, da hier die starke Reizwirkung auf die Schleimhäute besonders ins Gewicht fällt. Ebenso wie beim Äthylenoxydgas umfaßt auch hier das Wirkungsspektrum Bakterien, Sporen, Viren und Pilze. Im Gegensatz zu den Bakterien, die unter normalen Bedingungen äußerst schnell abgetötet werden, sind zur Inaktivierung von Pilzen und Sporen eine längere Einwirkzeit sowie eine höhere Temperatur notwendig.

Wegen ihres großen Eiweißfehlers eignen sich **Alkohole** eigentlich nur zu Haut- und Händedesinfektion, erzielen hier jedoch eine sehr gute bakterizide Wirkung. Bei der Händedesinfektion unterscheidet man
- die **hygienische Händedesinfektion,** wo die Entfernung der transienten Flora (Anflugkeime) das Desinfektionsziel ist. Hier genügt es, wenn Äthylalkohol (70%), Isopropylalkohol (60%) oder n-Propylalkohol (50%) für eine Minute auf die Hände einwirken.
- von einer **chirurgischen Händedesinfektion,** deren Ziel neben der Entfernung der transienten Flora auch eine Reduzierung der residenten Flora der Hände (s. in Kapitel 3.2.1, »Haut«) ist. Hier ist sowohl eine höhere Konzentration des Desinfektionsmittels notwendig (Äthylalkohol – 80%, Isopropylalkohol – 70%, n-Propylalkohol – 60%), als auch eine längere Einwirkzeit von 5 Minuten.

Zur Flächendesinfektion sind neben Formaldehyd (s. o.) auch **Phenolderivate** im Gebrauch. Ein wichtiges Mittel ist hier das **Kresol,** das in Kombination mit Seifenlösung besonders gut wirksam ist. Durch Substituierung von Halogenen läßt sich eine weitere Wirkungssteigerung des Kresols erreichen.

2.5.2 Antibakterielle Chemotherapie s. Kap. 7

3 Normale Bakterienflora des Menschen

3.1 Allgemeines

3.1.1 Residente und transiente Flora

In der Betrachtung der Bakterienflora des Menschen unterscheidet man
- **residente Flora**;
die Keime befinden sich ständig in den betreffenden Körperregionen
- **transiente Flora**;
hier findet man keine konstante Zusammensetzung der Bakterienflora, sondern es treten immer wieder andere Anflugkeime hinzu.

Durch den Einsatz von Antibiotika, Kortikosteroiden, bei Stoffwechselerkrankungen (z. B. Dieabetes mellitus), sowie bei konsumierenden Erkrankungen (z. B. Tumor), kann das ökologische Gleichgewicht der normalen Bakterienflora des Menschen gestört werden. Als Folge einer solchen Störung kann es zur Besiedlung durch pathogene Keime kommen.
Beispiel: **Superinfektion nach Antibiotikatherapie**
- Die Behandlung z. B. einer Harnwegsinfektion mit Tetrazyklinen führt zur Umwandlung der Mikroorganismenflora im Darm, Mund und in der Vagina. Die an diesen Regionen sonst bestehende Hemmung pathogener Keime durch die autochthonen Bakterien der residenten Flora ist mehr oder weniger gestört, so daß sich nun pathogene Bakterien, Pilze und Hefen ansiedeln können. Durch einen solchen Infektionswandel kann ein Krankheitsbild eminent verschlechtert werden.

3.1.2 Haut

Die normale Flora der Haut weist zahlreiche Bakterienarten auf, deren genaue Zusammensetzung sich auch nach dem entsprechenden Kontakt mit der Umwelt bestimmt. Der Fettsäuremantel der Haut bietet besonders grampositiven, lipidspaltenden Bakterien günstige Bedingungen zur Ansiedlung, so z. B. für den saprophytischen **Staphylokokkus epidermidis**, sowie für einige andere Kokken und Sarzinen. In den tiefen Hautschichten findet man vorzugsweise Anaerobier, wie z. B. **Corynebacterium acnes.**

Zu der Schmutzflora (transiente Flora) der Haut gehören vornehmlich Sarzinen, Sporenbildner (B. subtilis), Gasbrand- und Tetanusbakterien, sowie zum Teil auch Darmbakterien. Wird die Schutzfunktion der Haut bei Verletzungen, Verbrennungen, etc. lokal aufgehoben, können als Folge schwere lokale oder auch allgemeine Erkrankungen auftreten (Wundscharlach, -diphterie, Abszesse, Milzbrand, Gasbrand, Lepra, Tetanus, Erysipel, Furunkel etc.)

3.2 Normalflora

3.2.2 Mundhöhle

Von allen Körperhöhlen weist die Mundhöhle die artenreichste Mischung von Bakterien, Protozoen, Sproßpilzen und Viren auf. Man findet besonders **aerobe Keime** wie:
- **grampositive Streptokokken** (z. B. vergrünend wachsende Streptokokken der Salivarius-Viridans-Gruppe, aber auch fäkale Streptokokken)
- **Staphylokokken** (zuweilen auch fakultativ apathogene, wie St. aureus)
- **gramnegative Neisserien** (N. sicca, flava)
- **Corynebakterien**
- **Lactobakterien**

Zu den **anaeraoben Keimen** gehören vornehmlich
- **grampositive Actinomyceten, Sporenbildner**
- **gramnegative Schraubenbakterien** (Spirillen, Treponemen, Borrelien)
- **gramnegative Bacteroides-, Actinobacillus-** und **Fusobakteriumarten**

3.2.3 Intestinaltrakt

Bei normaler Acidität des Magen mit einem pH von: 0,5–2,0 beläuft sich die Anzahl der Keime mit ca. $10^{4/9}$ Mageninhalt auf ein Minimum. Bei Sub- und Anazidität findet man dagegen vermehrt Lactobakterien im Magen.
Im Intestinaltrakt nimmt die Keimdichte von proximal nach distal zu, so daß sich die größte Keimdichte im Kolon befindet. Die Zusammensetzung der normalen Darmflora ist nahrungsabhängig und weist beim Mitteleuropäer etwa folgende Zusammensetzung auf.
- **E. coli** (1%); Indikatorkeim für fäkale Verunreinigungen, besonders zu beachten bei Speiseeis und Trinkwasser. Nach Standortwechsel ist E. coli pathogen.
- **Enterokokken** (1%); hierzu gehören Streptokken der Gruppe D, z. B. Str. fäcium
- **Bifidusbakterien** (15%–20%); grampositiv, strenge Anaerobier, apathogen
- **Aerobe Lactobacillen** (15%–20%); z. B. L. acidophilus.
- **Bacteroides** (60%); gramnegative Stäbchen; sie sind anaerob bzw. mikroaerophil und können nach Standortwechsel pathogen sein.
- **Clostridien** (1–5%); Tetanus, Gasbrand; nach Standortwechsel pathogen.
- **Staphylokokken, apathogene Protozoen** und **Hefen** in geringen, unbedeutenden Mengen.

3.2.4 Urethra

In den distalen Abschnitten der Urethra finden sich vor allem Colibakterien und Staph. epidermidis.

3.2.5 Vagina

Im Scheidenabstrich der geschlechtsreifen Frau findet man vor allem sogenannte **Döderlein'sche Stäbchen** (syn. Bacillus vaginalis crassus, Bacterium bifidum, Milchsäurestäbchen). Diese Stäbchenbakterien haben eine zentrale Stellung inne im Aufbau einer Schutzbarriere in der Scheide gegenüber auf der Vulva sitzenden Trichomonaden und Candida albicans, sowie Staphylokokken, Streptokokken und Coli-Bakterien.

Unter dem Einfluß von Östrogen wird ein glykogenreiches Scheidenepithel aufgebaut. Die *Döderlein*'schen Stäbchen bewirken einen Zerfall dieser Epithelien (bakterielle Zytolyse) und vergären das freiwerdende Glykogen unter Bildung von Milchsäure. Auf der einen Seite wirkt die Milchsäure als quasi »körpereigenes Desinfektionsmittel«, auf der anderen Seite wird durch den geschilderten Vorgang ständig ein pH von 3,8–4,5 aufrechterhalten, d. h. ein schützendes saures Milieu wird erhalten.

Unter physiologischen Verhältnissen finden sich im Vaginalabstrich neben den das Bild beherrschenden *Döderlein*-Bakterien noch unbedeutende Mengen von Kokken (koagulase-negative Staphylokokken, vergrünende Streptokokken, Enterokokken) sowie Corynebakterien und E. coli.

4 Diagnostisches Verfahren (Erregernachweis und Serodiagnose)

4.1 Untersuchungsmaterialien und ihre Entnahme

Vor der Entnahme

Die Diagnose einer erregerbedingten Krankheit wird zweifelsfrei gesichert, wenn es gelingt
- den **Erreger selbst** (mikroskopisch und/oder kulturell)
- oder spezifische gegen den bestimmten Erreger gerichtete **Antikörper** nachzuweisen.

Dieser Nachweis kann geschehen aus Sputum, Urin, Stuhl, Mageninhalt, Wundsekret, Schleimhautabstrich, etc. Um Verunreinigungen und dadurch auch Fehldiagnosen vorzubeugen, ist besonders bei der Entnahme von Blut, Liquor und Punktaten zum Zwecke der Erregerbestimmung eine vorherige gründliche Desinfektion der Einstichstelle notwendig.

Zeitpunkt der Entnahme

Vor jeder Materialentnahme muß man sich davon überzeugen, ob schon eine antibiotische Therapie begonnen wurde. Ist dieses der Fall, so ist das Antibiotikum abzusetzen und die Materialentnahme erst nach einer von der Halbwertszeit des verwendeten Chemotherapeutikums abhängigen Wartezeit (z. B. 48 Std.) durchzuführen.

Während bei einer generalisierten Infektionskrankheit der verantwortliche Erreger schon in den ersten Tagen der Krankheit im Blut nachweisbar ist, gelingt der Nachweis von spezifischen Antikörpern durch die langsam einsetzende Reaktion des Immunsystems in den meisten Fällen erst in der 2. oder 3. Krankheitswoche mit Hilfe der **Komplementbindungsreaktion,** des **Neutralisationstests,** der **Agglutinationsreaktion** oder der **Präzipitationsreaktion.** Die nur qualitative Bestimmung von Antikörpern reicht jedoch für die Diagnose einer akuten Erkrankung oft nicht aus, da im Fall der **Gruber-Widal-Reaktion** bei Verdacht auf Typhus abdominalis, auch eine schon früher durchgemachte Salmonellenerkrankung angezeigt werden kann. So bedient man sich mittels Verdünnungsreihen der quantitativen Antikörperbestimmung **(Antikörpertiter),** um einen krankheitsspezifischen Verlauf der Antikörperbildung erfassen zu können (Entnahme von zwei Serumproben im Abstand von 2–3 Wochen). Das klinische Erscheinungsbild einer septischen Erkrankung ist auf Grund der Vielzahl der Erreger und der streuenden Herde äußerst mannigfaltig, so daß hier dem Erregernachweis die entscheidende Bedeutung zukommt. Hierfür darf jedoch nur Blut, welches im **Stadium des Fieberanstiegs** entnommen wurde, verwendet werden. Zur endgültigen Sicherung der Diagnose sind mehrmalige Blutuntersuchungen durchzuführen.

4.2 Erregernachweis

Der Erregernachweis kann aus den verschiedenen Körperflüssigkeiten und Exkrementen erfolgen, wobei die Keimdifferenzierung nach den Prinzipien der Morphologie, des Stoffwechsels, der Antigenanalyse und der Phagentypisierung erfolgt.
Im einzelnen verwendet man folgende Untersuchungsmaterialien:

Blutkultur

Kann die Erregerbestimmung bei Verdacht einer septischen Erkrankung im Hause erfolgen, so legt man eine Blutkultur direkt am Krankenbett an, nachdem man die Kulturschalen und Röhrchen auf Körpertemperatur angewärmt hat (Bouillon- oder Agarkultur), wobei eine Verdünnung des Blutes im Verhältnis 1:20 der Blutbakterizidie entgegenwirkt. Bei der Endocarditis lenta, die bakteriologisch schwierig nachzuweisen ist, sollen sogar mehrere Blutkulturen gleichzeitig und nacheinander angelegt werden. Befindet sich kein Untersuchungsamt am Ort, empfiehlt sich zum Postversand der Gebrauch von Venülen, die Stabilisatorflüssigkeit enthalten, um die Gerinnung des Blutes zu verhindern und ebenfalls die Bakterizidie des Blutes unwirksam zu machen (z. B. Liquoid-Venüle).
In einem solchen Fall und auch ganz allgemein bei der Verschickung von flüssigem Untersuchungsmaterial muß darauf geachtet werden, daß die Röhrchen höchstens zu $^2/_3$ gefüllt sind und der Röhrchenrand nicht mit infektiösem Material verschmiert ist.

▶ **Sputum**
Der Auswurf von Schleimhautsekret des bronchopulmonalen Systems wird als Sputum bezeichnet. Neben der Beurteilung nach Menge, Farbe, Konsistenz, Geruch und Schichtung sichert letztendlich die bakteriologische Untersuchung die Diagnose von Infektionen im Lungen- bzw. Bronchialbereich. Zudem kann über eine Resistenzbestimmung der Keime eine wirksame Therapie eingeleitet werden.
Das expektorierte Sputum enthält auch noch Beimengungen aus der Mundhöhle, dem Nasenrachenraum einschließlich der Nebenhöhlen. In diesem Zusammenhang kann man versuchen, nach einem Verfahren von Mulder durch mehrfaches Waschen des Sputums mit steriler physiologischer Kochsalzlösung Erreger aus den oben genannten Beimengungen zu eliminieren.

4.2 Erregernachweis

Eine weitaus wirksamere Methode, Verfälschungen der bakteriologischen Sputumuntersuchung durch Beimengungen zu vermeiden, ist die gezielte Entnahme von Sputum mit Hilfe eines Bronchoskops. Zu einer sicheren Erregerdiagnose reichen hier, ähnlich wie beim Eiter, schon kleinere Mengen an Sekret aus.

▶ **Keimzahlbestimmung im Urin**
Zum Anlegen einer Urinkultur verwendet man heute im allgemeinen den sogenannten **Mittelstrahlurin**, nachdem man vorher die Urethralmündung mit Seifenlauge gereinigt hat. Mit der ersten, nicht aufgefangenen Urinportion werden Keime in den vorderen Urethralabschnitten weitestgehend ausgespült, so daß die zweite aufgefangene Mittelstrahlportion relativ unverfälschte Aussagen über die qualitativen und quantitativen bakteriologischen Verhältnisse im Urin machen kann. Bei besonderer Indikation kann die Uringewinnung auch mit Hilfe eines Katheters oder einer Blasenpunktion erfolgen. Da beim Katheterisieren sehr leicht Keime von außen nach innen verschleppt werden können und so häufig Harnwegsinfekte artifiziell gesetzt werden, die Blasenpunktion einen nicht ganz unerheblichen Eingriff darstellt, wird für Routinezwecke und Suchuntersuchungen die Untersuchung von Mittelstrahlurin vorgezogen. Hier ist aber auch nicht nur die qualitative sondern auch die quantitative Untersuchung des Urins erforderlich. Neben der Bestimmung der Keimarten muß die Keimzahl festgestellt werden. Während Werte von weniger als 10^4 Keimen/ml absolut unverdächtig sind, muß man Werte von mehr als 10^5 Keimen/ml als pathologisch einstufen (**signifikante Bakterurie**). Erreger von Harnwegsinfekten wie Cystitis, Cystopyelitis und Pyeloneohritis sind vor allen Dingen E.coli, aber auch andere Enterobakteriazeen (Ps. aeruginosa, Enterokokken, etc.).
Es empfiehlt sich, die bakteriologische Untersuchung des Urins innerhalb der ersten vier Stunden nach der Entnahme durchzuführen, ansonsten muß der Urin entsprechend konserviert werden.

▶ **Wundabstrich**
Bei flächenhaften, eitrigen Entzündungen (Wundeiterungen) sollte der Abstrich aus den äußeren Wundbereichen entnommen werden. Die wichtigsten Eitererreger sind Streptococcus hämolyticus und viridans, Staphylococcus aureus und Pseudomonas aeruginosa.

▶ **Stuhluntersuchung**
Beim Gesunden können aus dem Stuhl folgende Keimarten isoliert werden: E.coli, Klebsiella, Protens, Enterokokken, Staphylokokken, Milchsäurestäbchen, u. a. Bei Verdacht einer infektiösen Darmerkrankung untersucht man den Stuhl in erster Linie auf **Typhus, Paratyphus-** und **Enteritiskeime** (sog. **TPE-Gruppe**). Dieses kann durch verschiedene Methoden geschehen:
– man bringt ein erbsengroßes Stück Stuhl in ein flüssiges Anreicherungsmedium (Tetrathionatbouillon); die Keime der TPE-Gruppe reichern sich

hier besonders gut an, während unerwünschte Begleitkeime eher gehemmt werden.
- man beimpft mittels einer halbgefüllten Impföse einen Endoagarboden (Indikatornährboden für Lactose-spaltende Keime) oder einen Wilson-Blair-Agar, dessen selektiver Hemmnährboden TPE-Keime besonders charakteristisch wachsen läßt.
- man untersucht ein wenig Material der Stuhlprobe nach Gram. Eine gram-negative Darmflora bei Säuglingen läßt z. B. an eine Verdauungsstörung (Dyspepsie) denken, während beim Erwachsenen eine grampositive Staphylokokkenflora zusammen mit einer charakteristischen klinischen Symptomatik auf eine Staphylokokken-Enteritis hinweist.

Bakterielle Untersuchung des Liquors

Die bakteriologische Liquoruntersuchung ist indiziert bei dem Verdacht einer Meningoencephalitis. Der Liquor kann in zweifacher Art und Weise gewonnen werden:
- Lumbalpunktion
  Hier befindet sich die Einstichstelle zwischen dem 3. und 4. oder auch zwischen dem 4. und 5. Lendenwirbelkörper.
- Suboccipitalpunktion
  Zwischen der Occipitalschuppe und dem Dornfortsatz des Epistropheus gelangt die Nadel in die Cisterna cerebello-medullaris.
In jedem Fall ist auf strengste Asepsis zu achten!
Die mikroskopoische Untersuchung kann erfolgen:
a) am Nativpräparat
  Bei entzündlichen Exsudaten sind hier Faserflocken und Fibringerinnsel (= Spinngewebsgerinnsel) zu sehen.
b) am gefärbten Präparat
  Durch Färbungen nach *Gram* und *Ziehl-Neelsen* läßt sich hier eine Differenzierung der Bakterienarten vornehmen.
Bei Verdacht auf säurefeste Stäbchen muß noch eine Kulturzüchtung und ein Tierversuch (Meerschweinchen) durchgeführt werden.
Bei solch einer bakteriologischen Untersuchung des Liquors werden Meningo-, Pneumo-, Strepto-, Staphylokokken, Leptospiren, Mykobakterien und Salmonellen gefunden.

Bakteriologische Untersuchung des Gallensaftes

Der Gallensaft wird durch Duodenalsondierung mit dem Duodenalsaft gewonnen. Von praktischer Bedeutung der bakteriologischen Duodenalsaftuntersuchung ist der Nachweis von Salmonellen und Lamblien. Ansonsten ist der Wert dieser Untersuchung umstritten, da die meisten der im eigentlich sterilen Duodenalsaft angetroffenen Keime artefiziell durch den Untersuchungsgang dorthin gelangt sein dürften.

Versand von Untersuchungsmaterial

Verschiedene Versandgefäße

Röhrchen, Hülsen, Kästchen, Versandbeutel; Es muß darauf geachtet werden, daß das infektiöse Untersuchungsmaterial fest und sicher verpackt ist (feste Tüten, Kartons), so daß die Möglichkeit einer Beschädigung der Versandgefäße auf ein Minimum reduziert wird. Weiterhin ist es Pflicht, die jeweilige Sendung mit der Aufschrift „Vorsicht, infektiöses Material" zu versehen.

Bei über den Postweg verschicktes Untersuchungsmaterial mit Verdacht auf Pest-, Cholera-, Tularämie-, Maul- und Klauenseuche-, Rotz- und Schweinepesterreger muß der Adressat vorher telephonisch bzw. telegraphisch hierüber verständigt werden. Dieser wiederum hat den Empfang der Sendung umgehend zu bestätigen.

5 Spezielle Bakteriologie

5.1 Grampositive Kokken

5.1.1 Staphylokokken

Als Kokken bezeichnet man kugelförmige unbewegliche Bakterien. Sie werden je nach ihrer Lagerung voneinander unterschieden (z. B. Haufenkokken, Kettenkokken, Diplokokken).

Allgemeine Bedeutung

Staphylokokken sind ubiquitär verbreitet. Die pyogenen Typen sind häufig an eitrigen Infektionen beteiligt (z. B. Furunkel, Karbunkel, Akne, Paronychie, Tonsillitis, Osteomyelitis). Sie finden sich auch häufig bei Mischinfektionen neben anderen Keimen oder auch allein bei postoperativ auftretenden Wundinfektionen.

Da sie sehr anspruchslos sind und gegen viele Antibiotika und Chemotherapeutika Resistenz entwickelt haben, zählen sie zu den Problemkeimen beim **Hospitalismus**.

Eigenschaften des Erregers

Staphylokokken färben sich bei der Färbung nach *Gram* blau (**grampositiv**) an. Anhand der Färbung ist eine Unterscheidung pathogener von apathogenen (saprophytären) Formen nicht möglich. Der Name Staphylokokken (staphylos = Traube) kennzeichnet ihre trauben- oder haufenförmige Lagerung. Staphylokokken lassen sich leicht auf den verschiedensten Nährmedien anzüchten, auf denen sie meistens ein charakteristisches Pigment ausbilden, nach dessen Farbe sie vielfach benannt werden, z. B. goldgelbe Färbung bei St. aureus oder kalkweiße Färbung bei St. albus. Eine optimale Pigmentproduktion findet auf einem mit Fettsäuren angereicherten Nährmedium bei 37° C statt. In Fleischbouillon und unter anaeroben Bedingungen findet man dagegen keine Pigmentbildung.

5.1.1.1 St. aureus, St. epidermidis (= St. albus)
Allgemeine Bedeutung und Abgrenzung

Große Bedeutung für die Differenzierung von Staphylokokken hat die serologische Testung, da aufgrund ihrer ubiquitären Verbreitung nicht immer sichere Aussagen über ihre Pathogenität möglich sind. Als wichtigstes Pathogenitätsmerkmal wird die Bildung von **Plasmakoagulase** angesehen, durch die menschliches Blut zur Gerinnung gebracht werden kann. Weitere Kriterien für die **Pathogenität eines Staphylococcus** ist die **Hämolyse von Blut**, die **Bildung von Farbstoff**, die **Vergärung von Mannit** und die **Verflüssigung** von **Gelatine**. Gelegentlich finden sich auch koagulasenegative Staphylokokken als Infektionsursachen, z. B. wenn sie in gewöhnlich sterilen Bereichen des Körpers vorkommen. Als Beispiel sei eine bakterielle Endokarditis genannt.

Toxinbildung

Neben der Koagulase werden eine Reihe anderer Substanzen gebildet, die pathogen wirken. Zu ihnen gehören **Hämolysine**, ein nicht hämolysierendes **Leukozidin** und vier verschiedene **Enterotoxine**:
- **Leukozidin** schädigt oder tötet die Leukozyten verschiedener Tierspezies. Außerdem hat es antigene Wirkung, was für die Immunabwehr des Organismus gegen weitere Staphylokokkeninfektionen von Bedeutung sein dürfte.
- **Enterotoxine** werden von fast 50% der plasmakoagulasepositiven Staphylokokkenstämme gebildet. Es handelt sich dabei um relativ hitzestabile Polypeptide mit einem Molekulargewicht von ca. 35 000. Bereits eine Dosis von 25 µg **Enterotoxin B** verursacht Erbrechen und Durchfälle. Man nimmt an, daß die Enterotoxine eine **direkte Wirkung auf das Brechzentrum** haben. Die meisten Lebensmittelvergiftungen werden durch Staphylokokkenenterotoxine verursacht.

Weitere Toxine sind: **Hyaluronidase** und **Staphylokinase**

Wichtigste Krankheitsbilder

Vorzugsweise finden sich Staphylokokkeninfektionen an der Haut und ihren Anhangsgebilden. Dabei entwickeln sich nicht immer charakteristische Krankheitsbilder. Am häufigsten findet man **Follikulitis, Furunkel und Karbunkel**. Darüber hinaus sind Staphylokokken auch oft Erreger der **Sykosis** (Bartflechte). Im Extremfall ist die Haut des ganzen Körpers befallen, z. B. beim **Pemphigus neonatorum**. Staphylokokken können auch Erreger lokalisierter Organerkrankungen sein. Als Beispiele seien benannt: **Mastitis, Parotitis, Bronchopneumonie**.

Durch lymphogen-hämatogene Aussaat kann es bei Kindern zur **Osteomyelitis**, bei Erwachsenen zum **Nierenabszeß**, bei Pyämie gegebenenfalls auch zu multipler Metastasierung und Abszeßbildung kommen. Staphlylokokken können auch Erreger einer bakteriellen Endokarditis sein. Die Therapie mit Breitsprektrumantibiotika kann erhebliche Veränderungen in der normalen Darmflora verursachen, indem empfindliche Darmbakterien durch die Antibiotika abgetötet werden, während resistente, enterotoxinproduzierende

Stämme überwuchern. Die Folge kann eine schwere **Enterokolitis** mit Erbrechen und Durchfall sein.

Pathogenese

Eine verminderte Resistenz gegenüber Staphylokokkeninfektionen findet man auffälligerweise bei Diabetikern. Als Ursache wird neben einer negativen Stickstoffbilanz (verminderte Proteinsynthese und damit auch verminderte Bildung von Antikörpern) die Tatsache diskutiert, daß der vermehrte Zuckergehalt in den Geweben gute Ernährungsbedingungen für die Ansiedlung und Vermehrung von Mikroorganismen schafft.

– Viele pathogene Staphylokokken bilden ein Enzym, das in Verbindung mit bestimmten Faktoren des Blutplasmas in der Lage ist, Plasma zu koagulieren, die sogenannte **Koagulase**. Mit ihrer Hilfe schützen sich die Staphylokokken gegen die Abwehrmechanismen des Organismus, indem sie sich mit Fibrin umgeben. Die Fibrinanlagerung an die Bakterien behindert die Phagozytose und hemmt auch den Abbau in den phagozytierenden Zellen. Die Abscheidung von Staphylokokkenherden durch Fibrinwände ist möglicherweise die Ursache für die häufigste Abszeßbildung bei Staphylokokkeninfektionen.

Neben der Plasmakoagulase, dem Leukozidin, den Enterotoxinen sowie Hyaluronidase und Staphylokinase bilden pathogene Staphylokokken verschiedene **Hämolysine,** die ihnen vor allem die Invasion in den Organismus erleichtern. Die vier verschiedenen Hämolysine haben eine unterschiedliche Spezifität.

Es wird angenommen, daß das α-**Hämolysin** bei tierexperimentellen Untersuchungen für den letalen Ausgang und für die Ausbildung von **Hautnekrosen** verantwortlich ist. Darüber hinaus verursacht es Thrombozytenaggregationen und wirkt kontrahierend auf glatte Gefäßmuskulatur.

An Schaferythrozyten wurde die hämolysierende Wirkung von β-Hämolysin nachgewiesen, wobei definierte Versuchsbedingungen eingehalten werden müssen (Inkubationstemperaturen und -zeiten).

Weitere Staphylokokkenhämolysine sind γ- und δ-**Hämolysine,** die wie die bereits oben genannten unterschiedliche antigenetische Spezifität aufweisen. Eine Verwandtschaft zwischen Hämolysinen von Staphylokokken und Streptokokken besteht nicht.

Nach Behandlung mit Formalin können die Hämolysine als ungiftige Toxoide zur **Impfung gegen Staphylokokkeninfektionen** verwendet werden.

Untersuchungsmaterial

Da Staphylokokkenerkrankungen vielfältige Krankheitsbilder zeigen können, muß je nach Art der Erkrankung entsprechendes Untersuchungsmaterial gewonnen werden. Dafür kommen bei lokalen Prozessen Abstriche von der Haut oder Schleimhaut, Sputum und Liquor sowie bei Verdacht auf eine

Sepsis die Blutentnahme in Betracht. Eine Diagnose aus dem Ausstrichpräparat ist mit einer gewissen Vorsicht zu stellen, da man hier pathogene von apathogenen Keimen nicht unterscheiden kann. Eine bessere diagnostische Methode ist die Kultur von Staphylokokken aus dem gewonnenen Untersuchungsmaterial auf Blutplatten. Typische Kolonien sind bereits nach ca. 20 Stunden und bei einer Bebrütungstemperatur von 37° C sichtbar, während die Bildung von Pigment und das Eintreten von Hämolyse meist ein paar Tage später erkennbar ist.

Lysotypie

Unter dem Begriff Phagentypisierung (= Lysotypie) versteht man eine Methode der Typendifferenzierung von Bakterienarten mit Hilfe von Bakteriophagen. Bakteriophagen sind „bakterienpathogene" Viren. Ihr Stoffwechsel ist an die Gegenwart lebender Bakterien gebunden, in deren Inneren oder auf deren Membran sie sich in einem komplizierten Entwicklungszyklus vermehren. Man unterscheidet **„monovalente"** und **„polyvalente" Phagen**. „Monovalente" Phagen sind nur auf eine bestimmte Bakterienart oder Abart eingestellt, während „polyvalente" Phagen verschiedene, allerdings meist nur einander näherstehende Bakterienarten angreifen. Sie verursachen meist eine Änderung im Wachstum der von ihnen befallenen Bakterien bzw. im Aussehen der Bakterienkolonien. Aufgrund der weitgehenden Spezifität der „monovalenten" Phagen ist es möglich, selbst Bakterienstämme zu unterscheiden, die mit serologischen Methoden nicht mehr zu differenzieren sind. Mit der Methode der **Phagentypisierung** hat man z. B. bei den Staphylokokken eine Einteilung in vier Hauptgruppen und zahllose Typen vornehmen können. Während der Versuch der Therapie von bakteriellen Infektionen mit Hilfe der die betreffenden Bakterien schädigenden Phagen weitgehend erfolglos blieb, hat die Phagentypisierung große Bedeutung für **epidemiologische Untersuchungen** gewonnen. Beispielsweise kann man bei einer Typhusepidemie feststellen, ob es nur eine oder mehrere Infektionsquellen gibt, indem man die beteiligten Erreger typisiert.

Chemotherapie

A. Antibiogramm
Die Testung der Empfindlichkeit von Bakterien für Antibiotika nennt man Antibiogramm. Man unterscheidet drei Methoden:
- **Verdünnungstest**
  Bei den Verdünnungstesten wird die kleinste Antibiotika-Konzentration einer Verdünnungsreihe ermittelt, die gerade noch eine vollständige Wachstumshemmung des Testkeims nach einer bestimmten Bebrütungszeit zeigt.

5 Spezielle Bakteriologie

- **Diffusionstest**
  Bei den Diffusionstesten wird diejenige Antibiotikamenge bestimmt, die nach Hineindiffundieren in ein festes Kulturmedium die aufgeimpften Testkeime nach einer bestimmten Bebrütungszeit in einem bestimmten Umkreis hemmt (z. B. Zylindertest). Mit dieser Methode können auch gleichzeitig verschiedene Antibiotika daraufhin überprüft werden, welches Mittel das Wachstum des betreffenden Testkeims am meisten hemmt.
- **Blättchentest**
  Der Blättchentest dient zur routinemäßigen Überprüfung der Empfindlichkeit von klinisch isolierten Bakterien. Es handelt sich hierbei um eine **halbquantitative Methode**, die die Antibiotika angibt, von denen in der Klinik keine Wirkung erwartet werden kann.

Eine Resistenzbestimmung mittels Antibiogramm ermöglicht es, die medikamentöse Therapie qualitativ und quantitativ optimal der Empfindlichkeit des Erregers anzupassen. Dabei kann weitgehend eine Züchtung resistenter Keime, wie sie beispielsweise bei unzureichender Gabe von Antibiotika auftritt, vermieden werden.

Penicillin

Die meisten Staphylokokkenstämme haben gegen Penicillin G eine Resistenz entwickelt, indem sie ein Enzym produzieren, das das Penicillin zerstört, die **Penicillinase** (= Penicillin-β-lactamase-1). Offensichtlich aktiviert Penicillin auf dem Wege einer **Enzyminduktion** noch die Penicillinaseproduktion, so daß eine Therapie mit Penicillin G oder anderen nicht penicillinasefesten Penicillinen nicht angebracht ist.

Dennoch wurde gelegentlich bei ziemlich „resistenten" Erregern und sehr hoher Dosierung von Penicillin G ein Therapieerfolg beobachtet. Veränderungen am Penicillinmolekül haben zur Entwicklung **penicillinasefester Mittel** geführt. Sie zeigen dabei teilweise eine wesentlich geringere Wirkung als Penicillin G, was eine entsprechend höhere Dosierung notwendig macht.

Zu den penicillinasefesten Penicillinen zählen das **Methicillin**, welches nicht oral wirksam ist, sowie die per os wirksamen **Oxacilline**.

Epidemiologie und Prophylaxe

Staphylokokken sind sehr widerstandsfähige, nicht sporenbildende Bakterien und auch in der Lage, außerhalb des menschlichen Körpers wochenlang zu überleben und danach neue Infektionen hervorzurufen. Sie sind ubiquitär verbreitet und finden sich auf der Haut und auf der Schleimhaut des Nasenrachenraums. In Krankenanstalten werden sie besonders auf diesem Wege durch das Personal verbreitet. Bei mangelhaften hygienischen Schutzmaßnahmen sind vor allem chirurgische und geburtshilfliche Abteilungen in Gefahr, daß sich die Keime hier ausbreiten und zu **Wundinfektionen,**

Mastitis und Pemphigus neonatorum führen. Wirksame Prophylaxe können nur **peinliche Sauberkeit und gezielte und damit wirksame Chemotherapie** bei Auftreten von Staphylokokkeninfektionen im Krankenhaus sein.

5.1.2 Streptokokken

Allgemeine Bedeutung

Streptococcus ist ein Gattungsname für grampositive unbewegliche Kettenkokken.
Pyogene Streptokokken sind bei Mensch und Tier häufige Ursachen von eitrigen Entzündungen mit Tendenz zur **flächenhaften Ausbreitung, Sepsis** und **allergischen Nachkrankheiten.**

Differenzierung

Die Differenzierung erfolgt nach Wachstumskriterien, biochemischen Leistungen und auf Grund der verschiedenen Antigenstruktur.
Serologisch lassen sich Str.pyogenes, Str.agalactiae und Str. faecalis differenzieren, während die Streptokokken aus der Viridans-Salivarius-Gruppe nicht mit serologischen Methoden zu unterscheiden sind.

Anaerobe Streptokokken

Zu den anaeroben Streptokokken (**Peptostreptokokken**) zählen Str.foetidus, Str.anaerobius und Str.putridus. Einige von ihnen wachsen unter Gasbildung und verbreiten einen üblen Geruch. Manchmal findet man sie bei septischen Erkrankungen wie Puerperalfieber, bei Lungengangrän oder auch bei Appendicitis. Ihren Ausgang nehmen sie meist von Bereichen des Körpers, in denen annähernd anaerobe Verhältnisse herrschen, z. B. von Abszeßhöhlen.

5.1.2.1 Eigenschaften des Erregers

Morphologie

Streptokokken sind runde bis ovale grampositive Kugelbakterien, die sich in einer Ebene teilen und dabei **kettenförmige Verbände,** besonders in Krankheitsprodukten und flüssigen Kulturen bilden.

Einteilungskriterien

A. Nach *Schottmüller* zeigen Streptokokken bei der Kultur auf Blutagar unterschiedliches Verhalten. Danach werden sie in **hämolysierende** und **nicht-hämolysierende Streptokokken** eingeteilt.

Einteilung der Hämolyseformen

- α-Hämolyse = Vergrünung. Um die Kolonie bilden sich grüne bis schmutziggrüne Höfe. Das But ist hier nur bis zu einer Zwischenstufe zum Methämoglobin abgebaut. Mikroskopisch sind noch Erythrozyten nachweisbar.
- β-Hämolyse = vollständige Hämolyse. Um die Kolonie bildet sich eine scharf begrenzte Zone. Sowohl der Blutfarbstoff als auch die Erythrozyten sind völlig aufgelöst.
- γ-Hämolyse = Es treten im allgemeinen keine oder nur geringfügige Änderungen am Nährsubstrat auf. Bisweilen sind unscharfe Aufhellungen und Vergrünungen zu beobachten.
- α-prim-Hämolyse = Sie nimmt eine Mittelstellung zwischen der α- und β-Hämolyse ein, wobei die β-Hämolyse überwiegt.

B. Die Ermittlung der Hämolyseform schafft nur eine grobe Einteilung, während die Artentrennung nach dem serologischen Verhalten der Streptokokken durchgeführt wird. Die Einteilung erfolgt nach *Lancefield*. Alle Streptokokken enthalten eine antigen wirkende Trägersubstanz für die anderen Antigene, das **unspezifische Nukleoproteid P**. Für die Gruppeneinteilung ist die Kohlenhydratfraktion C, die durch Säurehydrolyse, Formamidextraktion, oder enzymatische Lyse dargestellt werden kann, wichtig. Mit Hilfe des **gruppenspezifischen Antigens C** werden die bisher bekannten **Gruppen A–Q** aufgestellt. Außer diesen Kohlenhydratanteilen gibt es die **typenspezifischen Proteidfraktionen M und T**, mit deren Hilfe innerhalb der einzelnen Gruppen weitere Typen abgrenzbar sind.

5.1.2.2 Streptococcus pyogenes

Wichtigste Krankheitsbilder

- **Scharlach**
Erreger des Scharlach sind zu **90% β-hämolysierende Streptokokken der Gruppe A**, wobei zahlreiche serologische Gruppen in Erscheinung treten. Die Ansteckung erfolgt aerogen durch Tröpfcheninfektion. Die Inkubationszeit beträgt 2–7 Tage. Klinische Zeichen sind Fieber (über 39° C), Angina mit gelb-weißlichen Belägen auf den Tonsillen und regionalen Lymphknotenschwellungen, sowie die Ausbildung eines charakteristischen Exanthems (feinfleckige, follikuläre bis diffuse Rötung am Hals, Brustgegend mit Ausbreitung nach kaudal). Gelegentlich beginnt das

Exanthem auch an der Innenseite der Oberschenkel. Im Gesicht bleibt die Umgebung des Mundes von der Rötung verschont (**periorale Blässe**). Die anfangs belegte Zunge läßt allmählich die roten entzündeten Papillen hervortreten („**Himbeerzunge**"). Kennzeichnend für das Scharlachexanthem ist das Verschwinden unter dem Druck eines Glasspatels. Selten entwickelt sich ein septischer oder toxischer Scharlach.

- **Angina lacunaris, Angina follicularis**
 Die Erkrankung beginnt akut mit Fieber und allgemeinem Krankheitsgefühl, sowie starken Hals- und Schluckschmerzen. Die Gaumenbögen sind meist düsterrot. Zwischen ihnen liegen die geschwollenen und geröteten Mandeln wie gespickt mit punkt- bis stecknadelgroßen gelblichen Eiterpfröpfchen. Die Mandeln können aber auch mit grauweißen bis graugelben flächenhaften Belägen bedeckt sein.
- **Erysipel** (Wundrose)
 Das Erysipel ist eine akute, hochfieberhafte, lokale Streptokokkeninfektion, die sich in den Lymphwegen der Haut ausbreitet und eine scharf abgegrenzte Entzündung hervorruft.
- **Phlegmone**
 Flächenhafte fortschreitende eitrige Entzündung des Zellgewebes.

Der Erregernachweis läßt sich bei den oben aufgeführten Erkrankungen meist aus einem Abstrich vom Entzündungsort führen. Der mikroskopische Nachweis von Streptokokken aus dem Rachenabstrich spricht jedoch nicht immer für das Vorhandensein von Str.pyogenes, da sich im Rachen stets Streptokokken (viridans) finden.

Sind die Streptokokken mikroskopisch, kulturell aber nicht ohne weiters nachweisbar, muß man in Betracht ziehen, daß es sich hier um **anaerobe Keime** handelt.

Weitere durch Streptokokken hervorgerufene Erkrankungen

- **Sinusitis**
 Entzündung der von der Nase her zugänglichen, mit Schleimhaut ausgekleideten Höhlen (Kieferhöhle, Stirnhöhle, Keilbeinhöhle) mit Eiterung oder Empyembildung, wobei es sich nicht selten um eine Mischinefektion handelt, an der auch Staphylokokken, Pneumokokken, Neisserien und Hämophilus influenzae beteiligt sein können.
- **Otitis**
 Streptokokken kommen sowohl als Erreger einer Otitis externa (Gehörgangsfurunkel) als auch einer Otitis media vor. Auch hier müssen andere Erreger differentialdiagnostisch in Betracht gezogen werden.
- **Mastoiditis**
 Der Verdacht auf Mastoiditis muß gestellt werden, wenn eine Otitis media nicht innerhalb von drei Wochen ausgeheilt ist. Es handelt sich dabei um eine eitrige Entzündung der Schleimhaut in den pneumatischen lufthalti-

gen Zellen des Warzenfortsatzes, die aus einer Mittelohrentzündung fortgeleitet ist.

Folgeerkrankungen von Infektionen mit pyogenen Streptokokken

- **Rheumatisches Fieber**
Das rheumatische Fieber kann als Folgekrankheit nach Streptokokkeninfekt auftreten. **Zwei bis drei Wochen nach der Ersterkrankung,** steigt die Temperatur wieder an. Besonders die **mittleren und großen Gelenke** sind geschwollen, gerötet und schmerzhaft. Am Herzen manifestiert sich die rheumatische Entzündung vorwiegend am **Endokard,** insbesondere am Endokard der Klappen und imponiert dort pathologisch-anatomisch als **Endocarditis verrucosa rheumatica.** Sie schafft oft die Voraussetzung für eine spätere bakterielle Besiedlung. Gelegentlich findet man auch als Komplikation eine **Chorea minor.**
Es findet sich eine unterschiedliche Ausprägung der Symptomatik in Abhängigkeit vom Lebensalter der Betroffenen. Während bei Erwachsenen das Bild der akuten rheumatischen Polyarthritis überwiegt, findet man bei Kindern im Schulalter neben der akuten Polyarthritis eine **Karditis,** während bei Kleinkindern eine **Endomyokarditis** in den Vordergrund tritt. Ursache des rheumatischen Fiebers sind offensichtlich immunologische Prozesse, worauf auch die Latenzzeit von ca. drei Wochen hinweist, nach der die Erkrankung auftritt.

- **Akute diffuse postinfektiöse (Streptokokken-) Glomerulonephritis**
Nach ein bis drei Wochen Latenzzeit beginnt die Erkrankung mit allgemeinen Symptomen wie Schwäche, Kopfschmerzen, Appetitlosigkeit und Übelkeit. Daneben tritt gelegentlich eine **Makrohämaturie** auf. Recht typisch ist das Auftreten von **Ödemen im Gesicht,** besonders an den Augenlidern. Es kommt zu Blutdruckanstieg und subfebrilen Temperaturen. Fast immer findet man Eiweiß im Urin. Als Komplikationen treten **Lungen- und Hirnödem** und **akutes Nierenversagen** auf.
Die Heilungsaussichten sind bei Kindern recht gut (über 80%), während bei Erwachsenen nur für ca. 60% die Chance einer völligen Ausheilung gegeben ist. Ein Zeichen für eine chronische Entwicklung der Erkrankung ist das **Bestehenbleiben des Bluthochdrucks.**
Während man beim rheumatischen Fieber ganz allgemein Infektionen mit Streptokokken der Gruppe A als Vorkrankheiten annehmen kann, wird eine Glomerulonephritis offensichtlich nur von wenigen Typen dieser Gruppe ausgelöst. Als nephritogen bekannt sind bisher die Typen 12 und 49 der Gruppe A.
Ein wahrscheinlich aus der Membran der Streptokokken stammendes Antigen setzt sich an der glomerulären Basalmembran ab und induziert dort eine Antigen-Antikörperreaktion, in deren Verlauf es zu Abwehrreaktionen gegen diesen Basalmembran-Antigenkomplex kommt.

Sowohl bei der Glomerulonephritis als auch beim akuten rheumatischen Fieber sind Streptokokken nicht nachweisbar.

5.1.2.3 Streptococcus agalactiae (Str.mastidis)

Es handelt sich um abgeplattete, mit der Breitseite aneinanderliegende Kokken, die meist lange Ketten ausbilden. Sie gehören zur serologischen Gruppe B. Sie sind Erreger des „Gelben Galts" (Mastitis) der Milchkühe. Auch bei gesunden und kranken Menschen wurden sie nachgewiesen, insbesondere als Erreger von **Urogenitalinfektionen** bei der Frau. Gelegentlich verursachen sie schwere **Säuglingsmeningitiden.**

5.1.2.4 Enterokokken (Str. faecalis)

Wichtigste Krankheitsbilder

Enterokokken gehören zur serologischen **Gruppe D** und führen auf Blutagar zur α- oder γ-Hämolyse. Sie haben eine ovale Form und sind paarweise oder in kurzen Ketten angeordnet. Sie sind normalerweise saprophytäre Bewohner des Darms und der Vagina des Menschen und erhalten erst pathogenetische Bedeutung, wenn sie am unrechten Platz auftreten, wobei sie eine Fülle von Krankheitsbildern hervorrufen können. Sie treten als Infektions-Erreger in der Bauchhöhle bei Appendizitis und Peritonitis, in den Gallengängen (Cholezystitis) und in den Harnwegen (Zystitis, Pyelitis) auf. Daneben findet man sie auch bei Endokarditiden und septischen Krankheitsbildern als Infektionsursache.

5.1.2.5 Streptococcus salivarius (Viridans-Salivarius-Gruppe)

Verbreitung

Streptococcus salivarius ist ein saprophytärer Bewohner der Mundhöhle und des oberen Anteils der Atemwege. Es handelt sich um rundliche Kokken, die kurze bis mittellange Ketten bilden. Eine Abart von Streptococcus salivarius ist **Streptococcus viridans** oder **mite.** Er zeigt keine eindeutigen biochemischen Unterschiede zu Str. salivarius. In der Kultur zeigen beide Arten auf Blutagar Vergrünung (α-Hämolyse) oder γ-Hämolyse. Beide Erreger sind fakultativ pathogen. Sie verursachen durch Entzündungsreiz gelegentlich die Bildung von Zahngranulomen. Ihre wichtigste Bedeutung haben sie jedoch als Erreger der **Endokarditis lenta** (subakute bakterielle Endokarditis). Häufig geht einer Endokarditis lenta eine Vorschädigung, z. B. durch ein vorangegangenes rheumatisches Fieber, oder ein kongenitaler Herzfehler voraus.

Sie kann durch das Eindringen von Bakterien aus der Mundhöhle durch kleine Wunden, z. B. nach Zahnextraktion, in die Blutbahn ausgelöst werden.

5.1.2.6 Pathogenese

Zum Verständnis der Pathogenese sowie der Bedeutung serologischer Streptokokkenreaktionen ist die Kenntnis extrazellulärer Toxine und aggressiver Fermente notwendig:
Streptolysin, Hyaluronidase, erythrogenes Toxin.

1. **Streptolysine (O und S)**
Von den β-hämolysierenden Streptokokken werden zwei Hämolysine freigesetzt, Streptolysin O und Streptolysin S. Die Bezeichnung **Streptolysin O** leitet sich daher ab, daß dieses Streptolysin durch Sauerstoff oxydiert und damit inaktiviert werden kann, weil es nur im reduzierten Zustand Hämolyse bewirkt. Da die meisten Streptokokken der Gruppe A Streptolysin O bilden, findet man bei Patienten, die eine Infektion mit solchen Streptokokken überstanden haben, Antikörper, das sogenannte Antistreptolysin O, im Serum vor.
Die Bezeichnung **Streptolysin S** leitet sich daher ab, daß es mit Serum aus intakten Streptokokken extrahiert werden kann. Es ist gegenüber Luftsauerstoff stabil und daher auch dafür verantwortlich, daß sich auf Blutagarplatten um Streptokokkenkolonien herum hämolytische Zonen ausbilden. Spezifische Antikörper gegen Streptolysin S wurden bisher nicht gefunden, aber seine hämolysierende Wirkung kann durch Serumlipoproteine aufgehoben werden. Eine vorhergehende Sensibilisierung scheint nicht notwendig zu sein.

2. **Hyaluronidase**
Hyaluronidase ist ein Enzym, das die **Hyaluronsäure** (interzelluläre Kittsubstanz der Binde- und Stützgewebsgrundsubstanz) depolymerisiert. Durch die Auflösung der Kittsubstanz soll Hyaluronidase die schnelle Ausbreitung von Streptokokken in den Geweben fördern. Daher bezeichnet man sie auch als „spreading factor". In welchem Maße sie bei der Ausbreitung der Bakterien wirklich eine Rolle spielt, wurde jedoch nie nachgewiesen.
Auch die Hyaluronidase induziert eine spezifische Antikörperbildung, die sich durch die sogenannte Antihyaluronidasereaktion (AHR) nachweisen läßt.

3. **Erythrogenes Toxin**
Das erythrogene Toxin ist die Ursache des **Scharlachexanthems**. Es wird nur von lysogenen Streptokokkenstämmen der Gruppe A produziert. Die Wirkungsweise des erythrogenen Toxins ist unklar. Es regt die Bildung spezifischer Antikörper an. Diese Tatsache macht man sich beim **Dick-Test** zunutze.

Dick-Test
– Zur Prüfung der Scharlachempfänglichkeit wird dem Probanden 0,1 ml Scharlachstreptokokken-Toxin intrakutan injiziert. Eine lokale Rötung gilt als positiver Test und bedeutet, daß Antitoxine fehlen bzw. nicht mehr vorhanden sind (Das Scharlach-Toxin hat eine lähmende Wirkung auf die Hautvasomotoren, so daß ca. 18–22 Stunden post injectionem ein Erythem von mehr als 1 cm ∅ auftritt). Der Test ist kaum noch üblich.

– **Auslöschphänomen** *(Schultz-Charlton-Reaktion)*
Für den sicheren Nachweis eines Scharlachexanthems kann die Schultz-Charlton-Reaktion durchgeführt werden:
Injiziert man spezifisches Antitoxin intrakutan an eine exanthematische Stelle, verblaßt das Exanthem überall dort, wo das erythrogene Toxin durch das Antitoxin neutralisiert wird. Der Test versagt bei abortivem oder abklingendem Scharlachexanthem.

5.1.2.7 Laboratoriumsdiagnose

Untersuchungsmaterial
Der Erregernachweis ist für bestimmte Streptokokkeninfekte unerläßlich. Der Erreger wird dabei aus den Materialien kultiviert, die am Ort der Entzündung vorkommen. Diese Materialien sind beispielsweise Abstriche von Infektionsherden des Rachens und der Haut, Eiter, bei Infektionen des Harntraktes Urin, bei Gallenblasenentzündungen gegebenenfalls Galle. Die Kautelen, unter denen diese Untersuchungsmaterialien gewonnen werden, sind im Abschnitt der Allgemeinen Mikrobiologie (Kap. 4) zusammengefaßt.

Scharlachdiagnose
Neben der recht spezifischen Aussage der **Schultz-Charlton-Reaktion** kann man den **Nachweis β-hämolysierender Streptokokken** zur Diagnose heranziehen. Da man im mikroskopischen Bild eines Rachenabstrichs immer auch die stets in der Mundhöhle vorkommenden Viridans-Streptokokken vorfinden wird, ist eine Kultur für einen sicheren Nachweis hämolysierender Streptokokken unerläßlich.

Antistreptolysintiter
Der Antistreptolysintiter (AST) dient insbesondere zur Erfassung von Nachkrankheiten nach Streptokokkeninfektionen. Mit ihm kann man ermitteln, in welchem Maße der Organismus Antikörper gegen **Streptolysin O** bestimmter Streptokokken entwickelt hat. So findet man beispielsweise in 85% der

Fälle von akutem Gelenkrheumatismus erhöhte Titerwerte. Als beweisend für eine akute Streptokokkeninfektion können jedoch nur **Titerbewegungen** angesehen werden.

5.1.2.8 Chemotherapie

Penicillin

β-hämolysierende Streptokokken (Str. pyogenes) der Gruppe A sind sehr empfindlich gegen Penicillin G. Penicillin senkt die Rezidivgefahr und die Häufigkeit der Komplikationen (Otitis media, Scharlach-Rheumatoid) und der Nachkrankheiten (Glomerulonephritis, Rheumatismus), führt zur Abkürzung des Krankheitsverlaufs und senkt die Letalität.

Antibiogramm

Da man bei α-hämolysierenden Streptokokken und Enterokokken eine unterschiedliche Empfindlichkeit gegenüber Antibiotika vorfindet, empfiehlt sich die Anfertigung eines Antibiogramms für diese Keime, um eine optimale Behandlung durchführen zu können, wie sie z. B. bei bakterieller Endokarditis notwendig ist.

5.1.2.9 Immunität und Schutzimpfung

Bei Infektionen mit Streptokokken der Gruppe A entwickelt sich eine typenspezifische Resistenz, d. h., daß eine Reinfektion mit diesem spezifischen Typ nicht möglich ist, wohl aber eine Neuinfektion mit einem anderen der zahlreichen Erregertypen. Die spezifische Immunität des Organismus beruht auf der Ausbildung von Antikörpern gegen ein sogenanntes **M-Antigen**, welches auf der Oberfläche der Bakterienzelle in Form von Fimbrien lokalisiert ist. Die einzelnen Streptokokkentypen unterscheiden sich hinsichtlich dieses M-Antigens, so daß die jeweils gebildeten Antikörper spezifisch sind. Diese Antikörper ermöglichen es den Leukozyten, die Bakterien abzutöten, indem die phagozytosehemmende Wirkung des M-Antigens aufgehoben wird.

Neben der zellspezifischen Immunität bildet der Organismus beim Scharlach auch Antikörper gegen das erythrogene Toxin, so daß bei einer Neuinfektion ein Scharlachexanthem nicht mehr auftreten kann.

5.1.2.10 Epidemiologie und Prophylaxe

Verbreitung

Da die Streptokokken mit Ausnahme der Enterokokken außerhalb eines Wirtsorganismus sehr empfindlich gegen Umwelteinflüsse sind, erfolgt die

Verbreitung meist von Mensch zu Mensch durch Tröpfcheninfektion. Häufig sind dabei solche Personen Infektionsträger, die entweder nicht oder symptomlos erkrankt sind. Gelegentlich findet auch eine alimentäre Übertragung statt (z. B. Milch aus infizierten Eutern). Ob eine Ansteckung auch über kontaminierte Gegenstände erfolgen kann, ist nicht geklärt und kaum wahrscheinlich.

Meldepflicht
Scharlach zählt zu den Erkrankungen, für die im **Krankheits- und Todesfall** eine Meldung an das Gesundheitsamt zu machen ist, damit einer weiteren Ausbreitung der Erkrankung vorgebeugt werden kann. Den erkrankten Personen ist es untersagt, Gemeinschaftseinrichtungen o. ä. zu betreten oder in der Lebensmittelversorgung tätig zu sein.

Dick-Test
Die Anwendung des Dick-Tests ermöglicht bei epidemiologischen Untersuchungen die Feststellung, wie weit eine Scharlachdurchseuchung in der Bevölkerung besteht.

5.1.3 Pneumokokken

Vorkommen

Diplococcus pneumoniae ist im allgemeinen ein harmloser Bewohner der oberen Luftwege des Menschen. Seine fakultativ pathogene Wirkung ist von inneren und äußeren Umständen wie Disposition, Resistenzschwäche oder Klima abhängig.
Man unterscheidet bekapselte und unbekapselte Pneumokokken. Offensichtlich hat das **Vorhandensein einer Kapsel** große Bedeutung für die **Virulenz der Bakterien**, denn unbekapselte Pneumokokken wirken nicht pathogen. Wahrscheinlich hemmt die Kapsel die Phagozytose der Erreger. Da keine nennenswerte Toxinbildung stattfindet, die für die Krankheitsentstehung von Bedeutung wäre, nimmt man an, daß die Pathogenität der Keime darauf beruht, daß sie sich im Gewebe sehr schnell und zahlreich vermehren.
Auf Grund der Tatsache, daß die Pneumokokken sich hinsichtlich ihrer Kapselantigene unterscheiden, weiß man, daß es ca. 80 verschiedene Typen gibt, die nach durchgemachter Infektion eine typenspezifische Immunität hinterlassen.
Am häufigsten findet man akute sowie **chronische Infektionen der Bronchien**. Gelegentlich kommt auch das Bild einer ausgeprägten **Lobärpneumonie** vor, deren Häufigkeit und Schwere seit der Einführung wirksamer

Antibiotika zurückgegangen ist. Durch hämatogene Streuung oder auch durch direkten Durchbruch nach Mastoiditis kann auch eine **eitrige Meningitis** entstehen.

Verschiedene Krankheitsbilder

Weitere Erkrankungen, die durch Diplococcus pneumoniae hervorgerufen werden können, sind **Otitis media** (als deren Komplikation **Mastoiditis**) und **Entzündungen der Nebenhöhlen**, die durch Aufsteigen der Erreger aus dem Respirationstrakt entstehen können. Die akute **Pneumokokkenendokarditis** ist selten geworden, nachdem eine wirksame Chemotherapie eingeführt wurde.

Eine **Pneumokokkenperitonitis** kommt gelegentlich als Sekundärinfektion nach Infektionen des Respirationstraktes auf dem Wege einer vorübergehenden Bakteriämie, insbesondere bei weiblichen Kindern, zustande. Besonders gefährdet sind Kinder mit Aszites bei nephrotischem Syndrom sowie Erwachsene mit Leberzirrhose oder Leberkarzinom.

Bei Verletzungen des Hornhautepithels können Pneumokokken u. a. Erreger aus einem bereits infizierten Tränensack in die Hornhaut eindringen. Als Folge kann sich ein **Ulcus serpens** (kriechendes Hornhautgeschwür) bilden, welches die gesamte Hornhaut zum Einschmelzen bringen kann. Das Auge ist akut gefährdet.

Unverletztes Hornhautepithel kann von Pneumokokken nicht durchdrungen werden.

Morphologie

Die häufigste typische Erscheinungsform von Pneumokokken sind bekapselte, grampositive, lanzettförmige (lanceolatus) Diplokokken. Ihre Kapsel besteht aus antigen wirkenden Polysacchariden. Die sich anfangs grampositiv anfärbenden Bakterien werden mit zunehmenden Alter gramnegativ; schließlich lösen sie sich selbst auf.

Bei der Kultur von Pneumokokken entwickeln sich immer einige Keime, die keine Kapsel bilden können. Sie sind auch nicht virulent. Züchtet man sie selektiv, bilden sie rauhe Kolonien, während die bekapselten Formen glatte Kolonien entwickeln.

Laboratoriumsdiagnose

Zur Züchtung von Blutkulturen wird Blut entnommen.
Zur Anfertigung eines Ausstrichpräparates und zur Kultur auf Blutagar für eine endgültige Diagnose benutzt man Sputum oder einen Rachenabstrich.
Eine vorläufige Diagnose kann bereits auf Grund des mikroskopischen Bildes

eines nach Gram gefärbten Ausstriches stellen, in dem man die typischen Keime findet.

- **Kapselschwellungsreaktion** (*Neufeld*'sche Quellungsreaktion)
  Mit dieser Methode kann versucht werden, den betreffenden Erreger zu typisieren, indem man emulgiertes Untersuchungsmaterial mit einer Reihe spezifischer Antiseren zusammengibt. Bei einer spezifischen Reaktion quillt dabei die Pneumokokkenkapsel. Die Untersuchung wird im allgemeinen nur bei epidemiologischem oder wissenschaftlichem Interesse durchgeführt.
  Eine besondere Bedeutung kommt ihr allerdings zu, wenn Kulturversuche mit Liquor bei Meningitis kein Ergebnis bringen.

- **Tierversuch**
  Die pathogene Wirkung von Pneumokokken läßt sich leicht an weißen Mäusen nachweisen: Injiziert man ihnen Untersuchungsmaterial intraperitoneal, sterben sie beim Vorhandensein pathogener Keime innerhalb von 24 Stunden, weil sie gegen diese hochempfindlich sind.

Chemotherapie

Typspezifische Antiseren und Sulfonamide sind nicht mehr zu empfehlen, da sich als wirksamstes Medikament das Penicillin G bewährt hat. Es gibt nur wenige penicillinresistente Pneumokokken, so daß eine Penicillintherapie fast immer wirksam ist, sofern die Behandlung nicht zu spät angefangen wurde.
Bei Penicillinallergie sollte erst die Empfindlichkeit der Erreger getestet werden, bevor Tetracycline, Erythromycin oder Lincomycin zur Anwendung kommen.
Chloramphenicol sollte nur bei bestehender Penicillinüberempfindlichkeit bei Pneumokokkenmeningitis verwendet werden.

5.2 Gramnegative Kokken (Neisserien)

Allgemeine Bedeutung

Bei den Neisserien lassen sich zwei Gruppen unterscheiden: **apathogene und pathogene Keime.**
Die apathogenen Keime sind normale Bewohner der oberen Atemwege. Sie geben gelegentlich zu Verwechslungen mit N. meningitidis Anlaß.
Die einzigen menschenpathogenen Keime sind die bereits erwähnte N. meningitidis und N. gonorrhoeae.
Es sind nicht sporenbildende, unbewegliche gramnegative Keime mit aerobem Wachstum. Sie finden sich im allgemeinen paarweise, manchmal aber auch in Tetradenform oder auf Haufen.

5.2.1 Gonokokken (N. gonorrhoeae)

Die Gonokokken finden sich im Eiterausstrich meist als Diplokokken in Semmel- oder Kaffeebohnenform. Bei akutem Krankheitsgeschehen liegen sie meistens intrazellulär im Protoplasma der Eiterzellen, während sie im chronischen Stadium überwiegend extrazellulär gelegen sind.

Wichtigste Krankheitsbilder der Gonorrhoe

A. Akute Infektion

Die häufigste Übertragung erfolgt durch den Geschlechtsverkehr. Da die Gonokokken sehr empfindlich gegen Umwelteinflüsse sind, ist eine andere Infektionsquelle als der Geschlechtsverkehr fast ausgeschlossen. Mögliche andere Infektionsquellen wären Toilettensitze, Gemeinschaftshandtücher oder schlecht gereinigtes gynäkologisches Instrumentarium.

Beim Mann imponiert die Infektion zunächst als **eitriger Ausfluß** aus der Harnröhre. Da sie in diesem Stadium meistens schon erkannt und behandelt wird, ist eine chronische Verlaufsform selten, die durch Aufsteigen der Infektion in den hinteren Anteil der Urethra entsteht. Als Komplikationen treten Entzündungen der Prostata, der Samenbläschen und des Nebenhodens (Gefahr der Sterilität) auf.

Bei der Frau verläuft eine Gonorrhoe (Tripper) im akuten Stadium ohne oder nur mit geringen Symptomen wie dem **zervikalen Fluor (Cervicitis gonorrhoica)**. Daneben können die weibliche Harnröhre und die Ausführungsgänge der Bartholin'schen Drüsen betroffen sein. Dem unbehandelten akuten Stadium folgt die Aszension, die zur Zeit der Menstruation besonders erleichtert ist, über das Endometrium zur Adnexe. Nach Ablauf von Endometritis, Salpingitis und Adnexitis ist die Frau häufig steril.

B. Peritonitis, Monarthritis

- Die aufsteigende gonorrhoische Infektion kann bei der Frau über die Adnexe hinaus das Peritoneum erfassen, so daß eine akute Pelveoperitonitis entsteht, die unbehandelt zum Tode führt.

- **Monarthritis**
  Hämatogene Aussaat von N. gonorrhoeae kann zu arthritischen Symptomen führen. Charakteristischerweise ist dabei meist nur ein Gelenk (vorzugsweise Knie-, Fuß- oder Handgelenk) betroffen. Kennzeichen sind starker Schmerz, Hitze und Rötung. Für eine eindeutige Diagnose müssen eine Gelenkpunktion und ein Genitalabstrich vorgenommen werden. Wird die Monarthritis nicht behandelt, kann sie zur Versteifung des betreffenden Gelenkes führen.

C. Ophthalmia gonorrhoica

Neugeborene können sich in den infizierten Geburtswegen ihrer Mutter mit Gonokokken anstecken. Die **Ophthalmia neonatorum (Blennorrhoe)** beginnt mit einer schweren eitrigen Konjunktivitis, in deren Folge Hornhauteinschmelzung und Panophthalmie mit Erblindung auftreten können, wenn nicht rechtzeitig behandelt wird. Prophylaktisch wird daher gleich nach der Geburt Silbernitrat in den Konjunktivalsack des Neugeborenen geträufelt (*Crede*'sche Prophylaxe).

Bei Verdacht einer Blennorrhoe ist bei der Untersuchung des Neugeborenen unbedingt eine Schutzbrille zu benutzen, da eventuell dem Untersucher infektiöser Eiter in die Augen spritzen könnte. Die Hornhaut des Erwachsenen ist gegenüber einer Gonokokkeninfektion noch weit empfindlicher als die des Neugeborenen, so daß bei Ansteckung größte Erblindungsgefahr besteht.

Laboratoriumsdiagnose

A. Ausstrichpräparat

Bei akuten Gonokokkeninfekten findet man die Erreger häufig **intrazellulär in Leukozyten** gelagert. Sie lassen sich als **gramnegative Keime** durch die Gramfärbung gut nachweisen, so daß eine vorläufige Diagnose auf Grund des Ausstrichpräparates mit einiger Sicherheit gestellt werden kann, vor allem dann, wenn man ihre Lagerung in Zweiergruppen und die charakteristische Semmelform mitberücksichtigt.

Differentialdiagnostisch sind apathogene Keime abzugrenzen. Durch die Anwendung der Methylenblaufärbung kann eine Infektion ausgeschlossen werden.

B. Kultur

Läßt das Ausstrichpräparat keine exakte Diagnose zu, muß eine Kultur angelegt werden. Da die Gonokokken jedoch sehr empfindlich gegen Umwelteinflüsse sind, hat eine Kultur nur Erfolg, wenn die Keime direkt auf ein Nähr- bzw. Transportmedium geimpft werden. Die Einsendung von Tupfern mit einem Abstrich von der Infektionsstelle zum Zwecke der Erregerzüchtung ist unsinnig, da die Keime zugrunde gehen.

Chemotherapie

Erste therapeutische Erfolge gegen die Gonorrhoe wurden mit Sulfonamiden erzielt, gegen die jedoch allmählich einzelne Stämme Resistenzen entwickelt haben. Als Therapeutikum der Wahl ist immer noch Penicillin anzusehen, obwohl sich auch gegen dieses Mittel resistente Stämme entwickelt haben, die jedoch gegen hohe Penicillindosen noch empfindlich sind.

Immunität und Schutzimpfung

Eine Schutzimpfung ist unsinnig, da der Organismus keine Immunität ausbilden und deshalb immer wieder infiziert werden kann (**lokale Infektion**).

Epidemiologie und Prophylaxe

A. Verbreitung und Übertragung

N.gonorrhoeae kommt nur beim Menschen vor und ist auf der ganzen Erde verbreitet. Wegen der hohen Empfindlichkeit gegen Umwelteinflüsse erfolgt ihre Übertragung fast aussschließlich durch venerischen Kontakt bzw. bei der Geburt von den Genitalien der Mutter auf das Neugeborene (Blennorrhoe).

B. Prophylaktische Maßnahmen

Seit dem 1. 10. 1969 besteht nach dem Gesetz zur Bekämpfung der Geschlechtskrankheiten eine chiffrierte Meldepflicht für alle Erkrankungsfälle. **Die Meldung muß namentlich erfolgen, wenn sich der betreffende Patient der Behandlung entzieht.** Prophylaktische Maßnahmen können die Meidung infektiöser Kontakte und die Verwendung mechanischer Schutzmittel (z. B. Kondome) sein.

C. Infektionsquellen

Als Infektionsquellen kommen in Frage:
- Personen mit nicht ausgeheilter Gonorrhoe (z. B. wegen Resistenz der Erreger gegen das Therapeutikum oder Abbruch der Behandlung
- Personen mit häufigem Wechsel ihres Geschlechtspartners, insbesondere Prostituierte
- Personen, bei denen die Erkrankung unerkannt bleibt, weil keine ausgeprägten Symptome vorhanden sind, wie es bei Frauen häufig der Fall ist.

5.2.2 Meningokokken (= Neisseria meningitidis)

Allgemeine Bedeutung

Als Erreger einer akuten Meningitis verursachen die **Meningokokken** die klassische Trias Fieber, Kopfschmerz und Nackenstarre. Da epidemisches Auftreten einer durch Meningokokken verursachten Meningitis beobachtet wurde, spricht man auch von der **epidemischen Genickstarre**.

Typische Krankheitsbilder

Zur allgemeinen Symptomatik der Meningitis zählen neben Fieber, Kopfschmerz und Genickstarre Erbrechen, Kiefersperre sowie Bewußtseinsstörungen, die in ein Koma übergehen können. Daneben kann es zu lokalen Absiedlungen kommen, die sich durch Arthritis, Sinusitis, Otitis media oder auch Endokarditis bemerkbar machen können. Bei der schweren **Meningokokkensepsis** treten Schocksymptomatik und perakute Nebenniereninsuffizienz infolge Nekrose beider Nebennieren (*Waterhouse-Friderichson*-Syndrom) mit zahlreichen Hautblutungen (Petechien, Suggillationen) auf, die infolge zunehmender Kreislaufinsuffizienz häufig zum Tode führen.

Pathogenese

N.meningitidis ist nur für den Menschen pathogen. Sie gelangt über den Nasopharynx, in dem sie sich lange Zeit symptomlos aufhalten kann, in den Organismus. Das geschieht meist nach einer lokalen Infektion des Nasen-Rachenraumes (Pharyngitis), in deren Verlauf Meningokokken in die Blutbahn eingeschwemmt werden, die dann eine eitrige Meningitis verursachen.

Chemotherapie

Therapeutikum der Wahl ist Penicillin. Obwohl Penicillin normalerweise die Blut- Liquor-Schranke nicht überschreitet, ist diese bei akuter Meningitis für Penicillin durchgängig, so daß es auch an den Meningen einen therapeutischen Spiegel erreichen kann.
Sulfonamide kommen im allgemeinen nicht mehr zur Anwendung, weil die meisten Stämme gegen sie resistent geworden sind und sie zudem nur eine bakteriostatische Wirkung entfalten können. Chloramphenicol sollte nur zur Anwendung kommen, wenn Penicillin kontraindiziert ist.

Epidemiologie und Prophylaxe

Auch N. meningitidis ist über die ganze Erde verbreitet. Infektionsquelle ist der Mensch, vorwiegend Personen aus der Umgebung Erkrankter, Rekonvaleszente und natürlich Erkrankte (gesunde Keimträger). Die Inkubationszeit beträgt bei verminderter lokaler oder allgemeiner Krankheitsabwehr 1–3 Tage.
Neben einer Absonderung des Erkrankten ist eine prophylaktische Penicillintherapie bei Ansteckungsverdächtigen angebracht, darüber hinaus besteht eine **gesetzliche Meldepflicht der Erkankungs- und Todesfälle** zur Vorbeugung gegen eine epidemische Ausbreitung.
Durch Herstellung von **Impfstoffen** aus gereinigten Polysacchariden, die aus der Kapsel von Meningokokken stammen, kann eine weitgehend wirksame Schutzimpfung durchgeführt werden.

Manifestationsrate

Nicht jeder, der den Erreger bei sich trägt, muß an Meningitis erkranken, sondern entscheidend sind Dispositionen des Trägers und Virulenz des Keims. Die Infektion tritt also viel häufiger auf als die Krankheit selbst. Die Rate der gesunden Keimträger ist starken Schwankungen unterworfen. In normalen Zeiten rechnet man mit einer Rate von ca. 5–20%, die in Epidemiezeiten bis auf 80% ansteigen kann.

★ Untersuchungsmaterial

Schon bei Verdacht einer Meningitis ist die **Lumbalpunktion zur Liquorgewinnung** angezeigt. Im Falle der Sepsis muß eine Blutkultur angelegt werden. Ein Rachenabstrich z. B. bei Pharyngitis kann zum Nachweis von N.meningitidis im Nasen-Rachenraum dienlich sein.

Da Meningokokken leicht zur Autolyse neigen, ist das Untersuchungsmaterial sofort nach Entnahme entweder in geeignete Nährmedien zu bringen oder zu fixieren. Der Nachweis von Meningokokken aus dem Rachenabstrich ist noch kein Beweis dafür, daß eine Meningokokkenerkrankung vorliegt, aber man kann nur mit dieser Methode Keimträger ermitteln.

Mikroskopische Diagnose (Direktpräparat)

Die mikroskopische Diagnose steht durch den Nachweis gramnegativer, semmelförmiger, meist intrazellulär gelagerter Diplokokken im Liquor fest. Die Kultur aus dem Liquor auf angereicherten Nährmedien zeigt nach 48 Stunden glasige, große Kolonien.

Der Nachweis der Erreger aus der Blutkultur, der ebenfalls erst nach ca. zwei Tagen möglich ist, darf bei Sepsis nicht abgewartet werden, da die verzögerte Behandlung den sicheren Tod des Patienten bedeutet.

5.3 Gramnegative Stäbchen (Enterobacteriaceae und Pseudomonas)

5.3.1 Salmonellen

5.3.1.1 Salmonella typhi, Salmonella paratyphi B – Erreger des typhösen Krankheitsbildes –

Allgemeine Bedeutung

Salmonellen sind gramnegative, bewegliche und aerob wachsende Stäbchen, die bei Mensch und Tier Septikämien und Enteritiden hervorrufen können.

Sie verursachen Infektionen, deren Verlauf verschiedene Stadien erkennen läßt. Nach der Inkubation erfolgt die Vermehrung der Erreger. Der Übertritt der Keime in die Blutbahn führt zur Ausbreitung im ganzen Körper, in deren Verlauf disponierte Organe befallen werden und entsprechende Symptome zeigen (Pneumonie, Hepatitis, Meningitis). Bei ausreichender Abwehrlage des Organismus steht am Ende die Beseitigung der Erreger und die Ausbildung von Immunität, die mehr oder minder ausgeprägt sein kann.

Ist der Körper nicht in der Lage die Erreger zu eliminieren, nimmt die Erkrankung einen chronischen Verlauf, der durch das Auftreten von Rezidiven gekennzeichnet ist. Nach *Höring* bezeichnet man einen solchen charakteristischen Stadienablauf als **zyklische Allgemeininfektion**. Der Unterschied zu einer lokalen Infektion, wie sie beispielsweise durch Salmonella enteritidis hervorgerufen wird, besteht im wesentlichen darin, daß sich bei lokalen Infektionen im Gegensatz zu einer allgemeinen Infektion keine Immunität ausbildet, die eine Reinfektion verhindern könnte.

Abgrenzung gegenüber anderen Enterobakterien

Salmonellen lassen sich relativ leicht gegenüber anderen Enterobakterien abgrenzen, da sie bei der Prüfung ihrer biochemischen Aktivität („**Bunte Reihe**") bei der Dextrosevergärung Säure und Gas (**Typhusbakterien bilden kein Gas!**) bilden und Laktose nicht vergären.

Eine Abgrenzung der Salmonellen untereinander ist nur mit serologischen Methoden möglich. Antigene Strukturen der Salmonellen sind die sogenannten H- oder **Geißelantigene** und die O- oder **somatischen Antigene**. Das sogenannte **Vi-Antigen** ist ein weiteres Antigen an der Oberfläche von S.typhi, von dem man ursprünglich angenommen hat, daß es für die Virulenz des Erregers verantwortlich ist. Welchen Einfluß es allerdings wirklich für die Pathogenität hat, ist nicht geklärt. Das Vi-Antigen ist eine besondere Form des normalerweise mit K bezeichneten Kapselantigens. (Einzelheiten über Bakterienzellantigene unter 5.3.3: E. coli)

Generationszeit

Die Generationszeit der Salmonellen ist kurz, d. h. daß sie sich in kurzer Zeit stark vermehren können. Eine starke Vermehrung begünstigt aber durch Überforderung der Abwehrmechanismen des Körpers die Entwicklung der Infektion.

Symptomlose Persistenz

S.typhi und S.paratyphi B führen nicht in jedem Fall einer Infektion zu einem klinischen Krankheitsbild.

Etwa 40% der Infizierten zeigen keine Erkrankungssymptome, bei 30%

verläuft die Erkrankung leicht (Fieber, leichte Milzschwellung und Hautveränderung) – man spricht vom **Typhus levissimus** –, und nur 30% zeigen das klassische klinische Bild des schweren Typhus. Auch nach überstandener Infektion können noch Erreger im Organismus vorhanden sein, ohne daß sie klinisch in Erscheinung treten. Vorzugsweise siedeln sich die Salmonellen in der **Gallenblase** an, da die Galle einen vorzüglichen Nährboden für sie darstellt. Personen mit inapparentem Verlauf der Erkrankung und solche, die nach durchgemachter Infektion noch Keimträger sind, stellen als Infektionsquelle eine ständige Gefahr für ihre Mitmenschen dar.

Pathogenese

A. Infektionsweg

Die durch S.typhi und S.paratyphi hervorgerufenen Erkrankungen werden durch **Kontaktinfektion, Lebensmittel** (Milch, Fleisch, Wasser) und **Fliegen** (Kotinfektion) übertragen. Infektionsquelle ist der Mensch (Dauerausscheider = Menschen, die Erreger von Infektionskrankheiten noch Monate bis Jahre nach klinischer Genesung ausscheiden).
Nach der oralen Aufnahme gelangen die Erreger aus dem Darm in das intestinale Lymphgewebe, von wo sie über den Ductus thoracicus in die Blutbahn eindringen, die ihnen die Ausbreitung über den gesamten Organismus ermöglicht. Die Vermehrung der Bakterien erfolgt vornehmlich im lymphatischen Gewebe der **Peyer'schen Plaques**. Über Nekrosen und Geschwürsbildungen im lymphatischen Gewebe kann es dann zu den gefürchteten **Darmperforationen** mit anschließender Peritonitis kommen.

B. Infektionsdosis

Die Inkubationsdauer ist u. a. auch von der Infektionsdosis, also der Anzahl der aufgenommenen Erreger abhängig.
Ferner spielt die Abwehrlage des Organismus eine große Rolle, ob die eingedrungenen Erreger sich überhaupt pathogen auswirken können. Bei S. typhi reichen allerdings schon 1000 Keime aus, um ein typhöses Krankheitsbild zu erzeugen, was aber meistens eine relativ lange Inkubationszeit bedingt, in der sich die Erreger vermehren.
Im allgemeinen liegt allerdings die Infektionsdosis höher als 1000 Keime.

Wichtigste Krankheitsbilder

A. Typhus abdominalis

Nach einer Inkubationszeit von 1–4 Wochen beginnt der Abdominaltyphus mit folgenden Stadien:

5.3 Gramnegative Stäbchen (Enterobacteriaceae und Pseudomonas)

- **Stadium incrementi**
  Am Anfang dieser ca. 7 Tage dauernden Periode stehen Mattigkeit und Kopfschmerzen mit einem allmählichen Fieberanstieg bis auf 40° C. Als intestinale Störung tritt häufig Verstopfung auf.

- **Stadium acmes**
  Das Fieber schwankt über einen Zeitraum von 14 Tagen bis vier Wochen zwischen 39 und 40° C (**Kontinua!**). Daneben treten große Schwäche, Schlafbedürfnis, Apathie und Benommenheit als Kennzeichen einer toxischen Hirnschädigung auf. Vom 10. Tag an findet man **Roseolen** auf der Bauchhaut. Die Zunge ist grau-gelb belegt („**Typhuszunge**"). Der Patient hat **erbsbreiähnliche Durchfälle**, die Milz ist vergrößert. Im Blutbild findet man eine **Leukopenie** und **Linksverschiebung**. Auffallend ist eine relative Bradykardie (Trotz Temperaturerhöhung findet man keine wesentliche Erhöhung der Pulsfrequenz).

- **Stadium decrementi**
  Dieses Stadium dauert etwa eine Woche. Es kommt zu einer lytischen Entfieberung, in deren Verlauf das Bewußtsein allmählich wieder erwacht. Der Stuhlgang normalisiert sich. Bis zur vollständigen Rekonvaleszenz dauert es eine lange Zeit.

Neben **Kreislaufversagen** am Beginn und **Perforationsperitonitis** am Ende der Erkrankung treten als Komplikationen Darmblutungen, Myokarditis, Milzruptur, Thrombosen, Meningitis, Cholangitis, Cholezystitis und Sepsis auf.

Eine Septikämie ermöglicht die Ausbreitung der Erreger in alle Bereiche und Organe des Körpers, so daß im Verlauf der Erkrankung jedes Organ spezifisch miterkranken kann.

Erkrankungen durch S.parathypi B
Die Inkubationszeit beträgt wenige Stunden bis 1 Woche. Im Verlauf der Infektion sind zwei Formen zu unterscheiden:

- **Typhusähnlicher Verlauf**
  Die Symptomatik ist gegenüber der schweren Verlaufsform des Typhus abdominalis wesentlich abgeschwächt. Die Fieberperiode dauert nicht so lange, der Patient ist kaum oder überhaupt nicht sommolent, die relative Bradykardie, die Leukopenie und der Milztumor sind weniger ausgeprägt als beim Typhus abdominalis.

- **Verlauf wie infektiöse Gastroenteritis**
  Die Erkrankung verläuft klinisch unter dem Bild eines akuten Brechdurchfalls.

Eventuell auftretende Komplikationen ähneln denen, die beim Typhus auftreten können, kommen aber seltener vor.
Die Diagnose und Abgrenzung gegenüber anderen infektiösen Erkrankungen des Intestinaltrakts läßt sich nur durch eine bakteriologische Untersuchung stellen.

Laboratoriumsdiagnostik

A. Untersuchungsmaterial
Der Erregernachweis kann aus Stuhl, Galle, Urin und Blut geführt werden. Im allgemeinen werden Untersuchungen von Blut und Stuhl vorgenommen. Für die exakte Identifizierung von Salmonellen aus Stuhl und Blut ist die Kultur unerläßlich.

- Da auf einer normalen Stuhlkultur auch andere Darmbakterien gut wachsen würden, unter denen Salmonellen nicht auffallen, werden bei Typhusverdacht **Anreicherungskulturen** verwendet (**Selenit- oder Tetrathionatbouillon**), die das Wachstum der anderen Darmbakterien hemmen, die Vermehrung von Salmonellen jedoch nicht stören.
Auf sogenannten **Differenzierungs-** und **selektiven Nährböden** erfolgt dann die weitere Züchtung. Auf selektiven Nährböden herrschen gute Wachstumsbedingungen für Salmonellen und Shigellen, während Bakterien der Coligruppe weniger gut gedeihen. Auf Differenzierungsnährmedien können selektiv Keime gezüchtet werden, die keine Laktose spalten. Diese Kultur bringt wenig spezifische Ergebnisse, da außer Salmonellen und Shigellen noch andere nicht Laktose spaltende Bakterien mitwachsen. Eine relativ spezifische Differenzierung ist auf Wismutsulfitagar möglich *(Wilson-Blair-Agar).* S.typhi bildet durch Reduktion schwarzes Wismutsulfit.
- Die Züchtung von Salmonellen aus dem Blut ist etwas einfacher. Durch Anlegen einer Blutkultur unter sterilen Bedingungen ermöglicht man den Salmonellen ihre weitere Vermehrung, so daß man die im Blut vorhandenen Bakterien nur noch als Salmonellen identifizieren muß.

Der Nachweis von S.typhi aus Blut und Urin spricht für ein akutes Krankheitsgeschehen, während der Nachweis aus dem Stuhl nicht unbedingt ein Hinweis auf Erkrankung des Ausscheiders ist.
Frühestens 24 Stunden nach Anlage entsprechender Kulturen, im allgemeinen jedoch erst nach 48–96 Stunden ist der Salmonellennachweis möglich. Für diesen Zeitraum wird man sich mit allgemeinen therapeutischen Maßnahmen begnügen müssen.

B. Zeitpunkt für Erreger- und Antikörpernachweis
Für einen sicheren Nachweis sind grundsätzlich mehrere Materialproben zweckmäßig.

5.3 Gramnegative Stäbchen (Enterobacteriaceae und Pseudomonas) 61

- Der Keimnachweis im Blut ist am **Ende der Inkubationszeit** bzw. in der **ersten Krankheitswoche** möglich.
- Der Erregernachweis aus Stuhl-, Urin- und Galleproben gelingt meist frühestens am Ende der **2. Krankheitswoche**.
In jedem Fall ist zu beachten, daß die Diagnose nicht aus dem mikroskopischen Bild gestellt werden kann, da hier eine Unterscheidung von anderen beweglichen Enterobakteriazeen nicht möglich ist.
- Der **serologische Nachweis** s. u. läßt sich frühestens am Ende der **1. Krankheitswoche** führen.

C. Widalsche Reaktion
Die antigenen Strukturen der Salmonellen erlauben die Diagnose mit serologischen Methoden. Dabei kommen speziell folgende zur Anwendung:
- Bei der *Gruber*-Reaktion wird versucht, durch Zusatz von Immunseren, die ganz spezifisch gegen bestimmte Erregertypen gerichtet sind, unbekannte Erreger zu identifizieren.
- Bei der *Widal*-Reaktion wird festgestellt, ob im Patientenserum Antikörper gegen bestimmte und bekannte Erregerstämme, die man zum Serum zugibt, vorhanden sind.

Die Diagnose typhöser Erkrankungen beruht also auf dem Nachweis von Antikörpern gegen Salmonellen, wie er mit der *Widal*-Reaktion leicht durchgeführt werden kann. Ein Titer von 1 : 100 wird als Beweis für eine akute Infektion angesehen, vorausgesetzt, daß nicht bereits eine frühere Typhuserkrankung oder eine Schutzimpfung vorgelegen hat. Die serologische Untersuchung hat mindestens zweimal zu erfolgen, weil Titerbewegungen als signifikant für akute Infektionen anzusehen sind.

Eine spezielle Deutung der Titer ist bei der *Widal*schen Reaktion möglich
- Hoher O-Titer bei niedrigem H-Titer spricht für eine akute Infektion.
- Hoher H-Titer bei niedrigem O-Titer ist Zeichen für eine frühere Immunisierung entweder durch eine Infektion oder eine Schutzimpfung.
- Hoher Vi-Titer ist kennzeichnend für einen Bakterienträger.

Die serologische Untersuchung hat auf jeden Fall eine geringere Aussagekraft als der Erregernachweis, da es bei der Vielzahl der vorhandenen Typen fast unmöglich ist, jeden Typ zu ermitteln und weil auch vorangegangene Infektionen das Ergebnis verfälschen können.

★ D. Objektträgeragglutination
Die Objektträgeragglutination (früher: Probeagglutination) erlaubt neben der allgemeinen Ermittlung von Salmonellen auch eine spezifischere Abgrenzung.
- Auf einem Objektträger wird eine Probe aus einer Salmonellenkultur mit polyvalentem Antiserum (Serum mit Antikörpern gegen eine große Anzahl der vorkommenden Serotypen) gemischt. Die Agglutination ist mit bloßem Auge als feine Körnung oder Flockung sichtbar. Die Probe mit

polyvalentem Serum dient der groben Orientierung über die Art des Erregers.
- Eine genauere Differenzierung läßt sich mit spezifischeren (monovalenten) Seren durchführen, die nur gegen einen ganz bestimmten Serotyp gerichtet sind.

E. Kauffmann-White-Schema

Das Kauffmann-White-Schema stellt eine diagnostische Antigentabelle der Salmonella-Arten mit den häufigen Gruppen A-D und den seltenen Gruppen E-Z dar, in der die verschiedenen Körper- und Geißelantigene der Bakterien gekürzt und formelmäßig wiedergegeben sind. Sie umfaßt über 800 Typen und ist wichtig für die Antigen-Analyse neuer Stämme sowie für die Erkennung epidemiologischer Zusammenhänge von Gruppenerkrankungen.
Bei Salmonellen findet man folgende Antigene:
1. **H-Antigene** = Geißelantigene; es handelt sich um in den Geißeln der Salmonellen lokalisierte Antigene, die thermolabil sind und mit spezifischen Antikörpern flockig agglutinieren. Sie treten in einer typenspezifischen Phase, die mit kleinen Buchstaben a, b, c, d usw. bezeichnet werden, und einer unspezifischen Phase (bezeichnet mit 1, 2, 3 usw.) auf.
2. **Vi-Antigene**; sie stellen eine besondere Form des bei anderen Bakterien allgemein mit K bezeichneten Kapsel- oder Hüllenantigens dar.
3. **O-Antigene** sind Körperantigene oder somatische Antigene. Sie werden ebenfalls mit arabischen Ziffern 1, 2, 3 usw. bezeichnet.

Durch Verwendung spezifisch gegen die einzelnen Bakterienantigene gerichteter Seren können also bereits bekannte Bakterienstämme klassifiziert bzw. unbekannte Stämme entdeckt und einer Klassifizierung zugeführt werden.
Als Beispiel aus dem Kauffmann-White-Schema sei S.paratyphi angeführt: S.paratyphi B zählt zur Typgruppe B und weist neben den Körperantigenen 1, 4, 5, 12 in der typenspezifischen Phase das Geißelantigen b, in der unspezifischen Phase die Geißelantigene 1 und 2 auf.

F. Lysotypie (= Phagentypisierung)

Mit Hilfe von sogenannten Bakteriophagen kann ebenfalls eine Typisierung durchgeführt werden (Bakteriophagen = Viren, die nur in Gegenwart von Bakterien ihren Stoffwechsel aufrechterhalten können. Sie vermehren sich auf der Membran oder im Inneren lebender Bakterien und weisen einen komplizierten Entwicklungszyklus auf. Unter bestimmten Bedingungen sind sie für ihren Wirt pathogen.) Diese Bakterien sind entweder spezifisch (monovalent) oder unspezifisch (polyvalent), wobei sich die Polyvalenz meist auf miteinander verwandte Bakterien bezieht.
Die Lysotypie mit spezifischen Bakterien ermöglichte bisher eine Differenzierung von ca. 80 Typen bei S.typhi. Wenn beispielsweise mehrerer Typhusfälle auftreten, ist es für die Suche nach der Infektionsquelle wichtig zu wissen, ob der Erreger in allen Fällen derselbe Typ ist oder ob verschiedene

Typen beteiligt sind bzw. mehrere Infektionsquellen vorliegen. Hier liegt die Bedeutung der Phagentypisierung bei epidemiologischen Untersuchungen.

Immunität und Schutzimpfung

Die Typhuserkrankung läßt im allgemeinen als **zyklische Erkrankung eine lebenslange Immunität** zurück.

Eine verminderte Azidität des Magensaftes sowie reduzierter Allgemeinzustand und starke Exposition scheinen allerdings eine Reinfektion zu begünstigen.

Eine passive Schutzimpfung ist nicht möglich. Ein Versuch kann mit Gamma-Globulinen unternommen werden.

Die aktive Immunisierung wird unter Beachtung der Kontraindikationen mit abgetöteten Erregern entweder oral oder parenteral durchgeführt.

Bei anhaltender Exposition soll die Impfung bei parenteraler Applikation nach 12 Monaten, bei oraler Applikation nach 3 Monaten wiederholt werden.

Chemotherapie

Die Therapie der Wahl besteht in der Gabe von Chloramphenicol und Ampicillin. Es wurde allerdings bereits die Entwicklung von gegen Chloramphenicol resistenten Stämmen beobachtet. Ampicillin ist weniger wirksam.

Die Therapie muß mindestens **zwei Wochen** durchgeführt werden. Sind die Patienten genesen, ist über einen Zeitraum von 3–4 Monaten mit einer **Ausscheidung von Salmonellen** in den Faeces zu rechnen. Patienten, die länger als ein Jahr Erreger ausscheiden, bezeichnet man als **Dauerausscheider**. Dauerausscheider sind etwa 2% der Personen, die an Typhus erkrankt gewesen sind.

Bei ihnen finden sich immer noch Salmonellen im Darm und vor allem in der Gallenblase. Bei Ausscheidern hat sich die Anwendung von Ampicillin und Cotrimoxazol besser bewährt als die Therapie mit Chloramphenicol. Sie führt in 60–80% der Fälle zum Erfolg. In Fällen, die sich medikamentös nicht therapieren lassen, hat die Cholezystektomie gute Erfolgsaussichten.

Epidemiologie und Prophylaxe

A. Infektionsquellen und Infektionsketten

Eine wichtige Infektionsquelle bilden inapparent Erkrankte und Dauerausscheider vor allem, wenn sie in der Lebensmittelbranche oder mit der Trinkwasserversorgung beschäftigt sind. Die Gefahr, daß andere Personen über Lebensmittel angesteckt werden, die mit Keimen aus den Faeces der Ausscheider kontaminiert sind, ist sehr groß. Diesen Infektionsweg bezeichnet man als **ano-oral**.

Eine besondere Bedeutung kommt in diesem Zusammenhang solchen tierischen Produkten zu, die nicht richtig für den menschlichen Genuß aufbereitet sind (Milch und Milchprodukte, Eier und Fleisch) oder auch durch Überträger wie Fliegen oder Hunde, die mit S.typhi kontaminiert sind, verunreinigt wurden.

Das einzige Erregerreservoir ist der Mensch, so daß der Infektionsweg, auch wenn er über viele Glieder einer Infektionskette (Tiere) laufen kann, immer ein ano-oraler ist. Vom Dauerausscheider (s. o.) unterscheidet man den alimentären Ausscheider, der mit. S.typhi verunreinigte Nahrung genießt, die Keime aber, ohne selbst zu erkranken, mit dem Stuhl wieder ausscheidet. Er gefährdet seine Umgebung weniger als ein Dauerausscheider, da er die Bakterien nur über einen kurzen Zeitraum ausscheidet.

B. Trinkwasserkontrolle
Es wurde oben bereits darauf hingewiesen, daß auch das Trinkwasser durch Dauerausscheider bzw. durch Faeces von Ausscheidern verseucht werden kann. Daher sind zur Seuchenprophylaxe regelmäßige **Trinkwasserkontrollen** notwendig.

C. Meldepflicht
Bei Verdacht, Erkrankungs- oder Todesfall durch Typhus sowie bei der Ermittlung eines Ausscheiders besteht eine **gesetzliche Meldepflicht**, die es den Gesundheitsbehörden ermöglicht, seuchenprophylaktische Maßnahmen zu ergreifen (s. u.)

D. §§ 17 und 18 des Bundesseuchengesetzes
Die Vorschriften der Paragraphen 17 und 18 des BSG betreffen die Verhütung und Übertragung von Typhus durch Lebensmittel:
- Der **§ 17 BSG** beinhaltet ein **Beschäftigungsverbot** für Personen, die an Typhus abdominalis, Paratyphus A und B, Enteritis infectiosa (Salmonellose), Ruhr, Hepatitis infectiosa oder Scharlach erkrankt oder dessen verdächtig sind,
an ansteckungsfähiger Tuberkulose oder an ansteckenden Hautkrankheiten erkrankt sind,
Erreger von Typhus abdominalis, Paratyphus A und B, Enteritis infectiosa (Salmonellose) oder Ruhr dauernd oder zeitweilig ausscheiden oder dessen verdächtig sind.
Dieses Beschäftigungsverbot erstreckt sich im Wesentlichen auf alle Tätigkeitsbereiche, die mit der Herstellung, Verarbeitung oder Verabreichung von Nahrungsmitteln und Trinkwasser befaßt sind.
- Der § 18 regelt die Voraussetzungen, die gewährleisten sollen, daß Personen, die mit den oben genannten Krankheiten behaftet sind, von Beschäfti-

gungen in Lebensmittel und Trinkwasser verarbeitenden Bereichen ausgenommen werden d. h., daß sie entweder erst gar nicht für eine solche Tätigkeit zugelassen oder aber bei Erkennen der Erkrankung nicht weiter beschäftigt werden dürfen.
Dazu ist vor Beginn der Arbeitsaufnahme ein **Gesundheitszeugnis** beizubringen, das nicht älter als ein Jahr sein darf, bzw. durch Wiederholungsuntersuchungen nachzuweisen, daß nicht inzwischen ein Hinderungsgrund nach § 17 für eine Weiterbeschäftigung gegeben ist.

E. Ausbreitung der Salmonellosen
Es wurden zwei verschiedene Epidemieformen bei der Ausbreitung von Salmonellosen beobachtet:
- Bei **Explosivepidemien** steigt die Zahl der Erkrankten steil an und fällt steil ab. Es sind also viele Personen gleichzeitig erkrankt. Eine solche Epidemie findet man meistens, wenn das Trinkwasser oder die Milch kontaminiert ist, da diese Produkte von relativ vielen Menschen aufgenommen werden.
- **Tardivepidemien** entwickeln sich meist nur langsam, da sie durch Kontakte von Mensch zu Mensch genährt werden.
Die Zahl der Erkrankungsfälle steigt also langsam an und fällt langsam ab.

F. Entschädigung von Dauerausscheidern
Das BSG sieht für Dauerausscheider eine finanzielle Entschädigung vor, sofern sie nicht geheilt werden können, da sie aufgrund ihrer Ausscheidereigenschaft in bestimmten Berufen nicht tätig sein dürfen (Lebensmittelbranche) und deshalb möglicherweise umschulen müssen, wenn sie vorher in diesem Bereich gearbeitet haben.

G. Salmonella paratyphi A, B und C
Paratyphus A und B zeigen eine geographisch unterschiedliche Verteilung. Während sie in den Tropen und Subtropen endemisch vorkommen, findet man den Typ A mehr im Bereich des Mittelmeeres und in Osteuropa und den Typ B mehr in Mitteleuropa und Nordamerika. Der Typ C tritt vorwiegend in Zentralafrika und im Fernen Osten auf.

H. Prophylaxe bei Abdominaltyphus
Bei Verdacht auf eine Erkrankung oder bei nachgewiesener Infektion müssen die Betreffenden sofort isoliert werden, um eine Ausbreitung zu vermeiden. Diese Absonderung darf erst beendet werden, wenn 6 bakteriologische Urin- und Stuhluntersuchungen, von denen die erste frühestens 10 Tage nach Normalisierung der Körpertemperatur durchgeführt werden darf, in Abständen von jeweils 3 Tagen negativ ausgefallen sind. Abschließend ist eine Schlußdesinfektion durchzuführen.

5.3.1.2 Salmonella typhi murium und andere Salmonellen – Erreger von Gastroenteritis

Allgemeine Bedeutung

Bei den Enteritissalmonellen handelt es sich ebenso wie bei den Typhussalmonellen um begeißelte und damit bewegliche, gramnegative Stäbchen. Ihre Differenzierung erfolgt nach biochemischen und serologischen Gesichtspunkten. Gegebenenfalls kommt auch die Lysotypie zur Anwendung. Die wichtigsten Erreger von Gastroenteritiden sind S. typhi murium und S. enteritidis. Darüber hinaus wurden bisher über 1000 verschiedene Enteritissalmonellen typisiert. Sie wurden meist nach ihrem Fundort benannt. Von ihnen trifft man etwa ein Dutzend als Enteritiserreger in Mitteleuropa an.

Pathogenese

Das Krankheitsbild der Enteritis entsteht durch die Freisetzung von Endotoxinen, deren Ausmaß von der Zahl der vorhandenen Bakterien abhängig ist. Während sich die Erreger im Dünndarm noch weiter vermehren, findet man entzündliche Erscheinungen nur im Jejunum. Die Endotoxine reizen offensichtlich die Schleimhäute, was die klinischen Erscheinungen hervorruft.

8–48 Stunden nach Genuß der verdorbenen Nahrungsmittel beginnt die Erkrankung mit Durchfall unterschiedlicher Stärke, Erbrechen, Schüttelfrost und Fieber. Die Erkrankung dauert 1–4 Tage.
Komplikationen sind Kreislaufschwäche und bei alten Menschen Nierenversagen.

Laboratoriumsdiagnose

Zur Abklärung der Krankheitsursache ist der Erregernachweis wichtig. Daher muß versucht werden, die Salmonellen aus Erbrochenem, aus dem Stuhl und aus Speiseresten zu kultivieren
Da es sich bei der Salmonellenenteritis meistens um ein **lokales Krankheitsgeschehen** handelt, ist eine Antikörper-Bestimmung wenig sinnvoll.
Da die Inkubationszeit sehr kurz ist, kann man zum Zeitpunkt der Erkrankung kaum einen Nachweis von spezifischen Antikörpern erwarten, zumal es sich meist nur um ein lokales und kein zyklisches Krankheitsgeschehen handelt.

Immunität

Da die Enteritis lokal auf den Intestinaltrakt beschränkt ist, kann sich auch keine Immunität wie bei zyklischen Infektionskrankheiten entwickeln. Aktive und passive Immunisierung sind nicht möglich.

Chemotherapie

Eine antibiotische Behandlung einer Salmonellenenteritis ist im allgemeinen nicht angebracht, weil die Erkrankung nicht lange dauert und auf den Intestinaltrakt beschränkt bleibt. Zudem sind die klinischen Erscheinungen im wesentlichen auf die **Endotoxinwirkung** zurückzuführen, auf die man mit Antibiotika keinen unmittelbaren Einfluß nehmen kann. Der unnötige Gebrauch von Antibiotika würde sich eher nachteilig auswirken, weil er die Entwicklung resistenter Stämme nach sich ziehen und die Ausscheidung der Bakterien verzögern würde. Dadurch könnte der Patient möglicherweise zum Dauerausscheider werden. In sehr schweren Fällen werden schwer resorbierbare Antibiotika angewendet, um den Darm zu sanieren.

Epidemiologie und Prophylaxe

A. Verbreitung

Enteritissalmonellen sind ubiquitär bei vielen Tieren, auch Haustieren verbreitet und auch für diese pathogen. Es können also homologe und heterologe Infektionsketten zustande kommen. Ein Beispiel für eine solche Infektionskette ist die Verfütterung von mit salmonellenhaltigen Exkrementen verunreinigtem Futter an Schlachttiere, mit deren salmonellenhaltigem Fleisch der Mensch sich dann infizieren kann.

B. Infektionsdosis

Im Gegensatz zu Typhusinfektionen, zu deren Entstehung eine relativ geringe Zufuhr von Erregern (ca. 1000) ausreicht, ist für eine Ansteckung mit Enteritissalmonellen eine erheblich größere Anzahl (meist mindestens 1 Million) notwendig. Da Lebensmittel als gutes „Kulturmedium" für die Keime anzusehen sind, können sich auch anfangs nur in geringer Anzahl vorhandene Keime gut vermehren und dann beim Genuß der Speisen in ausreichender Menge vorhanden sein, um eine Enteritis hervorzurufen.
Trinkwasser bietet keine besonders gute Möglichkeiten für die Vermehrung der Erreger. Es kann aber als Transportmedium für Salmonellen auf Lebensmittel dienen.

C. Erregerreservoir

Eine weit größere Bedeutung als Erregerreservoir als der Mensch und Ausscheider hat bei den Enteritissalmonellen das **Schlachtvieh**. Notgeschlachtete und aus anderem Grunde verdächtige Tiere sind besonders gründlich auf Erreger zu untersuchen. Weitere Infektionsquellen sind alle tierischen Produkte, vor allem Milch, Fleisch und Eier.

D. Meldepflicht

Meldepflicht besteht wie bei S. typhi bei Verdacht, Erkrankungsfall und Tod sowie bei Ermittlung von Ausscheidern.

5.3.2 Shigellen

Allgemeine Bedeutung – Arten –

Die Shigellen, Erreger der bakteriellen Ruhr, unterteilt man serologisch in folgende Gruppen:
- Sh. dysenteriae
- Sh. flexneri
- Sh. sonnei
- Sh. ambigua
- Sh. boydii

Die drei erstgenannten sind die wichtigsten obligat pathogenen Erreger der **bakteriellen Ruhr**.

In Europa herrschen insbesondere Shigella flexneri (Balkanländer und USA) und Sh. sonnei (Westeuropa, häufigster Ruhrerreger in Deutschland) vor, während das Vorkommen von Sh. dysenteriae hauptsächlich auf tropische Länder beschränkt ist.

Bei den Shigellen handelt es sich um gramnegative, unbewegliche, plumpe Stäbchenbakterien, die keine Sporen bilden. Allen Shigellenarten gemeinsam ist die Produktion eines **Endotoxins**, das für die Darmsymptomatik verantwortlich gemacht wird. Zusätzlich bildet nur Sh. dysenteriae ein thermolabiles Ektotoxin. Dieses Ektotoxin wird als Ursache der toxischen Allgemeinsymptome, speziell der zentralnervösen Erscheinungen, angesehen und beschwört oft einen gefährlichen Krankheitsverlauf herauf. In bezug auf Temperaturanfälligkeit weisen nur die Dysenteriae- und Flexneri-Stämme eine Besonderheit auf: sie sind recht empfindlich gegen Abkühlung.

Pathogenese

Die **ano-orale Infektion** erfolgt durch die Aufnahme von mit Fäkalien verunreinigten Lebensmitteln (z. B. Milch, Obst), wobei als häufigster Überträger die Fliege fungiert, oder aber durch den Genuß von kontaminiertem Trinkwasser. Eine Schmierinfektion von Mensch zu Mensch durch mangelnde Händereinigung ist auch in Betracht zu ziehen.

Die Ruhr ist eine **lokal begrenzte Infektion** des **Dickdarms** und des **terminalen Ileums**. Die Schädigung der Darmschleimhaut kommt durch die Wirkung der Bakterientoxine zustande und vollzieht sich an den Gefäßen der Darmschleimhaut. Die Folge ist eine katarrhalische Erscheinung. Der Krankheitsprozeß bleibt häufig bei den Shigellagattungen, die kein Ektotoxin bilden, in diesem Stadium stehen. Kommt es jedoch zu einer schweren Verlaufsform, wie es bei Shigella dysenteriae (einziger Ektotoxinbildner) so gut wie immer der Fall ist, dann schwellen die Lymphfollikel an, die Darmschleimhaut wird nekrotisch, und es bilden sich **oberflächliche Geschwüre** mit diphteroiden Auflagerungen (sog. Pseudomembranen). In seltenen Fällen tritt infolge einer **Darmperforation** eine Geschwürsperitonitis als Komplikation auf.

Typischer Infektionsablauf

Nach einer kurzen Inkubationszeit (2–6 Tage) setzt ein Prodromalstadium mit starken Kopfschmerzen, Erbrechen, Appetitlosigkeit und Abgeschlagenheit ein. Die Magen-Darmerscheinungen treten in Form von krampfartigen Bauchschmerzen und wässrigen stinkenden Durchfällen in Erscheinung. Wenn die Entleerungen Beimengungen von Blut, Schleim und Eiter enthalten und von schmerzhaften **Tenesmen** (beständiger Stuhldrang) begleitet sind, hat sich das charakteristische Bild der Ruhr eingestellt. Pro Tag können bis zu **40 Stuhlentleerungen** vorkommen. Häufig tritt Fieber mit Temperaturen zwischen 37° bis 39° C auf; eine Temperaturerhöhung kann aber auch ganz unterbleiben. Der enorme Wasser- und Elektrolytverlust führt zur Exsikkose und in schweren Fällen zum **hypovolämischen Kreislaufschock.** Verschlimmert werden die Erscheinungen des Flüssigkeitsverlustes noch infolge von Begleiterscheinungen (toxisches Herz-Kreislaufversagen und Meningismus), die durch die Einschwemmung von Bakterientoxinen ins Blut ausgelöst werden. Die Bakterienruhr gehört seit ältesten Zeiten zu den schweren Kriegsseuchen. Das sprunghafte Ansteigen der Shigellosen in Notzeiten wird begünstigt durch das Zusammenleben zahlreicher Menschen auf kleinem Raum (z. B. unter Lagerbedingungen), die mangelhafte persönliche Hygiene, die Aufnahme von kontaminiertem Wasser und infizierten Nahrungsmitteln sowie durch die relativ geringen Keimzahlen, die zur Auslösung der Erkrankung genügen. Hinzu kommt noch, daß in Notzeiten eine adäquate Therapie meist nicht möglich ist, so daß die sonst geringe Letalität in solchen Zeiten enorm ansteigt.

Laboratoriumsdiagnose

Zu Beginn der Krankheit erfolgt der Bakteriennachweis entweder im körperwarmen Stuhl oder im Rektalabstrich. Dabei ist auf eine rasche Verarbeitung des noch frischen, körperwarmen Untersuchungsmaterials zu achten, da die Chancen auf einen positiven Befund bei längerem Stehen infolge der Abkühlung abnehmen (Temperaturempfindlichkeit von Sh. dysenteriae). Die **Differenzierung** der Shigellen geschieht biochemisch mit Hilfe von **Selektivmedien** (unterschiedliche Spaltung von Laktose, Manit und Xylose) und serologisch. Der quantitative Ak-Nachweis in der zweiten Woche mit Hilfe der

Gruber-Widal-Reaktion ist unsicher, da die während der Erkrankung ablaufenden Immunitätsreaktionen so schwach ausfallen können, daß sich im Serum des Patienten keine Agglutinine nachweisen lassen. Außerdem besteht eine Antigengemeinschaft mit Colibakterien, so daß die Aussagekraft der *Gruber-Widal*-Reaktion noch zusätzlich eingeschränkt wird.

★ Chemotherapie

Neben einer symptomatischen Therapie (strenge Bettruhe, Diät und Flüssigkeitsausgleich) kommt noch eine chemotherapeutische Behandlung mit Sulfonamiden und Breitbandantibiotika (Ampicillin, Tetrazyklin) nach vorheriger Resistenzbestimmung in Frage. Unterstützen kann man diese Behandlung noch durch eine Serumtherapie mit Gamma-M-Konzentrat, deren Wirksamkeit aber von einigen Autoren angezweifelt wird.

Epidemiologie und Prophylaxe

Meldepflicht besteht sowohl im Verdachts-, Erkrankungs- und Todesfall als auch bei gesunden Keimausscheidern. An Ruhr erkrankte Personen müssen auf einer Infektionsabteilung streng isoliert werden. Über die Dauer der Absonderung entscheidet das Gesundheitsamt. Keimausscheider und Ansteckungsverdächtige müssen für die Benutzung von Gemeinschaftseinrichtungen (z. B. Schwimmbädern) die Erlaubnis des Gesundheitsamtes einholen.

Da der Mensch abgesehen von Primaten das einzige Erregerreservoir darstellt, lautet die typische Infektkette: **Menschliche Fäkalien → Fliegen als Überträger → infizierte Lebensmittel → Erkrankung des Menschen durch den Genuß von infizierten Nahrungsmitteln.**

Die Zahl der Ruhrerkrankungen weist einen Sommergipfel auf, der vor allem auf die Fliegenplage (häufigster Überträger), das Baden in verschmutzten Gewässern und den erhöhten Verzehr von Obst und Rohgemüse zurückzuführen ist.

5.3.3 Sonstige Enterobacteriaceae – Escherichia coli, Klebsiella, Enterobacter, Proteus, Serratia –

Allgemeine Bedeutung und Pathogenese

Die unter 5.3.3 aufgezählten Bakterien kommen normalerweise im menschlichen Darm vor, ohne pathologische Symptome zu verursachen. Unter bestimmten Bedingungen (z. B. wenn die Bakterien den Darmtrakt verlassen, sich also am unrechten Ort befinden, oder wenn sie auf Grund extremer Vermehrung das biologische Gleichgewicht im Darm stören) können sie als Krankheitserreger in Erscheinung treten. Sie sind **fakultativ pathogen.**

Die fakultativ pathogenen Enterobakterien rufen im allgemeinen keine spezifischen Erkrankungen hervor, sondern sie treten in fast allen Organen des Körpers als **Erreger von eitrigen Entzündungen** auf. Als Beispiele lassen sich im Bereich des Respirationstraktes **Bronchitiden** und **Bronchopneumonien**, im Bauchraum **Peritonitis** und **Cholecystitis** sowie **Infektionen der ableitenden Harnwege** nennen. Die Keime können ferner Erreger von **Meningitiden** (häufig bei Säuglingen) und septischer Zustände sein.

Säuglingsdyspepsie

Bei Kleinkindern bis zu einem Jahr kommt es gelegentlich zum Ausbruch einer sogenannten Säuglingsenteritis. Nach einer Inkubationszeit von 2–10 Tagen kommt es zu Erbrechen, Durchfällen und zur Gewichtsabnahme, auf die eine schwere Toxikose mit tödlichem Ausgang folgen kann. Erreger dieser Erkrankung scheinen bestimmte serologisch klassifizierbare Stämme von E. coli zu sein, die unter entsprechenden Bedingungen auch beim erwachsenen Menschen akute Durchfallerkrankungen hervorrufen können. Zur Prophylaxe sind, besonders beim Pflegepersonal, seuchenhygienische Untersuchungen vorzunehmen, um eine Hospitalisierung und damit eine Gefährdung von Säuglingen durch säuglingspathogene Keime zu vermeiden. Zur Therapie sind im Grunde alle Breitspektrumantibiotika geeignet. Da jedoch auch die Colistämme gegen einzelne Präparate Resistenz entwickelt haben, ist in jedem Einzelfall vor Behandlungsbeginn ein Antibiogramm anzufertigen.

Harnwegsinfektionen

Weit größere Bedeutung als Infektionen des Verdauungstrakts durch Colibakterien haben Entzündungen der ableitenden Harnwege. Da der Weg vom Intestinaltrakt zur Urethra sehr kurz ist, kann man sich gut vorstellen, wie leicht aufsteigende Harnwegsinfekte, besonders bei der Frau, entstehen können. Seltener sind hämatogen bedingte Entzündungen. Durch Coliinfektionen können sich insbesondere Entzündungen des Nierenbeckens und der Blase entwickeln, was meist zu einer signifikanten **Bakteriurie** (mehr als 100 000/ml Urin) führt. Solche Infektionen kommen gewöhnlich bei graviden Frauen, Kindern im „Wickelalter" und bei Patienten mit obstruktiven Harnwegserkrankungen bevorzugt vor.

Bedingungen für Infektionsentstehung durch fakultativ pathogene Enterobakterien

– Verminderte Fähigkeit zur immunologischen Abwehr
– Eintritt der Bakterien in Bereiche des Organismus, in denen sie normalerweise nicht vorkommen (z. B. durch Verletzungen)

- Veränderungen der normalen bakteriellen Flora (Überwuchern bestimmter Keime) durch antibiotische Behandlung oder massive exogene Zufuhr.

Laboratoriumsdiagnose

A. Färbeverhalten, Morphologie, Vorkommen

Die zu den fakultativ pathogenen Enterobakterien und zur Pseudomonasgruppe zählende Keime zeigen sich in der Gramfärbung als **gramnegative Stäbchen**. Sie bilden keine Sporen und kommen normalerweise im Darm von Mensch und Tier vor. Morphologische Unterscheidungen sind sehr schwer, da sie ein weitgehend einheitliches Aussehen haben. Unterschiede bestehen im Vorhandensein von Kapseln und von Geißeln. Darüber hinaus lassen sich bewegliche von unbeweglichen Bakterien trennen.

B. Biochemische Differenzierung

Die Tatsache, daß die Enterobakterien zu verschiedenen biochemischen Leistungen fähig sind (Vergärung von Zucker), läßt eine Einteilung in Genera und Arten zu.

Die Stoffwechselaktivitäten der einzelnen Gruppen werden in verschiedenen Nährmedien geprüft. Dabei treten nach Zusatz von Indikatoren charakteristische Farbstoffbildungen auf, so daß man eine Prüfanordnung mit verschiedenen Nährmedien auch als *„Bunte Reihe"* bezeichnet. Die Entwicklung verschiedener Farbstoffe kennzeichnet die biochemischen Leistungen der einzelnen Bakteriengattungen und -arten, so daß man aufgrund der individuell verschiedenen Stoffwechselaktivitäten eine Identifizierung der einzelnen Keime vornehmen kann. Angehörige einer Gattung weisen ein ähnliches Muster in ihrer biochemischen Aktivität auf.

C. Serologische Differenzierung

Für die genaue Bestimmung artspezifischer Unterschiede reicht die Untersuchung der biochemischen Leistung nicht aus. Der antigene Charakter der Bakterien bzw. wesentlicher Bakterienbestandteile gestattet ihre Bestimmung mit Hilfe serologischer Methoden. Das gilt insbesondere für Enterobakterien.

Es kommt vor, daß hinsichtlich ihrer antigenetischen Struktur identische Bakterien unterschiedliche biochemische Aktivitäten zeigen. Man nennt sie **Biotypen**. Am Beispiel der Coli-Gruppe sei das antigenetische Verhalten dargestellt. Die Bakterien tragen meist mehrere antigene Bestandteile:

- **O-Antigen;** das O-Antigen ist das sogenannte **Körper-Antigen,** bei dem es sich um in der Bakterienzellwand gelegene Lipopolysaccharidkomplexe handelt, die im wesentlichen mit dem **Endotoxin** der Bakterien identisch sein sollen.

5.3 Gramnegative Stäbchen (Enterobacteriaceae und Pseudomonas)

- **K-Antigen;** als K-Antigen bezeichnet man die **Kapselantigene** bekapselter Bakterien. Sie sind im Gegensatz zu den O-Antigenen nicht hitzestabil.
- **H-Antigen;** es handelt sich um ein thermolabiles **Geißelantigen,** welches mit spezifischen Antikörpern flockig agglutiniert.
Beispielsweise rufen die Erreger der Säuglingsenteritis eine spezifische Antikörperbildung hervor. Mit solchen Antikörpern läßt sich nun ganz spezifisch der entsprechende Typ nachweisen. Die Typisierung erfolgt mit Hilfe der drei O-, K- und H-Antigene. Ein Beispiel für eine Antigenformel kann sein O 55:K 5:H 21. Als Erreger der Säuglingsenteritis sind bisher etwa 10 verschiedene Typen durch diese Methode nachgewiesen worden.

Nachweis einer Harnwegsinfektion

Eine Harnwegsinfektion muß immer angenommen werden, wenn die Anzahl der Bakterien **mehr als 100 000/ml Harn** beträgt. Bei Zahlen zwischen 10 000 und 100 000/ml Harn sollten Kontrolluntersuchungen durchgeführt werden, während eine Keimzahl von weniger als 10 000/ml Harn unbedenklich ist. Es handelt sich hier um apathogene Keime, die normalerweise im vorderen Teil der Harnröhre und an ihrem Eingang lokalisiert sind. Eine massive Bakteriurie wird immer von einer starken Leukozyturie begleitet sein.
Tritt dagegen eine **massive Leukozyturie ohne Bakteriurie** auf, muß immer daran gedacht werden, daß eine **Urogenitaltuberkulose** vorliegen kann, was weitere Nachforschungen erfordert.

★ Fäkalindikator

Findet man E.coli im Trinkwasser, kann man davon ausgehen, daß dieses Wasser mit Fäkalien verunreinigt ist; man muß in einem solchen Fall damit rechnen, daß auch andere pathogene Keime im Untersuchungsmaterial vorhanden sind. Für den menschlichen Genuß ist durch E.coli (Fäkalien) verseuchtes Wasser ungeeignet. Es darf nur nach entsprechender Aufbereitung für den Verbrauch im Lebensmittelbereich freigegeben werden.

Chemotherapie und Antibiotikaresistenz

Grundsätzlich ist zur Therapie von durch Enterobakterien hervorgerufene Erkrankungen zu sagen, daß die Auswahl des Antibiotikums vom Ergebnis eines Antibiogramms abhängig gemacht werden muß, damit 1. möglichst wirksam therapiert und 2. eine durch unkritische Anwendung von Antibiotika eintretende weitere Züchtung resistenter Keime vermieden wird. Zudem sind die Indikationen für den Gebrauch von Antibiotika mit starken toxischen Nebenwirkungen, wie sie viele Medikamente zeigen, die gegen die oben aufgeführten Keime eingesetzt werden, sorgfältig zu prüfen.

Enterobacter, Klebsiella und **Serratia** werden in einer Gruppe zusammengefaßt. Sie unterscheiden sich allerdings wesentlich hinsichtlich ihrer Empfindlichkeit gegenüber Antibiotika und ihrer Pathogenität.

- **Enterobacter** weisen gegenüber antibiotischer Therapie ähnliche Widerstandsfähigkeit auf wie Pseudomonas aeruginosa. Die gramnegativen und unbeweglichen Bakterien haben eine **Schleimkapsel,** die ihnen Schutz vor der Einwirkung von Chemotherapeutika bietet. Zur Anwendung gelangen gewöhnlich Kanamycin, Gentamycin, Polymyxine, Chloramphenicol, Cephalotin und Streptomycin, wobei das optimal wirkende Präparat mit Hilfe eines Antibiogramms zu ermitteln ist. Klebsiella ist als Hospitalkeim ähnlich problematisch wie Pseudomonas aeruginosa.
- **Klebsiellen** treten häufig als **Hospitalkeime** in Erscheinung (insbesondere bei Harnwegsinfekten). Auch sie sind im allgemeinen gegen Chemotherapeutika, deren toxische Nebenwirkungen gering sind (Ampicillin, Cephalotin) resistent, so daß Tetracycline, Gentamycin, Chloramphenicol oder bei Infektionen des Urogenitaltraktes auch Nalidixinsäure und Nitrofurantoin zur Anwendung gelangen.
- **Serratia**
Während man Serratia lange Zeit für einen Saprophyten gehalten hat, der keine pathogenetische Bedeutung hat, wurde sie in den letzten 15 Jahren jedoch zunehmend als **Erreger von Sekundärinfektionen,** die häufig sehr schwer verlaufen und auch als **Hospitalkeim** ermittelt. Serratia ist gegen Polymyxine resistent. Gentamycin, Chloramphenicol und Carbenicillin können mit Erfolg verwendet werden.
- **Proteus**
Proteus vulgaris ist ein ubiquitär verbreiteter **aerober Fäulniserreger** und zählt zu den normalen Darmbewohnern des Menschen. Besonders im Urogenitalbereich gehört er jedoch zu den Problemkeimen, die sich wegen hoher Resistenz gegen die angewandten Therapeutika nur schwer aus Krankenanstalten und Spitälern vertreiben lassen und damit eine ständige Infektionsgefahr darstellen.
Zur wirksamen Bekämpfung müssen auch hier Carbenicillin, Gentamycin oder gar Chloramphenicol angewandt werden, da gegen andere Antibiotika weitgehende Resistenz besteht.

★ **Umweltresistenz**

Die Enterobakterien zeigen im Verhältnis zu den gram-positiven Bakterien eine recht **große Widerstandskraft** gegenüber der Umwelt. Sie wachsen aerob und auch anaerob auf einfachen Nährböden, wobei ihnen auch relativ große Temperaturschwankungen nichts anhaben können. Die **Widerstandsfähigkeit der Enterobakterien** macht man sich z. B. bei einer **Selektivkultur** aus dem Stuhl zunutze: Bei Zugabe von sicher bakteriostatischen Farbstoffen

(z. B. Brillant-Grün) oder oberflächenaktiven Zusätzen sind die Enterobakterien immer noch in der Lage, zu wachsen und sich zu vermehren.

Infektionen mit Klebsiella pneumoniae

Klebsiella pneumoniae ist der pathogenetisch wichtigste Vertreter aus der Gruppe der Klebsiellen. Man findet sie als fakultativ pathogene Keime in den Atemwegen und in den Faeces. Bei Patienten mit vorgeschädigter Schleimhaut (z. B. bei chronischen Lungenerkrankungen) der Atemwege können sie als Erreger von Sekundärinfektionen *(Friedländer-Pneumonie)* auftreten. Die Friedländer-Pneumonie hat eine ernste Prognose. Ihr Anteil an den gesamten bakteriell verursachten Pneumonien macht bei zunehmender Tendenz etwa 3% aus.

Epidemiologie, Hospitalismus

Als Hospitalisus bezeichnet man das gehäufte Auftreten pathogener Bakterien auf Haut und Schleimhaut des Nasen-Rachenraums von gesunden Personen (Pflegepersonal) einerseits und die häufige Übertragung dieser „Hospitalkeime" auf die Patienten nach ihrer Krankenhausaufnahme andererseits. Diese Umstände führen zu einem vermehrten Auftreten von Sekundärinfektionen im Vergleich zur vorantibiotischen Ära. Die Hospitalkeime, zu denen die in diesem Kapital behandelten Erreger gehören, sind häufig die Ursachen schwerster Erkrankungen, da sie sich wegen ihrer weitgehenden Resistenz gegen viele Antibiotika nur schwer behandeln lassen. Dabei darf nicht übersehen werden, welches Risiko die Therapie mit Medikamenten, die selbst schädliche Nebenwirkungen zeigen, für die Patienten mit sich bringt. Besonders gefährdet sind dabei abwehrschwache Patienten.

5.3.4 Pseudomonas
– Pseudomonas aeruginosa –

Pathogenese und wichtige Infektionen, Chemotherapie

Pseudomonas ist der Erreger zahlreicher, nicht einheitlicher Krankheiten. Für das Auftreten von Pseudomonas-Infektionen müssen besondere Bedingungen vorliegen, da der Keim normalerweise auf der Haut und im Intestinaltrakt des Menschen angesiedelt ist. Im allgemeinen spielt er bei Infektionen eine untergeordnete Rolle, kann jedoch bei Patienten mit chronischen Erkrankungen, bei denen die übrige Bakterienflora aufgrund größerer Empfindlichkeit gegenüber einer Dauerbehandlung mit Breitspektrumantibiotika stark unterdrückt wurde, dominieren.
So kann es beispielsweise zum Auftreten von chronischer Pyozyaneus-Enteritis kommen.

Begünstigt wird das Auftreten von Pseudomonas aeruginosa als pathogener Keim durch eine schlechte Abwehrlage des Organismus.
Pseudomonas aeruginosa zeigt gegenüber den meisten Chemotherapeutika primäre Resistenz. (Unter primärer Resistenz ist zu verstehen, daß der Mikroorganismus von Natur aus nicht gegen das betreffende Therapeutikum empfindlich ist. Man spricht auch von einer natürlichen Resistenz.) Als weitgehend wirksame Medikamente haben sich **Polymyxine** und **Gentamycin** erwiesen, deren Anwendung wegen der toxischen Nebenwirkungen sehr problematisch ist. Insbesondere in Bereichen der Chirurgie und Urologie, vor allem in intensivmedizinischen Abteilungen, sowie Kinderkliniken, gelten die Erreger als gefürchtete Hospitalkeime, da sie nur schwer zu vertreiben sind und bei abwehrgeschwächten Patienten lebensbedrohliche Krankheitsbilder auslösen und gelegentlich auch zum Tode führen können.

★ Farbstoffbildung bei Pseudomonas aeruginosa

Bei eitrigen Infektionen mit Pseudomonas aeruginosa kommt es zu einer **blaugrünen Verfärbung des Eiters**. Ursache dafür ist die Bildung von **Pyozyanin** und **Fluoreszein** durch den Erreger. Der Farbstoff ist chloroform- und wasserlöslich und diffundiert bei der Kultur von der Kolonie in das Kulturmedium. Dabei entwickelt sich ein aromatischer Geruch (Lindenblüten), der charakteristisch ist.

5.4 Gramnegative Stäbchen (Brucella, Yersinia, Francisella, Haemophilus-Gruppe, Vibrionen, Bacteroides-Gruppe und Fusobakterien)

5.4.1 Brucella
– Brucella abortus, Brucella melitensis –

Allgemeine Bedeutung

Die Gattung der Brucellen wird in 4 Arten unterteilt:
Brucella abortus   Erreger der Bangschen Krankheit
Brucella melitensis Erreger des Maltafiebers
Brucella ovis   Erreger der Schafbrucellose
Brucella suis   Erreger der Schweinebrucellose
Von Bedeutung für den Menschen sind jedoch hauptsächlich nur die beiden erstgenannten Arten. Die Brucellen sind kurze, pleomorphe, gramnegative Stäbchenbakterien, die sporenlos und unbeweglich sind. Differenzieren kann man die einzelnen Arten nur durch ihr unterschiedliches biochemisches Verhalten und ihre voneinander abweichenden Reaktionen gegenüber Anilin-

farbstoffen. Zwar können praktisch alle Haustiere das Seuchenreservoir dieser Zoonose sein, doch befallen die Brucellenarten bevorzugt eine bestimmte Tierart:
Ziege (Brucella melitensis), Rind (B. abortus), Schwein (B. suis), Schaf (B. ovis).

Wichtigste Krankheitsbilder

A. Bangsche Krankheit

Nach einer Inkubationszeit von 1 bis 3 Wochen treten unspezifische Prodromalsymptome wie Abgeschlagenheit, Neuralgie und Kopfschmerzen auf. Das in der Regel langsam ansteigende Fieber kündigt die Bakteriämie (Generalisation) an. Die jetzt im Vordergrund stehenden Symptome wie Erbrechen, Durchfall, relative Bradykardie sowie die Milz- und Leberschwellung lassen abgesehen von der klaren Bewußtseinslage stark an ein typhöses Geschehen denken. Im Verlauf der Krankheit fällt die Temperatur wieder ab, um nach einem 15 bis 20tägigem fieberlosen Intervall wieder anzusteigen. Dabei kann das Fieber gegen Abend bis auf 40° C klettern. Dieses **undulierende Fieber** (der wellenförmige Temperaturverlauf mit den afebrilen Intervallen) ist das charakteristische klinische Symptom der Krankheit. Das ganze Krankheitsgeschehen kann zusätzlich noch dadurch kompliziert werden, daß die Brucellen während der Generalisationsphase sich in einzelnen Organen ansiedeln und dort Schäden hervorrufen. Betroffen sind häufig Leber, Milz sowie der Respirations- und Genitaltrakt.

B. Maltafieber

Nach einer Inkubationszeit, die zwischen 2 Wochen bis einigen Monaten schwankt, verläuft die Krankheit zwar mit ähnlichen Symptomen wie die Bangsche Krankheit, jedoch viel schwerer. Häufig zieht nämlich die auftretende **Hepatosplenomegalie** einen **Ikterus** und eine **hämorrhagische Diathese** nach sich, die die Prognose erheblich verschlechtern.

Laboratoriumsdiagnose

Die Diagnose einer Brucelleninfektion kann beim Menschen nur durch eine Kultur gestellt werden. In Frage kommen Blut und Sternalpunktat sowie Urin, Galle, Liquor, eventuell auch Punktate von Milz und Leber im Stadium der polyvalenten Organmanifestation.

Während des Fieberstadiums kommt in erster Linie die kulturelle Züchtung des Erregers in der Blutkultur in Betracht, da sie auf Spezialmedien unter erhöhter CO_2-Spannung keine große Schwierigkeit bereitet. Der serologische Nachweis agglutinierender Antikörper wird mit Hilfe der *Gruber-Widal*-Reaktion durchgeführt. Beweisend sind Titer um 1:100, ebenso Titerbewegungen. Zusätzlich führt man noch die KBR (Komplementbindungsreaktion) auf inkomplette Antikörper durch, um auch Brucelleninfektionen auszuschließen, bei denen nur blockierende, nicht agglutinierende Serumantikörper vorkommen.

Epidemiologie und Prophylaxe

Die Ansteckung des Menschen erfolgt entweder durch den direkten Kontakt mit infizierten Tieren (Ziege, Rind, Schwein, Schaf) oder aber indirekt durch den Genuß von brucellenhaltiger Rohmilch und von infizierten Milchprodukten (z. B. Weich-Käse). Am häufigsten findet man die Brucelleninfektion bei beruflich exponierten Personen (Tierärzten, Metzgern und Molkereiarbeitern).
Die Brucellose ist im Erkrankungs- und Todesfall meldepflichtig.

5.4.2 Yersinia, Francisella

5.4.2.1 Yersinia pestis

Allgemeine Bedeutung

Yersinia pestis, der Erreger der Pest, ist ein kleines sporenloses, zum Teil stark pleomorphes Stäbchenbakterium, das unbeweglich ist. Das gramnegative Bakterium weist bei Giemsa- und Methylenblaufärbung eine charakteristische Polfärbung auf, die jedoch nicht spezifisch für Yersinia ist.

Wichtigste Krankheitsbilder

Die Pest kann unterschiedliche Verlaufsformen haben, die jedoch durch den gleichen Erreger ausgelöst werden.

A. **Bubonenpest (Beulenpest)**
Der Mensch infiziert sich im allgemeinen durch den Stich eines mit Pestbakterien infizierten **Rattenflohs**. An der Stichstelle auf der Haut entwickelt sich häufig eine kleine Pustel (Primäraffekt). Nach einer Inkubationszeit von 2–5 Tagen, in denen der Erreger die umliegenden Lymphknoten befallen hat, tritt schlagartig Schüttelfrost und hohes kontinuierliches Fieber auf. Das Krankheitsbild zeigt schwere Allgemeinerscheinungen wie Benommenheit, Kreislaufschwäche und Erbrechen. Charakteristisch sind die infolge der hämorrhagischen Entzündung bläulich angeschwollenen Lymphknoten, wobei am häufigsten die Lymphknoten in der Leistenbeuge betroffen sind. Bleibt die Beulenpest nicht lokalisiert, sondern werden Pestbakterien in die Blutbahn eingeschwemmt, so kommt es zur hämorrhagischen Septikämie. Die Letalität der Beulenpest schwankt zwischen 50 und 90%.

B. Lungenpest
Sie ist eine hochansteckende Krankheit, die als sekundäres Endstadium der Beulenpest (hämatogene Aussaat in den kleinen Kreislauf) auftreten oder primär durch Tröpfcheninhalation hervorgerufen werden kann. Nach einer Inkubationszeit von 1 bis 2 Tagen tritt über das Stadium einer Bronchitis eine schwere progrediente Bronchopneumonie mit dünnflüssigem blutigem Auswurf auf. In dem Sputum findet man massenhaft Pesterreger. Infolge eines toxischen Kreislaufversagens tritt in kurzer Zeit der Exitus ein. Die Letalität beträgt auch heute noch fast 100%.

Epidemiologie und Prophylaxe

Das Erregerreservoir der Pestbakterien sind vor allem **Ratten** und andere **Nagetiere** (z. B. Wildkaninchen, Erdhörnchen und sibirische Murmeltiere). Die Pest wird – sieht man einmal davon ab, daß die Lungenpest auch durch Tröpfcheninfektion ausgelöst werden kann – in der Regel immer vom Tier auf den Menschen übertragen (**Zoonose**). Die Infektkette verläuft klassisch folgendermaßen:
Ratte oder anderes **Nagetier** → **Floh** → **Mensch** → **Beulenpest**. Die Pest ist meldepflichtig im Erkrankungs-, Todes- und Verdachtsfall. Krankheitsverdächtige und Erkrankte müssen nach den Richtlinien der WHO unter Quarantäne gestellt werden.

5.4.2.2 Yersinia pseudotuberculosis und enterocolitica

Wichtigste Krankheitsbilder

Das kleine, bewegliche, gramnegative Stäbchenbakterium, das zwei sich färbende parapolare Geißeln besitzt, ruft bei Menschen nach peroraler Aufnahme folgende Erscheinungen hervor:

A. Lymphadenitis mesenterica
Dieses Krankheitsbild tritt vornehmlich bei Jugendlichen auf und verläuft unter dem klinischen Bilde einer akuten Appendizitis, d. h. die Jugendlichen klagen über Schmerzen im rechten Unterbauch, haben Brechreiz oder Durchfall und zeigen Fieber (38°–40° C). Das Blutbild weist eine Leukozytose auf.

B. Enterocolitis
Hauptsächlich bei Erwachsenen tritt die Infektion unter dem klinischen Bilde einer enteritischen oder septisch-typhösen Erkrankung auf. Die Patienten weisen neben unspezifischen Allgemeinsymptomen (Schüttelfrost, akutem Fieberanstieg, sowie Kopf- und Gliederschmerzen), Obstipation oder Durchfälle auf. Ebenso lassen sich Milz- und Leberschwellung tasten. Infolge von Nieren- und Herzparenchymschädigungen ka-

men vor der Antibiotikatherapie die Patienten nach zwei bis drei Wochen ad exitum.

5.4.2.3 Francisella tularensis

★ **Allgemeine Bedeutung**

Die Tularämie (Hasenpest) ist eine Zoonose. Sie wird durch Francisella tularensis, ein pleomorphes gramnegatives, unbewegliches und sporenloses Stäbchenbakterium, hervorgerufen.

Wichtigste Krankheitsbilder

Nach einer Inkubationszeit von 2 bis 5 Tagen treten plötzlich Fieber, Schüttelfrost sowie Kopf- und Gliederschmerzen auf. Typisch für die Erkrankung sind eine große körperliche Abgeschlagenheit und monatelang andauernde Genesung.
Je nach Eintrittspforte des Erregers können sich folgende Formen der Tularämie ausbilden:

A. Kutano – glanduläre Form
Am Infektionsort (z. B. Haut der Hände) bilde sich ein ausgestanztes Geschwür. Außerdem sind die zugehörigen Lymphknoten angeschwollen.

B. Okulo – glanduläre Form (Parinaudsche Konjunktivits)
Die Infektion der Bindehaut des Auges zeigt sich in ödematöser Schwellung der Konjunktiva mit Knötchenkatarrh. Die Lidlymphknoten und die Parotis schwellen einseitig an.

C. Oral – glanduläre Form
In der Mundschleimhaut finden sich kleine Ulcera. Neben einer regionalen Lymphknotenschwellung wird oft eine einseitige Tonsillitis beobachtet.

Außer diesen drei leichteren äußeren Verlaufsformen kommen auch noch zwei innere schwere Verlaufsformen (pulmonale und abdominale Form) vor, die sich als Lungeninfiltration bzw. Enteritis zu erkennen geben.

D. Lymphohämatogene Form
Sie entsteht, wenn sich die Infektion von den regionären Lymphknoten ausgehend weiter ausbreitet, oder es zu einer hämatogenen Generalisation kommt. Die auftretende fieberhafte Periode ist durch undulierendes oder remittierendes Fieber gekennzeichnet. Generalisierte, variable Ekzeme treten häufig in Erscheinung. Im Fieberschub kann es mitunter zu einer Mitbeteiligung des ZNS kommen, die sich in komatösen Zuständen

äußert. Komplikationen aller Art wie Venenthrombose, Peritonitis, Darmblutungen und Osteomyelitis usw. können auftreten. Die Genesung kann sich in Abhängigkeit von der Schwere des Krankheitsbildes über Monate hinziehen. Pathologisch anatomisch kann man in den betroffenen Organen die charakteristischen Granulome nachweisen.

★ **Laboratoriumsdiagnose**

Da Francisella tularensis sich nur auf Spezialnährböden anzüchten läßt, wird der Antikörpernachweis in der *Gruber-Widal*-Reaktion zur Routinediagnose verwendet. Dabei muß man beachten, daß sich hämagglutinierende Antikörper erst am Ende der zweiten Krankheitswoche nachweisen lassen und eine Antigenverwandtschaft mit Brucella melitensis oder B. abortus besteht. Treten Zweifel auf, muß mit dem **Castellanischen Absättigungsversuch** eine Klärung herbeigeführt werden.

Epidemiologie und Prophylaxe

Die Ansteckung kann nur durch den direkten Kontakt mit infizierten Tieren oder deren Exkrementen geschehen sowie durch den Genuß von kontaminiertem Wasser. Das Erregerreservoir sind vor allem Nagetiere (Wasserratten, Feldmäuse, Biber, Eichhörnchen), Feldhasen und Wildkaninchen. Gehäuftes Vorkommen der Tularämie findet man vor allem in Rußland, Japan und Nordamerika. Meldepflicht besteht im Verdachts-, Krankheits- und Todesfall.

5.4.3 Haemophilus-Gruppe

5.4.3.1 Haemophilus influenzae

Allgemeine Bedeutung

Haemophilus influenzae ist ein kurzes, gramnegatives, sporenloses und unbewegliches Stäbchenbakterium, das als natürlicher Schleimhautbewohner im Nasenrachenraum des Menschen anzutreffen ist. Das Bakterium kann als potentieller Krankheitserreger bei Mischinfektionen, insbesondere mit Viren, in Erscheinung treten. 1892 isolierte *Pfeiffer* im Verlauf einer Grippeepidemie das Bakterium Haemophilus. Er sah es als Erreger der Grippe (Influenza) an und gab ihm deshalb den Beinamen „influenzae". Die Benennung ist irreführend, nachdem mittlerweile erwiesen ist, daß die Grippe durch eine Virusinfektion hervorgerufen wird.

★ Eigenschaften des Erregers

Der fakultativ anaerobe H. influenzae wächst auf den üblichen Nährböden überhaupt nicht. Zur Züchtung sind Spezialnährböden erforderlich, die bei aerober Bebrütung und einem Temperaturoptimum von 37° C die Wuchsfaktoren X und V enthalten müssen (z. B. Schokoladen- oder Kochblutagar). Der thermostabile Wuchsfaktor X des Blutes ist mit dem Hämin identisch. Dieser zytochromartige Faktor ist für die Neutralisierung des Sauerstoffs verantwortlich. Der thermolabile aus den Blutzellen stammende Faktor V stimmt mit den Coenzymen NAD und NADP überein. Für die anaerobe Kultur oder in Anwesenheit von Cystein benötigt H. influenzae nur den Wuchsfaktor V. Unter diesen Bedingungen fällt nämlich der schädigende Einfluß des Sauerstoffs weg. Auf herkömmlichen Blutnährböden wächst das Bakterium nur in Gegenwart von Bakterien (z. B. Staphylococcus aureus), die in der Lage sind, die beiden Wuchsfaktoren zu bilden. Diese Erscheinung wird als „Ammenphänomen" bezeichnet.

Wichtigste Krankheitsbilder

H. influenzae kommt als katarrhalische Begleitinfektion bei Angina, Pharyngitis mit Epiglottitis, Sinusitis und bei zahlreichen anderen Erkrankungen des Respirationstraktes (z. B. Bronchitis, Bronchiektasen) vor. Gefürchtet ist die akute eitrige Meningitis bei Säuglingen und Kleinkindern. In seltenen Fällen kann es im Rahmen von Viruserkrankungen des Atemtraktes (z. B. Grippe) zu einer bedrohlichen Haemophilus – Superinfektion mit hämatogener Absiedelung kommen. Die Folge ist eine bedrohliche Sepsis oder Endokarditis. Extrem selten werden Haemophilusbakterien auch bei lokalen Eiterungen (z. B. bei Hirnabszessen und bei eitriger Otitis) gefunden.

★ Laboratoriumsdiagnose

Die sichere Diagnose einer Haemophilusinfektion ist nur durch eine kulturelle Anzüchtung aus dem Untersuchungsmaterial (Sputum, Blut, Liquor) möglich. Besteht Verdacht auf eine akute Haemophilusmeningitis sollte wegen eines schnellen Therapiebeginns eine mikroskopische Diagnose aus dem Liquor versucht werden.

Chemotherapie

Als Chemotherapeutika kommen Ampicillin und Chloramphenicol in Frage, manchmal zeigen auch Sulfonamide gute Erfolge. Eine Resistenzprüfung ist aber in jedem Falle durchzuführen, um eine optimale Therapie zu gewährleisten.

5.4.3.2 Haemophilus ducreyi

Wichtigste Krankheitsbilder

Haemophilus ducreyi ist ein kurzes, unbegeißeltes, gramnegatives Stäbchenbakterium, das im Ausstrich sowohl in langen parallelen Ketten als auch fischzugartig angeordnet sein kann. Für die kulturelle Züchtung wird nur der Wuchsstoff X und erhöhte CO_2-Spannung benötigt.
Der Erreger ruft das **Ulcus molle** hervor, eine Geschlechtskrankheit, die nur bei Menschen anzutreffen ist und durch direkten Kontakt übertragen wird. Die Inkubationszeit beträgt 3–5 Tage. Das klinische Bild ist geprägt durch ein zottiges schmerzhaftes **Ulkus an den Genitalien** und eine schmerzhafte **Lymphknotenschwellung** im Inguinalbereich. Die Diagnose wird klinisch oder mikroskopisch gestellt. Mittel der Wahl sind Tetrazykline. Das Ulcus molle gilt als Geschlechtskrankheit im Sinne des Gesetzes zur Bekämpfung der Geschlechtskrankheiten.

5.4.3.3 Bordetella pertussis

Allgemeine Bedeutung

Bordetella pertussis, der klassische Erreger des **Keuchhustens,** ist ein feines, gramnegatives, unbewegliches Stäbchenbakterium. Es bildet keine Sporen, ist bekapselt und läßt sich bipolar anfärben. Neben B. pertussis können noch die seltener auftretenden Arten B. bronchiseptica und B. parapertussis keuchhustenartige Krankheitsbilder hervorrufen.

Wichtigste Krankheitsbilder

Der Keuchhusten verläuft in 3 Stadien. Nach einer Inkubationszeit von 1 bis 3 Wochen, in der Regel jedoch nur 7 bis 14 Tage, setzt das **Stadium catarrhale** ein. Es zeichnet sich durch Schnupfen und einen trockenen therapieresistenten Husten aus. Im Anschluß daran folgt das charakteristische **Stadium convulsivum,** das sich über einen Zeitraum von 3 bis 4 Wochen erstreckt. Es treten die typischen Stakkato-Hustenanfälle mit inspiratorischem Stridor auf. Diese Hustenanfälle, die den Patienten sehr mitnehmen, treten häufiger nachts auf; in schweren Fällen können bis zu 50 pro Tag vorkommen. Nach solch einer Hustenstoßserie wird glasiger oder eitriger Schleim hochgewürgt. Fieber besteht in der Regel nicht.
Im **Stadium decrementi** löst sich der bronchitische Reizhusten; die Anfälle werden leichter und nehmen an Zahl ab.

★ Laboratoriumsdiagnose

Der kulturelle Erregernachweis aus Rachenabstrich oder Sputum zeigt nur im katarrhalischen Stadium sichere Erfolge. Da der Erreger schwer anzüchtbar ist, bedient man sich verschiedener Spezialnährböden (z. B. Bordet-Gengou-Platten). Ein Ergebnis ist nach ca. 4 Tagen zu erwarten.

Chemotherapie

Im **Stadium catarrhale** ist die Gabe von Breitbandantibiotika wie **Ampicillin** oder **Tetrazyklin** sinnvoll. Zusätzlich können noch im Anfangsstadium der Erkrankung Hyperimmunseren und γ-Globuline gegeben werden. Ist das konvulsive Stadium eingetreten, kommt nur noch eine symptomatische Therapie in Frage.

★ Immunität und Schutzimpfung

Nach durchgemachter Pertussisinfektion besteht jahrzehntelange Immunität; Zweiterkrankungen kommen nur in seltenen Fällen vor. Eine aktive Immunisierung mit abgetöteten Erregern wird durch dreimalige intramuskuläre Impfung im Abstand von 4–6 Wochen erreicht. Die erste Impfung wird im allgemeinen im dritten Lebensmonat durchgeführt. Nach einem Jahr erfolgt eine Auffrischimpfung. Jenseits des zweiten Lebensjahres sollte die Pertussisimpfung wegen zunehmender Unverträglichkeitsreaktionen unterbleiben.

Epidemiologie und Prophylaxe

Der an Pertussis Erkrankte stellt das einzige Erregerreservoir dar. Die Ansteckung erfolgt durch Tröpfcheninfektion von Mensch zu Mensch oder seltener durch Kontakt mit frisch infizierten Objekten. Säuglinge, die im ersten Lebensjahr an Keuchhusten erkranken, haben eine hohe Letalitätsrate (ca. 70% der Todesfälle an Pertussis fallen in das Säuglingsalter). Meldepflicht besteht bei jedem Todesfall und bei Hospitalinfektionen. Erkrankte Personen müssen abgesondert werden. Erkrankungsverdächtige dürfen für eine gewisse Zeit Gemeinschaftseinrichtungen (z. B. Schule) nicht besuchen, um eine Weiterverbreitung zu vermeiden.

5.4.4 Vibrionen
– Vibrio cholerae, Vibrio El Tor –

Allgemeine Bedeutung

Vibrio cholerae und Vibrio El Tor, die sich biochemisch unterscheiden lassen, sind momentan die beiden wesentlichen Erregertypen der Cholera, einer lokalen Infektion des Darmlumens. Die Vibrionen sind kommaförmige, sporenlose, gramnegative Stäbchenbakterien, die infolge monotricher Begeißelung beweglich sind.

Krankheitsbild

Nach einer Inkubationszeit von wenigen Stunden bis zu 5 Tagen findet man das Bild einer hochakuten **Gastroenteritis**. Starke **Brechdurchfälle** treten auf und steigern sich im Verlauf der Krankheit zu reiswasserartigen Durchfällen (Diarrhoe). Infolge des hohen Wasser- und Elektrolytverlustes kommt es zur Hypothermie und Exsikkose mit Hyponatriämie, Hypokaliämie und Azidose. Verantwortlich für den hohen Wasser- und Elektrolytverlust ist ein **Exotoxin** (auch **Enterotoxin** genannt), das die Vibrionen neben einem Endotoxin noch zusätzlich bilden. Dieses Enterotoxin löst eine Anschwellung der Darmschleimhaut aus, die zur Absonderung von enormen isotonischen Flüssigkeitsmengen führt. In schweren Fällen verläuft die Erkrankung durch Kreislaufschock oder Nierenversagen tödlich. Die Letalität beträgt ohne Behandlung bei Vibrio cholerae ca. 50% während sie bei Vibrio El Tor (im allgemeinen leichterer Verlauf) geringer ist. Neben schweren Krankheitserscheinungen findet man in jüngster Zeit bei vielen Infizierten auch abortive bis symptomlose Krankheitsverläufe.

★ Laboratoriumsdiagnose

Der Erregernachweis wird aus frischem Stuhl geführt. Im Mikroskop können die Choleravibrionen als gramnegative, fischzugartig angeordnete, kommaförmige Stäbchenbakterien in den Schleimflocken des Patientenstuhles identifiziert werden. Die endgültige Abklärung erfolgt kulturell durch Elektivnährböden (z. B. Fuchsin-Sulfit-Saccharose-Agar nach Aronson).

★ Immunität und Schutzimpfung

Die durchgemachte Krankheit hinterläßt eine zeitlich begrenzte typenspezifische Immunität (Ak vom Typ IgA). Eine Schutzimpfung mit abgetöteten Choleraerregern erfolgt durch zwei subkutane Impfstoffgaben im Abstand von zwei Wochen. Sie bietet einen relativen Schutz von etwa 6monatiger Dauer.

Epidemiologie und Prophylaxe

Die Infektion erfolgt entweder direkt durch Kontakt mit infizierten Personen oder Ausscheidern oder indirekt über die orale Aufnahme von verseuchtem Trinkwasser bei ungenügender Abwasserhygiene und von infizierten Lebensmitteln (z. B. Milch). Meldepflicht besteht im Verdachts-, Erkrankungs- und

Todesfall. Erkrankte und Verdächtige müssen nach den Bestimmungen der WHO unter Quarantäne gestellt werden.

5.4.5 Bacteroides-Gruppe

Die Bacteroides-Gruppe umfaßt ca. 30 Arten, von denen besonders B. melaninogenicus und B. fragilis medizinisch von Bedeutung sind. Diese streng anaeroben, schlanken, gramnegativen Stäbchenbakterien, von denen die meisten unbeweglich sind, kommen normalerweise im Verdauungs- und Urogenitaltrakt des Menschen vor. Sie sind fakultativ pathogen und können deshalb zu endogenen Infektionen führen.

Ihr Nachweis im Labor geschieht durch anaerobe Kultur, wobei die Nährmedien häufig mit tierischen Eiweißen angereichert sein müssen.

Therapeutisch kommen meistens Breitspektrumantibiotika zur Anwendung.

5.4.6 Fusobacterium

Allgemeine Bedeutung

Es sind bisher 6 Arten bekannt. Diese unbeweglichen, spindelförmigen, gramnegativen Stäbchenbakterien sind streng anaerob. Die Bakterien gehören zur normalen **Standortflora der Mundhöhle** und sind auch oft im Darmkanal und an den Genitalien nachzuweisen. Nur in Symbiose mit anderen Erregern besitzen sie eine pathogene Bedeutung. So finden sie sich als Mischinfektionserreger bei der **Angina Plaut Vincenti** (mit Borrelia Vincenti) und der **Aktinomykose** (Actinomyces israelii).

5.5 Sporenlose grampositive Stäbchen

5.5.1 Corynebakterien

5.5.1.1 C. diphteriae

C. diphtheriae, der **Erreger der Diphtherie,** ist der wichtigste Keim aus der Gruppe der aeroben Corynebakterien. Weitere menschenpathogene Corynebakterien sind C. pyogenes und C. diphtheroides (streng anaerob), die lokale Eiterungen sowie diphtherieähnliche Krankheitserscheinungen hervorrufen. Die für den Menschen apathogenen Corynebakterien wie C. hoffmanii (C. pseudodiphtheriticum), C. acnes und C. xerosis werden auch als Diphtheroide bezeichnet. Sie finden sich bei Menschen als Saprophyten der Haut und der Schleimhaut, vor allem des Respirationstraktes.

Aus statistischen Untersuchungen über Jahrhunderte weiß man, daß die

Diphtherie trotz aller erdenklichen Maßnahmen in epidemiologischen Wellenbewegungen verläuft. Zur Zeit befinden wir uns in einem Wellental, denn es ist ein permanenter Rückgang der Erkrankungsfälle an Diphtherie zu verzeichnen. Morbidität und Letalität sind stark abgesunken.

Eigenschaften des Erregers

Die Diphtheriebakterien sind schlanke, keulen- oder hantelförmige grampositive, unbewegliche Stäbchenbakterien, die im Mikroskop eine X- oder Y-förmige Lagerung zeigen. Entsprechend der Wuchsform werden die echten Diphtheriebakterien in drei Typen unterschieden:
- **Typus gravis**
- **Typus mitis**
- **Typus intermedius**

Die Stämme des Typus gravis vermögen häufiger Toxin zu bilden als die anderen Typen; trotzdem besteht nur eine vage Korrelation zwischen Schwere des Krankheitsgeschehens und Erregertyp.

Laboratoriumsdiagnose

Mit Hilfe der **Neisserfärbung** können die **Polkörperchen,** ein wichtiges Merkmal der Diptheriebakterien, dargestellt werden. Für die Anzüchtung von C. diphtheriae verwendet man selektive Spezialnährböden, um das Wachstum der Begleitflora soweit wie möglich zu unterdrücken. Hierfür eignen sich besonders **tellurithaltige Kulturplatten** (z. B. Clauberg II – Agar). Neben der Feststellung kultureller Merkmale kommt besonders dem Nachweis des Diphtherietoxins (Exotoxin) die größte Bedeutung zu. Das Exotoxin, die eigentliche Krankheitsursache, kann von allen pathogenen Diphtheriebakterien gleichermaßen gebildet werden, vorausgesetzt, sie sind mit temperierten Bakteriophagen infiziert. Diese Phagen veranlassen die Diphtheriebakterien, das Exotoxin zu produzieren.

Um den Nachweis von toxinbildenden Diphtheriebakterien zu führen, bedient man sich des **Elektestes** und des Tierversuches mit Meerschweinchen.

A. Elektest (Agardiffusionspräzipitationstest)

Ein Filterpapierstreifen, der mit Diphtherieantitoxin getränkt ist, wird auf einen Elekagar gebracht. Senkrecht dazu werden die zu testenden Diphteriebakterien und einige Kontrollstämme aufgeimpft. Nach 48 bis 96 Stunden findet man bei toxinpositiven Stämmen die typischen weißen Präzipitationslinien (siehe Abbildung auf S. 265).

B. Meerschweinchenversuch

Dem Meerschweinchen wird intrakutan ein Kulturfiltrat des zu prüfenden Stammes in die Bauchhaut gespritzt. Handelt es sich um einen toxinbildenden Stamm, bildet sich nach 2 bis 3 Tagen an der Stelle eine

Nekrose. Zur Kontrolle wird dem Tier auch immer ein bekannter toxischer und atoxischer Stamm gespritzt.

Wichtigste Krankheitsbilder und Pathogenese

Die Ansteckung erfolgt in der Regel über Tröpfcheninfektion, kann aber auch indirekt über infizierte Gegenstände geschehen. Nach einer Inkubationszeit von 2 bis 5 Tagen kommt es zu einer Lokalinfektion im Rachenraum mit Ausbildung von typischen grauweißen, fibrinösen, nicht abwischbaren Belägen (sog. **Pseudomembrane**). Das Fieber steigt meist nicht über 38° C. Die regionären Lymphknoten schwellen an und zeigen Druckempfindlichkeit. Ein süßlicher foetor ex ore wird öfters wahrgenommen. Das Allgemeinbefinden ist im Verhältnis zu den lokalen Befunden schwer gestört. Das schwere Krankheitsgefühl ist auf die Toxinwirkung zurückzuführen. Komplikationen ergeben sich, wenn es zur Ausbreitung der Pseudomembranen auf den Kehlkopf (Larynx), die Trachea und die Bronchien kommt (sog. **deszendierender Krupp**). Tritt eine Verlegung der Atemwege ein, besteht akute Erstickungsgefahr. Im Rahmen der Erkrankung gelangt das Diphtherietoxin in alle Organe und kann dort zu Schädigungen führen. Gefürchtet sind vor allem die **toxische Myokarditis** (irreversibler Kreislaufschock, Rhythmusstörungen) und die toxische Neuritis (vor allem Akkommodations- und **Gaumensegellähmung**, außerdem Spätlähmungen an den unteren Extremitäten). Während die Lähmungen im allgemeinen reversibel sind, können am Herzen dauerhafte Schäden zurückbleiben.

Vor allem in den Tropen findet man **Haut- und Wunddiphtherien**. Sie treten als chronische nässende Entzündungen mit schmierigen Belägen in Erscheinung. Da die Giftresorption gering ist, sind die Allgemeinerscheinungen nicht sehr ausgeprägt. Lediglich bei der Wunddiptherie kann es manchmal auch zu einem schweren toxischen Verlauf kommen. Lokalisationen sind der Gehörgang, der Nabel von Neugeborenen, die Vagina kleiner Mädchen sowie die Konjunktiven.

Die Erhärtung des klinischen Verdachtes erfolgt durch die bakteriologische Diagnose aus dem Rachen- oder Wundabstrich. Bei der Durchführung des Abstriches ist darauf zu achten, daß die Entnahme unter den Pseudomembranen stattfindet. Eine genaue Identifizierung eines toxinbildenden Diphtheriestammes nimmt im Mindestfall 5 Tage in Anspruch.

Antitoxische und antibiotische Therapie

Bei Diphtherieverdacht ist so schnell wie möglich die Applikation von **Diphtherieantitoxin** indiziert, um die im Blut kreisenden Toxine zu neutralisieren. Gleichzeitig müssen **Antibiotika (Penicillin, Erythromycin)** gegen die Bakterien gegeben werden. Wegen des Eintritts evtl. Komplikationen sollte man auf eine symptomatische Therapie nicht verzichten.

Immunität und Schutzimpfung

Eine durchgemachte Diphtherieinfektion hinterläßt eine antitoxische Immunität, die im Laufe der Zeit zurückgehen kann. Um eine Infektion zu vermeiden, sollte im Kindesalter eine aktive Immunisierung mit Diphtherietoxoid durchgeführt werden.

Epidemiologie und Prophylaxe

Da die Diphtherie in erster Linie eine Krankheit des Kindesalters ist, ist eine aktive Immunisierung dringend zu empfehlen. Sie erfolgt durch zwei i. m.-Injektionen von je 0,5 ml. Impfstoff im Abstand von mindestens einem Monat (In der Regel 4–6 Wochen). Nach einem Jahr schließt die dritte Injektion die aktive Grundimmunisierung ab. Bei Diphtherie besteht Meldepflicht im Erkrankungs- und Todesfall. Gemeinschaftseinrichtungen müssen Erkrankte und Erkrankungsverdächtige solange meiden, bis eine Weiterverbreitung der Infektion ausgeschlossen ist.

★ 5.5.1.2 Corynebacterium acnes

Allgemeine Bedeutung

Das anaerob wachsende C. acnes ist der am häufigsten vorkommende **Epiphyt der gesunden Haut**, bzw. der Talgdrüsen. Oft findet man auch das Bakterium in Aknepusteln. Iatrogen eingebrachte C. acnes können besonders in Ergüssen und Hämatomen zu Abzeßbildungen führen.

5.5.2 Listerien
– Listeria monocytogenes –

Allgemeine Bedeutung

Listeria monocytogenes ist ein kleines, bewegliches, grampositives Stäbchenbakterium, das keine Sporen bildet. Es kommt ubiquitär vor. Da auch eine Infektion vom Tier auf den Menschen möglich ist, wird die Krankheit zu den Zoonosen gerechnet.

Epidemiologie und Prophylaxe

Die Ansteckung kann diaplazentar von der Mutter auf den Feten erfolgen oder durch symptomlose Ausscheider (z. B. Tierärzte, Hebammen). In der Regel ist jedoch die Infektionsquelle nicht aufzufinden. Zwar können alle Altersgruppen von der Listeriose, die über ein breites Spektrum von Krank-

heitsbildern verfügt, befallen werden; am häufigsten kommt jedoch die Krankheit bei Feten und Neugeborenen vor. Die Folge einer Infektion der Frucht ist eine **Totgeburt** oder eine nicht überlebensfähige Fehlgeburt. Bei lebenden Neugeborenen führen die Sepsis sowie die granulomatösen Gewebsreaktionen der Organe auf die Bakterien zu folgenden klinischen Symptomen:
Exanthem der Haut, **Hepatosplenomegalie** und **Meningoenzephalitis**.
Überlebt das Neugeborene die Infektion, sind geistige und statische Entwicklungsdefekte zu erwarten.
Der Erregernachweis wird aus der Liquor- oder Mekonium-Kultur geführt.
Die Therapie der Wahl besteht in der Gabe von Ampicillin.

★ 5.5.3 Erysipelothrix insidiosa

Allgemeine Bedeutung

E. insidiosa ist ein polymorphes, sporenloses, grampositives unbewegliches Stäbchenbakterium. Es ruft bei Schweinen das septische Erkrankungsbild des **Schweinerotlaufs** hervor.

Epidemiologie und Prophylaxe

Die Infektion des Menschen erfolgt über Hautläsionen beim Umgang mit infektiösem Tiermaterial. An der Eintrittsstelle des Erregers bildet sich eine stark juckende, lokale, blaurote Schwellung aus **(Erysipeloid.)**. Mitunter können auch die regionären Lymphknoten geschwollen sein. Die Diagnose wird klinisch gestellt. Therapie der Wahl ist Penicillin. Die Erkrankung kommt vor allem bei beruflich exponierten Personen vor (Tierärzte, Metzger usw.). Vorsicht beim Umgang mit infiziertem Tiermaterial ist die einzige prophylaktische Maßnahme für den Menschen.

5.6 Aerobe Sporenbildner

5.6.1 Bacillus anthracis

Allgemeine Bedeutung

Bacillus anthracis ist ein sehr großes, dickes, langes, grampositives Stäbchenbakterium, das mittelständige stark resistente Sporen bildet, unbeweglich und im Tierkörper von einer Kapsel aus Polypeptiden umgeben ist.

Krankheitsbilder und Epidemiologie

Je nach Eintrittspforte des Erregers unterscheiden wir drei Verlaufsformen des Milzbrandes:

A. **Hautmilzbrand**
Der Hautmilzbrand macht über 90% aller Erkrankungsfälle aus. Der Mensch infiziert sich entweder durch den Stich von einer mit B. anthracis verseuchten Viehbremse (Stechfliege) oder aber durch den direkten Kontakt mit infizierten lebenden oder toten Tieren, Tierprodukten (z. B. Felle, Borsten) sowie tierischen Exkrementen (z. B. Kot, Harn). Voraussetzung für die Infektion durch direkten Kontakt ist aber eine bestehende kleine Hautläsion.
Nach einer Inkubationszeit von ca. 2–3 Tagen tritt über ein Papel- und Bläschenstadium an der Infektionsstelle ein sich rasch vergrößernder, schmerzloser **Milzbrandkarbunkel (Pustula maligna)** auf, der im Zentrum eine schwärzliche Nekrose aufweist und von einem entzündlichen Ödem umgeben ist. Im weiteren Verlauf entwickelt sich vom primären Infektionsherd aus eine sehr schmerzhafte Lymphangitis und Lymphadenitis. Schreitet die Generalisation weiter fort und kommt es zur Septikämie, so kann in wenigen Tagen der Exitus eintreten.

B. **Lungenmilzbrand**
Die seltene Erkrankung wird durch Einatmung von Milzbrandbazillen oder -sporen verursacht. Der plötzliche Beginn mit Schüttelfrost, hohem Fieber und Schweißausbrüchen führt über eine hämorhagische atypische Bronchopneumonie mit blutigem Sputum zur Mediastinitis und Sepsis. Nach perakutem Verlauf tritt der Tod ein.

C. **Darmmilzbrand**
Sein Auftreten ist ebenfalls recht selten. Zur Infektion kommt es durch den Genuß von infizierten Nahrungsmitteln (z. B. rohes Fleisch, sporenhaltige Milch) Die auftretenden Symptome ähneln dem Bild einer schweren infektiösen Gastroenteritis mit blutigen Durchfällen und Erbrechen. Außerdem kommt es zur Schwellung von Leber und Milz. Die Prognose ist recht zweifelhaft, da häufig eine Sepsis das Geschehen verschlechtert. Die menschlichen Infektionen mit Milzbrand treten vor allem bei beruflich exponierten Personen wie z. B. **Metzgern, Tierärzten, Kürschnern** usw. auf. Infektionsgefährdet sind diese Personen durch den Umgang mit infizierten Tieren, deren Exkrementen sowie mit Tierkadavern und durch den Kontakt mit tierischen Produkten (Felle, Schafwolle) bei deren Verarbeitung. Die typische Infektkette ist:
Importiertes Weidetier oder Tierprodukt →Mensch.
Sowohl bei Verdacht auf Milzbrand als auch bei Erkrankung und Tod von Mensch und Tier besteht Meldepflicht.

Therapie:

Das Mittel der Wahl ist **Penicillin,** gegen das die Milzbrandbazillen sehr empfindlich sind. Wegen der Gefahr der Generalisation ist ein chirurgischer Eingriff beim Milzbrandkarbunkel kontraindiziert.

★ 5.6.2 Andere aerobe Sporenbildner

Allgemeine Bedeutung

Verschiedene aerobe Sporenbildner (z. B. Bacillus cereus, B. subtilis, B. mesentericus) vermehren sich in Lebensmitteln und verderben sie, so daß sie mit zu den Lebensmittelvergiftern gezählt werden müssen. In seltenen Fällen sind sie als die Ursache einer Sepsis oder von Wundinfektionen nachgewiesen worden. Bei Augenverletzungen können über mit Erde verschmutzte Fremdkörper diese anaeroben Sporenbildner in den Glaskörper des Auges gelangen, wo sie sich stark vermehren. Die Folge ist eine Erblindung innerhalb kürzester Zeit durch Panophthalmie.

5.7 Anaerobe Sporenbildner

5.7.1 Clostridium tetani

Allgemeine Bedeutung

Cl. tetani ist der Erreger des schweren Krankheitsbildes **Wundstarrkrampf (Tetanus).**

Eigenschaften des Erregers

Cl. tetani ist ein schlankes, grampositives, sehr bewegliches Stäbchenbakterium, das ubiquitär vorkommt.
Der obligat anaerobe Erreger bildet endständige Sporen aus (sog. **Tennis- oder Trommelschlegelform).** Nur unter striktem Sauerstoffabschluß ist er befähigt, ein neurotoxisches Exotoxin hervorzubringen.

Wichtigste Krankheitsbilder

Voraussetzung für eine Infektion mit Cl. tetani ist eine Läsion der Haut. Herrschen dort anaerobe Verhältnisse, so kann das Bakterium sein neurotoxisches Exotoxin bilden, das für das klinische Erscheinungsbild verantwortlich ist. Die Inkubationszeit schwankt je nach Menge des gebildeten Toxins zwischen 4 Tagen bis mehreren Wochen. Die Erkrankung beginnt mit uncharakteristischen Allgemeinsymptomen wie Kopfschmerzen, Schwindel und Muskelschmerzen. Dann folgen die charakteristischen Symptome: **Trismus (= Kiefersperre), Risus sardonicus (= Grinsen) und tonisch-klonische Krämpfe** der Nacken- und Rückenmuskulatur. Im Krankheitsverlauf gehen die Dauerkrämpfe auf den Gesamtkörper über. In schweren Fällen tritt der Exitus durch Ersticken ein.

Pathogenese

Beim Wundstarrkrampf handelt es sich um eine Intoxikation, die durch das von Cl. tetani gebildete **Exotoxin** ausgelöst wird. Das Exotoxin erreicht entweder über die Nervenbahn oder aber über den Blut- bzw. Lymphweg die motorischen Ganglien des Rückenmarks und der Medulla oblongata und blockiert dort an den Vorderhornzellen alle ankommenden hemmenden Impulse. Die Folge ist eine verstärkte Krampfbereitschaft.

Laboratoriumsdiagnose

Der mikroskopische Erregernachweis aus dem Exzisionsmaterial spielt nur eine untergeordnete Rolle, da Verwechslungen mit apathogenen Formen möglich sind. Eine exakte Identifizierung ist nur durch Anlegen einer Kultur zu erreichen.
Den Toxinnachweis führt man im Tierversuch. Spritzt man Mäusen Patientenserum subkutan in die Schwanzwurzel, so zeigen die Tiere die typische „**Robbenstellung**" (Krampfstellung)

Chemotherapie

Die Behandlung besteht in einer gründlichen Reinigung der Verletzung; nötigenfalls in einer Exzision der Wunde. Gleichzeitig soll durch **Gabe von Antitoxin** eine Neutralisation des neugebildeten Toxins erreicht werden. Gegen die Keime selbst können Antibiotika (Penicillin) mit Erfolg eingesetzt werden. Ansonsten kommen nur symptomatische Maßnahmen oder die hyperbare Kammer in Frage. Zur Vorbeugung einer eventuellen Tetanuserkrankung nach Verletzung kann bei nichtgeimpften Personen eine passive Serumprophylaxe mit Tetanus-Immunglobulin durchgeführt werden.

Immunität und Schutzimpfung

Nach überstandener Erkrankung bildet sich nur eine geringe Immunität aus, die keinen Schutz vor Zweitinfektionen gewährt. Einen wirksamen Schutz bietet lediglich die aktive Immunisierung mit Tetanustoxoidimpfstoff. Die Immunisierung erfolgt durch zwei i. m.-Injektionen von 0,5 ml Impfstoff im Abstand von mindestens 4 Wochen. Ein Jahr später wird die Grundimmunisierung durch eine dritte Injektion abgeschlossen. Der wirksame Impfstoff hält mindestens 5 Jahre an.

Epidemiologie und Prophylaxe

Jeder Erkrankungs- oder Todesfall muß sofort dem nächsten Gesundheitsamt gemeldet werden. Als Prophylaxe werden Auffrischimpfungen im Abstand von 10 Jahren empfohlen.

5.7.2 Clostridium botulinum

Allgemeine Bedeutung

Cl. botulinum zählt zu den gefährlichsten Nahrungsmittelvergiftern. Sein Exotoxin ruft beim Menschen eine schwere Intoxikation (**Botulismus**) hervor.

Eigenschaften des Erregers

Cl. botulinum ist ein grampositives, bewegliches Stäbchenbakterium, das subterminale Sporen bilden kann. Sie kennzeichnen sich durch eine hohe Thermoresistenz aus. (Abtötung erfolgt erst nach 3½ bis 5stündiger Exposition im strömenden Wasserdampf). Der Erreger, der ubiquitär vorkommt, wächst nur unter anaeroben Bedingungen. Er bildet 5 antigenetisch unterscheidbare Toxine, von denen nur die Typen A, B, und E für den Menschen pathogen sind.

Krankheitsbild

Eine Infektion ist nur möglich durch den Genuß botulinustoxinhaltiger Nahrungsmittel oder durch Inhalation der Toxine. Nach einer Inkubationszeit von 12 bis 36 Stunden treten als erste charakteristische Symptome Doppelsehen, hervorgerufen durch Lähmung der Augenmuskel, und Schluckbeschwerden auf. In der Folge kommen Sprachschwierigkeiten und Atem- und Herzlähmung hinzu. Die Letalität ist sehr hoch.

Pathogenese und Therapie

Ausgelöst werden die Lähmungen der Muskulatur durch das Botulinustoxin, das eine **Blockierung der Azetylcholinsynthese** an den neuromuskulären Endplatten verursacht. Neben einer symptomatischen Therapie kommt die **Gabe von Cholinesterasehemmstoffen** zur Vermeidung der Lähmungserscheinungen in Betracht. Zusätzlich sollte man noch Antitoxin verabreichen;

doch ist diese Maßnahme wirkungslos, wenn schon eine Fixierung des Toxins eingetreten ist.

Laboratoriumsdiagnose

Zur Diagnose wird der Toxinnachweis aus verdächtigen Nahrungsmitteln, Mageninhalt und Serum geführt. Dazu bedient man sich des Tierversuchs mit Mäusen oder Meerschweinchen.

Epidemiologie und Prophylaxe

Das thermolabile Botulinustoxin kommt unter gewissen Voraussetzungen in Nahrungsmittelkonserven vor:
- **mangelhafte Sterilisation**
- **Kontamination der Nahrungsmittel**
- **anaerobe Bedingungen ohne Luftzufuhr**
- **keine Nacherhitzung** (schon 60minütiges Kochen zerstört das Toxin)

Bei Botulismus besteht Meldepflicht im Verdachts-, Erkrankungs- und Todesfall.

5.7.3 Clostridium perfringens u. andere Erreger der Gasödemgruppe

Allgemeine Bedeutung

Costridium perfringens (*Welch-Fränkischer* Gasbrandbazillus) ist der häufigste **Erreger des Gasbrandes** (ca. 80% der Fälle). Außer ihm können auch Cl. novyi, Cl. histolyticum, Cl. septicum, Cl. faseri und Cl. haemolyticum ebenfalls ein Gasödem verursachen. In der Hauptzahl der Fälle liegt jedoch beim Gasbrand eine Mischinfektion von verschiedenen Clostridienarten vor. Häufig findet man auch aerobe Keime (Kokken, Proteus und Pyozyaneusbakterien). Sie sorgen durch Sauerstoffverbrauch für anaerobe Verhältnisse. Gasbrand kann beim Menschen auch iatrogen durch Verwendung von fehlerhaft sterilisierten Instrumenten und Lösungen hervorgerufen werden. Zusätzlich kann Cl. perfringens auch Lebensmittelvergiftungen verursachen, die unter dem Bild einer schweren Enteritis ablaufen.

Eigenschaften des Erregers

Cl. perfringens ist ein grampositives, anaerob wachsendes Stäbchenbakterium mit mittelständigen Sporen. Es kommt ubiquitär vor und ist als einziges von allen pathogenen Clostridienarten unbeweglich. Cl. perfringens ist in der Lage mehrere Toxine zu bilden, die sich antigenetisch unterscheiden lassen. Von Bedeutung für den Menschen ist nur der Typ A.

Krankheitsbild und Pathogenese

Zur Infektion kommt es nur, wenn Clostridien mit dem Schmutz in tiefe Gewebszertrümmerungen gelangen und dort anaerobe Verhältnisse vorfinden. Nach einer Inkubationszeit von 6 bis 72 Std. wird die Wunde stark schmerzhaft und schwillt an. Die auftretende **blauschwarze Verfärbung** zeigt die **nekrotisierende Myositis** an. Beklopft man die Wunde, hört man das typische **Knistern von zerplatzenden Gasblasen**. Das Allgemeinbefinden verschlechtert sich infolge der Toxinämie zusehends. Ohne Behandlung tritt in kurzer Zeit der Tod im Schock ein.

Laboratoriumsdiagnose

Im allgemeinen wird die Diagnose zunächst klinisch gestellt. Um sie bakteriologisch erhärten zu können, wird folgendes Untersuchungsmaterial gewonnen:
- **Wundsekret oder Eiter**
- **Wundabstrich**
- **Exzision aus der Wunde**

Die Untersuchung zur Identifizierung einer Gasbrandinfektion wird in folgende Abschnitte eingeteilt:

A. **Mikroskopische Untersuchung eines Ausstrichs**
Es werden Beweglichkeit, Gestalt der Bakterien und die Lage der Sporen beurteilt.

B. **Kultur**
Es wird eine kulturelle Züchtung unter anaeroben Verhältnissen durchgeführt. Anschließend wird die Wuchsform betrachtet und die biochemische Leistung des Erregers getestet.

C. **Tierversuch am Meerschweinchen**
Er wird in Zweifelsfällen zur endgültigen Sicherung der Diagnose durchgeführt.

Therapie

Es wird eine Kombinationstherapie durchgeführt:
A. **Hochdosierte Antibiotika** (z. B. Penicillin) und Sulfonamide
B. **Chirurgische Wundtoilette**, d. h. breite, tiefe Eröffnung der Wunde, um für Luftzufuhr zu sorgen
C. **Behandlung in der hyperbaren Kammer** (Sauerstoffüberdruckbehandlung)
D. **Antitoxische Behandlung** mit polyvalenten Immunseren.

5.8 Mykobakterien und Aktinomyzeten

5.8.1 Mycobacterium tuberculosis, Mycobacterium bovis

Allgemeine Bedeutung

M. tuberculosis ist der klassische Erreger der menschlichen Tuberkulose. Außerdem können noch M. bovis (Erreger der Rindertuberkulose) und in seltenen Fällen M. avium (Erreger der Geflügeltuberkulose) beim Menschen ein tuberkuloseähnliches Krankheitsbild hervorrufen.

Eigenschaften des Erregers

Mykobakterien sind schlanke, unbewegliche, sporenlose Stäbchen, die säure- und alkoholfest sind. Sie zeichnen sich gegenüber äußeren Einflüssen durch eine enorme Widerstandsfähigkeit aus. Nach der **Ziehl-Neelsen-Färbung** erscheinen sie als rote, schlanke Stäbchen im Mikroskop.

Wichtigste Krankheitsbilder

Die **primäre Tuberkulose** manifestiert sich am häufigsten in der **Lunge**, während in der **Postprimärinfektionsperiode** (auch **Organtuberkulose** genannt) nach einer Latenz von mehreren Jahren außer der **Lunge** häufig auch noch das **Skelett** – (Wirbelkörper und Dornfortsätze) und das **Urogenitalsystem** betroffen sind. Die Tuberkuloseinfektion des Menschen verläuft am häufigsten über die Tröpfcheninfektion. Nur in seltenen Fällen gelangen die Erreger über Läsionen der Haut bzw. der Schleimhaut in den Körper. Nach einer Inkubationszeit von 4–6 Wochen kommt es zu Lungenaffektionen. Der Körper reagiert je nach seiner Abwehrlage in unterschiedlicher Form auf die Toxine der Tuberkulosebakterien:

A. **Produktive Form**
Die mesenchymalen Zellelemente wuchern und bilden ein Granulationsgewebe aus **Langhansschen Riesenzellen, Epitheloidzellen** und **Lymphozyten** um den Infektionsherd (Käseherd). Dadurch wird dieser bindegewebig abgekapselt (sog. **Tuberkulom**).

B. **Exsudative Form**
Das entzündliche Exsudat um den Infektionsherd fällt der Nekrose anheim (**Verkäsung**). Wird der Käse verflüssigt und über den Bronchialbaum ausgestoßen, entsteht eine **Kaverne.**

C. **Miliare Form**
Sie entsteht bei fehlender Abwehrlage und hämatogener Aussaat der Tuberkelbakterien. Die Folge sind eine Streuung von hirsekorngroßen Tuberkeln in praktisch allen Organen, wobei jedoch bevorzugt die Lungen befallen sind.

Laboratoriumsdiagnose

Die wichtigsten Untersuchungsmaterialien bei einer Lungentuberkulose sind vor allem Sputum, Magensaft und Bronchialsekret. Außerdem eignen sich noch Kehlkopfabstriche sowie Lymphknotenpunktate. Für die Untersuchung auf Urogenitaltuberkulose kommen Urin, Menstrualblut, Ejakulat und Prostatasekret in Frage. Der schnellste Nachweis von M. tuberculosis erfolgt mikroskopisch. Seine Aussagekraft ist jedoch beschränkt, da über 100 000 Tuberkelbakterien pro ml Untersuchungsmaterial benötigt werden, um einen positiven Befund zu erheben. Außerdem ist nicht immer eine Unterscheidung zwischen pathogenen Tuberkelbakterien und saprophytären Mykobakterien möglich. Die kulturelle Untersuchung gilt aufgrund ihrer Zuverlässigkeit als Routinemethode der Wahl. Sie erzielt auch noch positive Befunde, wenn die Zahl der Bakterien sehr klein ist. Vorteilhaft ist auch noch, daß dadurch die Möglichkeit einer Resistenzprüfung gegeben ist.

M. tuberculosis und M. bovis sind für das Meerschweinchen pathogen. Da der Tierversuch einen hohen Aufwand erfordert, bleibt er für spezielle Sonderfälle reserviert, wie z. B. bei nur schwer oder selten gewinnbarem Untersuchungsmaterial (Op–Material, Liquor) und bei Kulturversagern. Ein positiver bakteriologischer Befund ist sowohl im Tierversuch als auch bei kultureller Anzüchtung nicht vor Ablauf von 2 bis 3 Wochen zu bekommen. Als negativ kann ein Befund erst 8 Wochen nach Verimpfung des Untersuchungsmaterials gewertet werden. Mykobakterien werden intermittierend ausgeschieden. Um auch alle Bakterienausscheider zu erfassen, sind mehrfache Untersuchungen im Abstand von einigen Tagen erforderlich. Mit Hilfe einer Kultur aus rein gezüchteten Mykobakterien kann eine Sensibilitätstestung gegenüber Tuberkulostatika durchgeführt werden. Ein Ergebnis der Resistenzbestimmung ist erst 4 Wochen nach Züchtung des Keimes zu erhalten.

Chemotherapie

Folgende Mittel sind in der Chemotherapie der Tuberkulose gebräuchlich:

Bezeichnung	Applikationsform	Pharmakokinetik	Nebenwirkungen
Isozianid (INH)	per os	Liquor- und Plazentagängig	Vorwiegend am ZNS, Magen-Darm-Störungen, Agranulozytose, Leberschädigung

Bezeichnung	Applikationsform	Pharmakokinetik	Nebenwirkungen
Rifampicin	per os	Liquorgängig	Allergie, Magen-Darm-Störungen, Kontraindikation im 1. Trimenon der Schwangerschaft und bei Leberschäden
p-Aminosalizylsäure (PAS)	per os	schnelle renale Ausscheidung	Magen-Darm-Störungen, Interferenz mit der Prothrombinsynthese
Streptomycin	parenteral	ausschließlich renale Ausscheidung	Irreversible Hirnnervenstörung (N. vestibularis, N.acusticus), Nierenschäden
Ethambutol	per os	weitgehend renale Ausscheidung	Sehstörungen, Nierenschädigung, Neuritis Allergie, Leukopenie

Aufgrund der hier beschriebenen Nebenwirkungen sind im Laufe einer Therapie routinemäßige Überprüfungen von Gehör und Gleichgewicht, der Blutwerte, der Leber- und Nierenfunktion sowie der Augenfunktion angezeigt.

Die Behandlung der Tuberkulose wird in Form einer **Kombinationstherapie** durchgeführt. Bei voller Einzeldosis jedes einzelnen Tuberkulostatikums wird hierdurch die Gefahr einer Resistenzentwicklung der Mykobakterien reduziert. Man teilt den Behandlungszeitraum in verschiedene Phasen ein:

- **Initialphase** (3–6 Monate, bis Sputum negativ).
  Dieses ist die Phase der **Dreifachkombination,** wobei Isoniazid, Ethambutol und Rifampicin die gebräuchlichste Kombination darstellen. Allerdings ist die Wahl der einzelnen Mittel immer individuell je nach Verträglichkeit und weiteren Erkrankungen des Patienten abzustimmen.

- **Stabilisierungs-** oder **Konsolidierungsphase** (ca. 6 Monate);
  Die Dreifachkombination wird auf eine **Zweifachkombination** reduziert.
  Möglich wäre hier Isoniazid in Kombination mit Rifampicin.
- **Sicherungsphase** (9–12 Monate);
  Übergang zur **Monotherapie** (z. B. Isoniazid).

Diese spezifischen Maßnahmen der Tuberkulosetherapie können unterstützt werden durch unspezifische Maßnahmen wie eiweiß-, fett- und vitaminreiche Diät, Freiluftbehandlung, usw.

Immunität und Schutzimpfung

Der Impfstoff der Tuberkulose-Schutzimpfung (**BCG** = **Bacille–Calmette–Guerin**) enthält lebende, attenuierte (= abgeschwächte) Tuberkelbakterien vom Typ bovinus. Die Impfung erfolgt intrakutan und wird im allgemeinen schon bei Neugeborenen durchgeführt oder bei tuberkulinnegativen Kindern spätestens im 16. Lebensjahr. Zwischen der 3. und 6. Woche nach der Impfung bildet sich an der Impfstelle ein rotes Knötchen aus, welches nach 8 Wochen narbig abheilt. Durch diese BCG-Impfung wird jedoch kein absoluter Schutz gegenüber Infektionen durch Tuberkelbakterien erreicht, besonders wenn es sich um eine massive Infektion mit großen Mengen hochvirulenter Mykobakterien handelt. Die Erkrankungshäufigkeit konnte jedoch um ca. 80% reduziert werden. Die Dauer des Impfschutzes beträgt im Durchschnitt fünf bis sieben Jahre.

Der Impfschutz kann durch Tuberkulinproben, die bei erfolgreicher Impfung fast immer positiv verlaufen, überprüft werden. **Tuberkuline** sind gelöste Gifte und Zerfallsprodukte von Tuberkelbakterien, die als Teilantigene im tuberkulösen Organismus (Schutzimpfung, durchgemachte Tuberkulose) zu einer Überempfindlichkeitsreaktion führen. Als lokale Reaktion sieht man die Ausbildung einer Papel. Im einzelnen kann man die Tuberkulinprobe in verschiedener Weise durchführen:

- *Moro-Test* (**Perkutanprobe**)
  Nach Auftragen von Tuberkulinsalbe auf einen entfetteten Hautbezirk (Brusthaut) erscheint hier bei positivem Ausfall **nach 24–48 Stunden eine Papel**. Dieser Test ist allerdings nur für Kinder geeignet, da bei Jugendlichen und Erwachsenen die Haut zu unempfindlich ist.

- *Mendel-Mantoux-Test* (**Intrakutanprobe**)
  Tuberkulin wird an der Innenseite des Unterarmes injiziert. Dieser Test wird als positiv bewertet, wenn sich an der Injektionsstelle **nach zwei bis drei Tagen eine Papel** ausbildet, die mindestens 6×6 mm groß ist.

- *Tine-Test* (**Intrakutaner Stempeltest**)
  Mit einem vierzähnigen Plastikstempel wird Alttuberkulin in die Haut

eingebracht, ebenfalls an der Innenseite des Unterarms. Der Test ist positiv, wenn sich an **mindestens einer Einstichstelle eine Papel** ausbildet. Wenn trotz technisch einwandfreier Durchführung bei einer der Proben nur eine schwach positive Reaktion eintritt, kann dieses auch – auf Grund einer Kreuzreaktivität – seinen Grund in einer Sensibilisierung durch atypische Mykobakterien haben.

Epidemiologie und Prophylaxe

Die Übertragung der Tuberkulose geschieht in den meisten Fällen (ca. 95%) aerogen durch Tröpfcheninfektion. Eine besonders gefährliche Infektionsquelle stellt hier der Mensch mit einer kavernösen Lungentuberkulose (sog. „**offene**" **Form der Lungentuberkulose**) dar. Die Übertragung der Tuberkulose vom Rind auf den Menschen durch infizierte Milch bzw. Milchprodukte ist sehr selten geworden, da die Rindertuberkulose kaum noch vorkommt.

Neben dieser direkten Übertragung der Tuberkulose ist auch noch eine indirekte Übertragung durch infizierte Staubpartikel möglich. An der Außenwelt, an die sie durch Sputum, Urin, etc. gelangen können, zeigen die Tuberkelbakterien hohe Resistenz, allerdings nur dann, wenn sie von einer Schutzhülle aus organischem Material umgeben sind, die sie vermehrungsfähig und infektiös erhält.

Gemäß dem Bundesseuchengesetz vom 18. 7. 1961 ist nach § 3 jeder Fall einer Erkrankung, des Verdachtes einer Erkrankung sowie eines Todes an der aktiven Form der Lugentuberkulose bzw. an der Tuberkulose der übrigen Organe meldepflichtig!

Zur **Prophylaxe von Tuberkuloseinfektionen** zählt die oben beschriebene Schutzimpfung, die in regelmäßigen Zeitabständen durchzuführende Röntgenreihenuntersuchung, eine INH-Prophylaxe bei Tuberkuloseverdacht sowie die Desinfektion von verseuchten Gegenständen, Wohnungen, Kleidungsstücken usw. Hierbei dürfen nur solche Desinfektionsmittel zur Anwendung kommen, die vom Bundesgesundheitsamt für diesen Zweck zugelassen sind. Man findet sie aufgeführt in Listen des Bundesgesundheitsamtes und des Zentralkomitees zur Bekämpfung der Tuberkulose.

5.8.2 Sogenannte atypische Mykobakterien

Allgemeine Bedeutung

Bei Fällen klassischer Tuberkulose, insbesondere der Lungentuberkulose, konnte man Mykobakterien isolieren, die sich so ohne weiteres nicht den typischen Mykobakterien zuordnen ließen. Diese auch als atypisch oder

nicht klassifizierbar bezeichneten Mykobakterien unterscheiden sich von den typischen Mykobakterien in folgenden Punkten:
- **keine Meerschweinchenpathogenität**
- **schnellere Vermehrung**
- **in der Form kürzer und dicker**

Die Organveränderungen, die diese atypischen Mykobakterien hervorrufen, sind jedoch in keiner Weise von denen der typischen Tuberkelbakterien zu unterscheiden. Ein geringer Prozentsatz der in der BRD vorkommenden Mykobakteriosen sind durch die nicht klassifizierbaren Mykobakterien verursacht.

Eigenschaften des Erregers

Die unterschiedlichen Eigenschaften der atypischen von den typischen Mykobakterien sind im vorherigen Punkt genannt. Das mikroskopische Bild erlaubt sowohl in der *Ziehl-Neelsen-* wie auch in der *Auramin*-Färbung selbst keine Unterscheidung der beiden Bakterienarten.

Wichtigste Krankheitsbilder

Die durch Mycobacterium ulcerans verursachte Hautmycobakteriose ist das wichtigste und schwerwiegendste Krankheitsbild. Große fistelnde Geschwüre mit weiter Unterminierung der Haut treten auf. Die Therapie ist äußerst langwierig und kann in schweren Fällen sogar zur Amputation führen. Weitere Krankheiten sind die Halslymphknoten- und Lungenmycobakteriose.

5.8.3 Mycobacterium leprae

Allgemeine Bedeutung

Der Erreger der Lepra ist das Mycobacterium leprae, welches sich mit Hilfe der *Ziehl-Neelsen*-Färbung mikroskopisch als säurefestes Stäbchenbakterium darstellt.

Eigenschaften des Erregers

Die Diagnose einer Lepraerkrankung ist auf die mikroskopische Darstellung der Erreger und auf die klinischen Symptome der Erkrankung beschränkt. Es ist bis heute noch nicht möglich, den Erreger in Kulturen zu züchten bzw. ihn in Tierversuchen nachzuweisen.

Wichtigste Krankheitsbilder

Die Inkubationszeit dieser Erkrankung reicht von einigen Monaten bis zu mehreren Jahrzehnten; im allgemeinen liegt sie jedoch zwischen 2 und 4 Jahren.
Die Erkrankung kann in verschiedenen Erscheinungsformen auftreten:

- **Tuberkuloide Form**
  Zu der Bezeichnung „tuberkuloid" ist es auf Grund der erythematös bis dunkelrot infiltrierten Hautveränderungen gekommen. Weitere Symptome sind Sensibilitätsstörungen und asymmetrische Erkrankung der peripheren Nerven, wobei die Nervenstränge zum Teil knotig verdickt sind. Dieser Verlauf ist Ausdruck einer **guten Resistenzlage** des Organismus.

- **Lepromatöse Form**
  Diese Verlaufsform entwickelt sich im Gegensatz zum tuberkuloiden Typ bei **schlechter Abwehrlage** des befallenen Organismus. Besonders im Gesicht finden sich knotige, anaesthetische Infiltrate und bräunlich-rote Flecken. Später entwickeln sich Ulzerationen, Nekrosen und Verstümmelungen bis zum sog. „Löwengesicht". Auch innere Organe wie Darm, Niere und Leber können befallen sein.

- **Borderline-Form (dimorphe Form)**
  Bei dieser Übergangsform kann einmal mehr der tuberkuloide Verlauf, ein anderes Mal mehr der lepromatöse Verlauf überwiegen.

- **Indeterminierte Form**
  Wie beim Borderline-Typ ist die immunbiologische Reaktion des befallenen Organismus noch unklar. In den meisten Fällen zeigen sich Hauterscheinungen in Form von rötlichen, zuweilen auch blassen, kaum erhabenen Maculae.

Epidemiologie und Prophylaxe

Die Lepra ist offensichtlich keine hochinfektiöse Erkrankung; möglicherweise bedarf es einer sehr langen Exposition und eines sehr engen Kontaktes, damit es zu einer Infektion kommt. Manche Autoren vermuten, daß auch noch eine besondere Disposition vonnöten ist. Eintrittspforten können Verletzungen der Haut sowie die Schleimhäute des Nasen-Rachen-Raumes sein. Neben Tröpfcheninfektionen von Mensch zu Mensch sind auch schon Schmutzinfektionen durch Fliegen beobachtet worden.
Während die Erkrankung früher weltweit zu finden war, ist sie heute auf tropische und subtropische Regionen beschränkt.
Die spezifische Behandlung erfolgt im allgemeinen mit **Sulfonen** und **Tuberkulostatika** (s. 10.1.5).
Prophylaktische Maßnahmen in der Bekämpfung der Lepra sind:

- Absonderung von Erkrankten in besonderen Fällen
- BCG-Impfung bei Kindern
- Aufdecken von Krankheitsherden durch Einführung der Meldepflicht
- Bekämpfung hygienischer und sozialer Mißstände.

5.8.4 Actinomyces israelii

Allgemeine Bedeutung

Der klassische Leitkeim der menschlichen Aktinomykose ist Actinomyces israelii, ein fakultativ pathogener Keim, der sich in der normalen Mund- und Darmflora findet.
Die **Aktinomykose** stellt eine endogene pseudomykotische Mischinfektion dar, an der Begleitkeime wie aerobe und anaerobe Streptokokken, Staphylokokken, Bacteroides melaninogenicus u. a. beteiligt sind.

Wichtigste Krankheitsbilder

Zu 60–70% befällt die Aktinomykose die Weichteile des Unterkiefers (**orofaciale Form**) und des Halses (**cervikale Form**). In den entzündeten Bereichen (Wangenschleimhaut, Zahnfleisch) bilden sich harte Infiltrationen. Bei fortschreitender Zerstörung des Gewebes bilden sich **Abszesse** und zahlreiche **Fisteln,** die stark eitern können.
Der zweithäufigste Manifestationsort der Aktinomykose ist die Lunge, wo es zunächst zur Ausbildung einer Bronchopneumonie kommt. Setzt hier keine Therapie ein, so breitet sich die Erkrankung unter Fistelbildung auf Pleura, manchmal sogar auf den Thorax aus.
Ebenfalls unter Fistelbildung verläuft auch die Darmaktinomykose, die sich in den meisten Fällen im Ileocoecalbereich abspielt.

Laboratoriumsdiagnose

Das Diagnostikum dieser Krankheit ist die **Druse;** das sind charakteristische Körnchen im Eiter, die als makroskopisches Erscheinungsbild von Actinomyces-Kolonien imponieren.
Im mikroskopischen Bild lassen sich die Actinomyces durch Gramfärbung darstellen und erscheinen als grampositive, kurze Myzel.
Die Verdachtsdiagnose läßt sich endgültig durch den kulturellen Erregernachweis verifizieren. Man legt hierzu anaerobe Kulturen in Glucose-Agar an, die nach ca. vier Wochen ein Ergebnis zeigen.

Chemotherapie

Das Antibiotikum der Wahl ist **Penicillin**; jedoch muß man auch die anderen an der Mischinfektion beteiligten Begleitkeime (s. o.) berücksichtigen. Eine weitere therapeutische Möglichkeit besteht auch noch in der chirurgischen Behandlung.

★ 5.8.5 Nocardia und weitere Arten

Allgemeine Bedeutung

Neben den Actinomyces finden sich als zweite Gattung der Actinomycetaceae die Nocardien. Im Gegensatz zu den anaerob wachsenden Actinomyces wachsen die Nocardien ausschließlich unter aeroben Bedingungen. Unter dem Mikroskop erscheinen sie als Fäden und Stäbchen, die sich zum Teil nach *Ziehl-Neelsen* anfärben lassen. Nur zwei Nocardiaarten sind für den Menschen pathogen:

- **N. asteroides** führt in seltenen Fällen zu einer Nocardiose der Lunge und des Gehirns
- **N. brasiliensis** verursacht den sog. Madurafuß.

Therapeutisch können Nocardiosen mit Penicillin angegangen werden.

5.9 Spirochäten

5.9.1 Leptospiren

Die Leptospiren gehören zu den gramnegativen Schraubenbaktieren. Sie sind spiralförmig gewundene, zarte, schlanke Fädchen, deren Enden hakenförmig gekrümmt und knopfartig aufgetrieben sind, so daß sie im mikroskopischen Bild (im Dunkelfeld bzw. nach *Giemsa*-Färbung) wie Kleiderbügel aussehen. Wichtige Leptospirenerkrankungen sind:

- **Morbus Weil** (Icterus infectiosus); übertragen durch L. icterohaemorrhagica
- **Feld-(Schlamm-)Fieber** durch L. grippotyphosa
- **Canicola-Fieber** (Hundetyphus) durch L. canicola.

Leptospirosen sind auf der ganzen Welt anzutreffen. Sie werden durch mangelhafte hygienische Verhältnisse gefördert. Sie gehören zu den Anthropozoonosen, weil die Infektion meistens über Urin oder Kot von befallenen Tieren stattfindet. Die Leptospiren dringen über Verletzungen der Haut oder Schleimhaut in den menschlichen Körper ein.

Wichtigste Krankheitsbilder

Die oben erwähnten Krankheitsbilder der Leptospirose zeigen folgende Gemeinsamkeiten:
- plötzlicher, akuter Fieberanstieg im Stadium der Generalisation mit starkem Schüttelfrost
- während 3–6 Tage bei weiter bestehendem Fieber Allgemeinerscheinungen wie Kopfschmerzen, Gliederreißen, Muskelschmerzen, Rückenschmerzen
- fieberfreies Intervall von 2–3 Tagen
- erneuter plötzlicher Fieberanstieg, der das Stadium der Organmanifestation anzeigt.

Diese Organmanifestation bezieht sich in den meisten Fällen auf das ZNS (Meningitis, Enzephalitis), Niere (Nephritis, Proteinurie) und auf die Leber (Ikterus, seröse Hepatitis). Die einzelnen Leptospirosen unterscheiden sich trotz der oben beschriebenen Gemeinsamkeiten in der Ausbildung von Organsymptomen.

- **Morbus Weil**
Erreger: Leptospira icterohaemorrhagica
Erregerreservoir: Wanderratte
Symptomatik: Ikterus, Hepatomegalie mit Transaminasenanstieg, interstitielle Nephritis mit der Gefahr der Urämie (Nierenversagen), hämorrhagische Diathese

- **Canicola-Fieber**
Erreger: Leptospira canicola
Erregerreservoir: Hunde
Symptomatik: Hier stehen Symptome einer ZNS-Manifestation im Vordergrund: Meningitis mit Kopfschmerzen. Nackensteifigkeit und Erbrechen, Enzephalitis, Polyneuritis. Ein Ikterus als Ausdruck einer Leberbeteiligung entwickelt sich nur in 10% der Fälle.

- **Feld-(Schlamm-) Fieber**
Erreger: Leptospira grippotyphosa
Erregerreservoir: Feldmäuse
Symptomatik: Gänzlich anikterischer Verlauf; Kopfschmerzen, Kreuzschmerzen, Erbrechen, Schwindel.

Laboratoriumsdiagnose

In der ersten Krankheitswoche verwendet man als Untersuchungsmaterial zur Erregerisolierung das Blut, gegebenenfalls auch Liquor cerebrospinalis. Erst in der zweiten Krankheitswoche treten die Erreger im Urin auf und können dort auch nachgewiesen werden.
Es bestehen folgende Methoden des Erregernachweises aus dem Untersuchungsmaterial:

- **Isolierung im Tierversuch** (Meerschweinchen)
- **Kulturelle Züchtung**
  Besondere Nährmedien werden mit steril entnommenen Patientenblut oder Urin beimpft. Innerhalb von drei bis vier Wochen wächst dann eine Kultur heran.
- **Darstellung im Dunkelfeldmikroskop und Phasenkontrastmikroskop** aus Blut bzw. Urin des Patienten. Mit dieser Methode gelingt aber nur selten ein eindeutiger Erregernachweis.

Neben diesen direkten Erregernachweisen kann man durch den Nachweis spezifischer, gegen Leptospiren gebildeter Antikörper auf den Erreger schließen. Die nach ca. einer Woche im Serum des Patienten auftretenden Antikörper lassen sich nachweisen mit Hilfe einer **Komplementbindungsreaktion** (Leptospiren-KBR) oder durch eine **Agglutinations-Lysis-Reaktion**.

5.9.2 Treponemen
– Treponema pallidum –

Allgemeine Bedeutung

Treponema pallidum ist der Erreger der weltweit verbreiteten **Lues (Syphilis, harter Schanker)**.

Eigenschaften des Erregers

Im Dunkelfeldmikroskop erscheint das Treponema pallidum als zarter, fadenförmiger Mikroorganismus, der im allgemeinen 4–20 gleichmäßige, korkenzieherartige Windungen aufweist. Auffällig ist die Eigenbeweglichkeit des Erregers; er kann sich um die eigene Achse drehen sowie vor- und zurückgleiten. Da es bis heute noch nicht gelungen ist, das Treponema pallidum auf der Kultur anzuzüchten, ist der direkte Erregernachweis nur unter dem Mikroskop möglich.

Wichtigste Krankheitsbilder

Die Inkubationszeit von der Infektion bis zum Auftreten der ersten Krankheitssymptome dauert 2–3 Wochen.
Die Erkrankung der Syphilis durchläuft unbehandelt drei Stadien:

A. Primärstadium
In diesem Stadium bildet sich zuerst der sogenannte **Primäraffekt** aus. Man findet zu über 90% im Genitalbereich, ansonsten aber auch im Bereich des Anus, der Lippen, der Brust und der Finger ein Knötchen.

Dieses geht schließlich über eine Erosion in ein **Ulcus** über. Entwickelt sich neben diesem Primäraffekt über eine Lymphangiitis eine Lymphadenitis der regionären Lymphknoten, so spricht man von einem **Primärkomplex**.

B. **Sekundärstadium**
6–8 Wochen nach der Infektion kommt es zu einer **Generalisation** der Erreger über die Blutbahn. Diese Phase der Erkrankung äußert sich in folgenden Symptomen:
- zuerst **makulöses**, später **papulöses Exanthem** an Haut und Schleimhäuten, welches Erreger enthält
- **Condyloma lata**; das sind Papeln, die eine breite Basis haben und nässen. Man findet sie gehäuft an feuchten Körperstellen (sog. intertriginöse Stellen) wie in der Genitalgegend, unter der Brust und zwischen Fingern und Zehen
- **Syphilitischer Haarausfall**
- Veränderungen der Mundschleimhaut; sog. **Plaques muqueuses** (weiße Papeln) und **Plaques lisses** (Schwund der Papillae filiformes) auf der Zunge
- **Leukoderm**; durch Depigmentierung entstehen, besonders im Bereich des Halses, hell gefleckte Hautstellen („Halsband der Venus").

C. **Tertiärstadium**
In dieser Phase der Erkrankung, die nach einer Latenzzeit von 2–10 Jahren einsetzt, weitet sich die Syphilis auf Organe wie das ZNS (**Tabes dorsalis, progressive Paralyse**), die Gefäße (**Aneurysma dissecans** der Aorta), auf die Leber, die Augen und den Bewegungsapparat aus. Morphologisches Substrat dieses Stadiums sind auf der einen Seite die **Syphilide** (unter Narbenbildung abheilende Herde der Haut) und die **Gummen**, die als Knoten sowohl in der Subkutis als auch in den oben beschriebenen Organen zu finden sind. Die Gummen können zu tiefen Ulcera zerfallen.

Im allgemeinen erfolgt die Infektion mit Treponema pallidum über Haut- und Schleimhautläsionen. Bei einer an Lues erkrankten schwangeren Frau ist jenseits der 16. Schwangerschaftswoche eine **diaplazentare Übertragung** des Erregers auf das Kind möglich.

Die Schwere des Krankheitsbildes beim Kind ist zu einem großen Teil vom Zeitpunkt der Infektion der Mutter abhängig. Als Faustregel kann gelten, daß die Gefahr für die Frucht umso größer ist, je früher die Mutter sich infiziert. Geschieht dieses im ersten Trimenon, so stirbt das Kind häufig ab. Erfolgt die Infektion zu einem späteren Zeitpunkt, wird das Kind zwar lebend geboren, jedoch ist es selten völlig gesund. Oft manifestiert sich die Lues auch erst nach der Geburt. In der Mehrzahl der Fälle finden sich Erkrankungen innerer Organe (Entzündung der Leber und der Milz, Pneumonie, Proteinurie, interstitielle Myokarditis, usw.). Weiterhin findet man rote Blasen an der

Haut (syphilitisches Pemphigoid), Skelettveränderungen im Röntgenbild (Periostitis, Osteomyelitis), eine hypochrome Anämie sowie später die sogenannte *Hutchinson*-Trias (Zahnveränderungen, Keratitis parenchymatosa der Cornea und Labyrinthtaubheit).

Laboratoriumsdiagnose

Wie oben schon erwähnt wurde, ist ein direkter Nachweis von Treponema pallidum durch kulturelle Anzüchtung bisher noch nicht möglich.
So muß der direkte Nachweis des Erregers unter dem Mikroskop erfolgen. Als Untersuchungsmaterial verwendet man das Reizsekret des Primäraffekts oder von Effloreszenzen des Sekundärstadiums. Die Darstellung des Erregers gelingt im Dunkelfeld oder auch mit dem Phasenkontrastmikroskop.
Nach dem Primärstadium, ca. 6 Wochen nach der Infektion, wird eine Lueserkrankung überwiegend mittels serologischer Methoden nachgewiesen.

- **Cardiolipin-Mikroflockungstest (CMF)**
  Als Antigene nimmt man hier unspezifische Lipoide aus alkoholisch gereinigten Organextrakten. Auf Grund der fehlenden Spezifität der Antigene gegenüber Lues-Antikörpern ist auch eine „positive" Reaktion möglich beim Vorliegen anderer Krankheiten wie z. B. Malaria, Lepra, Scharlach, etc.

- **Komplement-Bindungs-Reaktion (KBR)**
  Auch hier bedeutet ein positiver Ausfall dieses als *Wassermann*-Reaktion bezeichneten Lues-Suchtests nicht unbedingt, daß tatsächlich eine Luesinfektion vorliegt, da in diesem Test ebenfalls unspezifische Cardiolipin-Antigene verwendet werden.

- **Fluoreszenz-Treponema-Antikörper-Test (FTA)**
  Dieser Test, der eine hohe Spezifität aufweist, wird nach dem Prinzip des indirekten Antikörpernachweises durchgeführt. Zunächst werden im unmarkierten Patientenserum durch Zugabe von spezifischen Antigenen Antigen-Antikörper-Komplexe gebildet. Diese so gebundenen für Lues spezifischen Antikörper werden nun durch Zugabe von mit Fluoreszin markiertem Antiglobulin-Serum sichtbar gemacht.

- **Treponema-pallidum-Hämagglutinationstest (TPHA)**
  Hier wird der Nachweis von Antikörpern mit Hilfe spezifischer Luesantigene nach dem Prinzip der passiven Hämagglutination (indirekter Coombstest) erbracht. Große Spezifität.

- **Treponema-pallidum-Immobilisationstest (TPI)**
  Wegen zu hohen Aufwandes kommt dieser Test nur selten zur Anwendung, obwohl er eine hohe Spezifität und Empfindlichkeit aufweist. Lebende Lueserreger (im Kaninchenhoden gezüchtet) werden durch die

nachzuweisenden Antikörper bei Zugabe von Komplement in ihren typischen Bewegungen (s. o.) gehemmt.

Chemotherapie

Das Mittel der Wahl ist in diesem Fall **Penicillin**. Wie auch bei jeder anderen Penicillintherapie muß der Patient im Hinblick auf Überempfindlichkeitsreaktionen, die vom einfachen Erythem bis hin zum anaphylaktischen Schock reichen können, beobachtet werden.

Besonders erwähnenswert ist in diesem Zusammenhang auch die *Jarisch-Herxheimer*-**Reaktion**, wo unter der Penicillintherapie das Fieber plötzlich stark ansteigt und Effloreszenzen neu aufflammen. Dieses Phänomen führt man auf einen massiv einsetzenden Zerfall der Lueserreger zurück.

Immunität und Schutzimpfung

Der menschliche Organismus bildet nach durchgemachter Infektion keine Immunität aus, so daß Rückfälle oder Neuinfektionen immer wieder auftreten können.

Eine Impfprophylaxe in Form einer Schutzimpfung ist bis heute noch nicht möglich.

Epidemiologie und Prophylaxe

Die Übertragung des Erregers Treponema pallidum von einem Menschen auf den anderen geschieht nahezu ausschließlich durch Geschlechtsverkehr. Bei nur 5% der Erkrankungen nimmt man einen anderen Infektionsweg an (z. B. über infizierte Gegenstände wie Trinkgefäße, Eßbesteck usw.).

Bedingung für das Eintreten von Treponema pallidum in einen Organismus ist immer eine Läsion der Haut bzw. Schleimhaut im Bereich der Kontaktstelle.

Nach dem Gesetz zur Bekämpfung der Geschlechtskrankheiten vom 23. Juli 1953 ist die Syphilis meldepflichtig ohne Namensnennung. Namentlich werden nur solche Patienten zur Meldung gebracht, die sich einer Behandlung entziehen.

Weitere prophylaktische Maßnahmen sind u. a. Krankenhausabsonderung in besonderen Fällen, Kohabitationsverbot während der Zeit der Ansteckungsgefahr, Verbot der Blutspende und der Stillung.

★ 5.9.3 Borrelien
– Borrelia recurrentis, duttoni, vincenti –

Allgemeine Bedeutung

Borrelia recurrentis und Borrelia duttoni sind die Erreger des **Rückfallfiebers**. Die Übertragung dieser beiden Erreger auf den Menschen erfolgt in allen Fällen durch blutsaugende Arthropoden, wobei

- Borrelia recurrentis durch die **Kleiderlaus** übertragen wird und das **epidemische (Läuse-) Rückfallfieber** auslöst, während
- Borrelia duttoni durch die **Zecke** übertragen wird, wodurch das Krankheitsbild des **enzootisch-endemischen (Zecken-) Rückfallfiebers** hervorgerufen wird.

Das epidemische (Läuse-) Rückfallfieber ist in europäischen Zonen anzutreffen, wohingegen das endemische (Zecken-) Rückfallfieber im afrikanischen, indischen und mittelamerikanischen Raum gefunden wird.
Eine weitere Borrelienart, **Borrelia vincenti** ist neben fusiformen Bakterien ein Miterreger der **Angina Plaut-Vincenti**.

Eigenschaften des Erregers

Bei den Borrelien handelt es sich um fädige, relativ große (0,6 µm dick, 20 µm lang), gramnegative Bakterien mit 3–6 Spiralen und flachen Windungen. Ihre schlangenartigen Bewegungen können im Nativpräparat unter dem Dunkelfeldmikroskop beobachtet werden. Eine Anfärbung der Borrelien gelingt mit Anilinfarbstoffen oder nach *Giemsa*.

Wichtigste Krankheitsbilder

Angina Plaut-Vincenti
Im Unterschied zu Anginen anderer Ätiologie (Streptokokkenangina, Diphtherie, Mononucleosis infectiosa) ist bei der Angina *Plaut-Vincenti* in den überwiegenden Fällen nur **eine Tonsille** befallen. Sie ist zu Beginn der Erkrankung mit einer grau-weiß-grünlichen Pseudomembran bedeckt; im späteren Verlauf entstehen hier tiefe Ulzerationen, in denen auch die Erreger nachweisbar sind. Diese Ulzerationen und der damit verbundene Gewebszerfall führen zu einem unangenehmen Mundgeruch. Im Vergleich zu diesem doch ausgeprägten Lokalbefund erscheinen die Allgemeinsymptome mit einem geringen Temperaturanstieg und mäßigem Anstieg der Leukozyten eher gering.
Therapiert wird mit Penicillin oder einem anderen Breitspektrumantibioti-

kum; weiterhin kann mehrmaliges Gurgeln mit oxydierendem Mundwasser den Heilungsprozeß begünstigen.

Rückfallfieber

Die Bezeichnung dieser Krankheit rührt daher, daß im Stadium der Generalisation ca. 6 Tage dauernde Fieberattacken (bis zu 41°) von fieberfreien Intervallen abgelöst werden; diese gehen nach einer Woche wieder in das Fieberstadium über, usw. Dieser wechselhafte Verlauf kann sich 5–10mal wiederholen. An Allgemeinsymptomen finden sich Übelkeit, Erbrechen, Kopfschmerzen, Milz- und Leberschwellung.

Laboratoriumsdiagnose

Im Abstrich einer im Verlauf der Angina Plaut-Vincenti ulzerierten Tonsille lassen sich die Erreger (Borrelia vincenti und fusiforme Bakterien) mikroskopisch darstellen.

5.10 Mykoplasmen

5.10.1 M. pneumoniae

Allgemeine Bedeutung

Die Mykoplasmen unterscheiden sich von den Bakterien durch das Fehlen einer Zellwand. Statt dessen besitzen sie als Begrenzung zur Umwelt lediglich eine Zytoplasmamembran. Dieser Umstand ist auch für die pleomorphe Eigenschaft verantwortlich, d. h. die Mykoplasmen sind in ihrer Gestalt wandlungsfähig. So kann man sie in Form feiner Granula, aber auch als lange Fäden antreffen. Aufgrund dieser pleomorphen Eigenschaft sind sie auch fähig, Membranfilter zu passieren. Die Größenangaben über Mykoplasmen schwanken zwischen 0,1 und 10 µm. Sie sind die kleinsten, sich frei vermehrenden Lebewesen; die Vermehrung erfolgt durch Querteilung. Auf geeigneten leblosen und eiweißreichen Nährböden können Mykoplasmen aerob und anaerob kultiviert werden.

Größere epidemiologische Bedeutung genießen die Mykoplasmen in der Tiermedizin. Beim Menschen ist zum einen M. hominis von Bedeutung; bei unklarer Pathogenität findet es sich im Urogenitaltrakt (bes. bei der Frau). Zum anderen ist M. pneumoniae zu beachten, welches der Erreger von Infektionen der oberen Luftwege sowie der sog. primär atypischen Pneumonien (PAP) ist.

Wichtigste Krankheitsbilder

Primär atypische Pneumonien (PAP)

Der Erkrankungsgipfel liegt zwischen dem 20. und 40. Lebensjahr. Da die Übertragung von Mensch zu Mensch ausschließlich durch Tröpfcheninfektion erfolgt, breitet sich die Erkrankung besonders unter Menschen aus, die in engen Gemeinschaften (Internat, Ferienlager) leben. Nach einer Inkubationszeit von 10–14 Tagen beginnt die Symptomatik mit allgemeiner Müdigkeit und Abgeschlagenheit. Oft kommt es plötzlich unter Verstärkung der Allgemeinsymptome und schwerem Krankheitsgefühl zu Husten, Fieberanstieg und Schüttelfrost. In den meisten Fällen heilt die Krankheit nach 14–20 Tagen komplikationslos ab.

Laboratoriumsdiagnose

Im Frühstadium der Krankheit lassen sich die Mykoplasmen mittels kultureller Verfahren direkt aus dem Sputum bzw. aus Abstrichen (Nase, Rachen, Trachea, Bronchien) nachweisen.

In der Routine der täglichen Praxis erfolgt die Diagnose jedoch fast ausschließlich auf serologischer Basis durch den Nachweis komplementbindender Antikörper in der KBR; desweiteren ist die Durchführung von Hämagglutinationstests, Immunfluoreszenztests, Geldiffusionstests und Latextests üblich.

Chemotherapie

Neben den unspezifischen Maßnahmen bei einer Pneumonie (Bettruhe, Kreislaufmittel, Sauerstoff bei Zyanose und Dyspnoe) besteht die spezifische Antibiotikatherapie in der Applikation von Breitspektrumantibiotika, von denen sich **Tetracycline** und **Erythromycin** besonders wirksam zeigen. Penicillin dagegen ist unwirksam, da die Erreger keine Zellwand besitzen.

5.11 Obligate Zellparasiten

5.11.1 Rickettsien/Coxiellen

5.11.1.1 Rickettsia prowazeki

Allgemeine Bedeutung

Bei der Betrachtung ihrer Morphologie und ihrer Züchtbarkeit nehmen die Rickettsien einen Platz zwischen Bakterien und Viren ein.
Sie besitzen eine Zellmembran, Zytoplasma mit RNS und DNS in Kernäqui-

valenten sowie ein eigenes Enzymsystem zum autonomen Stoffwechsel, der jedoch nur in Gegenwart lebender Zellen stattfinden kann. Ihre Vermehrung erfolgt wie bei den Bakterien durch Querteilung, doch ist dieser Vorgang nur in der Wirtszelle möglich. Eine Ausnahme macht hier lediglich R. quintana, der Erreger des Fünftagefiebers. Mit einer Größe von 300 bis 500 nm sind die Rickettsien unter dem Lichtmikroskop nachweisbar und stellen sich dort als unbewegliche Kugeln und Stäbchen dar.

Rickettsia prowazeki ist der Erreger des **klassischen Fleckfiebers** (Typhus exanthematicus).

Wie der Name schon anklingen läßt, ist die Erkrankung während der Fieberphase durch ein Auftreten makulöser Effloreszenzen charakterisiert. Während die Fieberphase sich im Sinne einer Kontinua über ca. 10 Tage erstreckt, findet sich das Exanthem vom 4. bis zum 7. Tag, wobei nur die Gesichts- und Halspartien frei bleiben.

Zur spezifischen Therapie werden Tetracyclin und Chloramphenicol angewendet.

Laboratoriumsdiagnose

A. Direkter Erregernachweis

Blut einer erkrankten Person wird auf ein Meerschweinchen übertragen, an dem sich wiederum Läuse infizieren. Bei diesen kann man dann nach einigen Tagen im Darm bzw. aus den Faeces R.prowazeki mikroskopisch nachweisen.

B. Nachweis von Antikörpern

Eine sehr spezifische Methode ist die **Weil-Felix-Reaktion.** Hier kommt es zu einer spezifischen Agglutination von Proteus-X-Stämmen im Serum Fleckfieberkranker. Die Ursache dieser Reaktion liegt wohl darin begründet, daß sowohl Rickettsien wie auch Proteus über identische spezifische Körperantigene (O-Antigene) verfügen. Oft wird der Stamm Proteus OX 19 als spezifisches Antigen verwendet. Bei positivem Ausfall muß man allerdings bedenken, daß auch eine Infektion durch andere Rickettsienarten vorliegen kann.

Weiterhin gelingt der Nachweis spezifischer Antikörper auch mit Hilfe einer Komplementbindungsreaktion, wobei im Dottersack von Hühnerembryos gezüchtete Rickettsien als Antigene dienen.

Epidemiologie und Prophylaxe

Nach dem Bundesseuchengesetz von 1961 gehört das Fleckfieber zu den Krankheiten, wo jeder Fall des Auftretens einer Erkrankung, des Verdachts einer Erkrankung und eines Todes meldepflichtig ist. Diese besondere seuchenhygienische Beachtung ist beim Fleckfieber auf Grund seiner Infektkette gegeben, die folgendes Aussehen hat:

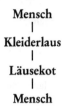

Diese Konstellation kann zum epidemischen Auftreten dieser Erkrankungen führen, wie man es vor allem in Osteuropa beobachten konnte. Weitere prophylaktische Maßnahmen sind daher
- Absonderung von Kranken und Krankheitsverdächtigen
- Entlausung von Keimträgern, Ausscheidern und Ansteckungsverdächtigen
- hygienische Maßnahmen
- aktive Schutzimpfung im internationalen Reiseverkehr

★ **5.11.1.2 Andere Rickettsiosen**

Allgemeine Bedeutung

Weitere Rickettsiosen sind:

Endemisches (murines) Fleckfieber
Erreger: Rickettsia mooseri
Überträger: Rattenfloh, Rattenlaus, Hundefloh

Felsengebirgsfieber (*Rocky-Mountain*-Spotted-Fever)
Erreger: Rickettsia rickettsi
Überträger: Zecken übertragen diese Krankheit von Nagern und Hunden auf den Menschen

Mittelmeer-Zeckenfleckfieber (*Marseille*-Fieber)
Erreger: Rickettsia conori
Überträger: Zecken von Hunden auf den Menschen

Südafrikanisches Zeckenbißfleckfieber
Erreger: Rickettsia pijperi
Überträger: Zecken von Hunden und Nagern auf den Menschen

Japanisches Fleckfieber
Erreger: Rickettsia tsutsuga mushi
Überträger: Milben von Mäusen und Ratten auf den Menschen

Diese hier erwähnten Rickettsiosen verlaufen im Prinzip ähnlich dem klassischen Fleckfieber (14.1.1); Unterschiede gibt es lediglich in der Schwere der Krankheitserscheinungen, in der Inkubationszeit und in der Prognose.

Fünftage-Fieber (Wolhynisches Fieber)
Erreger: Rickettsia quintana
Überträger: Kleiderlaus von Mensch zu Mensch

Abweichend von den oben aufgeführten Rickettsiosen zeigt sich beim Fünftagefieber ein besonderer Fieberverlauf. Hier findet sich keine Kontinua über einen bestimmten Zeitraum, sondern es treten alle fünf Tage periodische Fieberattacken auf, die sich 4–12 mal wiederholen können.

5.11.1.3 Coxiellen (Coxiella burneti)

Allgemeine Bedeutung

Coxiella burneti ist der Erreger des **Q-Fiebers** (syn. Balkanfieber, Balkangrippe). Nach einer Inkubationszeit von 14–20 Tagen entwickelt sich die Krankheit ähnlich einer Grippe mit typischen Symptomen wie Fieber (40°), heftigen Kopf- und Gliederschmerzen. Im weiteren Verlauf der Krankheit kommt es zur Beteiligung der Lungen; im Röntgenbild sind fast immer Lungeninfiltrate, meist atypische bronchopneumonische Herde, zu sehen. In diesem Stadium verläuft das Q-Fieber im Sinne einer **benignen primär atypischen Pneumonie**. Wie bei anderen Rickettsiosen hat sich auch hier in der spezifischen Antibiotikatherapie die Anwendung von Tetracyclinen bewährt.

Laboratoriumsdiagnose

Auch hier ist zum einen der direkte Erregernachweis im Tierversuch (Meerschweinchen, weiße Maus) möglich, zum anderen kann man im Patientenserum Antikörper gegen C. burneti nachweisen. Bei der Durchführung einer Komplementbindungsreaktion verwendet man als Antigene spezifische Rikkettsienarten.

Epidemiologie und Prophylaxe

Gegenüber den anderen Rickettsiosen weist das Balkanfieber in epidemiologischer Hinsicht einige Besonderheiten auf.

A. Verhalten von C. burneti an der Außenwelt.
- große Widerstandsfähigkeit gegen Austrocknung
- Resistenz gegenüber Hitze; eine Temperatur von 70° C wird über längere Zeit ertragen
- Resistenz gegenüber vielen Desinfektionsmitteln.

Diese Eigenschaften sind bei den anderen Rickettsien nicht zu finden; im Gegenteil sind sie sehr thermolabil, leben nur in feuchter Umgebung und werden durch Desinfektionsmittel schnell inaktiviert.

B. Übertragung des Q-Fiebers
Die Übertragung erfolgt hier in den seltensten Fällen durch Arthropoden (Zecken). In den meisten Fällen infiziert sich der Mensch durch
- direkten Kontakt mit infizierten Haustieren (Schafe, Kühe)
- Genuß roher, kontaminierter Kuhmilch
- Inhalation von kontaminierten Partikeln (Staub, Stroh, Wolle, Heu) und Aerosolen

C. Begrenzte, berufsbedingte Ausbrüche von Q-Fieber
Wie man schon aus dem Übertragungsmodus dieser Krankheit erwarten kann, sind natürlich besonders Personen gefährdet, die in der Viehzucht und Viehverwertung beschäftigt sind (Landwirte, Tierärzte, Schäfer, Melker, Schlachthofpersonal).

Nach dem Bundesseuchengesetz ist jeder Fall einer Erkrankung bzw. eines Todes an Q-Fieber meldepflichtig. Weitere allgemeine seuchenhygienische Maßnahmen müssen darauf abzielen, so schnell wie möglich die Infektionsquelle zu entdecken und zu eliminieren sowie Expositionen zu verhindern.

5.11.2 Chlamydien

Ebenso wie die Rickettsien sind auch die Chlamydien nicht eindeutig den Bakterien bzw. den Viren zuzuordnen. Ihre Größe von 300 bis 500 nm entspricht zwar der Größe der Viren, jedoch unterscheiden sie sich von diesen durch ihren Gehalt an DNS und RNS sowie durch die Form der Vermehrung. Diese verläuft ähnlich wie bei den Bakterien durch Querteilung, im Unterschied zu diesen ist die Vermehrung jedoch nur in der Wirtszelle möglich. Aus diesem Grunde ist es auch nicht möglich, Chlamydien auf leblosen Nährboden zu kultivieren.

So besitzen Rickettsien und Chlamydien zwar einen autonomen Stoffwechsel und sind deshalb nicht auf den Stoffwechsel einer Wirtszelle angewiesen. Allerdings kann ihre Vermehrung nur in einer solchen Wirtszelle geschehen.

5.11.2.1 Ch. psittaci

Allgemeine Bedeutung

Chlamydia psittaci (Ch.ornithosis, Miyagawanella psittaci) ist der Erreger der **Psittakose** (Ornithose, Papageienkrankheit).
Nach einer Inkubationszeit von durchschnittlich 6–20 Tagen beginnt die Krankheit schleichend mit uncharakteristischen Allgemeinsymptomen wie

heftigen Kopf- und Gliederschmerzen; die Temperatur steigt auf 39°–40°an.
Es können sich jetzt verschiedene Verlaufsformen ausbilden.

A. grippale Form
Die Krankheit heilt aus, ohne daß es zu einem organspezifischen Krankheitsbild kommt.

B. pulmonale Form
Ca. 5–7 Tage nach Krankheitsbeginn entwickelt sich eine primär atypische Bronchopneumonie. Im Röntgenbild sieht man frühzeitig Infiltrationen, die zuerst einseitig und keilförmig auftreten, im weiteren Verlauf jedoch als über die ganze Lunge verstreute, wolkige Herde imponieren. Das Fieber bleibt im Sinne einer Kontinua über 10–14 Tage bei Temperaturen von 39°–40°.

C. typhöse Form
Hier treten Apathie, Benommenheit, Unruhe und Schlaflosigkeit auf. Bradykardie und Milzschwellung vervollständigen die typhöse Charakteristik dieser Verlaufsform.

D. enzephalitische Form
Im Vordergrund stehen hier Meningismus und delirante Zustände.

Das Bild der Krankheit und damit auch die Prognose verschlechtern sich mit der Krankheitsdauer. Ca. 3 Wochen nach Krankheitsbeginn kommt es zur Ausbildung toxischer Myokardschädigungen mit Zyanose, Orthopnoe, Stauungspneumonie.

Chemotherapie

Neben symptomatischen Maßnahmen wie Bettruhe, Expektorantien, Herz- und Kreislaufmittel ist in der spezifischen Therapie **Tetracyclin** das Mittel der Wahl.

Epidemiologie

Die Ansteckung des Menschen erfolgt in den meisten Fällen durch Inhalation von mit Erregern besetzten Kotpartikeln infizierter Vögel. Eine Übertragung von Mensch zu Mensch ist auch möglich, weshalb auch Kranke und Krankheitsverdächtige über 14 Tage abgesondert werden. Um hier effektive und gezielte seuchenhygienische Maßnahmen sofort und schnell einleiten zu können, ist nach dem BSG die Psittacose meldepflichtig.

5.11.2.2 Ch. trachomatis

Allgemeine Bedeutung

Chlamydia trachomatis ist der Erreger des **Trachoms** (Granulose, ägyptische Körnerkrankheit), einer chronischen Keratokonjunktivitis.
Nach einer unterschiedlich langen Inkubationszeit (Wochen bis Jahre) beginnt die Krankheit damit, daß sich nach einem anfänglichen Bindehautkatarrh besonders an der oberen Lidbindehaut Follikel (Körner) ausbilden. Diese platzen später auf und heilen narbig ab, was zur Schrumpfung des betreffenden Lides mit Ausbildung eines Entropiums (Einwärtswendung des Lides) führen kann. Als Folge dieses Zustandes können die Wimpern des entropischen Lides ständig auf der Cornea scheuern (Trichiasis); setzt keine Behandlung ein, resultieren Hornhauterosionen, -geschwüre und -vernarbungen. Dieses Krankheitsbild kann noch durch Vernarbungen der Tränenausführungsfänge verschlimmert werden.
Die Diagnose erfolgt in den meisten Fällen durch mikroskopische Untersuchung von Bindehautabstrichen.
Die Therapie besteht in der lokalen und oralen Applikation von Tetracyclinen. Bei entropisch veränderten Lidern muß chirurgisch korrigiert werden.

Epidemiologie und Prophylaxe

Das Trachom findet sich vornehmlich in warmen Ländern und dort vor allem in den niedrigen sozialen Schichten. Die Übertragung erfolgt durch Gemeinschaftshandtücher, verschmutztes Waschwasser oder auch durch direkten menschlichen Kontakt. Begünstigt wird die Weiterverbreitung durch unzureichende hygienische Verhältnisse und durch Unterernährung. An diesen Punkten haben auch prophylaktische Maßnahmen anzusetzen: Verbesserung der sozialen Verhältnisse (Wohnungen, Ernährung, Hygiene).
Nach dem Bundesseuchengesetz ist jeder Fall einer Erkrankung oder eines Todes an Trachom meldepflichtig.

5.11.2.3 Ch. lymphogranulomatosis

Allgemeine Bedeutung

Ch. lymphogranulomatosis ist der Erreger des **Lymphogranuloma venereum (Lymphogranuloma inguinale, Nicolas-Favre'sche Erkrankung)**, die zu den Geschlechtskrankheiten zählt.
Nach einer Inkubationszeit von 1–3 Wochen kommt es im weiblichen bzw. männlichen Genitalbereich, der häufigste Ort der Infektion, zur Ausbildung eines Primäraffektes (Papel mit Erosion oder geschwürigem Zerfall); später

zu einer Anschwellung der regionären wie auch der benachbarten Lymphknoten (Leistengegend, kleines Becken, Anusbereich). Die geschwollenen Lymphknoten haben die Tendenz, unter Fistel- und Abzeßbildungen im Anal- und Genitalbereich einzuschmelzen.
Die Diagnose besteht in einem Antikörpernachweis durch spezifische Antigene in einer Komplementbindungsreaktion.
Zur spezifischen Therapie empfehlen sich **Tetracycline**. In der symptomatischen Therapie ist es oft nötig, Fisteln und Abzesse chirurgisch anzugehen.

Epidemiologie und Prophylaxe

Lymphogranuloma venereum wird fast immer durch Geschlechtsverkehr übertragen. Um Infektionsquellen frühzeitig aufzudecken und zu eliminieren, ist hier schon der Verdachtsfall einer Erkrankung meldepflichtig.

5.11.2.4 Ch. oculogenitalis

Allgemeine Bedeutung

Chlamydia oculogenitalis ist der Erreger folgender Krankheiten:

A. **Einschlußkonjunktivitis bei Neugeborenen**
   Die Infektion des Kindes erfolgt bei der Geburt durch Chlamydien, die sich im Geburtskanal aufhalten. 1–2 Wochen nach der Geburt tritt eine eitrige Bindehautentzündung mit Lidschwellung und Chemosis (Ödeme der Bulbusbindehaut) auf. Bei der mikroskopischen Untersuchung eines Bindehautabstrichs kann man in den Epithelzellen Einschlußkörperchen nachweisen. Dieses sind intrazellulär gelegene Strukturen, die eine Anhäufung von Erregern bzw. Reaktionsprodukten der Zellen darstellen.

B. **Schwimmbadkonjunktivitis bei Erwachsenen**
   Bei dieser im Anfangsstadium dem Trachom ähnlichen leichten Bindehautentzündung lassen sich ebenfalls die oben beschriebenen Einschlußkörperchen nachweisen. Die Abheilung erfolgt jedoch ohne Narbenbildung und Schrumpfungen.

C. Weiterhin kann **Chlamydia oculogenitalis Infektionen im Urogenitalbereich** auslösen, wie die Einschlußcervicitis bei der Frau und die Urethritis beim Mann.

6 Pilze (Fungi, Myzeten)

6.1 Allgemeine Mykologie

Morphologie

Ebenso wie den Bakterien fehlt auch den Pilzen das Chlorophyll, so daß sie nicht wie autotrophe Organismen organische Substanzen mit Hilfe des Sonnenlichtes selbst aufbauen können, sondern als heterotrophe Organismen beziehen sie ihre Energie aus der Verwertung organischer Verbindungen in ihrer Umgebung. Der Vegetationskörper der Pilze besteht aus vielen **septierten und unseptierten Hyphen**, das sind schlauch- bzw. fadenförmige Gebilde, die man in ihrer Gesamtheit als **Myzel** bezeichnet.
Je nach ihrer Wuchsform lassen sich die Pilze unterscheiden in:

A. Sproßpilze
Diese Wuchsform der Sprossung findet man besonders bei den Hefen, wie **Candida und Cryptococcus**. Das Wachstum erfolgt bei diesen Pilzen vorwiegend durch Ausstülpung und Abschnürung einer Tochterzelle von der Mutterzelle.

B. Fadenpilze
Hier vollzieht sich das Wachstum durch Querteilung der Hyphen. Zu diesem Typ gehören die Dermatophyten.

C. Dimorphe Pilze
Bei einigen Pilzen ändert sich das Wachstum mit der Lebensform. Als Saprophyten, d. h. mit einer autonomen, heterotrophen Energiebildung vermehren sie sich wie Fadenpilze. Wenn sie sich jedoch in parasitärer Form direkt an den Stoffwechsel eines anderen Organismus angeschlossen haben, vermehren sie sich wie Sproßpilze.

Vermehrung

Viele Pilze können sich sowohl sexuell durch Kernverschmelzung als auch asexuell durch Sporenbildung fortpflanzen.

6.2 Spezielle Mykologie

6.2.1 Dermatophyten (Mikrosporium- und Trichophytonarten, Epidermophyton)

Allgemeine Bedeutung

Dermatophyten gehören zur Gruppe der **Fadenpilze**. Kulturell und mikroskopisch lassen sich als wichtige Dermatophyten unterscheiden:

- Trichophyton   ⎫ Befall von Haut,
- Mikrosporium   ⎭ Haaren und Nägeln
- Epidermophyton   Befall der Haut

Die Dermatophyten, die in den meisten Fällen eine parasitäre Lebensform bevorzugen, haben die Fähigkeit Keratin zu verwerten, was auch die Lokalisation der Erkrankungsherde erklärt.

Wichtigste Krankheitsbilder

Mikrosporie
Der wichtigste Erreger ist hier Mikrosporium audouinii. Von dieser Erkrankung sind in der Regel nur Kinder betroffen. Auf der Kopfhaut findet man Areale, die mit grauen Schuppen bedeckt sind. An diesen Stellen brechen die Haare in einer Höhe von 1–6 mm ab.

Fußpilz (Tinea pedis)
Die Fußmykosen werden besonders durch **Trichophyton rubrum, Trichophyton mentagrophytes** und **Epidermophyton floccosum** hervorgerufen. Die befallenen Hautstellen, besonders im 3. und 4. Zwischenzehenraum, zeigen Quellungen und erosive Rötungen. In vielen Fällen bilden sich an diesen Stellen Bläschen. Wenn sie platzen, bleibt an der Stelle ein Schuppensaum zurück.

Tinea inguinalis
Im Prinzip findet man die gleichen Veränderungen wie beim oben beschriebenen Fußpilz. Die relativ großen Herde, die sich an den Innenseiten der Oberschenkel befinden, zeigen sich scharf begrenzt mit einem rötlichen, entzündlichen Saum. Die Rückbildung erfolgt von zentral.

Trichophytia superficialis
Diese auch als Tinea corporis bezeichnete Krankheit wird meist von Tieren übertragen. Es bilden sich gerötete schuppende Flecken, die sich ausweiten und vom Zentrum her zurückbilden (**annuläre Herde**). Durch eine möglicherweise geringe Virulenz der Erreger bleibt die Mykose auf die oberflächlichen Anteile der Haarfollikel beschränkt.

6.2 Spezielle Mykologie

Trichophytia profunda
Diese entwickelt sich oft aus der oberflächlichen Form; die Pilze dringen bis in die Tiefe der Haarfollikel vor. Hier findet man nun keine zentrale Abheilung mehr; im Gegenteil sind die Follikel an den befallenen Hautstellen entzündlich geschwollen und es zeigen sich diffuse, tiefe Infiltrationen.

Onychomykosen
An der Pilzerkrankung der Nägel können neben Dermatophyten auch Schimmel- und Hefepilze beteiligt sein. Der befallene Nagel zeigt eine weißliche, bräunliche oder auch schwarze Verfärbung. Im Verlauf der Erkrankung, die sich über Jahre hinziehen kann, wird der Nagel dystrophisch und löst sich schließlich vom Nagelbett.

Malassezia furfur
Malassezia furfur ist der Erreger der **Pityriasis versicolor**. Diese oberflächliche Pilzerkrankung ist ausschließlich auf das Stratum corneum beschränkt und zeigt keine entzündliche Reaktion. In den oberen Anteilen des Rumpfes finden sich bräunliche Flecken, die etwa die Größe und die Form eines Pfennigstückes aufweisen. Diese Mykose findet man besonders bei Menschen, die eine starke Schweißabsonderung und eine vegetative Dystonie haben.
Die Diagnose erfolgt in der Regel mikroskopisch aus mit einem Tesafilmstreifen erhaltenem Material.
Im Gegensatz zu den anderen schon erwähnten Fadenpilzen zeigt Malassezia furfur keine Empfindlichkeit gegenüber Griseofulvin. Als Therapie empfiehlt sich hier die Pinselung mit Natriumthiosulfatlösung bzw. Abreiben mit Fabry-Spiritus. Weiterhin muß eine eventuell vorhandene Schweißneigung bzw. eine mit erhöhter Schweißneigung zugrunde liegende Krankheit (Hyperthyreose, Diabetes, Tuberkulose) bekämpft werden.

Laboratoriumsdiagnose

Der Pilznachweis kann in verschiedenster Weise erfolgen:

- **mikroskopisch**
  Hier erfolgt die Darstellung entweder aus abgeschabten Schuppen bzw. Nagelkrümeln oder man klebt einen Tesafilmstreifen auf die entsprechende Hautstelle, zieht ihn ab und behandelt das an ihm klebende Material nach *Gram* oder *Giemsa*.
- **kulturell**
  Das Wachstum auf dem Agarnährboden dauert mindestens 1–2 Wochen.
- **Fluoreszenstest mit Wood-Licht**
  Dieses Verfahren kann man bei der Mikrosporie anwenden. Bestrahlt man in einem abgedunkelten Raum den Kopf des Kindes mit Licht von 365 nm Wellenlänge, so weist eine grüne Fluoreszenz der Haare auf eine Infektion mit Mikrosporon hin.

Chemotherapie

Das Mittel der Wahl bei einer Infektion mit Dermatophyten ist **Griseofulvin**. Die Behandlung ist allerdings langwierig, da Griseofulvin nur in neugebildetes Keratin eingelagert wird. Aus diesem Grunde kann sich die Behandlung von Nagelmykosen (Onychomykosen) über 10 Monate hinziehen. Da aber Griseofulvin leberschädigend wirken kann, wird das Mittel nur bei zwingender Notwendigkeit angewandt. Im allgemeinen werden **lokal** gut wirksame **Antimykotika** mit bestem Erfolg verordnet.

Die Erreger des Fußpilzes werden vor allem in öffentlichen Schwimm- und Reinigungsbädern durch Badematten und Holzrosten übertragen. Man nimmt an, daß ca. 50–80% der Stadtbevölkerung infiziert sind.

Eine epidemiologische Sonderstellung unter den Pilzerkrankungen nimmt die Mikrosporie ein. Durch ihre hohe Kontagiosität weitet sich diese Krankheit oft in Schulen, Kinderheimen und Kindergärten epidemieartig aus. Aus diesem Grunde besteht nach dem Bundesseuchengesetz im Fall einer Erkrankung, des Verdachts einer Erkrankung oder des Todes an Mikrosporie Meldepflicht.

Epidemiologie und Prophylaxe

Folgende Übertragungsarten von Mykosen sind möglich:

- **anthrophil** von Mensch zu Mensch wie bei der Mikrosporie, Fußpilz, etc.
- **zoophil** von Tier zu Mensch wie bei der Trichophytia superficialis (Kälberflechte) und der Trichophytia profunda.

6.2.2   Endogene Mykose s. 6.2.3–6.2.6

6.2.3   Candida albicans (Soorpilz)

Allgemeine Bedeutung

Candidamykosen (syn. Soor, Candidiasis, Moniliasis) werden durch fakultativ pathogene Sproßpilze (Hefen) hervorgerufen. Die wichtigste Spezies ist hier Candida albicans, der für ca. 90% der Candidamykosen verantwortlich ist. In wenigen Fällen können auch Candida tropicalis, pseudotropicalis, parapsilosis ursächlich an der Entstehung solcher Krankheitsbilder beteiligt sein.

Wichtigste Krankheitsbilder und Pathogenese

Folgende prädisponierenden Faktoren begünstigen die Entstehung einer Candidamykose:

- Stoffwechselkrankheiten wie Diabetes mellitus
- längere Einnahme von Kortikoidpräparaten, Antibiotika und Ovulationshemmern
- konsumierende Grundleiden (Lymphogranulomatose, Leukämie, Kanzerose)
- Infektionskrankheiten (Lungentuberkulose, chronische Bronchitis)
- Gravidität
- Fettleibigkeit
- allgemeine Resistenzminderung
- häufige Arbeit im feuchten Milieu (z. B. Waschlaugen)

Candidamykosen können auftreten

A. **an den Schleimhäuten** (Mund, Genitale, Ösophagus, Magen- und Darmtrakt).
Die beiden wichtigsten Krankheitsbilder sind hier die Candidamykose des Mundes und die Vulvovaginitis.
Candidamykose des Mundes (Wange, Zahnfleisch, Zunge)
Die Mundschleimhaut ist von rasenartigen weißen Belägen bedeckt. Werden sie von der Unterlage abgehoben, entstehen leichte Blutungen.
Vulvovaginitis candidamycetica
Die Vaginalschleimhaut bietet ein ähnliches Bild wie die Mundschleimhaut (s. o.). Die Vulva zeigt Ödeme, Erosionen und lästigen Juckreiz.

B. **an der äußeren Haut und an den Nägeln**
Intertriginöse Candidamykose
An den intertriginösen Stellen des Körpers (Achselhöhlen, Leistenbeugen, Analfalte, Damm, unter Hängebrüsten) finden sich rote, erosive Herde mit weißlichen Belägen.
Interdigitale Candidamykose
Hier finden sich die Herde zwischen den Zehen bzw. Fingern.
Candida-Paronychie
Über einen Pilzbefall des Nagelwalles kommt es zur Onychomykose, wobei sich der befallene Nagel verfärbt (gräulich, bräunlich, schwarz). Im Verlauf der Krankheit wird der Nagel dystrophisch und hebt sich von der Unterlage ab.

Komplikationen des Candidabefalls sind Organbefall (Pneumonie, Bronchitis, Endokarditis, Meningitis) sowie Sepsis mit hämatogenen Metastasen.

Laboratoriumsdiagnose

Die Hefepilze können im gefärbten Zustand mikroskopisch (**Pseudomycelien**) nachgewiesen werden; des weiteren ist der kulturelle Nachweis auf Spezialnährböden (Kimmig-Agar, Glucose-Agar, Pepton-Agar, Reis-Agar) möglich.

Chemotherapie

Die spezifische Therapie besteht hier in der lokalen Anwendung von **Nystatin** (Salben) sowie in der parenteralen Verabreichung von **Amphotericin B**. Weiterhin müssen zur Unterstützung der spezifischen Therapie die die Candidamykose prädisponierenden und unterhaltenden Faktoren (16.3.2) soweit wie möglich ausgeschaltet werden.

6.2.4 Aspergillus fumigatus (Schimmelpilz)

Allgemeine Bedeutung

Bei den ubiquitär verbreiteten Schimmelpilzen unterscheidet man folgende Gattungen:

- **Aspergillus** (A. fumigatus, niger, flavus, nidulans)
- **Mucor** (M. mucedo, pusillus, corymbifer, racemosus)
- **Penicillium**

Wichtigste Krankheitsbilder und Pathogenese

Die prädisponierenden Faktoren einer Schimmelpilzmykose gleichen denen einer Candidamykose.

Aspergillose
Erreger: In der Hauptsache Aspergillus fumigatus.
Krankheitsbild: Die Aspergillose führt zu folgenden wichtigen klinischen Manifestationen
- **Lungen;** hier kann es einmal zu einer allgemeinen Lungenaspergillose kommen, bei der Pilzkolonien diffus über beide Lungen verstreut sind. Zum anderen kann aber auch ein lokal begrenzter Rundherd (Aspergillom) entstehen.
- **äußerer Gehörgang**
- **innere Organe** nach hämatogener Streuung

Therapie: Amphotericin B

Mucormykose
Erreger: Mucoraceen
Krankheitsbild: Hier sind die wichtigsten klinischen Manifestationsorte
- **Gehirn;** nach aufsteigender Infektion von der Nase bzw. den Nasennebenhöhlen
- **Gehörgang**
- **Lungen;** hier kann es zu septischen Infarkten kommen

An den Manifestationsorten werden vorwiegend die Gefäße befallen, wobei es häufig zu Thrombenbildungen und Zerstörungen von Gefäßwänden kommt.

Therapie: Amphotericin B

Schimmelpilze als Aflatoxinbildner

Aflatoxine sind Mykotoxine, die nach Aspergillus flavus benannt worden sind. Diese Gifte sind als Kanzerogene anzusehen, da sie an der Entstehung primärer Tumoren der Leber und der Gallengänge beteiligt sind. Daneben wurde eine mutagene und teratogene Wirkung nachgewiesen. Die Toxinbildung wird besonders bei solchen Stämmen von Aspergillus flavus festgestellt, die auf Getreideerzeugnissen oder Erdnüssen siedeln. Nicht alle Stämme sind Toxinbildner.

6.2.5 Cryptococcus neoformans

Allgemeine Bedeutung

Cryptococcus neoformans, der Erreger der menschlichen **Cryptococcose** (europäische Blastomykose, Torulose), hält sich ubiquitär im Erdboden auf sowie auf Vogelmist und in Nahrungsmitteln.

Eigenschaften des Erregers

Cryptococcus neoformans gehört zu den Hefepilzen und ist von einer aus Polysachariden bestehenden dicken Schleimkapsel umgeben.

Wichtigste Krankheitsbilder und Pathogenese

Über das Respirationssystem als Eintrittspforte erfolgt zuerst eine Erkrankung der Lungen. Von hier aus kann es zu einer Verschleppung der Erreger über die Blutbahn ins ZNS mit nachfolgender Meningoenzephalitis kommen. In den befallenen Organen zeigen sich Gewebswucherungen und schwere histologische Veränderungen. Besonders beim Befall des Zentralnervensystems ist die Prognose ungünstig.

Chemotherapie

Die Therapie besteht in der parenteralen Anwendung von **Amphotericin B,** welches fungizide Wirkung hat.

Laboratoriumsdiagnose

A. mikroskopische Darstellung
Als Untersuchungsmaterial verwendet man einmal Liquor, Exsudat oder Sputum des erkrankten Menschen, zum anderen kann man aber auch ca. 2 Tage nach intraperitonealer Infektion einer Maus im Peritonealexsudat in großer Menge Cryptococcen nachweisen. Im mikroskopischen Bild unterscheidet sich Cryptococcus neoformans von anderen Hefepilzen (z. B. Candida albicans) durch das Vorhandensein einer dicken Schleimkapsel, die im Tuschepräparat dargestellt wird.

B. Kultureller Nachweis
Die Anzüchtung erfolgt auf den schon erwähnten Pilznährboden (16.3.3). Die Unterscheidung von vielen anderen Hefepilzen gelingt hier durch den Nachweis der Urease (**Harnstoffspaltung**) bei Cryptococcus neoformans.

6.2.6 Erkrankungen durch obligat pathogene dimorphe Pilze

Durch obligat pathogene dimorphe Pilze verursachte Systemmykosen:

- **Histoplasmose**

Erreger: Histoplasma capsulatum
Infektionsweg: Inhalation von Pilzsporen
Krankheitsbild: Es handelt sich um eine Retikuloendotheliose, die sich primär in der Lunge manifestiert. Oft verläuft die Erkrankung inapparent, kann jedoch auch mit starken Brustschmerzen und hohem Fieber einhergehen. Einen komplizierten und prognostisch ungünstigen Verlauf beobachtet man bei einer sekundären Streuung der Erreger und nachfolgender Manifestation in anderen Organen. Hier kann es dann zur Hepatosplenomegalie, Lymphknotenschwellung, Anämie, Leukopenie, Haut- und Schleimhautulzerationen (bes. im Pharynx) und zu destruktiven Veränderungen im Lungengewebe (mit Kalkeinlagerungen) kommen.
Diagnose: Erregernachweis aus Blut, Sputum, Urin, Lymphknoten-, Knochemarks-, Milz- und Leberpunktat im mikroskopischen Bild oder in der Kultur. Auf der anderen Seite lassen sich auch mit der Komplementbindungsreaktion (KBR) Antikörper im Patientenserum nachweisen.
Therapie: Spezifisch Amphotericin B, ansonsten je nach dem Krankheitsbild symptomatische Behandlung.

- **Nord- und südamerikanische Blastomykose**

Erreger: Blastomyces (Paracoccidioides) brasiliensis.
Infektionsweg: Sporenhaltiges Material gelangt über Läsionen der Haut- und Schleimhäute sowie über den Respirationstrakt in den Organismus.
Krankheitsbild: An den Infektionsstellen (bes. im Mund und im Respirationstrakt) entstehen Granulome und Geschwüre. Bei einem möglichen

Eindringen der Erreger vom Ort der Primärinfektion in die Blutbahn wird häufig die Lunge befallen und zum Ort einer Sekundärinfektion.
Diagnose: Im mikroskopischen Bild erscheinen doppelt konturierte, kugelige Hyphen mit multiplen Sproßzellen. Ein kultureller Nachweis ist auch möglich.
Therapie: Langzeitsulfonamide und Amphotericin B.

– Coccidioidomykose
Erreger: Coccidioides immitis
Infektionsweg: Inhalation von Erregern
Krankheitsbild: Es handelt sich um eine primär pulmonale Erkrankung. Diese Primärinfektion der Lunge kann inapparent, unter dem Bild eines grippalen Infektes oder einer Pneumonie verlaufen. Neben Spontanheilungen kommen auch schwerwiegende Veränderungen in der Lunge (Kavernen, Narbenbezirke) und eine hämatogene Aussaat mit Befall weiterer Organe vor.
Diagnose: Aus Sputum ist der Erreger sowohl mikroskopisch (positiv beim Nachweis spezifischer Sporangien) als auch kulturell darstellbar. Weiterhin kann man im Patientenserum mit Hilfe der KBR spezifische Antikörper nachweisen.
Therapie: ausschließlich Amphotericin B.

– Sporotrichose
Erreger: Sporotrichum schenkii
Infektionsweg: Bei Hautverletzungen (Dornen, Holzsplitter) und über den Magen-Darm-Trakt.
Krankheitsbild: Bei der Infektion über Hautverletzungen (Wundinfektion) entstehen an der Stelle Knoten, die nach außen durchbrechen können, wobei Eiter ausfließt. Vor allem die umgebenden Lymphgefäße können anschwellen und als derbe, perlschnurartig geformte Stränge getastet werden. Zu einer Störung des Allgemeinbefindens kommt es im allgemeinen nicht. Erfolgt die Infektion über den Magen-Darm-Trakt, kann es zu einer Generalisation mit Herden in Muskeln, Knochen und Gelenken kommen. Ganz selten kommt es auch zu septischen Verläufen mit Befall innerer Organe (bes. Lunge).
Diagnose: Der direkte Erregernachweis ist unter dem Mikroskop, in der Kultur und im Tierversuch (Meerschweinchen, Ratten, Mäuse) durchführbar. Durch eine Agglutinationsreaktion mit Hilfe spezifischer Antigene können im Patientenserum Antikörper nachgewiesen werden.
Therapie: Sulfonamide und Kaliumjodid innerlich.

6.2.7 Chemotherapie

Die Therapie der Mykosen ist jeweils bei den entsprechenden Pilzerkrankungen abgehandelt. S. a. Kap. 7.

7 Grundlagen der antibakteriellen und antimykotischen Therapie

7.1 Grundbegriffe
Siehe Repetitorium zum Gegenstandskatalog Medizin „Pharmakologie".

7.2 Wirkungsspektrum und klinische Verwendung von Chemotherapeutika

Mit der Entdeckung der Mikroorganismen und ihrer Feinstruktur begannen auch die Bemühungen, Mittel gegen sie zu entwickeln. Heute gibt es wirksame Chemotherapeutika gegen Bakterien, Rickettsien, Chlamydien, Protozoen und Pilze.

Chemotherapeutika gegen Bakterien
Wie unten noch näher erläutert wird, greifen die Chemotherapeutika an irgendeiner Stelle in den Stoffwechsel der Bakterien ein. Man nennt die Wirkung eines Chemotherapeutikums bakteriostatisch, wenn die Weitervermehrung der Bakterien gehemmt wird. Die Wirkung eines Chemotherapeutikums ist bakterizid, wenn es das Bakterium direkt abtötet.
Die Chemotherapeutika greifen an den verschiedensten Stellen in den Stoffwechsel der Mikroorganismen ein:

A. Zellwand
Penicilline und Cephalosporine interferieren mit der Synthese der Zellwand und hemmen so das Wachstum der Bakterien (bakteriostatische Wirkung). Aufgrund bestimmter Strukturunterschiede im Aufbau der Zellwand wirken Penicilline und Cephalosporine vorwiegend gegen grampositive Bakterien.

B. Zytoplasmatische Membran
Die Gabe von Polymyxin führt zu einer Steigerung der Permeabilität der bakteriellen Zytoplasmamembran. Hier kommt es zur Abtötung der Bakterien (bakterizide Wirkung). In ähnlicher Weise wirken Nystatin und Amphotericin bei Pilzen.

C. Proteinstoffwechsel
Die Proteinbiosynthese wird durch Chemotherapeutika an verschiedenen Stellen gehemmt.
– Hemmung der RNS-Synthese durch **Actinomycin.** Es blockiert die DNS, indem es sich über oder unter ein Cytosin-Guanin-Paar legt, wodurch die Ablesung verhindert wird.

- **Tetracycline** verhindern die Anlagerung der Aminoacyl-t-RNS an die Ribosomen, wodurch die Kettenverlängerung der Proteine unterbleibt.
- Die Peptidyl-Transferase, die das Polypetid auf die jeweils nächste eintretende Aminoacyl-t-RNS überträgt und damit die Kettenverlängerung unterhält, wird durch **Chloramphenicol** und **Erythromycin** gehemmt.
- Blockade der 30-S-Untereinheit der Ribosomen durch **Streptomycin** und andere Aminoglucoside.

D. **Nukleinsäurestoffwechsel**
Sulfonamide und Trimethoprim greifen in die Synthese der Tetrahydrofolsäure ein. Während **Sulfonamide** durch ihre chemische Verwandtschaft mit Paraminobenzoesäure diese kompetitiv verdrängen, hemmt **Trimethoprim** die Dihydrofolsäurereduktase. Durch den Mangel an Tetrahydrofolsäure werden auch von ihr abhängige Enzyme an der Synthese von Purinkörpern und Thymin gehemmt, wodurch auch die Synthese von Nukleinsäuren beeinträchtigt wird. **Rifampicin** hemmt die RNS-Polymerase, wodurch die Bildung einer komplementären RNS unmöglich wird.

Zu den wichtigsten Chemotherapeutika zählen zweifellos die Penicilline und die Sulfonamide. Das Wirkungsspektrum der **Penicilline** erstreckt sich besonders auf grampositive Bakterien wie Streptokokken, Pneumokokken, Clostridien, Anthrax, usw., während von den gramnegativen Keimen im allgemeinen nur Gonokokken und Meningokokken empfindlich sind. Lediglich Penicilline mit breiterem Wirkungsspektrum wie **Ampicilline** wirken auf Pseudomonas aeruginosa und auf einige Proteus-Arten. Der Wirkungsbereich der Penicilline ist also zum einen durch die Zellwandstruktur des Bakteriums begrenzt, zum anderen durch die Anwesenheit von **Penicillinase**. Doch ist es hier gelungen, **penicillinase-resistente Penicilline** wie **Methicillen** oder **Oxacillin** zu entwickeln.

Der Wirkungsbereich der **Sulfonamide** begrenzt sich durch den Wirkungsmechanismus dieser Art von Chemotherapeutika. Bei der Synthese von Folsäure besetzen die Sulfonamide auf Grund ihrer chemischen Ähnlichkeit mit p-Aminobenzoesäure deren Reaktionsorte und blockieren an dieser Stelle die weiteren Syntheseschritte. Führt ein Bakterium jedoch keine Folsäuresynthese durch, so zeigt es natürlich auch keine Empfindlichkeit gegenüber Sulfonamiden. Heute werden Sulfonamide fast nur bei Coli-Infektionen und bakteriellen Darminfektionen angewendet.

Ein breiteres Wirkungsspektrum als die beiden oben genannten Chemotherapeutika zeigen noch:

- **Ampicillin**, wie schon oben beschrieben
- **Cephalosporine**; ihr Wirkungsbereich gleicht dem der Penicilline; sie sind jedoch unempfindlich gegen Penicillinase.

- **Chloramphenicol** und **Tetracycline** decken den Wirkungsbereich des Penicillins ab und wirken darüberhinaus noch gegen E.coli, Pasteurella tularensis, Hämophilus influenzae und teilweise bei Klebsiella pneumoniae.
- **Trimethoprim – Sulfamethoxazol** erweitert durch die Komponente Trimethoprim, das im Bakterienstoffwechsel den Aufbau der Tetrahydrofolsäure hemmt, das Wirkungsspektrum der Sulfonamide; Indikation bei Salmonella-typhi-Infektion sowie bei chronischen Bronchitiden und Harnwegsinfektionen.

Wirkungsspektrum weiterer Chemotherapeutika

Vorwiegend gegen grampositive Bakterien wirksame Therapeutika
Bacitracin, Erythromycin, Fusidinsäure, Lincomycin, Clindamycin

Vorwiegend gegen gramnegative Bakterien wirksame Therapeutika
Carbenicillin, Gentamycin, Kanamycin, Neomycin, Polymyxin.

Chemotherapie bakterieller Harnwegsentzündungen
Nalidixinsäure und Nitrofurantoin werden bei bakteriellen Harnwegsentzündungen (Urethritis, Cystitis) angewendet. Ihre Wirksamkeit erstreckt sich vor allem auf grampositive Erreger (Staphylokokken, Streptokokken) und auf E.coli-Infektionen.
- **Nitrofurantoin** wird von der Niere zum großen Teil unverändert ausgeschieden und liegt somit in den Harnwegen in hoher Konzentration vor. Diese antibakterielle Konzentration erreicht Nitrofurantoin jedoch nicht im Nierenparenchym, so daß Infektionen mit Beteiligung des Nierenparenchyms (z. B. Pyelonephritis) keine Indikation darstellen.
- **Nalidixinsäure** hat bei Harnweginfektionen nicht die Wirksamkeit von Nitrofurantoin. Der Grund ist wohl darin zu suchen, daß Nalidixinsäure nur zum Teil (ca. 20% der resorbierten Menge) im Harn in aktiver Form ausgeschieden wird.

Weitere Chemotherapeutika bei Entzündungen der unteren Harnwege sind Trimethoprim-Sulfamethoxazol, Ampicillin und Tetracycline.
Wie bei allen anderen Infektionen gilt natürlich auch bei Harnwegsinfektionen als oberstes Gesetz, daß keine antibakterielle Therapie ohne Erregernachweis und Resistenzbestimmung durchgeführt werden darf.

Chemotherapie von Pilzerkrankungen
- **Nystatin** wird verwendet zur lokalen Therapie bei Infektionen von Mundhöhle und Vagina mit Candida albicans.
- **Griseofulvin** reichert sich nur in neugebildetem Keratin an und erreicht in Haaren, Haut und Nägeln fungistatische Konzentrationen. Es zeigt gute Wirkung bei Trichophytien, Mikrosporon und Epidermophytien.
- **Amphotericin B** entfaltet fungizide und fungistatische Wirkung bei sog. Systempilzerkrankungen wie Histoplasmose und Blastomykose.

Chemotherapie der Tuberkulose
- **Isoniazid** wird zur Prophylaxe und Behandlung der Tuberkulose verabreicht. Da es auch in den Liquor cerebrospinalis übertritt, eignet es sich auch zur Therapie und Prophylaxe der tuberkulösen Meningitis. Der antibakterielle Wirkungsmechanismus ist nicht bekannt.
- **Rifampicin** hemmt die bakterielle RNS-Synthese durch Hemmung der RNS-Polymerase.
- weitere tuberkulostatisch wirksame Chemotherapeutika sind **p-Aminosalizylsäure (PAS)**, **Ethambutol** und **Streptomycin**.

Grundsätzlich sollte bei Chemotherapie der Tuberkulose eine Kombinationstherapie Anwendung finden. Das bedeutet, daß anfangs drei, später dann mindestens noch zwei Tuberkulostatika kombiniert verabreicht werden. Hierdurch wird erreicht, daß zum einen von jedem einzelnen Präparat eine geringere Dosis nötig ist, was natürlich auch geringere Nebenwirkungen bedeutet, zum anderen die Gefahr einer Resistenzentwicklung verringert wird. Die gebräuchlichste Kombination ist zur Zeit Isoniazid plus Rifampicin plus Ethambutol.
(siehe auch unter „Spezielle Bakteriologie")

Prinzipien der Anwendung und Dosierung

Zur Festlegung einer richtigen Dosierung muß berücksichtigt werden, daß die zu erreichenden Serum- und Gewebsspiegel des bestimmten Chemotherapeutikums von pharmakokinetischen Größen abhängig sind, wie von der Resorption, der Verteilung im Organismus, der Bindung an Eiweiße und der Umwandlung und Elimination durch Leber und Niere. Da jedes Antibiotikum von den pharmakokinetischen Größen in anderer Weise beeinflußt wird, ist die Wahl des jeweiligen Mittels nicht nur nach dem Erreger, sondern auch nach dem Wirkungsort und nach der Wirkungsdauer einzurichten. Zum Beispiel kann zur Bekämpfung einer tuberkulösen Meningitis nur ein liquorgängiges Tuberkulostatikum (Isoniazid) angewandt werden, nicht aber Streptomycin, welches nicht in den Liquor cerebrospinalis übertritt. Oberstes Gesetz einer verantwortungsvollen Chemotherapie ist es, immer einen Erregernachweis zu führen! Genauso wichtig ist es jedoch, die Empfindlichkeit des nachgewiesenen Erregers gegenüber einem für die Therapie in Frage kommenden Chemotherapeutikum zu prüfen. Je nach der Wirkungsweise des Mittels stellt man in vitro die **minimale Hemmkonzentration (M H K)** bzw. die **minimale bakterizide Konzentration (M B K)** fest. Man ermittelt hier also die eben ausreichend wirksame Konzentration zur Wachstumshemmung bzw. zur Abtötung des Erregers. Wie wir soeben gelernt haben, wird das jeweilige Chemotherapeutikum bei seiner Anwendung in vivo von verschiedenen pharmakokinetischen Größen beeinflußt. So sind letzten Endes nur solche Substanzen verwendbar, deren erreichbare antibakterielle Kon-

zentration am Wirkungsort im Organismus größer ist als die M H K bzw. M B K in vitro, zumindest aber gleiche Werte erreicht.
Oft ist es sinnvoll, mehrere Chemotherapeutika in Kombination zu applizieren (siehe zum Beispiel die Therapie der Tuberkulose). Die resultierende Wirkung einer solchen kombinierten Therapie kann verschiedene Grade erreichen:

A. Indifferente Wirkung
Die Kombination z. B. zweier Mittel ist nicht stärker wirksam als die am besten wirkende Einzelkomponente in alleiniger Anwendung

B. Additive Wirkung
Die Wirksamkeit der Kombination ist so groß wie die Summe der Einzelwirkungen der Komponenten.

C. Synergistische Wirkung
Hier übersteigt die Wirksamkeit der Kombination die Summe der Einzelwirkungen der Komponenten.

D. Antagonistische Wirkung
Die Wirksamkeit der Kombination ist geringer als die der am besten wirkenden Einzelkomponente in alleiniger Anwendung.

Die Komponenten der meisten Kombinationen von Chemotherapeutika verhalten sich zueinander indifferent. Der Vorteil der Kombinationstherapie gegenüber der alleinigen Anwendung nur eines einzigen Mittels ist darin zu suchen, daß durch die geringere Menge einer jeden Komponente die Gefahr einer Resistenzentwicklung sowie von Nebenwirkungen vermindert wird. Nur unter verantwortungsvoller Beachtung der Verhältnisse und der Interferenzen von Keim, Patient und Antibiotikum ist eine sinnvolle Chemotherapie möglich.

Probleme der Chemoprophylaxe

In der Regel ist eine Chemoprophylaxe nicht indiziert, da zwei Hauptprobleme den Nutzen häufig in Frage stellen:
– die prophylaktische Chemotherapie ist immer ungezielt
– die individuellen und epidemiologischen Risiken sind nicht unerheblich.
Nur eine gezielte Prophylaxe kann erfolgreich sein. Mögliche Beispiele:
– Penicillin G bei Meningitisepidemien, zum Schutz bei Tonsillektomien oder als Scharlachprophylaxe nach Exposition.

7.3 Resistenz und Resistenzsteigerung

Persistenz

Trotz ausreichender Sensibilität können Bakterien eine Chemotherapie überleben und im Gewebe persistieren. Ein Grund hierfür kann zum Beispiel in einem Wirkungsverlust des Chemotherapeutikums durch das die Bakterien umgebende Milieu (nekrotische Bezirke, Eiter) liegen. Weiterhin kann es zu einer Persistenz von Erregern kommen, wenn diese in eine zeitlich begrenzte indifferente Form (s. o.) übergehen. Dieses Phänomen der Resistenz liegt häufig einem Therapieversagen zugrunde und wird besonders bei Infektionen mit Streptokokken, Staphylokokken, Enterobakterien, Mycobacterium tuberculosis und Brucellen angetroffen.

Resistenz

Einteilung
Allgemein versteht man unter Resistenz die Unempfindlichkeit eines Erregers gegenüber der Chemotherapie: Diese Situation ist in der Praxis gegeben, wenn die minimale Hemmkonzentration (M H K) in vitro höher ist als die erreichbare Konzentration am Infektionsort in vivo. Man unterscheidet verschiedene Formen der Resistenz:

A. **Primäre (natürliche) Resistenz**
   Das Bakterium befindet sich außerhalb des Wirkungsspektrums eines bestimmten Medikamentes.

B. **Sekundäre (erworbene) Resistenz**
   Hier gibt es verschiedene Wege der Resistenzentwicklung:

   – **Spontanmutation**
     Bakterien eines ursprünglich sensiblen Stammes erlangen durch eine spontane Mutation eine Therapieresistenz. Unter der Therapie findet also eine Selektion der resistenten Bakterien statt, die sich zu einer neuen, jetzt therapieresistenten Population vermehren. Die Chemotherapeutika haben jedoch keinen Einfluß auf die Mutationsrate, die bei etwa 10^{-8} bis 10^{-10} liegt, so daß dieser Effekt unter der Therapie außerordentlich selten ist.

   – **Übertragung von Resistenzeigenschaften**
     Mit Hilfe von Transformation, Transduktion und Konjugation.

   – **Resistenzfaktoren**
     Wie schon erwähnt, gehören die R-Faktoren zu den episomalen, d. h. außerhalb der Chromosomen befindlichen, DNS-Partikeln. Mit Hilfe von Resistenz-Transferfaktoren können diese Episomen auf empfind-

liche Bakterien übertragen werden, die dadurch eine Resistenz erlangen. Diese besteht oft sogar gegenüber mehreren Chemotherapeutika.

Resistenztyp
Die Entwicklung der Resistenz ist nicht nur vom Erreger, sondern auch vom verwendeten Chemotherapeutikum abhängig. Man unterscheidet:

A. **Streptomycintyp (Ein-Schritt-Resistenz)**
Die Resistenz tritt sehr schnell ein, meist nach dem ersten Kontakt mit dem Chemotherapeutikum. Diesem Vorgang liegen möglicherweise Mutationsvorgänge zugrunde.

B. **Penicillintyp (Mehr-Schritt-Resistenz)**
Hier entwickelt sich die Resistenz allmählich und stufenweise.

Eine Kreuzresistenz liegt vor, wenn der Erreger zwar nur einem Chemotherapeutikum ausgesetzt war, jedoch eine Resistenz gegen weitere Chemotherapeutika entwickelt, die einen ähnlichen Wirkungsmechanismus haben. So können Bakterien, die mit Kanamycin behandelt werden, auch eine Kreuzresistenz gegen z. B. Neomycin entwickeln.

Fehler bei der Chemotherapie
Im Verlauf dieses Kapitels wird noch auf die Gefahr einer unkritischen Chemotherapie hingewiesen, wobei als mögliche Folgen auch der **infektiöse Hospitalismus** genannt werden muß. Hierunter versteht man die Ausbreitung von pathogenen Erregern im Krankenhausbereich, besonders von Staphylokokken, Pyocyaneus- und Klebsiella-Aerobacter-Bakterien. Besonders mit dem Beginn einer umfassenden Antibiotikatherapie hat sich der infektiöse Hospitalismus zum bedeutendsten hygienischen Problem in den Krankenhäusern entwickelt. Verschiedene Faktoren sind an der Entstehung und Ausbreitung von Hospitalinfektionen beteiligt.

A. **Therapeutische Maßnahmen**
 – eine unkontrollierte Anwendung von Antibiotika hat eine Selektion resistenter Erreger zu Folge.
 – bestimmte Antibiotika üben einen Selektionsdruck aus; zum Beispiel führt die Anwendung von Ampicillin zu einer Selektion von Klebsiella-Bakterien.
 – eine immunsuppressive Behandlung nach Organtransplantationen oder zum Beispiel bei Leukämie vermindert die körperliche Abwehr.

B. **Ungenügende Desinfektion**
 – es werden in der Diagnostik und in der Therapie Apparate verwendet, die schwer bzw. überhaupt nicht zu sterilisieren sind (Herz-Lungen-Maschinen, Hämodialyseapparate usw.)
 – zentrale Einrichtungen wie Betten- und Wäschezentrale sowie zentrale Klimaanlagen begünstigen die Ausbreitung der Erreger.
 – fehlerhaftes hygienisches Verhalten des Krankenhauspersonales.

7.4 Resistenzbestimmung

Eine effektive Chemotherapie verlangt die Kenntnis der Empfindlichkeit bzw. Resistenz von einzelnen Erregern gegenüber bestimmten antibakteriell wirkenden Mitteln. Für die hierzu notwendige Resistenzbestimmung bieten sich zwei Methoden an:

A. Agar-Diffusionstest
Die Nährbodenoberfläche der Agar-Platte ist mit den zu prüfenden Bakterien beimpft. Auf diese legt man Filterpapierplättchen, die mit verschiedenen Chemotherapeutika durchtränkt sind. Je nach Empfindlichkeit bzw. Resistenz des Bakteriums gegenüber den verschiedenen Chemotherapeutika bilden sich um die einzelnen Plättchen herum verschieden große Höfe aus, sogenannte Hemmzonen. Je empfindlicher nun das Bakterium gegenüber einem Präparat ist, desto größer ist der Durchmesser der Hemmzone.

B. Reihenverdünnungstest
Eine Reihe von Röhrchen (ca. 6–10) beinhalten jeweils abnehmende Konzentrationen eines bestimmten Chemotherapeutikums. Jedes dieser Röhrchen wird mit einer gleich großen Menge des zu prüfenden Bakterienstammes inkubiert. An den einzelnen Röhrchen kann man nun ablesen, welche Konzentration des Chemotherapeutikum eben noch in der Lage ist, das Bakterienwachstum zu hemmen. Dieser Reihenverdünnungstest weist eine höhere Genauigkeit auf als der Diffusionstest.

Besonders beim Diffusionstest überprüft man das Resistenzverhalten des Keimes gegen Konzentrationen, die durchschnittlich im Serum, aber auch im Harn (bei Harnwegsinfektionen) oder im Liquor (bei Meningitiden) erreicht werden können. Im Allgemeinen gilt ein Erreger als resistent, wenn der am Wirkungsort erreichbare Spiegel des betreffenden Chemotherapeutikums unter der minimalen Hemmkonzentration (MHK) in vitro liegt. Weiterhin muß man bei der Bewertung der Resistenzversuche besonders Wechselbeziehungen zwischen dem befallenen Organismus, dem Erreger sowie dem Therapeutikum mitberücksichtigen.

Folgende Faktoren können Ursache von Diskrepanzen zwischen nach in-vitro-Befunden zu erwartendem und tatsächlichem klinischen Erfolg sein:

Erregerbedingte Faktoren
– Wechsel des Erregers am Infektionsort, der gegenüber dem applizierten Mittel unempfindlich ist und so eine Superinfektion auslösen kann.
– Die klinische Wirkung des Therapeutikums kann durch intrazelluläre Lagerung des Keimes vermindert sein.
– Das Bakterium kann als sogenannter Persister in einer stoffwechselinaktiven Form Therapieresistenz zeigen. Eine besondere Form sind die bakteriellen L-Phasen.

Krankheitsbedingte Faktoren
- bestimmte Infektionsherde wie zum Beispiel Abzesse, die vom Blutstrom abgeschlossen sind, können vom Therapeutikum nur schwer erreicht werden.
- Resorptions- und Diffusionstörungen
Wirkungsverminderung des Therapeutikums infolge partieller Absorption am Infektionsort durch nekrotische Gewebe oder Eiter.

Diagnostische und therapeutische Fehler
- durch eine unsterile Materialentnahme kann es zu einer falschen Erregerbestimmung und damit zu einer Fehldiagnose kommen.
- technische Fehler im Labor können zu falschen Ergebnissen führen.
- Überdosierung bzw. Nichtbeachtung der Pharmakokinetik (Resorption, Eiweißbindung, Verteilung, Ausscheidung) können ebenfalls ein Therapieversagen herbeiführen.

7.5 Unerwünschte Wirkungen

Die Gefahren einer unkritischen Chemotherapie sind im folgenden aufgeführt:

A. Selektion resistenter Keime
Hier ist besonders an das große Problem des Hospitalismus zu bedenken.

B. Störung der Ökologie
Durch Zerstörung der normalen Körperflora können Keime, die keine Empfindlichkeit gegenüber dem gerade angewandten Chemotherapeutikum zeigen, Superinfektionen auslösen.

C. Erhöhung der Persister-Quote
Persister sind eine stoffwechselinaktive Lebensform von Bakterien, die sich trotz ausreichender Sensibilität gegenüber Chemotherapeutika unempfindlich zeigen. Ihre Nachkommen können jedoch wieder in die stoffwechselaktive Form übergehen und sind dann natürlich auch wieder empfindlich gegen Chemotherapeutika.
Als Persister kann man zum Beispiel auch die bakteriellen L-Formen bezeichnen. Auch sie haben die Fähigkeit, trotz chemotherapeutischer Behandlung aufgrund der stoffwechselinaktiven Lebensform (L-Form) zu überleben. Nach einem Übergang in die aktive Bakterienform können sie wieder eine Erkrankung des befallenen Organismus herbeiführen.

D. Intoxikation im Sinne einer Herxheimer-Reaktion
Zu einer sog. *Herxheimer*-Reaktion kann es kommen, wenn freiwerdende Endotoxine von unter der Chemotherapie zerfallenden Bakterien den Organismus überschwemmen. Dieses Phänomen wird zum Beispiel be-

obachtet, wenn die Behandlung des Typhus abdominalis mit hohen Dosen von Chloramphenicol begonnen wird.

E. Direkte Toxizität
Einige Antibiotika und Chemotherapeutika entwickeln eine direkte Organtoxizität. Als Beispiel seien genannt:
- Schädigung des N. VIII durch Aminoglycoside
- Neurotoxizität der Penicilline
- Nephrotoxizität der Kombinationen aus bestimmten Aminoglycosiden mit Cephalosphorinen
- Schädigung des N. Opticus durch Ethambutol u. a. m.

8 Parasitologie

★ **Allgemeine ökologische Einteilung in Ekto- und Endoparasiten**

Parasiten sind Lebewesen, die ganz (obligate Parasiten) oder teilweise (fakultative Parasiten) auf Kosten anderer Organismen leben. Die Bezeichnung Parasit bezieht sich immer auf parasitäre Gliederfüßer, Würmer und Einzeller, obwohl ja auch viele andere Mikroorganismen parasitäre Eigenschaften zeigen.

– Als **Ektoparasiten** bezeichnet man die Lebewesen, die von außen ihrem Wirt die notwendige Nahrung entnehmen. Zu ihnen zählt man beispielsweise Krätzmilben, Wanzen, Stechmücken, Stechfliegen, Läuse, Zecken u. a.
Sie sind entweder selbst als Krankheitserreger anzusehen (Krätzmilben) oder übertragen andere Krankheitserreger (Stechmücken-Malaria, Zecken-Frühsommer-Meningoenzephalitis, Rückfallfieber; Flöhe – Pest).
– **Endoparasiten** leben in tiefen Körperhöhlen, im Gewebe und im Blut. Zu dieser Gruppe zählen u. a. Flagellaten (Geißeltierchen), Sporozoen (Sporentierchen z. B. Malariaerreger), Rhizopoden (Wurzelfüßer z. B. Amöben), Trematoden (Saugwürmer), Cestoden (Bandwürmer) und Nematoden (Fadenwürmer).

8.1 Protozoonosen (Flagellaten)

8.1.1 Trichomonas vaginalis

Der Erreger wird meistens durch Geschlechtsverkehr übertragen. Bei der Frau sind die klinischen Symptome auf Entzündungen im Bereich von Vulva, Vagina und Zervix beschränkt. Beim Mann können sich Urethritis und Prostatitis entwickeln.
Der Erregernachweis erfolgt in Vaginal- und Urethralabstrichen.
Eine wirkungsvolle Therapie ist nur möglich, wenn beide Partner behandelt werden. Die Behandlung erfolgt mit Imidazolderivaten (Metronidazol = Clont®)

★ **Trichomonas hominis**

Von T.vaginalis ist T.hominis zu unterscheiden, der als apathogener Keim normalerweise im Intestinaltrakt vorkommt, jedoch gelegentlich zu Verwechslungen mit T.vaginalis Anlaß gibt. T.vaginalis besitzt im Vergleich zu T.hominis nur eine kurze undulierende Membran und an seinem vorderen Ende nur vier Geißeln (T.hominis fünf Geißeln). Außerdem ist T.hominis kürzer (8–10 μm) als T.vaginalis (15–20 μm).

8.1.2 Lamblia intestinalis

Lamblia intestinalis kann beim Menschen eine Enteritis und eine Cholecystitis hervorrufen. Klinisch treten die Lamblien erst in Erscheinung, wenn sie sich in großen Mengen an die Darmwand anlagern, was zu entzündlichen Prozessen der intestinalen Schleimhäute führt, die dann Durchfallerkrankungen zur Folge haben (Lamblienruhr). Sie lassen sich möglicherweise aber auch bei Personen nachweisen, die keine Symptomatik zeigen und bei denen sie sich nicht pathogen auswirken.

Lamblien finden sich im Stuhl meist in der Zystenform, während bei Verdacht auf eine Lamblienaffektion des Gallentraktes die Erreger in der vegetativen Form im Duodenalsaft festgestellt werden (Nativpräparat).

8.1.3 Trypanosomen-Arten

Trypanosomen sind Parasiten, die in Körpersäften, vor allem im Blut leben (**Hämoflagellaten**). Zyklus der Trypanosomen, der immer auf einem Wirtswechsel zwischen Vertebraten und Insekten beruht:

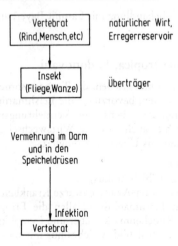

Man unterscheidet folgende menschenpathogene Trypanosomenarten:

▶ **Trypanosoma gambiense und rhodiense**
Überträger: Glossina palpalis (Stechfliegen)

Verursachte Krankheit: **Schlafkrankheit** in Afrika. Zuerst bildet sich an der Einstichstelle ein entzündlicher Primäraffekt aus. Nach einiger Zeit dringen die Erreger in die Blutbahn ein; in diesem Stadium der Generalisation können sie auch das ZNS befallen, wo auf der Grundlage einer Enzephalomyelitis das typische Bild einer Schlafkrankheit verursacht wird.

Diagnose: Direkter mikroskopischer Erregernachweis aus Blut, Liquor (Färbung nach *Giemsa*) bzw. Nachweis spezifischer Antikörper mittels KBR oder Immunfluoreszenz.

Therapie: Germanin gegen T.gambiense und T.rhodiense, **Tryparsamid** gegen T.gambiense im Stadium der generalisierten Ausschwemmung.

▶ **Trypanosoma cruzi**
Überträger: Raubwanze (Panstrongylus megistus)
Verursachte Krankheit: *Chagas*-**Krankheit**
Auch hier kommt es zuerst an der Einstichstelle zur Bildung eines Primäraffekts mit Befall der regionären Lymphknoten (Primärkomplex). Nach ca. 10 Tagen kommt es im Rahmen einer Generalisation zum Fieberanstieg und zu einer allgemeinen Lymphknotenentzündung. Im nachfolgenden Stadium der Organmanifestation dringen die Erreger in Muskelzellen und Herzzellen ein und führen dort zu schweren Schäden. Bei schwerem Verlauf kann die Herzschädigung zum Tode führen.

Diagnose: Auch hier lassen sich die Erreger mikroskopisch im Blut nachweisen, später beruht die Diagnose auf spezifischen Antikörpern durch KBR und Immunfluoreszenz.

Therapie: Spezifische Behandlung mit **Lampit** Bayer, ansonsten symptomatische Therapie.

8.1.4 Leishmania tropica, L. donovani

Während sich, wie oben beschrieben, die **Trypanosomen** in **Körperflüssigkeiten** (bes. Blut) aufhalten, bevorzugen die **Leishmanien Zellen** von Menschen oder Säugetieren als Lebens- und Vermehrungsmedium (**Zellparasiten**). Der Zyklus ist hier auch an einen Wirtswechsel gebunden, wobei die Sandfliege Phlebotomus als Übertrager fungiert.

▶ **Leishmania donovani**
Überträger: Sandfliege (Phlebotomus)
Verursachte Krankheit: **Kala-Azar** (schwarze Krankheit, schwarzes Fieber).
Bei dieser viszeralen Leishmaniose befallen die Erreger im Stadium der Generalisation Milz, Knochenmark, Leber und Lymphknoten. Es entwickelt sich ein schweres Krankheitsbild, welches nur mit spezifischer Therapie zu beherrschen ist.

Diagnose: Direkter Erregernachweis unter dem Mikroskop bzw. in der Kultur (mit Kaninchenblut). Als Untersuchungsmaterial verwendet man Organpunktate.

Therapie: Antimonpräparate (Fuadin, Tartorus stibiatus), aromatische Diamidine (Pentamidin, Stilbamidin).

▶ **Leishmania tropica und Leishmania brasiliensis**
Überträger: Sandfliege (Phlebotomus)
Verursachte Krankheitsbilder: In beiden Fällen, d. h. bei der **Orientbeule** (L.tropica) und bei der **Espundia** (L.brasiliensis) bleibt das Krankheitsgeschehen lokal auf den Infektionsort beschränkt (Hautleishmaniose). Es bilden sich Papeln, die geschwürig zerfallen können und unter Narbenbildung und Gewebsdefekten abheilen.
Diagnose: Als Untersuchungsmaterial zum direkten kulturellen bzw. mikroskopischen Nachweis verwendet man Abstriche der Hautaffektionen.
Therapie: Zur spezifischen Therapie kommen wie bei der viszeralen Leishmaniose Antimonpräparate und aromatische Diamidine zur Anwendung.

Leishmaniosen kommen nur in tropischen bzw. subtropischen Ländern vor (Zentralafrika, Südamerika, Mittelamerika, Südostasien, China).

8.2 Protozoonosen (Rhizopoden)

8.2.1 Entamoeba histolytica

Entamoeba histolytica ist der Erreger der **Amöbenruhr.** Die Infektion erfolgt durch die orale Aufnahme reifer Zysten, wie sie durch Genuß von mit zystenhaltigem menschlichem Kot verseuchten Lebensmitteln zustande kommen kann (fäkal-oraler Infektionsweg).
Die Erkrankung tritt vornehmlich in subtropischen und tropischen Gebieten auf. In gemäßigteren Breiten ist sie selten.
Die Parasiten treten in einer vegetativen, gegen Umwelteinflüsse sehr empfindlichen und in einer unbeweglichen Dauerform (Zyste) auf, die weniger anfällig ist. Die letztere Form kann an der Außenwelt bis zu einem Monat überleben.
Die Erreger können sich wochen- und monatelang im Wirt aufhalten, ohne Symptome zu verursachen. Die Erkrankung beginnt meist mit rezidivierenden Leibschmerzen und vermehrtem Stuhldrang. Es kommt zu Durchfällen und ruhrähnlicher Symptomatik.
Die Amöben erzeugen im Dickdarm kleine submuköse Abszesse, die ins Darmlumen aufbrechen und sich zu typischen Geschwüren mit überhängenden Schleimhauträndern entwickeln. Die Bildung dieser Ulzera geschieht durch die sogenannte **Magnaform,** die sich aus der normalerweise nur auf der Darmschleimhaut lebenden **Minutaform** entwickelt, nachdem diese unter bestimmten Bedingungen (Veränderung der Nahrungszusammensetzung, bakterielle Infektion, Resistenzschwächung) in die Darmwand eingedrungen ist.

Die **Magnaform** bewirkt durch die Bildung von proteolytischen Fermenten die Auflösung von Gewebe in der Darmwand und erzeugt dadurch **Nekrosen und Ulzera**. Auf venösem Wege kann sie in die Leber geschwemmt werden, in der sie die Bildung gefährlicher **Leberabszesse** auslöst. Die **Diagnose** eines akuten, durch Amöben bedingten Prozesses ist durch den Nachweis vegetativer Magnaformen im frischen Stuhl möglich.

Der Nachweis von Zysten im Stuhl spricht nicht unbedingt für eine akute Erkrankung, sondern weist den Ausscheider nur als Träger von Amöben aus. Ausscheider sind aus Betrieben der Nahrungsmittelbranche oder der Trinkwasserversorgung wegen der Seuchengefahr fernzuhalten.

Eine Übertragung der Zysten von den Faeces auf Nahrungsmittel ist durch die Stuben- oder auch andere **Fliegen** möglich, weshalb diese als Glieder einer Infektionskette, vor allem in Gebieten, in denen die Erkrankung endemisch vorkommt, zu bekämpfen sind.

Extraintestinale Verlaufsformen der Amoebiasis
Neben dem bereits genannten Leberbefall findet man auch andere extraintestinale Manifestationen der Amoebiasis. Sie sind jedoch selten und betreffen vorwiegend die Organe Lunge, Gehirn und Milz.

8.3 Protozoonosen (Sporozoen)

8.3.1 Toxoplasma gondii

Infektionsweg: Hauptinfektionsquelle ist die Katze, die mit ihrem Kot **Oocysten** ausscheidet. Der Mensch kann sich nun direkt mit Katzenkot infizieren bzw. durch den Genuß rohen Fleisches von mit Katzenkot infizierten Tieren.
Besondere Beachtung muß der **konnatalen Toxoplasmose** geschenkt werden. Hat sich die Mutter während der laufenden Schwangerschaft infiziert, so erfolgt in 10% der Fälle im Stadium der Parasitämie eine **intrauterine (diaplazentare) Übertragung** der Erreger auf den Feten.
Krankheitsbild: Die Mehrzahl der Toxoplasmosen verläuft inapparent oder mit uncharakteristischen „grippalen" Symptomen, so daß es oft gar nicht zu einer Toxoplasmosediagnose kommt. Bei stärkerer Ausbildung des Krankheitsbildes kann es zur Beteiligung des ZNS (eitrige Enzephalomyelitis und Markenzephalitis besonders bei Kindern, Meningitis), der Lungen (Pneumonie), der Leber (Hepatitis) und der Milz und Nieren kommen.
Die intrauterin erworbene Fetopathia toxoplasmotica kann den **Fruchttod** mit nachfolgendem Abort zur Folge haben. Wird das Kind in einer Frühgeburt oder normalzeitigen Geburt lebend geboren, sind die Schäden oft schwerwiegend:

– Meningitis, intrakranielle Verkalkungen, Hydrozephalus, Chorioretinitis, geistige Retardierung mit späterer Debilität und Idiotie, Ikterus, Erythroblastämie, Einschränkung der Sehfähigkeit sowie Skelettveränderungen.

Diagnose: Die Krankheit kann sowohl durch den direkten Erregernachweis im Mikroskop (Färbung nach *Giemsa*) als auch durch den Nachweis spezifischer Antikörper im Patientenserum festgestellt werden. Die Antikörper werden mit Hilfe serologischer Testverfahren erfaßt.

- **Sabin-Feldmann-Test (Serofarbtest)**
  Bringt man freie Toxoplasmen mit antikörperhaltigem Serum zusammen, so verlieren sie die Eigenschaft, mit alkalischem Methylenblau färbbar zu sein. Der Test ist positiv bei einem Titer von mehr als 1:1000.

- **Immunfluoreszenz – Toxoplasmosetest**
  Der Test beruht auf dem Prinzip des indirekten Antikörpernachweises. Zuerst erreicht man durch das Zusammenbringen von spezifischen Antigenen und Patientenserum eine Antigen-Antikörper-Reaktion. Sodann gibt man markiertes *Coombs*-Serum (Antiglobulinserum) hinzu. Hat zuvor eine Antigen-Antikörper-Reaktion tatsächlich stattgefunden, werden diese Komplexe nun durch das markierte Antiglobulinserum gebunden und fluoreszieren. Auch hier gilt ein Titer von mehr als 1:1000 als positiv.

- **Komplement-Bindungs-Reaktion** (KBR); positiver Testausfall, wenn der Titer mehr als 1:10 beträgt.

Mit Hilfe der Titerbestimmungen kann man auch den Infektionsverlauf verfolgen.

Therapie: Die spezifische Therapie erfolgt mit Sulfonamiden und Pyrimethamin, welches auch als Malariamittel angewendet wird.

Prophylaxe: Die prophylaktischen Maßnahmen beschränken sich weitgehend auf die Schwangerschaft:
- kein Genuß von rohem Fleisch und roher Milch
- kein Umgang mit Katzen
- Antikörpersuchtest (zu Beginn der Schwangerschaft und im 5. Schwangerschaftsmonat)

8.3.2 Pneumocystis carinii

Der im Durchschnitt 7,5 µm messende Erreger ist rundoval, von einer Wand umgeben und enthält 5 Tochterzellen.

Er lebt in Alveolen und Bronchien extrazelulär und gilt als Erreger der interstitiellen plasmazellulären Pneumonie der Säuglinge (bes. der Frühgeborenen); wird jedoch auch bei Erwachsenen mit angeborenem oder erworbenem Immundefekt beobachtet. Das Krankheitsbild ist bei Säuglingen gekennzeichnet durch einen foudroyanten Verlauf ohne Fieber und Husten sowie Effektlosigkeit von Antibiotika.

Nach einer Inkubationszeit von etwa 3–4 Wochen verläuft die Krankheit meist tödlich.

Die Diagnose anhand des Röntgenbildes gelingt nur dem erfahrenen Kliniker; oft wird sie erst autoptisch durch Nachweis der Errger im mit Giemsa-Färbung präparierten Ausstrich oder Gewebsschnitt gestellt.

8.3.3 Plasmodium falciparum, P. vivax, P. malariae

In den tropischen und subtropischen Bereichen der Erde gehört die **Malaria** zu den epidemiologisch wichtigsten Krankheiten. Zu dieser Zeit sind ca. 250 **Millionen Menschen** an Malaria erkrankt, von denen pro Jahr bis zu 2 Millionen an dieser Krankheit sterben!

Überträger der Krankheit sind Mücken der Gattung Anopheles. Im einzelnen läuft der Entwicklungszyklus folgendermaßen ab:

8.3 Protozoonosen (Sporozoen)

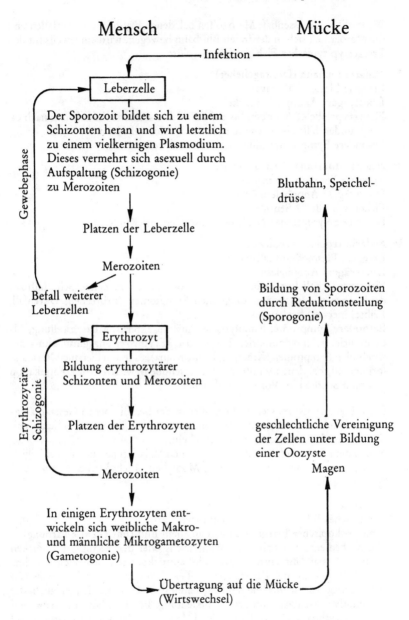

Wenn die mit massenhaft Merozoiten beladenen Erythrozyten zerfallen und die Merozoiten sich in der freien Blutbahn bewegen, wird ein jeweils für den Erregertyp typischer **Fieberanfall** ausgelöst.

▶ **Malaria tertiana (Dreitagefieber)**
Erreger: Plasmodium vivax
Überträger: Anohphelesmücke
Fiebertyp: **alle 48 Stunden** bis auf 40°, dabei starker Schüttelfrost; nach ca. 6 Stunden fällt die Körpertemperatur wieder auf Normalwerte ab.
Besondere **Symptome**: Milz- und Leberschwellung

▶ **Malaria quartana (Viertagefieber)**
Erreger: Plasmodium malariae
Überträger: Anophelesmücke
Fiebertyp: **alle 72 Stunden**
Besondere **Symptome**: Nephrose (besonders bei Kindern)

▶ **Malaria tropica (Tropicafieber)**
Erreger: Plasmodium falciparum
Überträger: Anophelesmücke
Fiebertyp: **täglicher Fieberanfall,** der oft nicht von einem Schüttelfrost, dafür aber von gastroenterologischen Symptomen (Erbrechen, Durchfall, Leibschmerzen) begleitet ist.
Besondere **Symptome**: hämolytische Anämie, Ikterus, Milzschwellung, Albuminurie, Hämoglobinurie, Thrombose (Erythrozytenagglutination) mit zerebralen Symptomen (Krämpfe, Delir, Koma); es treten hier auch Verlaufsformen auf, bei denen septiforme Fieberschübe bzw. Kreislaufkomplikation (bis zum Schock) im Vordergrund stehen.

Diese Fiebertypen müssen nicht immer in der beschriebenen Gesetzmäßigkeit vorhanden sein. Bei einer Mischinfektion mit 2 Erregertypen kann sich ein ganz uncharakteristisches Bild entwickeln.
Neben dem Fieberanfall zeigen die einzelnen Malariatypen in unterschiedlich ausgeprägter Weise Kopfschmerzen, Müdigkeit, Tachykardie, Anämie und Splenomegalie.

Diagnose
– Klinisches Bild, besonders Fieberkurve
– mikroskopischer Erregernachweis aus dem Blut (mit *Giemsa*-Färbung).
Hierzu bedient man sich des Blutausstrichs oder der Technik des „dicken Tropfens"; man läßt einen Tropfen Blut antrocknen und behandelt ihn ohne jede Fixierung mit der Farblösung. Neben dem qualitativen Nachweis von Malariaerregern ist für die Unterscheidung in einzelne Typen auch der quantitative Nachweis von großer Bedeutung. Bei der Malaria tertiana sind 2% der Erythrozyten mit Plasmodien befallen, bei der Malaria quartana sind es nur 1% oder weniger, bei der Malaria tropica jedoch bis zu 20%.

Therapie: Für die oben erläuterten einzelnen Entwicklungsstadien sind unterschiedliche therapeutische Maßnahmen erforderlich:
- **Chloroquin** mit Wirkung auf das erythrozytäre Entwicklungsstadium
- **Primaquin** mit Wirkung auf die exoerythrozytäre Phase (Gewebephase), und zwar auf die sekundären Formen
- **Daraprim** mit Wirkung auf die Gameten; hier ist auch noch Primaquin wirksam.

Bei therapieresistenten Formen können noch Langzeitsulfonamide und Chinin angewendet werden.

Prophylaxe: Die Chemoprophylaxe bei Aufenthalt in einem Malariagebiet besteht in der **Einnahme** von **Chloroquin**. Hiermit wird die Entwicklung eines erythrozytären Stadiums supprimiert. Um auch noch eventuell vorhandene Gewebsformen zu bekämpfen, empfiehlt sich 2 Wochen nach Verlassen des Malariagebietes eine Nachbehandlung mit Primaquin.

Sind durch die Therapie nicht alle Erreger beseitigt, so können noch Jahre nach der Erstmanifestation von einem intrahepatischen Reservoir Rezidive ausgehen. Es gibt auch immer wieder Fälle, bei denen trotz erfolgter Infektion die Malariaerkrankung lange Zeit (Monate, Jahre) inapparent verläuft und erst auf besondere Reize hin (andere Krankheit, schwere Operation) manifest wird (sog. Spätmanifestation).

8.4. Helminthosen (Trematoden)

8.4.1 Schistosoma haematobium (Pärchenegel), S. mansoni, S. japonicum

Klinisches Bild

Die zwischen 0,7 und 2 cm langen **Pärchenegel** (das Männchen trägt sein Weibchen stets mit sich herum) verursachen eine Vielzahl von Symptomen. Nach einem, allen Typen gemeinsamen **Initialstadium** (etwa 50–70 Tage post infektionem) mit Fieber, Urticaria, Abgeschlagenheit, Kopf- und Gliederschmerzen, befallen **S.mansoni** und **S.japonicum** bevorzugt den **Intestinaltrakt**, **S.haematobium** den **Urogenitaltrakt**. Die Erreger dringen in die Venen der entsprechenden Organe ein und legen hier eine immense Anzahl Eier ab; dadurch wird das Gefäßlumen verlegt, es kommt zu Rupturen und Ulzerationen. Auf Grund dieser Tatsache gelangen die Eier in die entsprechenden Hohlorganlumina und können so mit Stuhl und Urin ausgeschieden werden. Außer Urogenitaltrakt, Intestinaltrakt und Leber (Hepatosplenomegalie, Leberzirrhose) können auch Lunge, Herz und Gehirn betroffen sein.

Infektionsmodus

Die in tropischen Ländern beheimateten Pärchenegel machen einen Wirtswechsel durch:
Hauptwirt ist der **Mensch,** der die Eier einschließlich der darin enthaltenen Flimmerlarven **(Mirazidien)** mit Stuhl und Urin ausscheidet. Die Mirazidien wiederum werden von Wasserschnecken (Zwischenwirt) aufgenommen, in denen sie sich zu **Sporozysten** umwandeln. Letztere werden von der Schnecke ins Wasser ausgeschieden, wo sie zu Schwanzlarven **(Zerkarien)** heranwachsen. Als solche gelangen die Erreger durch die Haut in den menschlichen Körper.

Prophylaxe und Therapie

Neben der Vermeidung verdächtiger Süßwasserstellen in entsprechenden Gebieten und eventueller Bekämpfung der Zwischenwirte stehen zur Therapie Medikamente zur Verfügung (Antimon-Präparate, Miracil D, Ambilhar u. a.).

Diagnose

Der Nachweis von Eiern gelingt bei der Untersuchung von Stuhl und Urin unter dem Mikroskop.
Eine weitere Möglichkeit ist der Nachweis von Antikörpern wie etwa bei der Zerkarienhüllenreaktion.

★ 8.4.2 Fasciola hepatica (großer Leberegel)

Der geschlechtsreife, zwei bis drei Zentimeter lange, abgeplattete Saugwurm kommt in den Gallengängen von pflanzenfressenden Tieren (Schaf, Rind, Ziege) vor. Seine Eier werden via Gallensekret über den Kot ausgeschieden. Im feuchten Milieu (Wasser) entwickelt sich aus den Eiern eine bewegliche **Flimmerlarve** (Mirazidium), die im Zwischenwirt, der Wasserschnecke, eine Umwandlung zur **Sporozyste** (Keimschlauch) durchmacht. In dem blasenartigen Gebilde entwickeln sich aus unbefruchteten Keimzellen parthenogenetisch **Stablarven** (Redien). Die Stablarven durchbrechen die Sporozystenwand und wandeln sich im Darm der Wasserschnecke zu Schwanzlarven **(Zerkarien)** um. Die Zerkarien sind in der Lage durch Eigenbewegung den Zwischenwirt (die Wasserschnecke) über dessen Atemöffnung zu verlassen. Sie setzen sich an Uferpflanzen fest. Dort wandeln sie sich zu einer **Zyste** um. Der Mensch infiziert sich durch den Genuß infizierten Wassers oder durch Kauen an Grashalmen **(infestierte Pflanzen).** Im Darm des Menschen wird aus der Zyste ein junger Leberegel, der über den Pfortaderkreislauf in die Leber gelangt und sich dort in den Gallengängen einnistet. Hat er seine Geschlechtsreife erreicht, beginnt der Zyklus wieder von vorn.

8.5. Helminthosen (Zestoden)

8.5.1 Taenia saginata, T. solium (Rinder- bzw. Schweinebandwurm)

Der 6–8 m lange Rinderbandwurm ist der häufigste Bandwurm des Menschen. Der Unterschied im Entwicklungszyklus zwischen Rinderbandwurm und dem des 2–3 m langen Schweinebandwurms besteht nur in der Tierart des Zwischenwirtes (besagt auch schon der Name, so daß hier nur ein Zyklus stellvertretend für beide beschrieben wird). Die Bandwurmeier, die sich im Darm des Hauptwirts befinden, werden mit dem Kot ausgeschieden. Nimmt der Zwischenwirt (z. B. das Rind) über das Futter diese Eier auf (z. B. verunreinigte Futterpflanzen durch Jauchedüngung), so schlüpft im Darm des Zwischenwirts eine **Hakenlarve** (Oncosphäre) aus. Die Oncosphäre durchbohrt die Darmwand und wird über die Blutbahn in Leber und Muskulatur eingeschwemmt, wo sie sich zur Finne (**Cysticercus**) umbildet. Durch den Genuß von rohem, finnenhaltigem Fleisch wird unter dem Einfluß der Verdauungsfermente der Bandwurmkopf im Darm des Menschen frei und kann sich dort zu einem geschlechtsreifen Bandwurm entwickeln. Gelangen hingegen über den Genuß von infizierten Lebensmitteln oder infizierten Kots Bandwurmeier in den Magen des Menschen, so schlüpfen im Darm die Hakenlarven aus. Sie siedeln sich in die einzelnen Organe ab, ehe sie sich zu Finnen umwandeln. Die **Cysticercose** (Befall mit Finnen) ist eine ernsthafte Komplikation, da häufig außer der Muskulatur auch Auge und Gehirn betroffen sind.

Die Diagnose wird durch Nachweis von Bandwurmgliedern im Stuhl gestellt.

8.5.2 Echinococcus granulosus, E. multilocularis (Hundebandwurm)

Echinococcus granulosus

Der Hund kann durch Fressen von rohen Innereien von Schafen, Rindern und Schweinen, in deren Fleisch die Finnenblasen (bis zu 20 cm Durchmesser) liegen, von dem drei bis sechs Meter langen Bandwurm befallen werden. Der Mensch infiziert sich durch passive Aufnahme von mit Hundebandwurmeiern infizierten Lebensmitteln, durch Hinunterschlucken von Eiern bei Verstäubung von Hundekot, in denen die Eier enthalten sind, und durch engen Hundekontakt, da die Eier den Hunden an der Schnauze kleben können.

Echinococcus multilocularis

Die Infektion des Menschen kann zum einen über die Aufnahme von mit Fuchsbandwurmeiern infizierten Lebensmitteln, zum anderen beim Abbalgen erschossener Füchse geschehen. Nach der Infektion des Menschen mit den Eiern schlüpft im Darm eine Hakenlarve aus, die sich durch die Darmwand bohrt und über den Pfortaderkreislauf in die Leber gelangt. Dort geht sie ins Finnenstadium über. Die Finne hat die Gestalt einer großen Blase, die nach innen und außen durch Sprossung weitere Tochterblasen erzeugen kann. Wir unterscheiden zwei Verlaufsformen:

1. **Zystische Form**
Man findet isolierte Zysten, die im Innern die wasserklare **Hydatiden (Echinococcen)-flüssigkeit** enthalten. Die Therapie der Wahl besteht in der operativen Entfernung. Eine Probepunktion gilt als Kunstfehler, da es dadurch zu massiver Wurmausschwemmung in die Bauchhöhle kommen kann.
2. **Alveoläre Form**
Sie tritt seltener beim Menschen auf und ist praktisch nur in der Leber zu finden. Es kommt zur permanenten Abschnürung von Tochterblasen, so daß das umliegende Gewebe wie von einem malignen Neoplasma infiltrativ durchwachsen wird. Die Prognose ist daher recht schlecht.

Die Diagnose des Echinococcus – Befalls kann auf folgende Weise gestellt werden:
- röntgenologisch
- **Intrakutan – Test mit Hydatiden – Flüssigkeit**
Echinococcus cysticus: positiv, wenn Rötung nach 24–48 Std. auftritt.
Echinococcus alveolaris: positiv, wenn Rötung nach einigen Min. bis Std. auftritt.
- serologisch mit der **Komplementbindungsreaktion,** bei der durch Gabe von Antigen – Hydatiden – Flüssigkeit zum Blut des Menschen die Echinococcus – AK nachgewiesen werden.
Nachweis meist positiv: bei Echinococcus cysticus
Nachweis meist negativ: bei Echinococcus alveolaris

8.6 Helminthosen (Nematoden)

8.6.1 Enterobius vermicularis (Madenwurm)

Der Madenwurm ist einer der häufigsten Parasiten bei Kindern. Sie infizieren sich durch die Aufnahme der Eier über den Mund durch Staub, verunreinigte Lebensmittel oder durch die Nase über die Einatmungsluft sowie durch Selbstinfektion (Anus – Finger – Mundkontakt).
Im Magen oder Darm werden die in der Eihülle liegenden Larven frei und reifen im Darm zu Männchen und Weibchen aus. Nach der Begattung legt das Weibchen kurz vor ihrem Tode ihre Eier in der Anusumgebung ab. Die Körperwärme und der Luftsauerstoff fördern die Reifung des Embryos in der Eihülle zur Larve. Dadurch sind die Eier infektionsfähig geworden.

Folgende Nachweisverfahren kommen in Frage:
- **Analabstrich** mit Platinöse, der anschließend mikroskopisch auf Eier untersucht wird. Er ist in 50% der Fälle positiv.
- **Zellophanklebstreifen-Methode:** Dabei wird ein Klebestreifen vor der Nachtruhe direkt auf die Afterhaut gepreßt und am nächsten Morgen wieder abgezogen. Der Zellophanstreifen, auf dem die Eier kleben, wird auf einen Objektträger gebracht und mikroskopiert. Diese Methode eignet sich zu Reihenuntersuchungen.
- Bei Kindern kann man auch häufig die Eier im Nagelschmutz finden.

Prophylaktische Maßnahmen
- Drei Monate lang regelmäßig morgens und abends den After mit Seife waschen, da eine Oxyuriasis nämlich ohne Reinfektion spätestens nach ca. 100 Tagen von selbst ausheilt und durch das Waschen über 90% der abgelegten Wurmeier entfernt werden.
- Auftragen von Analsalbe.
 Dadurch wird der Juckreiz beseitigt und das Afterkratzen hört auf. Hinzu kommt noch, daß die Salbe ein Zusammenkleben der Eier bewirkt und somit die Verbreitung eingedämmt wird.
- Systematische Entfernung der im Bett und anderen Räumen verstreuten Eier mit Hilfe des Staubsaugers
- Fingernägel kurz schneiden und nach jedem Toilettengang und vor jeder Mahlzeit intensiv die Hände waschen.

8.6.2 Trichuris trichiura (Peitschenwurm)

Der Mensch infiziert sich mit larvenhaltigen Eiern durch den Genuß von verunreinigten Nahrungsmitteln (z. B. Salate, Radieschen). Im Darm schlüpfen dann nach einigen Wochen die weiblichen und männlichen Würmer aus, die eine Länge von fast 5 cm erreichen können. Nach der Begattung werden dann die Eier mit dem Kot ausgeschieden. Sie entwickeln sich infolge Luftzufuhr und bei genügender Luftfeuchtigkeit zu infektionsfähigen larvenhaltigen Eiern. Der Zyklus kann von vorne beginnen.

8.6.3 Ascaris lumbricoides (Spulwurm)

Der Zyklus des Spulwurms (Männchen ca. 15 cm lang, Weibchen bis zu 25 cm lang) hat einen ähnlichen Verlauf wie der des Peitschenwurms. Der Mensch infiziert sich mit den larvenhaltigen Eiern durch den Verzehr von verunreinigten, roh genossenen Gemüsesorten und Fallobst. Nach der oralen Aufnahme verlassen die Larven nach ca. 14 Tagen im Duodenum ihre Eihülle, durchbohren die Darmwand und werden über Blut und Lymphstrom ins Herz eingeschwemmt, um von da aus über die **Arteria pulmonalis in die Lunge** zu gelangen (charakteristische Besonderheit). Ein Teil der

Larven wandert mit dem Blutstrom weiter in sämtliche Körperorgane und geht dann reaktionslos zugrunde, da die Larven in diesem Stadium für ihre Entwicklung Sauerstoff benötigen. Der andere Teil der Larven verläßt die Lungengefäße. Er wandert über die Alveolen, die Trachea in den Mund, um dort den für die Reifung notwendigen Luftsauerstoff zu erhalten. Anschließend gelangen sie über verschluckten Speichel wieder in den Dünndarm, um dort zum geschlechtsreifen Wurm heranzuwachsen. Während der Lungenpassage, die ca. 10 bis 12 Tage post infectionem erfolgt, kann es zum **Auftreten eines flüchtigen eosinophilen Lungeninfiltrates** kommen, das röntgenologisch nachweisbar ist. Bei massivem Wurmbefall kann neben gastrointestinalen Beschwerden sogar das klinische Bild einer Bronchopneumonie entstehen. In der Regel verläuft jedoch der Ascaris – Befall wie der Trichuris – Befall symptomlos. Der Wurmbefall wird durch den mikroskopischen Nachweis der Wurmeier im Stuhl diagnostiziert. Gelingt das infolge des geringen Wurmbefalles nicht, bedient man sich des Konzentrationsverfahrens.

Konzentrationsverfahren mit konzentrierter Kochsalzlösung
Nachdem man eine Kotprobe mit konzentrierter Kochsalzlösung gemischt hat, wird dieses feingeriebene Gemisch gefiltert und somit von groben Teilchen getrennt. Ungefähr 20–40 Min. später können die aufgestiegenen Eier mittels einer Impföse von der Oberfläche der Lösung abgenommen werden und auf einem Objektträger mikroskopisch untersucht werden.
Weitere Verfahren sind das Zinksulfat – Konzentrationsverfahren, das Telemann-Konzentrationsverfahren und das Merthiolat-Jod-Formaldehyd-Konzentrationsverfahren.

8.6.4 Trichinella spiralis (Trichine)

Klinische Erscheinungen

Die klinische Symptomatik wird entscheidend geprägt durch die Schwere des Trichinenbefalls. Leichte oder sogar inapparente Krankheitsverläufe kontrastieren mit lebensbedrohenden Symptomen bei massivem Befall:
Etwa eine Woche nach Genuß des infizierten Fleisches (s. u.) treten Symptome von seiten des **Magen-Darm-Traktes** auf. Sie werden nach 2-8 Wochen **(Invasionsstadium)** von den charakteristischen Krankheitserscheinungen der Trichinose abgelöst. Hohes Fieber deutet auf die massenhafte Ausschwemmung der Erreger in die Blutbahn hin. Bevorzugte Befallsorte der Muskeltrichine sind die **Mm. Pectoralis major** und **Quadrizeps,** es können jedoch auch alle anderen Muskeln heimgesucht werden. Für letale Ausgänge (50% bei schwerem Befall) sind oft die Zwischenrippen- und Zwerchfellmuskellähmungen, Myokarditis, Enzephalitis und allgemeine Erschöpfungszustände verantwortlich.

Im Differentialblutbild findet man als Reaktion auf den Parasitenbefall eine **Eosinophilie.** Muskelschmerzen, starke, schmerzbedingte Bewegungseinschränkungen sowie Gesichtsödeme (bes. Lid) prägen das Krankheitsbild.

Infektionsweg

Die 1,6–4 mm langen Erreger (Weibchen größer) werden vom Menschen mit ungekochtem Fleisch (bes. von Schwein und Wild) aufgenommen. Verdauungssäfte befreien die Trichine von ihrer Kapsel, in der sie bis zu diesem Zeitpunkt im Muskel verweilte. Das Weibchen bringt nun etwa 2000 lebende Jungtrichinen zur Welt, die zunächst als **Darmtrichinen** die gastro-intestinalen Erscheinungen verursachen, nach Durchdringen der Darmwand in die Blutbahn gelangen und von dort aus die entsprechende Muskulatur befallen. In ihr kapseln sie sich ein und verkalken später. Die Lebensdauer kann in diesem Zustand bis zu 13 Jahren betragen.

Haupterregerreservoir stellen Fleischfresser dar, an erster Stelle der Fuchs, aber auch Dachs, Hund usw. sowie Allesfresser, hier bevorzugt (Wild-)Schwein, Ratte u. ä. (Früher verliefen Infektionsketten häufig über Ratte (wurde vom Schwein gefressen) →Schwein →Mensch. Die Einführung der **gesetzlichen Fleischbeschau** vermochte die Trichinose in unseren Breiten erheblich einzudämmen. Heute sind daher Trichinosen hauptsächlich bei illegalem, unbeschautem Fleischerwerb zu befürchten, z. B. Übertragung vom Wildschwein auf den Wilddieb.

Diagnose und Therapie der Trichinose

Nach Generalisation der Erreger findet man neben der **Eosinophilie** starke Anstiege von **SGOT,** α_2 und γ-**Globulinen.** Die Komplementbindungsreaktion ist positiv. Falls die Finnenkapsel noch nicht verkalkt ist, was man röntgenologisch nachweisen kann, gelingt ein sicher positiver Muskelbiopsiebefund nur in der dritten Erkrankungswoche.

Außer durch prophylaktische Fleischbeschau ist die Bekämpfung der Trichinose wenig erfolgversprechend. Zwar stellt das Thiabendazol bei Darmtrichinose ein wirksames Mittel dar, jedoch wird der Trichinenbefall in diesem Stadium höchst selten diagnostiziert. Es bleibt – wie so oft – nur die symptomatische Bekämpfung der Hyperergie mit Glucocorticoiden übrig. Die Letalität von etwa 50% bei voll ausgeprägten Trichinenbefall spricht hinsichtlich der Prognose ein deutliches Wort.

8.6.5 Ancylostoma duodenale (Hakenwurm)

Infektionsmodus

Nicht nur in den Tropen sind diese Erreger beheimatet, sondern auch in europäischen Berg- und Tunnelbaugebieten, in denen ein feuchtwarmes Klima herrscht. (als Berufskrankheit bei Bergarbeitern anerkannt).
Mit menschlichem Stuhl gelangen die Wurmeier auf feuchten Boden. Die ausgeschlüpften Larven vermögen durch die Haut – besonders der Füße – in den menschlichen Organismus einzudringen. Via Blutbahn gelangen sie in die Lunge, durchbohren die Alveolen und wandern die Atemwege hinauf (Herz-Lungen-Passage). Der Mensch schluckt die Larven und ermöglicht ihnen so die Ansiedlung im Duodenum, wo sie zu reifen Würmern heranwachsen. Das Weibchen legt täglich etwa 10 000 Eier ab, die wiederum mit dem Stuhl ausgeschieden werden. Der Zyklus beginnt von neuem.
Je nach Massivität des Befalls sind die Symptome mehr oder weniger stark ausgebildet: Hautbeschwerden beim Eindringen durch dieselbe, Hustenreiz und Halsschmerzen bei der Lungenpassage, leichte Oberbauchbeschwerden und Sodbrennen beim Darmbefall. Zu diesem Zeitpunkt können bei starkem Befall erhebliche Eisenmangelanämien auftreten.

Diagnose

Als signifikant gilt der Nachweis von mehr als **fünf Wurmeiern** pro Milligramm Stuhl unter dem Mikroskop. Die unterschiedlichen Arten kann man durch Anlegen von Koprokulturen differenzieren.

8.6.6 Strongyloides stercoralis (Zwergfadenwurm)

Der 2 mm lange Wurm besiedelt den Dünndarm des Endwirts und kann bei ihm ein Malabsorptionssyndrom verursachen.
Die Larven werden mit dem Stuhl ausgeschieden. Sie lassen sich in frischen Stuhlproben nachweisen, wo sie durch ihre Beweglichkeit auffallen.
Der Mensch infiziert sich mit den percutan eindringenden Larven, die eine Herz-Lungen-Passage durchlaufen, geschluckt werden und sich im Dünndarm ansiedeln; dort wachsen sie zu adulten Würmern heran, und legen ihre Eier in die Dünndarmschleimhaut. Die entschlüpften Larven werden mit dem Stuhl ausgeschieden, der Zyklus beginnt von neuem.

8.6.7 Filarien (Wuchereria bancrofti, Loa loa, Onchocerca volvulus)

Infektionsmodus

Entweder orale Aufnahme mit dem **Trinkwasser**, da sich in verunreinigtem Wasser Hüpferlinge (Wasserflöhe) aufhalten können, die junge Filarien (= Mikrofilarien) enthalten (Übertragungsweg für Dracunculus medinensis) oder durch den Stich einer Stechmücke (Wucheria bancrofti, Filaria Loa).

Wichtigste Krankheitsbilder

Lymphadenitis und Elephantiasis (W.bancrofti)

Lymphgefäße und -drüsen sind entzündet. Fieber begleitet die varizenartigen Anschwellungen, die platzen und zum Lymphausfluß führen. Sekundärinfektionen (meist durch Streptokokken) verstärken die zunehmende Verhärtung des Gewebes. Dadurch wird der Entstehung einer **Elephantiasis** Vorschub geleistet.

Diese Lymphabflußbehinderung betrifft vornehmlich die unteren Extremitäten, das Skrotum und evtl. die Mammae.

Der Nachweis der Mikrofilarien, die eine nächtliche Periodizität zeigen, erfolgt im Blut.

Loa loa – Infektion (F.loa)

Durch Wanderung der Erreger werden passagere Hautödeme verursacht. An durchscheinenden Hautstellen imponieren diese Filarien als sog. Kamerunbeule. Neben diesen Erscheinungen verursachen die Erreger eine schmerzhafte Konjunktivitis.

Blut gilt als Untersuchungsmaterial. Die Mikrofilarien zeigen eine Tagesperiodizität.

Bindegewebstumor und Augenschäden (Onchocerca-Infektion)

Die Onchocercae volvulus bzw. caecutiens bilden im subcutanen Bindegewebe der unteren Körperhälfte Wurmknäuel ausgewachsener Würmer. In Konjunktiven und Cornea eindringende Larven vermögen Sehstörungen bis hin zur Erblindung (Flußblindheit) auszulösen. Im Gegensatz zu den org. Erregern zeigen die Mikrofilarien keine Periodizität.

Der Nachweis gelingt durch mikroskopische Betrachtung eines Hautstücks (= „snip").

9 Allgemeine Virologie

Definition

Viren sind die kleinsten infektiösen Einheiten. Es handelt sich um makromolekulare Komplexe, die pauschal als verselbständigte Gene betrachtet werden können. Sie müssen folgende Merkmale aufweisen:
A. Der Aufbau ist in seinen Grundzügen immer gleich (s. o.)
B. Gesetzmäßiger Vermehrungsablauf (reine Zweiteilung, Reduplikationszyklus)
C. Ausschließliche Zellparasiten: Die sonst inerten Teilchen sind nur in lebenden Zellen in Bezug auf Synthesematerial, Energie und Synthesemechanismus lebensfähig.

Unterschiede	Viren	Bakterien
Zwei Nukleinsäuren	−	+
Vorhandensein von Muraminsäure	−	+
Vermehrung durch Zweiteilung	−	+
Reaktion auf Antibiotika	−	+
Künstliches Medium als Wachstumsgrundlage	−	+
Differenz in der Größe	stark	gering
Metabolisches System	−	+
Bewegungsapparat	−	z. T.
Interferonempfindl.	+	−

Morphologie des Virions

Als **Virion** bezeichnet man das eigentliche, vollständige, infektiöse Material; bei Picorna-, Adeno- und Papovaviren ist es identisch mit dem Nukleokapsid (Kapsid + Nuleinsäure), bei Pocken-, Myxo- und Herpesviren z. B. setzt es sich aus Nukleokapsid und Membran(en) zusammen.
Grundsätzlicher Aufbau eines Virions:

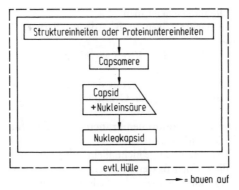

→ = bauen auf

Diese Strukturen sind dermaßen zusammengesetzt, daß sich drei verschiedene **Symmetrietypen** der Form nach unterscheiden lassen:

A. Die **helikale Symmetrie**, bei der sich völlig gleichartige Proteineinheiten zu einem helixförmigen Hohlzylinder um den Nukleinsäurestrang so anlagern, daß weder an der Innen- noch an der Außenseite der Nukleinsäurestrang freiliegt. Beispiele sind die nackten stäbchenförmigen Viren wie das Tabakmosaikvirus. Nachweismethode: Röntgen-Streuungs-Kristallogramme.

B. Die **kubische Symmetrie**, die für den größten Teil der **kugeligen Viren** zutrifft. Ihr Nachweis konnte durch die Negativ-Kontrast-Technik erbracht werden, bei der durch Schwermetallimprägnation (Kaliumphosphorwolframat) eine Negativkontrastierung im Elektronenmikroskop erreicht wird. Bei den einfacheren Formen handelt es sich um **Ikosaeder** (20 gleichseitige Dreiecke, 12 Ecken und 20 Kanten); da an einer Kante jedoch nur 2–6 Kapsomere – auch als Triangulationszahl bezeichnet – sitzen können, können letztere nur in bestimmter Anzahl vorkommen, z. B. bei Papoviren pro Kante 3, insgesamt 42 Kapsomere bei Adenoviren pro Kante 6, insgesamt 252. Formelmäßig kann man die Anzahl der Kapsomere(N) folgendermaßen beschreiben: $N = 10\,(n-1)^2 + 2$, wobei n die Zahl der Kapsomere pro Kante angibt.

C. Die **komplexe Symmetrie**, die man z. B. am geradzahligen T-Phagen erklären kann. Er ist aus einem sechseckigen Kopf-, einem Mittel- und einem Schwanzteil aufgebaut, welcher wiederum aus holzstoßförmigen Capsomeren besteht. Der Schwanz endet in einer sechs Fimbrien tragenden Endplatte. Nachweis gelingt auch mit den o. g. Methoden.

Die **Größe von Viren** variiert zwischen 20 und 300 nm. Beispiele mögen sein:
- Parvovirus mit 18–22 nm
- Reovirus mit 75–80 nm
- Orthomyxovirus mit 90–120 nm
- Paramyxovirus mit 150–300 nm.

Gemäß einer **Hülle** unterscheiet man
A. **einfache oder nackte Viren** (z. B. Adeno-, Parvo-, Orthomyxo- und Reoviren) von
B. **umhüllten oder bekapselten** Viren wie Herpes-, Pocken-, Rhabdo- und Coronaviren.

Der Nachweis einer Hülle gelingt mit der o. g. Negativkontrastmethode, während für die **Bestimmung der Größe** mehrere Verfahren gebräuchlich sind:

A. **Filtration durch Kollodiummembranen** unter Abstufung der Porenweite. Es wird die mittlere Porenweite ermittelt, durch die das Virus hindurchtritt. Diese Methode ist nicht allein gültig für Viren, da die größten unter ihnen die kleinen Bakterien an Größe übertreffen.
B. **Ultrazentrifugation,** wobei die Sedimentationsgeschwindigkeit der Größe proportional ist.
C. **Elektronenmikroskopie** unter Vergleich mit der Größe anderer Mikroorganismen.
D. **Bestrahlung** (α-, β-Strahlen, Deuteronen), wobei biologische Eigenschaften inaktiviert werden. Man ermittelt dabei das empfindliche Volumen aus der Anzahl von Ionisationen pro Volumeneinheit, durch die die gesamte biologische Aktivität bis auf 37% zerstört wird.

Chemischer Aufbau des Virions

A. **Nukleinsäuren:** Viren enthalten entweder RNS oder DNS. Mit Ausnahme einiger Oncornaviren, die etwas DNS neben RNS enthalten, kommt immer **nur eine Kernsäure** vor. Je nach Virenart handelt es sich um Einzel- oder Doppelstränge in linearer, zirkulärer oder gedrillter (supercoiled) Anordnung.
B. **Proteine:** Grundsätzlich lassen sich bei den Viren **Strukturproteine** von **Enzymproteinen** unterscheiden. Die Strukturproteine haben verschiedenste Aufgaben, so z. B. den Schutz des Nukleinsäurestranges vor irgendwelchen Beschädigungen, was zur sofortigen Inaktivierung führen würde; weiterhin die Anheftung des Virus an die Wirtszelle. Sie sind außerdem ausschlaggebend für die Antigenität des Virus.
C. **Kohlenhydrate:** Bei einigen umhüllten Viren findet man Kohlenhydrate in Form von Glykoproteinen. Die Proteine sind dabei hauptsächlich mit den Monosacchariden Glucosamin, Fucose, Galaktose und Mannose vergesellschaftet.
D. **Lipide:** Die Gesamtmasse des Virions eines umhüllten Virus kann oft bis zu 30–60% aus Lipiden bestehen. In den meisten Fällen sind es **Phospholipide** der Zellwand, die dann **in organischen Lösungsmitteln löslich** ist. Viren mit dieser Eigenschaft können **durch Äther** inaktiviert werden. Neuere Untersuchungen weisen darauf hin, daß die Lipide der Virenhülle

in ihrer Zusammensetzung den Lipiden der Wirtszelle gleichen, die das Virus durchdringt.

Virusvermehrung

- **Stadien der Virusvermehrung**
- **Adsorption** an artspezifische Rezeptorstellen
- **Penetration** = Aufnahme durch Viropexis (ähnlich Pinocytose)
- **Uncoating** (= Entmantelung): Freisetzung der Nukleinsäure.
- **Eklipse** (s. Beschreibung): Charakteristikum der Viren, vor allem bei Gegenüberstellung anderer intrazellulärer Mikroorganismen, die sich durch Zweiteilung vermehren.
- **Synthese von Nukleinsäure und Protein**
- **Reifung** = Maturation
- **Ausschleusung**

Wegen der unterschiedlichen Nukleinsäuren laufen die o. g. Vorgänge bei RNA- und DNA-Viren unterschiedlich ab.

I. **Vermehrung eines RNA-Virus** am Beispiel **Poliovirus.** Es besitzt einen Einzelstrang RNA. Der von der DNA der Wirtszelle völlig unabhängige Vermehrungszyklus erfolgt im Zytoplasma.

A. **Adsorption** erfolgt mit Hilfe artspezifischer Zellrezeptoren, die dem vollständigen Poliovirus nur eine Anhaftung an Primatenzellen erlaubt. Die reine RNA dagegen kann auch andere Zellen infizieren.

B. **Penetration** erfolgt durch Viropexis s. o.

C. **Uncoating** soll schon durch die Reaktion einer Rezeptorsubstanz mit der Zellmembran beginnen. Jetzt, nach Freisetzung der Virusnukleinsäure, verlieren Zelle und Virus ihre Individualität. Es ist eine neue Einheit, der **Virus-Zell-Komplex,** entstanden.

D. Unter dem Begriff **Eklipse** werden mehrere Schritte zusammengefaßt:
- Beim **Poliovirus** ist die einsträngige RNA ihre eigene messenger RNA. Sie wird translatiert, was zur Bildung einer RNA-Polymerase führt. Diese wiederum veranlaßt einerseits die Bildung eines komplementären RNA-Stranges, zum anderen die Inhibitorsynthese, die zum Stopp zellulärer Nukleinsäure- und Proteinproduktion führt. Möglicherweise wird die RNA-Synthese von virusinduzierten Histonen im Zellkern verhindert.
- An den zur identischen Reduplikation geeigneten RNA-Molekülen werden einsträngige Virus-RNA-Moleküle gebildet, die man an replikativen Intermediärformen nachweisen kann. Sie haben entweder die Funktion einer mRNA für die zu bildenden Strukturproteine, dienen als Matrize für die kontinuierlich weiterlaufende RNA-Bildung oder sie werden mit dem Capsid umhüllt und bilden so das neue, reife Virus.
- Zur gleichen Zeit wie die RNA- beginnt die Proteinsynthese. Durch Elektrophorese kann man die Virusproteine (VP) 1–4 trennen. Es

wurden RNA-freie Partikel isoliert, die aus VP 1, VP 3, und VP 0, einem weiteren Protein, bestanden. Man nennt sie Procapside; erst bei Anheftung der RNA zerfällt VP 0 in VP 2 und VP 4.
E. **Maturation** (= Reifung) ist die Folge der Beendigung der Capsidbildung.
F. Beendet wird der Vermehrungszyklus durch Freisetzung der Viren aus der Zelle (hier Lyse).

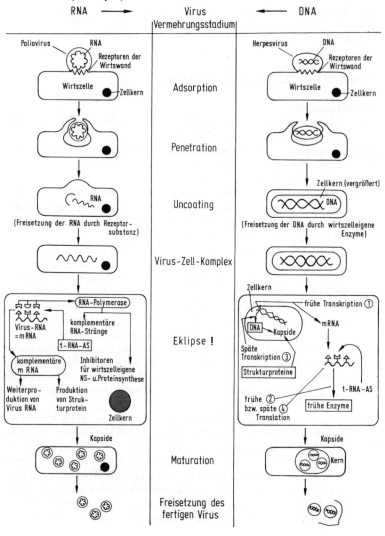

II. **Vermehrung eines DNA-Virus** am Beispiel von **Herpes-simplex, Adeno- oder Papovaviren:**
A. **Adsorption** und **Penetration** verlaufen etwa wie bei den oben beschriebenen RNA-Viren.
B. Das **Uncoating** wird wohl durch zelluläre Enzyme eingeleitet.
C. Die **Eklipse** nimmt **wegen der DNA** einen **anderen Verlauf:**
   - Die **Virus DNA dringt in den Kern ein,** wo der Strang transkribiert wird **(frühe Transkription).** Die so entstandene mRNA führt
   - zur Bildung von **frühen Enzymen,** die für die **DNA-Synthese** notwendig sind **(frühe Translation).**
   - Nach anfänglicher Steigerung der wirtszelleigenen DNA-Synthese wird diese in dem Maße zurückgedrängt, wie die Viren-DNA-Synthese zunimmt. Letztere wird fortwährend transkribiert (= **späte Transkription).** Die gebildete mRNA wird im Zytoplasma
   - translatiert (= **späte Translation).** Die dann gebildeten **Struktur-Proteine** werden in
   - **den Zellkernen** transportiert, wo sie **zum Capsid** zusammengefügt werden und zusammen mit der DNA das fertige Virus bilden.
D. **Maturation**
E. **Ausschleusung**
Das Poxvirus unterscheidet sich in seiner Vermehrung von den meisten anderen DNA-Viren dadurch, daß sowohl Synthese als Zusammenbau der Bestandteile im Zytoplasma stattfinden.

Viruszüchtung

▶ **Züchtung in vivo**
Die älteste Art der Virenzüchtung ist die **Infektion eines Versuchtieres,** z. B. Affen mit Polioviren. Diese Nachweisart erschwert die schnelle quantitative Arbeit sehr stark
Gut eignet sich das **embryonierte Hühnerei** zur Viruszüchtung.
Sichtbar wird die Virusvermehrung entweder durch das Absterben des Hühnerembryos, was u. a. durch Enzephalitisviren bewirkt wird, durch Befall der Chorioallantoismembran mit Pocken oder Plaques (Pockenviren), durch in den Embryonalflüssigkeiten oder -geweben gebildetes Hämagglutinin, wie es beispielsweise bei Infektion mit Influenzaviren der Fall ist oder es wird nur das infektiöse Virus gebildet wie etwa beim Poliovirus Typ 2.

▶ **Züchtung in vitro**
A. **Zellkulturen** (cell cultures): Ihre Verwendung für die Virenzüchtung wurde schon 1928 von *Carrell* erkannt; jedoch erst mit Hilfe der Antibiotika konnten sie als Routineverfahren breite Anwendung finden. *Dulbecco* brachte im Jahre 1952 den größten Fortschritt in diesem Verfahren,

indem er herausfand, daß durch leichte Trypsinbehandlung die Zellen im geeigneten Nährboden zu einem einschichtigen Rasen an der Gefäßwand emporwachsen. Heute lassen sich auch aus nichttrypsinierten Geweben – für Menschenzellen besonders wichtig – einschichtige Zellkulturen herstellen. Dies ist der grundlegende Unterschied zu

B. **Gewebekulturen** (tissue cultures), bei denen Gewebestückchen explantiert und gezüchtet werden.

C. **Organkulturen** sind sehr aufwendig und nur für die Klärung spezieller pathogenetischer Fragen sinnvoll. Als Routinemethode mußten sie längst dem trypsinierten einschichtigen Zellrasen (**monolayer culture**) s. o. weichen. Beispiele für Organkulturen sind das Wachstum menschlicher Lymphknoten auf mit Nährlösung angefeuchteter Baumwollunterlage, sowie das Wachstum von Ovarien und Nebenschilddrüsen auf einem Träger aus heparinisiertem Menschenplasma.

Primäre Zellkulturen heißen die zuerst ausgesäten. Ihr meist unregelmäßiges Bild ist auf ihren Ursprung aus kleinen Zellinseln zurückzuführen. Manchmal bilden sich knotige Wucherungen. Primärkulturen sind dann vorzuziehen, wenn man in dem vorgelegten Zellmaterial ohnehin nur kleine Viruskonzentrationen nach Beimpfung erwartet.

Sekundäre Zellkulturen: Mit Hilfe eines Gemisches oder der Einzelkomponenten Trypsin und Verdin wird aus einer Primärkultur Zellmaterial auf frisches Nährmedium überimpft. Entscheidender Vorteil ist der Erhalt eines einheitlichen Zellbildes. Voraussetzung für das Gelingen ist, daß die Primärkultur, aus der die Zellen entnommen werden, einen gut ausgewachsenen Zellrasen ohne Degenerationserscheinungen aufweist. Anderenfalls würden sich durch die Übertragungsprozedur die degenerativen Prozesse viel schneller ausweiten als in der Primärkultur. Allgemein sind jüngere Zellen für Viren empfindlicher.

Permanente Zellinien sind die **Folge von Transformationen**, die nach einigen Passagen von Überimpfungen vorkommen können. Solche Zellen sind dann praktisch unsterblich (permanent lebend). Prädestiniertes Beispiel ist die sog. Helazelle, die praktisch überall weiterwächst. Permanente Zellinien zeigen wie Primärkulturen **epitheliales oder fibrolastisches Wachstum**. Kernatypie mit Polyploidie und Fehlen von Kontaktinhibitoren sind kennzeichnende Attribute. Im Gegensatz zu Primärkulturen haben sie eine einheitliche Morphologie. Sie überwuchern sehr rasch die übrigen Zellen der Kultur, was eine hohe Gefahr von Kreuzverunreinigungen in sich birgt und so einen großen räumlichen und personellen Aufwand erfordert. Da das Ausgangszellmaterial für primäre und sekundäre Zellkulturen oft schwer zu beschaffen ist, sind permanente Zellinien ein sehr guter Ersatz.

Diploide Zellstämme bestehen aus **nichttransformierten Zellen**. Sie haben ihren normalen diploiden Chromosomensatz und sind mindestens bis zum normalen Zellalter züchtbar. Sie sterben dann im Gegensatz zu permanenten Zellinien nach einigen Passagen spontan ab.

Klassifizierung von Viren

Kriterien
A. **Art der Nukleinsäure** (DNS, RNS), Ein- oder Doppelstrang, Molekulargewicht, dessen Anteil am Gesamtgewicht des Virions, Konfiguration der Nukleinsäure (linear, zirkulär).
B. **Symmetrietyp** (Isometrisch, helikal, komplex s. o.)
Die Proteinbausteine bei helikaler Symmetrie werden nicht als Capsomere bezeichnet. Komplexe Symmetrie zeigen die geschwänzten Bakteriophagen.
C. **Hülle** (Envelope), die bei den meisten Viren aus Wirtszellbestandteilen aufgebaut ist, sichtbar am hohen Lipidgehalt und der dadurch bedingten Ätherlöslichkeit. **Ausnahme** sind die **Poxviren**, deren Hülle nicht aus Wirtszellbestandteilen besteht, was ihre fast vollkommene Ätherunempfindlichkeit erklärt.
D. **Zahl und Durchmesser der Capsomeren** bei isometrischen Viren, Durchmesser (nicht Länge) der Helix bei helikalen.
E. Weitere Differenzierungsmöglichkeiten beziehen sich auf **Wechselwirkungen zwischen Virus und Wirtszelle**. Solche sind vor allem
  - **Virusreduplikation** mit besonderem Augenmerk auf den Ort von Synthese und Maturation, Verhalten gegenüber Inhibitoren.
  - **Wechselseitige Beziehungen zwischen Virus und Zelle** (zytopathische Veränderungen).
  - **Wechselwirkungen zwischen Wirtsorganismus und Virus** (Wirtsspektrum, Virulenz, Symptomatik) Serologische Verfahren ermöglichen die Einteilung in Untergruppen bzw. Serotypen

Virusgruppen mit den medizinisch wichtigsten Vertretern
▶ **RNA-Viren**
  I. **Picornaviren** (= pico RNA)
    1. Enteroviren
      a. Poliomyelitisviren
      b. Coxsackieviren A+B
      c. ECHO-Viren
    2. Rhinoviren
    3. Enzephalomyocarditisviren
    4. Maul- und Klauenseucheviren
  II. **Reoviren** (Respirator, Enteric, Orphan), zuerst gefunden bei Waisenkindern im Respirations- und Verdauungstrakt.
  III. **Arboviren** (arthropod borne = durch Insekten übertragen)
    – **Subgruppe A** (20 Arten)
      1. Virus der östlichen equinen Enzephalomyelitis
      2. Virus der westlichen equinen Enzephalomyelitis
      3. Virus der venezuelischen equinen Enzephalomyelitis

4. Sindbis-Virus (fieberhafte Erkrankung in Tropen und Subtropen)
   5. Chikungunya- und O'Nyong-Nyong-Virus (Krankheit ähnlich dem Dengue-Fieber)
  - **Subgruppe B** (36 Arten)
   1. Virus der Japanischen B-Enzephalitis
   2. *Murray-Valley*-Enzephalitisvirus
   3. *St.-Louis*-Enzephalitis-Virus
   4. *West-Nil*-Fieber-Virus
   1–4 sind nahe verwandte Arten.
   5. Gelbfieber-Virus
   6. Dengueviren
   7a. Virus der Russischen Zecken-Enzephalitis
   7b. Virus der Zentraleurop. Zecken-Enzephalitis
   7c. *Looping*-III-Virus
  - **Subgruppe C** (11 Arten), übertragen in seltenen Fällen Enzephalitis bei Menschen.
 IV. **Myxoviren**
   1. Ortho-Myxoviren mit dem Influenzavirus A, B, C
   2. Paramyxoviren
     a) Parainfluenza 1, 2, 3, 4
     b) RS-Virus
     c) Virus der Newcastle Disease
     d) Parotitisvirus (Mumpsvirus)
 V. **Myxoähnliche Viren**
   1. Masernvirus
   2. Staupevirus
   3. Rinderpestvirus
   4. Virus der afrikanischen Schweinepest
   5. Rötelnvirus
 VI. **Tollwutvirus**

▶ **DNA-Viren**
  VII. **Adenoviren**
  VIII. **Herpesviren**
   1. Herpes-simplex-Virus
   2. Herpes-B-Virus
   3. Virus der Pseudorabies
   4. Varizellen-Zoster-Virus
   5. Zytomegalievirus
   6. Epstein-Barr-Virus
   1–3 = Herpesviren im engeren Sinne
  IX. **Pocken-(Pox-)viren**
   1. Variolavirus

2. Alastrimvirus
3. Kuhpockenvirus
4. Vakziniavirus
5. Ektromelievirus
6. Weitere Pockenviren
X. **Noch nicht klassifizierbare Viren** (Nukleinsäure unbekannt)
   1. Virus der infektiösen Mononukleose
   2. Hepatitisviren
      a. Virus Typ A Hepatitis (Hepatitis epidemica)
      b. Virus Typ B Hepatitis (Serumhepatitis)
      Das Hepatitis B Antigen = Australia-Antigen scheint mit der Serumhepatitis im engeren Zusammenhang zu stehen.
XI. **Tumorviren**
   1. Virus des *Rous*-Sarkoms (Hühnersarkom)
   2. Virus der Hühner- oder Geflügelleukose (-Leukämie)
   3. Virus des Mammakarzinoms der Maus
   4. Virus der Mäuseleukämie
   Diese Viren sind RNA-Viren. DNA-Viren, die Tumoren erzeugen sind die sog. Papova-Viren (papilloma, polyoma, vacuolating agent). Dazu gehören
   1. Kaninchenpapillomavirus
   2. Polyomavirus
   3. Vakuolating agent (= SV 40-Virus)
   4. Virus der Marekschen Krankheit
   5. Warzenvirus des Menschen
XII. **Bakteriophagen** meist DNA, aber auch RNA

9.1 Genetik

Mutation: Veränderung des Virusgenoms durch mutagene Agenzien, Strahlen oder spontan. Die Mutationsrate (Anteil der Mutanten an der gesamten Nachkommenschaft) beträgt etwa 10^{-3}–10^{-6}. **Mutationen der Virusnukleinsäuren sind von entscheidender Bedeutung für den Infektiositätsverlust.** Rückmutation heißt die Fähigkeit immer wieder zur Ausgangssituation zurückkehren zu können.

Mutanten können rein gewonnen werden durch

Selektion: Beispiel mag die Isolierung von Influenzaviren aus dem Untersuchungsgut von Patienten sein. Die Viren werden an embryoniertes Ei adaptiert, das ihnen als Wirt dient. Nach mehreren Ammnionpassagen überwiegen die sog. Derivativen Mutanten *(Burnet)* gegenüber den Original Viren. Die D-Mutanten zeichnen sich durch Verlust der Infektiosität für Menschen, durch neu erworbene Fähigkeit zur Hämagglutination und das Vermögen, sich in den Allantoiszellen zu vermehren, aus.

Antigendrift nennt man die kontinuierliche Variation des Antigenmusters. Die Selektivität dieser Vorgänge kann man daraus ableiten, daß die Immunität gegen den gleichen Virenstamm mit generalisierten Symptomen länger anhält, als die Immunität gegen Reinfektionen, die zu lokalen Beschwerden führen.
Antigenshift heißt die Eigenschaft der Erreger, die Oberflächenantigene auszutauschen, im Gegensatz zur o. g. Antigendrift, bei der die Oberflächenantigene lediglich verändert werden.
Attenuierung (lat.: attenuo = vermindern, abschwächen) ist die Abschwächung von Krankheitserregern, die für die aktive Immunisierung grundlegend sind. Attenuierung wird erreicht durch Mutationen oder evtl. durch wirtsinduzierte Modifikationen. Ein besonderes, noch nicht genau erforschtes Phänomen ist die **Kovariation,** bei der gleichzeitig mehrere getrennte Mutationen in einem Viruspartikel auftreten. Es ergeben sich dadurch bei Poliomyelitisviren attenuierte Stämme, die zur Lebendimpfstoffverabreichung ausgenutzt werden können.
Rekombination: Rekombinanten differieren in ihren Eigenschaften von den Ausgangsstämmen. Das Auftreten von Rekombinationen ist wohl hauptsächlich dann gegeben, wenn beide Elternstämme vermehrungsfähig sind. Als Erklärung müssen Nukleinsäurebrüche angeführt werden, bei denen sich das Genom des einen Stammes mit dem des anderen rekombiniert. Ganz charakteristisch ist die genetische Stabilität, die identische Nachkommen zur Folge hat.

9.2 Besondere Resistenzmechanismen des Wirtsorganismus

Interferenz nennt man die Tatsache, daß in Zellen, die von einem Virus infiziert sind, das **Eindringen oder die Vermehrung eines weiteren infizierend wirkenden Virus nicht mehr möglich sind.** Es läßt sich dies in Zellkulturen sowie im Tierversuch nachweisen (z. B. Rötelvirus in primären Affennierenkulturen, Leukoseviren in primären Hühnerembryonenfibroblasten). Das Interferenzphänomen ist nicht allen Viren zu eigen; so können z. B. Masern – und Polioviren gemeinsam eine Zelle infizieren. Autointerferenz (Beispiel: Vesiculäre Virusstomatitis) ist auf inkomplettes Virus (v. *Magnus*-Phänomen), welches nur Teile des Nukleocapsids enthält, zurückzuführen, wodurch wohl die Reproduktion eines Virusgenomstückes unterlassen wird.
Interferons sind Proteine, die von mit Viren infizierten Wirtszellen gebildet werden, sowohl in vivo wie auch in vitro. Diese Interferons können über die Interzellulärflüssigkeit in andere Zellen gelangen und diesen eine Resistenz gegenüber Virusinfektionen verschiedenster Art verleihen. In diesen Zellen wird dann nämlich die Bildung von neuem Virusprotein und Nukleinsäure über den Mechanismus der Translation und Transduktion gehemmt.

9.3 Pathogenetisch wichtige Eigenschaften

9.3.1 Virusausbreitung im Organismus

Inkubationszeiten

Als Inkubationszeit gilt die Zeitspanne vom Befall des Organismus mit dem Erreger bis zum Auftritt der ersten Krankheitszeichen. Sie ist bei Infektionen, bei denen die Symptome sich aus der Virusvermehrung an der Eintrittsstelle ergeben, sehr kurz, etwa 1–3 Tage. Beispiel ist das Influenzavirus für respiratorische Infektionen.

Eine lange Inkubationszeit ist bei den meisten Viren zu erwarten, die sich allmählich, in mehreren Schritten, zum Zielorgan ausbreiten, von dem die entsprechenden Symptome ausgehen. Slow-Viren sind dabei als Extremfall anzusehen. Vergleiche auch speziellen Teil.

Wege der Virusausbreitung

Haupteintrittsstellen sind Haut (Poxviren, Papillomaviren), Respirationstrakt (z. B. Myxo- und Paramyxoviren) und Intestinaltrakt (Enteroviren und als einzige DNA-Viren die Adenoviren). Die geringe Zahl von Viren, die den Verdauungstrakt als Eintrittsstelle benutzen, erklärt sich wohl aus der Magenazidität und der Gallenflüssigkeit.

Bei lokalisierten Infektionen breiten sich die Erreger an der Eintrittsstelle **von Zelle zu Zelle** aus.

Wege der Generalisierung sind
A. das **lymphatische Gewebe,** vor allem der Ductus thoracicus
B. die **Blutbahn,** wobei durch Virämie die größte Ausbreitung erfolgt; jedoch auch **zelluläre Blutbestandteile** sind maßgeblich an der Virusausbreitung beteiligt. Vor allem sind es die Leukozyten. So sind Poxviren z. B. bevorzugt mit Lympho- und Monozyten verbunden. Die Leukozyten nehmen bei ihrer Emigration die Viren mit. Viren, die frei im Plasma zirkulieren, werden diesem durch Makrophagen und Endothelzellen entzogen. Besonders wirkungsvoll sind dabei die *v. Kupffer*schen Sternzellen.
Prädestiniert zur Virausausbreitung sind Kapillaren, Venolen, Sinus von Milz, Leber, Knochenmark, Leukozyten s. o. und Thrombozyten.
C. Die sogenannte **Nervenschiene** – am besten geeignet sind **Bulbus olfaktorius und periphere Nerven** – bei der die Viren zentrifugal (Zosterviren) oder zentripetal (Rabies) entlang den **Stützzellen des Perineuriums** wachsen, wird weit weniger genutzt, als der hämatogene Weg.

Die ZNS-Zellen werden durch das Endothel kleiner Hirngefäße, neurales Gewebe und Plexus chorioideus erreicht. Die Affinität zu bestimmten Zellen des ZNS ist bei den Viren unterschiedlich; so vermehren sich Rabiesviren nur in bestimmten Nervenzellen, Poxviren nur in Ependym und Meningen und Herpes-simplex in all den o. g. Zellen.

9.3.2 Organbefall und Gewebsschädigung

Die Ausdrücke **Zell- und Gewebstropismus** wurden früher allgemein zur Charakterisierung von Viren benutzt. Sie sind in dieser Interpretation nicht mehr haltbar, da man z. B. Polioviren auch in Nierenzellen kultivieren kann oder beispielsweise Rhinoviren sich deshalb in der Nasenschleimhaut gut ausbreiten, weil dort ihr Temperaturoptimum herrscht (30–33° C). Bei 37° C werden sie inaktiviert. So nimmt man heute an, daß alle lebenden Säugerzellen durch animale Viren infiziert werden können. Man verwendet den in der Phagenforschung geprägten Begriff **„Wirtsbereich"**, der sich auf eine **spezifische Tierspezies** bezieht, die von Viren befallen wird. Für klinische Belange verwendet man den Begriff Tropismus nur dann noch, wenn sich ein Virus in dem für es empfindlichen Organismus bevorzugt in einer bestimmten Zellart ausbreitet.

Die Gewebstropismen von Respirations- und Verdauungstrakt, ZNS und Haut sind im speziellen Teil und unter dem Punkt „Virusausbreitung" ausführlich beschrieben.

Embryo- bzw. Fetopathien können im virämischen Stadium der Virusausbreitung ausgelöst werden. Schwere akute Infektion führt zum Tod des Feten oder zum Abort. **In der Mehrzahl** jedoch sind diese Infektionen **nicht letal.** Der Fetus kann dann unversehrt bleiben oder auch Mißbildungen davontragen. Es werden die sich in verschiedensten Entwicklungsstufen befindenden Organe befallen. Einige kongenitale Infektionen führen zur immunologischen Toleranz des Feten gegenüber dem Virus.

Mechanismen der Zellschädigung

Infektiösität = Eindringen und Weiterleben des Erregers in der Wirtszelle: Durch Beeinflussung der Enzymproduktion der Wirtszelle, die der Virusvermehrung dient, wirken Viren infektiös.

Pathogenität ist die **Fähigkeit eines Mikroorganismus, Krankheiten zu erregen.** Bei den Viren ist die Pathogenität dadurch bedingt, daß sie die Wirtszelle zu einer Produktionsstätte des Virions umfunktionieren, wodurch die Zelle ihren eigenen Bedarf vernachlässigen muß.

Nachweis dieser Eigenschaft kann im Tierversuch oder auf Zellkulturen erfolgen.

Zytozide Zellreaktion

Die **Virusvermehrung** führt letzten Endes zum **Zelltod.** Die identische Reduplikation der Virus RNA bzw. DNA erfolgt unabhängig. Der zytopathische Effekt kommt dadurch zustande, daß entweder der Stoffwechsel der Wirtszelle allgemein geschädigt wird oder ein spezifisches Virusprotein gebildet wird. Protein- und Nukleinsäurestoffwechsel der Wirtszelle werden stark

gehemmt. Die entstandenen Viren werden durch die Zellmembran herausgeschleudert (Mitwirkung von Neuraminidase!) oder durch die Ansammlung von Viruspartikeln zerfällt die Zelle.
Die zur Zytozidie führenden zytopathischen Reaktionen sind folgende:

▶ **Unabhängig vom Genom des Virus**
Frühe Synzytienbildung (Fusion, Riesenzellen).
Sie ist streng zu unterscheiden von der späten Zellfusion (s. u.) und wird von den Viren mit Hülle (z. B. Masern-, Herpes-Virus) ausgelöst. Man hält die Beeinflussung der Lipide der Wirtszellmembranen für die wahrscheinlichste Ursache. Diese Reaktion tritt bei Beimpfung des Zellrasens mit hohen Virendosen auf. Die Unabhängigkeit vom Virusgenom kann man durch UV-Bestrahlung derselben beweisen. Der Effekt bleibt trotzdem erhalten.

▶ **Abhängig vom Virusgenom**
Späte Synzytienbildung wird im Gegensatz zur frühen auch durch eine **niedrige multiplicity** (= Maß, das die Zahl der zur Infektion notwendigen Viren je Zelle angibt) hervorgerufen. Auch hier sind umhüllte Viren, vor allem Paramyxo- und Herpesviren, beteiligt. Man nimmt an, daß die in ihrer Hülle eingebauten Lipide Auslöser für eine Schädigung der Lipide der Wirtszellmembran sind. Diese Fusion ist zunächst noch reversibel, die Kern-Plasma-Relation normal; danach jedoch wandert der Kern zur Mitte oder zum Zellrand und wird deformiert. Die Fusion ist nun irreversibel.
Die **Wirkung auf die Lysosomen,** deren lytische Enzyme für die Freisetzung der Virennukleinsäure ausschlaggebend sind, ist wohl von ganz entscheidender Bedeutung für die Zytozidie. Die Enzyme diffundieren ins Zytoplasma (besonders bei den Picornaviren wie Polio). Dadurch können die Zellen kein Neutralrot mehr aufnehmen, was man zur Plaques-Markierung ausnutzt. So kann man die Infektionen mit zytopathischen von denen mit nicht zytopathischen Viren unterscheiden, bei denen nur die Durchlässigkeit der Lysosomenwand gesteigert wird.

Nichtzytozide Zellreaktion

Nicht zytozid verlaufen zwei Arten der Virusvermehrung
A. Bei der **produktiv latenten** vermehren sich die Viren auch nahezu unabhängig vom Zellgenom. Der Stoffwechsel der Wirtszelle wird jedoch nicht zerstört, weshalb diese sich weiterhin teilen kann. Die sich langsam vermehrende Viruskernsäure kann dann entweder an eine Tochterzelle oder an die Umgebung abgegeben werden.
B. Die davon zu unterscheidende **nichtproduktive** führt durch Anlagerung oder Einbau zur Transduktion (s. o.). So wird die genetische Information des Virus also nur an die Tochterzellen weitergegeben.

9.3.3 Verlaufsformen von Virusinfektionen

Klinisch apparent: Die Infektion ist mit klinisch-diagnostischen Mitteln erfaßbar. Beispiele dazu s. im speziellen Teil.
Klinisch inapparent: Die Infektion ist mit klinisch-diagnostischen Mitteln nicht nachweisbar. Beisp. i. spez. Teil.
Viruslatenz (-persistenz) nennt man die dauernde Anwesenheit von Viren in bestimmten Organen oder Geweben nach einer Infektionskrankheit. Voraussetzung für das Persistieren der Viren ist die verlängerte und kontinuierliche Virusproduktion. Weitere gebräuchliche Synonyma für persistierende Viren sind okkulte, latente oder auch „**Slow-Viren**". Als Beispiele seien Herpes-simplex-, Varicellen-Zoster-, *Epstein-Barr*- und Cytomegalieviren genannt.
Das zugrunde liegende Phänomen wird als persistierende, chronische oder latente Infektion bezeichnet.
Viruslatenz kann sich folgendermaßen manifestieren:
Chronisch latente Infektionen, bei denen das Virus inapparent bleibt. Es kann weder in zirkulierenden Flüssigkeiten noch in Geweben oder Organen nachgewiesen werden. Beispiel ist das Herpes-simplex Virus, welches latent oder scheinbar vermehrungsunfähig im Organismus vorkommt, jedoch sporadisch auftretende Läsionen setzt. In diesen ist es nachweisbar.
Über eine lange Zeitspanne hinaus zirkuliert das Virus andauernd in den Körperflüssigkeiten und ist dort nachweisbar. Man kann aber keine pathologischen Veränderungen beobachten. Beispiel: Adenoviren im Pharynxgewebe.
Veränderungen des Immunsystems durch Viren. Es wird z. B. durch das Virus der lymphozytären Choriomeningitis bei Mäusen Immuntoleranz oder -paralyse ausgelöst.
Der wohl wichtigste Schritt zur Persistenz von Viren ist deren Fähigkeit zur **Zelltransformation.**

Virale Onkogenese

Allgemeines: Den oben beschriebenen Viren, durch deren Infektion die Zelle abgetötet oder nekrotisiert wird, stehen die Tumorviren gegenüber. Sie verursachen entweder Zellwucherungen oder sie transformieren die Zelle.
Man kann keine „Tumorvirengruppe" herausklassifizieren; Onkogenität ist vielmehr eine Eigenschaft vieler Viren. Es gibt mehrere, die zugleich Zellauflösung und -transformationen auslösen können.
Onkogene DNA- bzw. RNA-Viren zeigen in ihrem Verhalten gegenüber der Wirtszelle ganz erhebliche Abweichungen.
I. Onkogene DNA-Viren
A. Viren, die zur **Pockengruppe** gehören, nehmen eine besondere Stellung ein, weil sie ausschließlich Zellproliferation auslösen. Wohl konstatiert man lösliches Antigen sowie Viruspartikel, die fähig sind, sich zu multi-

plizieren, jedoch hat man autonomes Wachstum oder Metastasenbildung nicht beobachten können.
B. Die Erreger des Burkitt-Lmyphoms des Menschen und der Marekschen Krankheit des Huhnes (Herpes-Virus) zeigen nur in vivo, nicht jedoch in vitro onkogene Wirkung.
C. Grundlegende Unterschiede zu den o. g. Viren zeigen Adeno- und Papovavieren. Ihr Genom wird teilweise oder vollkommen an das Wirtszellgenom angehängt. Das angehängte Stück DNA heißt in Analogie zum Prophagen „**Provirus**". Die so transformierte Wirtszelle kann keine Virenbestandteile mehr produzieren; dafür aber wird durch das Provirus die **Synthese virusspezifischer Antigene T-AG = Tumor-AG und Transplantations AG** ausgelöst: Es ist sicher, daß bei Adenoviren eine Beziehung zwischen G = Guanin und C = Cytosin-Gehalt und Onkogenität besteht, wobei niedriger G und C-Gehalt für eine hohe Onkogenität spricht.

II. **Onkogene RNA-Viren (Onko + RNA = Onkorna-Viren)** haben viele gemeinsame Eigenschaften, weshalb man sie zur Gruppe der Onkorna-Viren (früher Leukoviren) zusammengefaßt hat. Mit wenigen Ausnahmen werden sie in Zellen, die sie infiziert haben, vermehrt. Das steht im Gegensatz zu den DNA-Viren, s. o.
Ein Helfervirus benötigen das RSV (Rous-Sarkom-Virus) und Mäusesarkomvirus, weil sie infolge eines defekten Genoms keine Hülle bilden können. Ist kein Helfervirus vorhanden, können die Zellen kein Virus produzieren (non producer cells).
Onkorna-Viren sind mehr oder weniger affin gegenüber dem lymphoretikulären System.

▶ **Kennzeichen des transformierenden Stadiums einer Krebszelle bei viraler Onkogenese**
A. **Verlust der Kontakthemmung**
Normale Zellen wachsen einschichtig (Monolayer s. o.), wenn sie nach allen Seiten Kontakt zu Nachbarzellen haben. Dieser **Kontakthemmungsfaktor** ist bei **transformierten Zellen nicht mehr vorhanden,** so daß sie in mehreren Schichten wachsen (Überkreuz- = crisscross-phänomen)
B. **Beeinflussung der Zellmorphologie**
Es gibt eine Vielzahl von Veränderungen, die durch Transformation ausgelöst werden. Charakteristisch sind u. a. Kern- und Nukleolusdeformation, abnorme Chromosomen und Mitoseabläufe, Bildung von Riesenzellen und Veränderung der Kern-Plasma-Beziehung.
C. **Anstieg von Teilungsbereitschaft und Wachstumsdichte**
Ein besonderes Charakteristikum der transformierten Zelle ist die erhöhte Mitoserate und die vermehrte Wachstumsdichte, wobei die Generationsdauer gleichzeitig verkürzt ist.

D. Bereitschaft zur Klonbildung
Transformierte Zellen passen sich aufgrund ihrer großen Autonomie leichter anderen Milieubedingungen an als normale Zellen. Ihre Morphologie bleibt dabei erhalten.

E. Stoffwechselbeeinflussung
Der Sauerstoffverbrauch wird vermindert, der Glucosestoffwechsel erhöht, wodurch viel Lactat gebildet wird. Die Glycolyse wird auch bei genügend vorhandenem O_2 beibehalten (s. Pasteur-Effekt)

F. Chromosomale Veränderungen
Möglich sind: Chromosomenbrüche, Heteroploidie.

G. Antigene
Das tumor-spezifische Transplantations-AG wird ausschließlich durch das virale Genom induziert. Dieses Antigen hat entscheidenden Anteil an immunologischen Reaktionen bei homologen Transplantaten. Da bei onkogenen RNS-Viren die Ausschleusung durch Sprossung aus der Zellmembran erfolgt, nimmt man eine Identität zwischen Transplantationsantigen und RNS-Virus an.

DNS-Viren dagegen können nicht identisch mit dem Transplantationsantigen sein, da sie nicht in der Wirtszelle vermehrt werden. Bei Infektionen, die mit der Auflösung der Zelle einhergehen, wird das Transplantationsantigen nicht gebildet. Sein Auftreten steht bestimmt mit dem Verlust des Kontaktinhibitionsfaktors in Zusammenhang.

Das Tumor-(T-)Antigen kann man bei lytischen Infektionen nachweisen. Dieses AG wird allein von den onkogenen DNS-Viren im Zellkern der Wirtszelle gebildet. Transplantationsantigen und Tumor-AG können mit serologischen Methoden nachgewiesen werden.

▶ **Tumorbildung in vivo**
Eine Zelle, die in vitro transformiert wurde, hält diese Eigenschaft in vivo bei. Auf Grund der Virusvermehrung können bei Transplantationen von durch RNA-Viren transformierten Zellen virusbedingte Tumoren entstehen. Bei durch DNA-Viren transformierten Zellen entstehen Tumoren fast ausschließlich durch das Wuchern der transplantierten Zelle (keine Virenvermehrung).

▶ **Bedeutung der reversen Transskriptase**
Als virusinduziertes Enzym steuert sie die Herstellung eines komplementären DNA-Stranges, den einsträngige RNA-Viren zu ihrer Vermehrung benötigen.

9.4 Laboratoriums-Diagnostik

9.4.1 Untersuchungsmaterial

Gesichtspunkte zur Entnahme von Virusmaterial zur Virusisolierung:
Diagnostische und therapeutische Gesichtspunkte
Hier bestätigt die Virusisolierung den klinischen Verdacht und macht eine gezielte Therapie möglich (z. B. noch rechtzeitige Impfung bei Tollwutinfektion).

Prognostische und epidemiologische Gesichtspunkte
Auf der Grundlage einer möglichst schnellen und sicheren Virusisolierung können frühzeitige Maßnahmen zum Seuchenschutz (Isolierung von Krankheitsüberträgern, Suchen und Bekämpfung der Infektionsquelle, Trinkwasserkontrollen, Abfallüberwachung etc. veranlaßt werden).

Zeitpunkt einer Entnahme von Virusmaterial zur Virusisolierung
Hier ist es nötig, den frühest möglichen Zeitpunkt zur Entnahme von Material (Liquor, Sputum, Urin, Abstrich, usw.) zu wählen. Ist es erst schon zum Auftreten spezifischer Krankheitssymptome gekommen, so sind die Viren mit Sicherheit in den entsprechenden Untersuchungsmaterialien nachzuweisen.

Lagerung und Versendung von Untersuchungsmaterial zur Virusisolierung
Ähnlich wie bei den Bakterien ist das Untersuchungsmaterial zur Virusisolierung je nach der Empfindlichkeit der einzelnen Viren bedingt lagerungsfähig. Während ein RS-(respiratory syncytial)-Virus sofort isoliert werden muß, können die meisten Viren bis zu 24 Stunden im Kühlschrank gelagert werden. Einige Viren wie Adeno-, Entero- und Pockenviren können bei $+20°$ C gelagert werden. Man hebt sich von dem Untersuchungsmaterial immer eine Rückhaltprobe auf, um noch über Reservematerial nach einer möglichen ersten Fehlisolierung zu verfügen.
Die Versendung der meisten Viren muß bei einer Temperatur von $-20°$ C erfolgen. Zu diesem Zweck werden die Probenbehälter in Thermocontainer gelegt, wo sie mit Trockeneis gekühlt werden. Diese Kühlung ist nicht notwendig bei den oben erwähnten Viren (Enteroviren, Pockenviren, Adenoviren), die ohne jede Kühlung ca. 24–48 Stunden haltbar sind.
Die Proben müssen ausreichend und deutlich beschriftet sein; zur Sicherheit schickt man in einem gesonderten Brief ein Duplikat mit den Angaben zum Untersuchungsmaterial an das Labor.
Die Bundesarbeitsgemeinschaft der gemeinschaftlichen Unfallversicherungsträger e. V. hat 1956 Richtlinien zur Versendung infektiösen Untersuchungsmaterials mit der Post herausgegeben. Unter anderem heißt es darin:

- Die **Versandmaterialien** müssen **bruchsicher** verpackt sein, äußerlich gekennzeichnet sein und mit der Aufschrift „Vorsicht" versehen sein.
- **Briefsendungen** müssen **direkt** am **Postschalter** oder dem Briefträger übergeben werden.
- Die **Verwendung von lebenden Kulturen** muß dem Adressaten telephonisch oder telegraphisch angekündigt werden. Dieser wiederum muß den Empfang dem Absender sofort bestätigen.
- Ansonsten hat man die **allgemeinen gesetzlichen Vorschriften** über die **Versendung** von **Krankheitserregern** zu beachten.

9.4.2 Erregernachweis

Das **Material zur Virusisolierung** erhält man aus Vollblut, Urin, Stuhl, Abstrichen, Bläscheninhalt, aus weichen Geweben wie Hirn, Milz, Leber, Niere sowie aus festen Geweben wie Haut, Muskel, Knorpel, Knochen.
Um einer bakteriellen Verunreinigung und damit einer möglichen Verfälschung der Diagnosen zu begegnen, ist es nötig, das Material mit antibiotischen Lösungen zu behandeln und es zu Suspensionen mit einer Konzentration von 10–20% des Probenmaterials zu verarbeiten. Erst dann kann man zum Anzüchten von Keimen kommen, was in Zell-, Gewebe- und Organkulturen, im Brutei und im Versuchstier erfolgen kann.

9.4.3 Serodiagnose

Hämagglutinationshemmtest (= Hirst-Test)
Es handelt sich um einen Neutralisationstest, der die Eigenschaft einiger Viren (z. B. des Rötelvirus) ausnutzt, Erythrozyten aktiv agglutinieren zu können. Man weist Antikörper gegen solche Viren nach, indem man zunächst Patientenserum mit einer Virussuspension inkubiert und anschließend eine ebenfalls standardisierte Erythrozytensuspension hinzufügt. Waren Antikörper im Patientenserum, so neutralisieren sie das Virus im Sinne einer Antigen-Antikörper-Reaktion. Die Erythrozyten werden in diesem Falle nicht agglutiniert (= positiver Test). Waren keine Antikörper im Patientenserum, werden die Erythrozyten durch die nicht neutralisierten Viren agglutiniert, der Test ist negativ.

Neutralisationstest
Dieser Test eignet sich sowohl zur Identifizierung von Virusantigen, indem man der zu testenden Probe entsprechende Antikörper zusetzt, als auch zum Nachweis spezifischer Virusantikörper durch Zusatz entsprechender Virussuspensionen.
Serumverdünnungen werden mit dem Virusantigen inkubiert; nach Ablauf der Inkubationszeit überimpft man das Serum-Virusantigen-Gemisch auf Zellkulturen, auf denen nicht neutralisierte Viren – wiederum nach einer

bestimmten, für jedes Virus spezifischen Inkubationszeit – einen zytopathischen Effekt ausüben, was einen negativen Neutralisationstest anzeigt. Positiv wäre demnach der Test, wenn die zytopathische Reaktion ausbliebe.

Komplementbindungsreaktion (KBR)
Sind Antigene an oder in bestimmten Zellen lokalisiert, werden diese Zellen im Falle eines Antikörperkontaktes bei Vorhandensein von Komplement aufgelöst (keine immunologische Lyse ohne Komplement!) s. a. Kap. Immunologie).
Für die KBR werden zwei Systeme benötigt:
1. Antigen, Antikörper (Patientenserum) und Komplement
2. ein Indikatorsystem.

Da bei jeder Antigen-Antikörper-Reaktion fast immer Komplement verbraucht wird, kann man unter definierten Versuchsbedingungen am Vorhandensein von Komplement auf die Antigen-Antikörperreaktion rückschließen. Als Indikator dient das sog. hämolytische System, bestehend aus mit zellständigen Antigenen versehenen Schafserythrozyten sowie gegen sie gerichteten spezifischen Antikörpern, jedoch ohne Komplement. Hat im System (1) eine Antigen-Antikörper-Reaktion stattgefunden, bleibt im System (2) die Lyse der Schafserythrozyten aus, da kein Komplement mehr in freier Form vorhanden ist. Der Test ist also positiv, wenn die Schafserythrozyten unversehrt bleiben. Im Falle einer Lyse ist die KBR negativ, da infolge des Ausbleibens der Antigen-Antikörperreaktion im System (1) Komplement zur Lyse zur Verfügung steht.

★ **9.4.4 Inaktivierung**

Temperatur: Mit wenigen Ausnahmen (Virushepatitis u. a.) werden Viren bei Temperaturen von 50–60° C innerhalb von 30 min. vollständig inaktiviert. Kälte dagegen beeinflußt sie günstig, so daß eine große Haltbarkeit bei unter dem Gefrierpunkt liegenden Temperaturen besteht. Die Infektiosität umhüllter Viren wird allerdings bei längerer Lagerung unter $-90°$ C stark herabgesetzt.
Bestrahlung mit Röntgen-, radioaktiven und UV-Strahlen sowie auch Ultraschall bei komplizierten Viren vernichten je nach virusabhängiger Dosis die Infektiosität der Erreger.
Desinfektionsmittel: Virentötend wirken Oxydationsmittel, Halogene und alkylierende Stoffe.
Beispiele: Wasserstoffsuperoxyd, Ozon, Chlor (Chlorierung von Bädern!) und als alkylierende Stoffe Äthylenoxyd, β-Propiolakton und Stickstofflost. Ungeeignet sind Phenole und Quecksilberverbindungen. pH-Werte zwischen 5–9 werden von den meisten Viren gut vertragen. Abweichungen führen zur langsamen Veränderung der Proteinstruktur, wodurch die Nukleinsäure immer besser angegriffen werden kann.

Wegen der Bindung an Eiweiß verlangsamt Formaldehyd die Durchdringungsfähigkeit durch Virusprotein. Die Geschwindigkeit der Virusinaktivierung durch Formaldehyd ist daher konzentrationsabhängig.

Äther: Da die lipidhaltigen Virushüllen sich in organischen Lösungsmitteln lösen, ist die Ätherresistenz ein wichtiges Unterscheidungsmerkmal hüllentragender Viren. Zu letzteren gehören fast alle Arboviren, Corona-, Arena-, Rhabdo-, Oncorna-, Orthomyxo-, Paramyxo- und Herpesviren.

Ätherresistenz zeigen Reo-, Orbi-, Parvo-, Papova-, Adeno-, Pox- und Picornaviren.

Die Hülle bietet Schutz vor Zerstörung, vor allem durch Nukleasen, ist aber in den meisten Fällen Äther-labil.

10 Spezielle Virologie

10.1 Adenoviren

Allgemeine Bedeutung

Adenoviren verursachen akute und latente Infektionen des Respirationstraktes und des adenoiden Gewebes. Die Typen 1, 2 und 5 befallen bevorzugt Kleinkinder, bei denen sie latente Infektionen der Rachenmandeln sowie des oberen Respirationstraktes auslösen; anders dagegen die Typen 3, 4, 7, 14 und 21, deren Auftreten vornehmlich in Lebensgemeinschaften zu akuten, epidemischen Erkrankungen des Respirationstraktes führt.

Eigenschaften

Die Erreger vermehren sich **intranukleär** und bilden hier **Einschlußkörper**; außerdem bewirken sie **zytopathogene Effekte** und haben **onkogene Potenz**, wie das Experiment zeigt. Bei den 31 Serotypen dieses Virus muß man berücksichtigen, daß neben dem Serotyp 7 noch ein Serotyp 7a existiert, woraus letzten Endes 32 Serotypen resultieren.
Partikelaufbau: Ikosaeder mit 252 Kapsomeren; linearer DNS-Doppelstrang.

Wichtigste Krankheitsbilder

Für Rhinitis, Pharyngitis, Tonsillitis, Pneumonie und sogar – wenn auch sehr selten – Meningitis in Begleitung von Fieber sind fast allen Serotypen verantwortlich; besondere Erwähnung bedarf jedoch der **Serotyp 8** als Erreger einer **Keratokonjunktivitis**. Sie tritt epidemisch auf und ist sehr schmerzhaft.

Pathogenese

Die Viren bleiben meist auf die Mucosa von Pharynx, Dünndarm und Konjunktiva beschränkt, wo sie sich auch vermehren. Durch Adenoviren ausgelöste kindliche Pneumonien gingen, wenn auch extrem selten, letal aus.

Laboratoriumsdiagnose

Als diagnostische Möglichkeiten stehen sowohl der **direkte Virusnachweis**, als auch der Nachweis von **Virusantikörpern** zur Verfügung. Rachenspülwasser, Sputum, Stuhl und Konjunktivalabstrich von frisch infizierten Personen enthalten Viren, die man auf humanen Gewebekulturen züchten kann. Insbesondere werden Hela- oder KB-Zellen zur Auszüchtung verwendet. Das positive Ergebnis ist an den durch die Adenoviren ausgelösten zytopathischen Effekten erkennbar.

Zur Identifizierung der Virustypen verwendet man spezifische Immunseren, die das Entstehen der zytopathischen Effekte zu verhindern („neutralisieren') vermögen: **Neutralisationstest.**

Ein ebenfalls sehr sicherer, für die jeweilige Virusgruppe spezifischer Test, ist die **Komplementbindungsreaktion (KBR)**, mit der im Serum die entsprechenden Antikörper gesucht werden.

Epidemiologie

Adenoviren werden durch Tröpfchen- und Schmierinfektion übertragen. Erkrankte scheiden das Virus oft wochenlang aus, weshalb die symptomatische Therapie besonders in allgemeiner Hygiene bestehen muß.

10.2 Herpesviren

10.2.1 Herpesvirus hominis (Herpes simplex-Virus)

Allgemeine Bedeutung

Der zu den **DNA-Viren** gehörende Erreger ist bei einem großen Patientengut (etwa 5% der Menschen) nachzuweisen; dabei brauchen keine Krankheitszeichen vorhanden sein. Im Gegensatz zu diesen „Herpetikern", bei denen immer wieder sporadische, zirkumskripte Läsionen auftreten, wird die Mehrzahl der Menschen nie oder höchstens einmal befallen. Das durch Herpes-simplex-Viren ausgelöste Krankheitsspektrum reicht von inapparenten (= nicht in Erscheinung tretenden) Primärinfektionen bei Kindern bis hin zu schwersten generalisierten Erkrankungen vor allem des unreifen Säuglings. Allgemein verläuft eine Herpes-simplex-Infektion im jüngeren Alter meist ausgeprägter als beim Erwachsenen, wo sie sich besonders durch eine hohe Rezidivquote auszeichnet. Auf Grund der o. g. vielen inapparent verlaufenden Virusinfektionen mit Herpes simplex ist sein Nachweis allein noch kein entscheidender klinischer Parameter.

Eigenschaften

Bei plus 50° C wird das Herpes-simplex-Virus inaktiviert.
Der **Hitzelabilität** steht eine relativ große **Kältestabilität**, besonders bei Zusatz von 50% Glyzerin sowie in lyophilisiertem (= gefriergetrocknetem) Zustand gegenüber.

Mit seiner Doppelhülle mißt der Erreger bis zu 180 nm im Durchmesser und ist damit relativ groß (Ikosaeder mit 162 Kapsomeren und DNS-Doppelstrang).
Die **Virusvermehrung** vollzieht sich im **Zellkern**. Sie wird sichtbar, wenn sich die 20–40 nm großen **intranukleären Einschlüsse** bilden; außerdem vermag der Erreger per inductionem die **Bildung von Riesenzellen** zu veranlassen, die viele Kerne enthalten. Ungeachtet humoraler Antikörper breitet sich das Virus von Zelle zu Zelle aus. Erwähnenswert scheint es zu sein, daß man aufgrund eines unterschiedlichen Antigenmusters zwei Serotypen unterscheidet. **Typ I** ist weiter verbreitet als **Typ II** und befällt hauptsächlich den **Gesichtsbereich**, wohingegen **Typ II** wegen seiner Hauptlokalisation auch als **Herpes genitalis** bezeichnet wird; ihm wird die Beteiligung an der Entstehung des invasiven Zervixkarzinoms unterstellt.

Wichtigste Krankheitsbilder

Eintrittspforte für das Herpes simplex-Virus sind kleinste Hautverletzungen. Als **reine Primärinfektionen** (= Erstbefall mit dem Erreger), von denen 99% ohne jegliche klinische Symptomatik verlaufen, werden angesehen
- **die Gingivastomatitis**
- **das Ekzema herpeticum**
- **die Herpessepsis**.

Unter diesen Erkrankungen nimmt die **Gingivastomatitis** die erste Stelle hinsichtlich der Häufigkeit ein. Sie befällt akut den Mund nebst Zunge, Gaumen, Wangen und Lippen mit typischen herpetiformen **Bläschen**, die zerfallen und Geschwüre bilden. Die sehr schmerzhafte, mit Fieber einhergehende Krankheit kann durch bakterielle Sekundärinfektion schwer kompliziert werden; ohne eine solche sind die Krankheitserscheinungen in etwa 1–2 Wochen vorüber.

Besonders unter dem sog. ‚Milchschorf' (= Neurodermitis) der Säuglinge finden Herpesviren vorzügliche Wachstumsbedingungen. Sie führen zur Ausbildung des **Ekzema herpeticum** mit auch hier wieder typischen Bläschen, sehr hohen Temperaturen und schwerer Beeinträchtigung des Allgemeinbefindens. Die Erreger gelangen über Blut- und Lymphbahnen auch zu anderen Organen; je nach Widerstandskraft des Patienten kann sich die Krankheit von einer Woche bis zu Monaten hinziehen.

Prognostisch infaust verläuft in den meisten Fällen die zum Glück seltene **Sepsis** mit Herpesviren bei unreifen Neugeborenen, die mit Läsionen von Haut, Zahnfleisch und Konjunktiven beginnt und dann akut in einen hochfieberhaften Verlauf übergeht. Hepatosplenomegalie mit Ikterus, Blutungen und zerebralen Symptomen kennzeichnen das Krankheitsbild. Die Gefahr der Ansteckung ist besonders groß durch Kontaktpersonen mit Herpeseffloreszenzen, die deshalb peinlichst von den Kinderstationen fern gehalten werden müssen.

Den reinen Primärinfektionen gesellen sich durch Herpesviren ausgelöste Erkrankungen hinzu, die den Patienten sowohl zum erstenmal als auch als Rezidiv befallen können. Hier wären besonders hervorzuheben
- die Keratokonjunktivitis
- die Vulvovaginitis
- die Herpes simplex-Infektion der Haut- und Schleimhautgrenzen
- die Meningoenzephalitis

Meist Folge von Primärinfektionen sind die **Vulvovaginitis** und die **Keratokunjunktivitis**.
Letztere kann über Lidödem, Bläschen und Ulcera zu einer irreversiblen Hornhauttrübung führen.
Periorale Region und Lippen sind bevorzugte Ausbreitungsstätten für den Herpes simplex, der hier besonders als Rezidiv auftritt. Auslösend wirken dabei häufig Schwächezustände des Patienten, UV-Strahlen, Streß oder auch die Menses der Frau. Die typischen, zunächst glasklaren bis zu linsengroßen Bläschen trüben sich ein, zerfallen und heilen in 8–10 Tagen in Form einer Restitutio ad integrum.
Folge all der genannten Herpes simplex-Infektionen kann eine **Meningo-Enzephalitis** sein, die die für Virusmeningoenzephalitiden charakteristischen Symptome zeigt: Kopfschmerz, Fieber zwischen 38–39,5° C, Nackensteife, leichte Bewußtseinsstörungen usw. Tritt diese Meningo-Enzephalitis nicht im Gefolge anderer Herpesinfektionen auf, sondern stellt eine Primärinfektion dar, so ist die Prognose äußerst schlecht. Die meisten Fälle verlaufen letal.
Die erste Infektion mit Herpesviren läuft in den allermeisten Fällen bereits im Säuglings- und Kleinkindesalter ab. In der Folgezeit kann das Virus inapparent verweilen, um nach bestimmten physikalischen, chemischen, biologischen oder psychischen Reizen (Strahlen, Menstruation, Streß) an typischer Stelle zu rezidivieren.

Laboratoriumsdiagnose

Herpesviren lassen sich aus dem Inhalt der Bläschen, aus Speichel oder Rachenspülwasser, aus Augenspülwasser, Liquor und bei Verstorbenen aus Hirn und Leber gewinnen.
Zum Nachweis werden sie auf Hühnerembryonen, Kaninchenkornea oder eine Gewebekultur geimpft. Der elektronenmikroskopische Nachweis im Negativkontrast ist ebenfalls denkbar.
Bei **Primärinfektionen** führen **Komplementbindungsreaktion** (KBR) und **Neutralisationstest** als serologische Methoden zum Erfolg.

Immunität

Die Empfänglichkeit für Herpesviren liegt nahezu bei 100%. **Selbst sehr hohe Antikörpertiter vermögen Reinfektionen nicht zu verhindern.** Die Erstinfektion hat meist endogene Rezidive zur Folge (s. o.).

Epidemiologie

Der Erreger findet sich ubiquitär verbreitet; trotzdem löst er nur Endemien aus. Als Ansteckungsmodus gelten enger Kontakt und Tröpfcheninfektion. Mögliche Infektionsursachen sind deshalb Geschlechtsverkehr, Küssen, Geburten sowie Berührung von Herpeseffloreszenzen mit leicht lädierten Körperteilen. Als unspezifische Therapie gelten allgemeine hygienische Maßnahmen. Bei der Corneainfektion und der Meningoenzephalitis wurden mit 5-Jod-2-Desoxyuridin gute Erfolge erzielt. Zu schweren Gewissensentscheidungen geben **Schwangere mit herpetischen Vulvovaginitiden** Anlaß, da bei der Geburt die Gefahr der Herpes simplex-Übertragung auf das Kind besteht und somit die Möglichkeit der **Neugeborenensepsis**. In solchen Fällen versucht man eine **Gamma-Globulin-Prophylaxe** des Kindes. Sicherer, aber für weitere Schwangerschaften risikoreicher, wäre in diesem Falle eine **Kaiserschnittentbindung**.

10.2.2 Varizellen-Zoster-Virus

Allgemeine Bedeutung

Es handelt sich um ein und dasselbe Virus (ein Serotyp), das je nach Immunitätslage des Patienten entweder **Windpocken** oder **Gürtelrose** auslöst. Die Primärinfektion mit diesem Erreger führt zu den typischen Zeichen einer Kinderkrankheit: Hochkontagiös, bleibende Immunität nach der Infektion.
Das Virus verweilt im menschlichen Körper, bis dieser einen Teil seiner Immunität eingebüßt hat, um dann entlang der Nervenschiene sensorischer Nerven ein bestimmtes, von diesem Nerven versorgtes Segment zu befallen. Über die Hälfte der Zosterkranken haben das 45-igste Lebensjahr überschritten.

Eigenschaften

Der einheitlich als Varizellenvirus bezeichnete Erreger erreicht einen Durchmesser, der mit 150–200 nm soeben noch im lichtmikroskopischen Bereich liegt. Sowohl durch 30-minütiges Erhitzen auf 60° C als auch durch mehrere Tage langes Verweilen im Freien wird das Virus inaktiviert. Unbegrenzte Haltbarkeit zeigt es dagegen bei −70° C. Im Unterschied zum Herpes-simplex-Virus ist eine Züchtung von Varizellenviren auf Hühnerembryonen nicht möglich. Menschliche embryonale Zellen lassen jedoch die Vermehrung der Erreger zu.

Wichtigste Krankheitsbilder

Die **Windpocken** treten nach einer Inkubationszeit von 11–15 Tagen als kleine **Roseolen** in Erscheinung, die sich in kurzer Zeit (Stunden) in **Knötchen und Bläschen** umwandeln. Beginnend am Kopf greifen sie später auf Rumpf und Extremitäten über. Es besteht eine **generalisierte Lymphknotenschwellung**. Fieber ist selten. Die narbenlose Abheilung erfolgt innerhalb von 8 Tagen. In sehr seltenen Fällen kann eine Lungenentzündung oder eine Meningo-Enzephalitis als Komplikation auftreten.

Alle – meist älteren – Patienten, die unter einer Gürtelrose leiden, haben eine Varizellenerkrankung durchgemacht. Der **Zoster** befällt vorwiegend einseitig die Versorgungsgebiete sensorischer Nerven an Rumpf, Kopf und auch Extremitäten mit **typischer Bläschenbildung**. Es handelt sich um eine Krankheit, die mit heftigsten Schmerzen beginnt, die selbst nach Abfall der Effloreszenzen noch etwa 8 Tage andauern können. Fieber und starke Beeinträchtigung des Allgemeinbefindens sind oft ebenfalls zu verzeichnen.

Pathogenese

Das nach einer Inkubationszeit von 11–15 Tagen zum Windpockenexanthem führende Virus hinterläßt zwar hinsichtlich der Varizellen eine lebenslange Immunität, jedoch besteht die Möglichkeit, daß es als Herpes Zoster nach vielen Jahren latenten Daseins (vermutlich in den dorsalen Wurzeln und cranialen Nervenganglien) wiederauftritt. Oft sind besondere Reize prädisponierend (Strahlen, geschwächte Resistenzlage).

Laboratoriumsdiagnose

Wichtigste **Differentialdiagnose** sind die **Pocken**; besonders schwer fällt die Unterscheidung von **Variolois** (Pocken nach durchgemachter Vaccinierung). Die Abgrenzung kann durch direkten elektronenmikroskopischen Nachweis in der Bläschenflüssigkeit erfolgen. Da das **Varizellenvirus nicht auf Hühnerembryonen wächst** und außerdem mit der Wirtszelle sehr innig verbunden ist, muß man in einem sehr aufwendigen Verfahren menschliches embryonales Gewebe mit Virus und Wirtszelle infizieren. Ergänzend können die humoralen Antikörper im Serum nachgewiesen werden. Die charakteristischen klinischen Unterschiede der beiden Erkrankungen werden bei den Pocken abgehandelt.

Epidemiologie

Bis zum 8. Lebensjahr haben sehr viele Kinder eine Varizelleninfektion durchgemacht. Man findet regionale (Stadtbevölkerung) und jahreszeitliche (Herbst/Winter) Schwerpunkte der Erkrankung. Die **Ansteckung** durch Tröpfchen und direkten Kontakt vollzieht sich etwa einen Tag vor und 6–8 Tage nach Exanthemausbruch.

10.2.3 Zytomegalie-Virus

Allgemeine Bedeutung

Es handelt sich um ein zu den Herpesviren gehörendes weltweit verbreitetes Virus, das intrauterine sowie postnatale Erkrankungen auslösen kann. Sehr oft ist es jedoch inapparent und tritt nur unter bestimmten Umständen wie Leukosen oder auch Nierentransplantationen mit akuten Krankheitssymptomen in Erscheinung.

Wichtigste Krankheitsbilder

Wie im vorigen Abschnitt angedeutet, tritt das Virus bei dem größten Teil des Patientengutes nicht in Erscheinung. Die manifesten Erkrankungen lassen sich unterteilen in die
- **kongenitale (intrauterine)** und die
- **postnatale Zytomegalie.**

Eine Virämie der Mutter bietet die Voraussetzung für den transplazentaren Übergang des Virus auf das Kind. In der Embryonalperiode bedeutet das oft das Todesurteil für die Frucht. Mit fortschreitender Schwangerschaft kommt es zu charakteristischen Fetopathien. Die Erkrankung verursacht meistens **generalisierte Schäden**, vor allem eine Hepatosplenomegalie, Veränderungen im zentralen Nervensystem bis hin zur Mikrozephalie; weiterhin sind häufig eine thrombozytopenische Purpura, hämolytische Anämien, interstitielle Pneumonien vorhanden. Diese connatale Form wird auch als „zytomegale Einschlußkrankheit" bezeichnet.

Infektionen nach der Geburt hängen in ihrer Symptomatik und Ausprägung ebenfalls vom Zeitpunkt des Auftretens ab.

Während sich im Säuglings- und Kleinkindesalter die Zytomegalie mit Betonung von Leber und Respirationstrakt sehr ähnlich der intrauterinen Form verhält, werden in späteren Altersstufen hauptsächlich Menschen befallen, deren Immunsystem unterdrückt wird wie es bei Transplantationen der Fall ist. Gleiches gilt auch für Bluttransfusionen. Als besondere Verlaufsform zeigt sich **eine der Mononucleose sehr ähnliche Erkrankung mit negativem Ausfall der Paul-Bunnell Reaktion.**

Pathogenese

Der Name ‚Zytomegalie' basiert auf der Fähigkeit dieser Viren **Epithelzellen in Riesenzellen** von bis zu 30 μm zu verwandeln. Die Viren halten sich bevorzugt in Leukozyten und Speicheldrüsen auf, werden daher auch mit dem Speichel ausgeschieden. Im Urin sind sie ebenfalls nachzuweisen. Es sind Ausscheidungszeiten bis zu 30 Monaten nachgewiesen worden. Die bei Zytomegalie auftretende Mikrozephalie wird den intrauterinen Infektionen angelastet.

Laboratoriumsdiagnose

Bei der Diagnose der Zytomegalie ergänzen sich klinische Symptome, zytologische Befunde, Serologie und Erregernachweis. Die typischen durch Zytomegalieviren veränderten großen Zellen findet man bevorzugt **im Urin**, jedoch als besonderer Hinweis auf die jeweilige Organspezifität auch im Liquor oder im Speichel.
Das Virus, das man vor allem aus dem Urin isolieren kann, wird auf Gewebekulturen gezüchtet. Zum Virusgewinn können auch Rachenabstriche und Blut verwendet werden. Die **serologischen Methoden** sind Antikörpernachweis-Methoden; es sind dies die **Komplementbindungsreaktion** sowie **fluoreszenztechnische Nachweise**.

Epidemiologie

Zytomegalievirusantikörper findet man im Serum von über 50% der gesamten Bevölkerung. Das Virus wird von bis zu 5% der Menschheit über mehrere Monate hinweg mit dem Urin ausgeschieden. Auffallend ist auch der relativ hohe Anteil von mit Zytomegalie befallenen Schwangeren im letzten Schwangerschaftsdrittel. Bei Frauen findet man Zytomegalieviren auch im **Zervikalabstrich**. Außer bei der intrauterinen Infektion der Frucht, die durch die **Plazenta** erfolgt, sind nach der Geburt Infektionen durch Urin und **Speichel** in Form von Tröpfchen- oder Schmierinfektionen sowie durch Blut und Austauschtransfusionen, **Transplantationen** von Organen und **Muttermilch** möglich.

10.2.4 Epstein-Barr-Virus

Allgemeine Bedeutung

Der nach seinem Entdecker benannte Erreger zeigt hinsichtlich seines morphologischen Aufbaues Identität mit den übrigen Herpesviren.
Im Antigenmuster unterscheidet er sich jedoch von diesen. Das *Epstein-Barr-Virus* ist weltweit verbreitet. Ihm werden vier Krankheiten unterstellt und

zwar zwei, die zum Formenkreis der **immunologischen Krankheiten** zählen.
Es sind dies die **Sarkoidose** und die **Mononucleose**.
Zwei weitere durch das Virus erzeugte Erkrankungen sind **Tumorerkrankungen**, nämlich das *Burkitt*-**Lymphom** und das **Nasopharynxkarzinom**.
Für all diese Erkrankungen steht jedoch der Beweis, daß sie durch *Epstein-Barr*-Viren hervorgerufen werden, noch aus.
Der weitaus größte Teil der Erreger tritt jedoch klinisch nicht in Erscheinung.

Wichtigste Krankheitsbilder

Das *Burkitt*-**Lymphom** ist ein bei afrikanischen Kindern beobachtetes Lymphosarkom in dem das *Epstein-Barr*-Virus zuerst nachgewiesen wurde.
Das schnell wachsende **Nasopharynxkarzinom** findet man im postnasalen Raum.
Für die **Sarkoidose** werden viele verschiedene Hypothesen aufgestellt. So ist nicht nur das *Epstein-Barr*-Virus im Gespräch sondern viele Autoren halten die Sarkoidose für eine besondere Variation der Tuberkulose.
Das sog. ‚Studentenfieber', die **Mononucleosis infectiosa**, befällt vor allem Jugendliche und Erwachsene zwischen 15 und 25 Jahren. Ein Befall im jüngeren Alter ist eher selten.
Bei diesem *Pfeiffer*schen Drüsenfieber finden wir klinisch sehr ausgeprägte Lymphknotenschwellungen, Anginen, hohes Fieber, Hepatosplenomegalie, eventuell ein Exanthem sowie in manchen Fällen eine Meningitis bzw. Meningoenzephalitis. Es zeigen sich auch Symptome von seiten des Herz-Kreislaufs und der Lunge.

Pathogenese

Bis zum Ausbruch des *Pfeiffer*schen Drüsenfiebers dauert es bei Kindern nach Befall mit *Epstein-Barr*-Viren etwa 1½ Wochen, während sich die Inkubationszeit bei Erwachsenen über 4–7 Wochen hinziehen kann.
Das *Epstein-Barr*-**Virus** hält sich in den Leukozyten auf und besitzt die Fähigkeit, diese Blutzellen in Lymphoblasten umzuwandeln, die eine sehr hohe Teilungsrate aufweisen.
Man nimmt an, daß das Virus bei den meisten (über 90%) Menschen inapparent vorhanden ist.

Laboratoriumsdiagnose

Der Erreger läßt sich **weder in Zellkulturen noch in Versuchstieren anzüchten**.
Die Diagnose der Mononucleosis infectiosa muß sich daher besonders auf das

klinische Bild, das Differentialblutbild, den Leber-Test und den *Paul-Bunnell-Test* stützen.

Das **Diffentialblutbild** zeigt beim Pfeifferschen Drüsenfieber ein immenses Übergewicht einkerniger Zellen (daher Mononucleose) bei mäßiger Leukozytose von 10 000 bis 30 000 pro mm^3. Die mononucleären Zellen rekrutieren sich nicht nur aus Mono- und Lymphozyten sondern zu 30% aus atypischen Zellen (Lymphoidzellen). Insgesamt machen diese Zellen 80% des weißen Blutbildes aus. Mit der **Reaktion nach Paul-Bunell** weist man heterophile Antikörper gegen Hammelerythrozyten nach. Mit dem Serum eines gesunden Menschen ist eine Agglutination von Hammelerythrozyten maximal bis zu einer Verdünnung von 1:4 zu erzielen, während das bei der Mononucleose mit Titern von 1:64, die für diese Krankheit beweisend sind, noch erreicht wird.

Ein negativer *Paul-Bunnell*-Test jedoch ist keine Garantie für den Ausschluß der Mononucleose, da 10–30% des Patientengutes einen negativen *Paul-Bunnell*-Test aufweist.

Spezifische Antikörpernachweise wie z. B. der Antikörpertest mit Hilfe der Immunfluoreszenz ergänzen den *Paul-Bunell*-Test.

Epidemiologie

Die infektiöse Mononucleose ist eine Erkrankung des Jugendlichen bzw. des jungen Erwachsenen. So liegt der Erkrankungsgipfel zwischen dem 15. und 25. Lebensjahr. Die Erkrankung jüngerer Kinder stellt eine Seltenheit dar. Der Übertragungsmodus ist die **Tröpfcheninfektion via Speichel.** Aus diesem Grunde stellt jegliche Art der Mund-zu-Mundbeatmung ein erhöhtes Infektionsrisiko dar. Männliche Personen erkranken am häufigsten.

Spezifische Antikörper gegen *Epstein-Barr*-Viren sind jahrelang nachweisbar. Sie verhalten sich konträr den heterophilen Antikörpern, die nur kurz überdauern.

In großen epidemiologischen Untersuchungsreihen zeigte sich, daß schon Kleinkinder im ersten Lebensjahr zu 50%, im 4. Lebensjahr zu 80% und Erwachsene sogar zu 90% Antikörper gegen das *Epstein-Barr*-Virus aufweisen.

10.3 Pockenviren

10.3.1 Variola-Virus

Allgemeine Bedeutung

Pocken treten auf in ihrer klassischen Form, der **Variola major** ausgelöst durch **Variolavirus,** in ihrer abgeschwächten Form, als **Variola minor,**

ausgelöst durch das **Alastrimvirus** und als **atypische Pocken,** der **Variolois,** bei **Geimpften**; außerdem wird zur aktiven Immunisierung ein Pockenkunstprodukt verwandt nämlich das **Vaccinia-Virus,** welches in vielen Passagen vor allem zwischen Mensch und Kuh herangezüchtet wurde. Die durch das Variola-Virus und das Alastrim-Virus hervorgerufenen Erkrankungen unterscheiden sich lediglich in ihrer Schwere.
Der Krankheitsverlauf ist praktisch identisch. Es handelt sich um eine hochfieberhafte, generalisiert auftretende exanthematische Erkrankung, die mit allen Zeichen einer schweren Infektion einhergeht.
Man kann mit Labormethoden, aufgrund des klinischen Erscheinungsbildes und mit epidemiologischen Mitteln diese beiden Erkrankungen differenzieren.
Die o. g. atypischen Pocken der Geimpften (**Variolois**) bedürfen ganz besonderer epidemiologischer Aufmerksamkeit. Früher stellte die Pockenerkrankung eine weitverbreitete, gefürchtete Seuche dar. Die aufgrund der Forschungen von *Jenner* möglich gewordene **Pockenschutzimpfung** führte nahezu zur Ausrottung der Seuche in den meisten Ländern.
Da jedoch Bangla Desh, Indien, Pakistan, Äthiopien und einige ost- und zentralafrikanische Länder heute noch von sporadischen Pockenerkrankungen befallen werden, besteht in Anbetracht des regen Fremdenverkehrs ein zumindest begrenztes Einschleppungsrisiko.

Eigenschaften des Erregers

Das im **Zytoplasma** lokalisierte früher als *Paschensches Elementarkörperchen bezeichnete* **Virion** ist im hydrierten Zustand zylinderförmig, im trockenen Zustand (wie es im Elektronenmikroskop erscheint) quaderförmig.
Mit seiner Größe von 240–380 und 170–270 nm haben wir das größte animale Virus vor uns.
Diese lichtmikroskopisch gerade noch erkennbaren Ausmaße verdankt das Virus seinem komplexen Aufbau.
Der DNA-Doppelstrang ist in eine Proteinschicht eingebettet. Das Virus **vermehrt** sich ausschließlich **im Zytoplasma der Wirtszelle.**
Im Zytoplasma von pockeninfizierten Zellen finden sich außerdem mit sauren Farbstoffen anfärbbare Einschlußkörperchen (*Guarnieri*-Körperchen), die Virenelemente darstellen.

Wichtigste Krankheitsbilder

Pocken zeigen einen **stadienhaften Erkrankungsablauf,** der folgendermaßen aufgebaut ist
- **Initialstadium**
- **Eruptionsstadium**
- **Stadium vesiculosum**

- **Suppurationsstadium**
- **Stadium exsiccationis**

die im folgenden kurz umrissen werden sollen.

Das **Initialstadium** ist durch einen akuten Beginn mit schwersten Allgemeinsymptomen charakterisiert.

Es bestehen hohes Fieber, starke Beschwerden im Nasen-Rachen-Raum, an den Augen, im Magen-Darm-Trakt sowie an Wirbelsäule und Gliedmaßen. Sogenannte Prodromal-Exantheme ähneln denen bei Scharlach bzw. bei Masern. Dieses Stadium dauert etwa 4 Tage an.

Am 4. Krankheitstag beginnt in der Regel das **Eruptionsstadium** mit dem Auftreten roter Fleckchen, die zu Knötchen auswachsen. Gleichzeitig mit der Entstehung dieses Exanthems wird ein Enanthem auf Rachen- und Bronchialschleimhaut ausgebildet, welche ulzeriert und die Erreger freigibt. Daraus resultiert die **extrem hohe Kontagiosität** in diesem Stadium.

Bilden sich aus den Papeln (Knötchen) Bläschen, so ist das **Stadium vesiculosum** eingetreten.

Am 7.–8. Krankheitstag sind diese **Bläschen einheitlich,** wodurch sie sich von Varizellen unterscheiden, die unterschiedliche Reifestadien der Vesikel aufweisen.

Durch Leukozyteneinwanderung in die Bläschen entstehen **Pusteln.** Das **Suppurationsstadium** ist durch ein Zusammenfließen der zunächst solitär stehenden Pusteln gekennzeichnet.

Sehr starke Schmerzen, hohes Fieber und extrem beeinträchtigtes Allgemeinbefinden sind kennzeichnend.

Wenn die eitrigen Pusteln durch Eintrocknung in bräunlich gefärbte Schuppen übergehen, ist das **Stadium exsiccationis** eingetreten.

Die Schuppen können bis zum 38. Krankheitstag persistieren. Bis zu diesem Zeitpunkt enthalten sie noch infektiöse Viren. Besonders in dieser Zeit besteht beim Aufplatzen der Schuppen die Gefahr von bakteriellen Superinfektionen.

Reichten die Pocken bis ins Corium hinein und waren nekrotisch geworden, so bestehen nach Abheilung die charakteristischen, gehäuft im Gesicht auftretenden Pockennarben. Auch die Narbenbildung unterscheidet Pocken von Varizellen. Bei der Pockenerkrankung handelt es sich also um eine toxisch ablaufende allgemeine Infektion bei der die Patienten (Letalität heute 20%) an Kreislaufversagen sterben.

Behandlung

Unspezifische Behandlungsmaßnahmen stellen die peinliche hygienische und die analgetische Versorgung des Patienten dar. Außerdem sind wegen der Gefahr bakterieller Superinfektionen Antibiotika und Chemotherapeutika sinnvoll.

Spezifisch kann man die Viren mit gewissen Erfolgen in der 2. Inkubationshälfte durch **N-Methylisatin-βThiosemicarbazon** bekämpfen. Bei einer bestehenden **Hypogammaglobulinämie** ist eine Gabe von menschlichem **Vaccinia-Immunglobulin** von Vorteil.

Pathogenese

Das Virus wird von Mensch zu Mensch überwiegend per **Tröpfcheninfektion** übertragen, wobei jedoch auch eine Infektion durch **Staub** (z. B. konatminierte Gegenstände) erfolgen kann. In der Mundhöhle angekommen sucht es das lymphatische System (*Waldeyer*scher Rachenring) auf, wo es sich vermehrt und von wo es über den Blutweg (Virämie) die entsprechenden Organe erreicht.

Die **Inkubationszeit** bis zum Ausbruch der Erkrankung wird aus epidemiologischen Erwägungen mit 5–21 Tagen angegeben; sie zeigt jedoch im allgemeinen eine Häufung zwischen 3–14 Tagen. Nach überstandener Pockenerkrankung bleibt eine Immunität, die das ganze Leben hindurch ausreicht. Es ist bis heute kein Fall bekannt, in dem eine Erstinfektion mit Pockenviren nicht zu einer manifesten Erkrankung geführt hätte. Aus diesem Grunde sind inapparente Infektionen durch Pockenviren nicht bekannt.

Laboratoriumsdiagnose

Um möglichst schnell eine vorläufige Diagnose stellen zu können, wird **Bläschenflüssigkeit** genommen und diese unter dem **Elektronenmikroskop** untersucht. Mit dieser Methode gelingt innerhalb **einer Stunde** der Nachweis darüber, ob es sich um ein Virus der Pockengruppe oder um ein Varizellenvirus handelt. Die Aufschlüsselung der einzelnen Pockenviren kann mit dieser Methode nicht erfolgen. Weitere Möglichkeiten zu einer schnellen Diagnose zu kommen stellen die **Geldiffusion, der Antigennachweis mit Immunfluoreszenz** und die **Komplementbindungsreaktion** dar, mit deren Hilfe man Titeranstiege in den ersten 10 Krankheitstagen bei Vorliegen einer Pockenerkrankung beobachten kann. Das aus Effloreszenzen gewonnene Virus kann zur Bestätigung der vorläufigen Diagnose in **Zellkulturen** oder auf der **Chorionallantoismembran des Hühnerembryos** erfolgen, wo das Alastrim- und das Variolavirus sich vom Vacciniavirus durch kleinere Herde auf der Chorionallantoismembran unterscheiden. Die Differenzierung zwischen Variolavirus und Alastrimvirus kann durch Anwendung verschiedener Temperaturen erfolgen: Bei 38,5° C entwickelt sich das Variola-Virus nach wie vor gut, während eine Entwicklung des Alastrim-Virus bei dieser Temperatur nicht sichtbar ist, es sich jedoch unterhalb 38° C gut vermehrt. Serologische Nachweismethoden sind **Hämagglutinationshemmtest, Komplementbindungsreaktion** und **Neutralisationstest,** mit deren Hilfe sich in den ersten 10 Krankheitstagen ein eklatanter Antikörpertiteranstieg nachweisen läßt.

Vacciniavirusantikörper zeigen im Gegensatz zu den anderen keinen Titeranstieg.

An dieser Stelle sollen die sehr wichtigen differentialdiagnostischen Erwägungen zwischen Pocken und Varizellen zur Sprache kommen:

	Pocken	Varizellen
Einschlußkörperchen	Intrazytoplasmatisch	Intranucleär
Kammern	Mehrkammerig	Einkammerig
Reifegrade	gleiche Stadien	verschiedene Stadien
Verteilung	besonders Kopf und Extremitäten	besonders Rumpf
Narben	ja	nein

Epidemiologie

Obwohl in den Jahren 1970–71 Pockeninfektionen durch Affen übertragen worden sein sollen, muß prinzipiell der Mensch als einzige Infektionsquelle angenommen werden.
Vor Exanthemausbruch werden die Erreger aufgrund ihres Aufenthaltes im Mund- und Nasen-Rachen-Raum durch **Speichel** und **Nasensekret** übertragen. Jede **Effloreszenz** einschließlich der **Schuppen** enthält in großer Menge das sehr widerstandsfähige Pockenvirus. Übertragungsmodus sind die Tröpfcheninfektion, mit **Staub infizierte Gegenstände** und **Nahrung**. Der infizierte Mensch ist selbstverständlich hoch kontagiös. Die Ansteckungsfähigkeit schließt den Schorf ein. Da es sich um ein sehr widerstandsfähiges Virus handelt, das größere Trockenperioden überwindet, wird die Ansteckungsfähigkeit lange aufrechterhalten.

10.3.2 Molluscum contagiosum-Virus

Bei diesem zur Pockengruppe gezählten Virus handelt es sich um das erste, das für ein Tumorwachstum verantwortlich gemacht werden konnte. Es befällt **Epithelien der Haut,** in dessen **Zytoplasma** es sich vermehrt, die Epithelzelle zur Schwellung bringt und reaktiv eine **Epidermiswucherung** hervorruft. So entstehen stecknadelkopf- bis erbsengroße Knötchen, die zentral gedellt sind und eine weißliche bis rötliche Färbung aufweisen.
Bei einer Skarifikation dieser Knötchen tritt ein **weißliches Sekret** aus, welches zum größten Teil aus sog. **Molluskumkörperchen** besteht.
Die Übertragung des Virus erfolgt durch Hautläsionen hindurch. Infektionsquellen sind besonders Orte mit großen Menschenansammlungen wie z. B. Schwimmbäder. Die Erkrankung befällt bevorzugt Kinder unter 10 Jahren

mit einer Vorzugslokalisation im Genitalbereich. Mit Ausnahme von Fuß- und Handflächen kann sich die Erkrankung aber auch auf alle anderen Körperteile ausbreiten. Die Knötchen sind schmerzlos und bilden sich meist spontan innerhalb weniger Monate zurück.

10.4 Papovaviren

10.4.1 Warzen-Virus und SV 40-Virus

Partikelaufbau: Ikosaeder mit 42 oder 72 Kapsomeren
Zirkulärer DNS-Doppelstrang
Gesamtgröße des Virions: 40–55 nm

Allgemeine Bedeutung

Viren dieser Gruppe können Tumoren erzeugen.
Die als bösartig geltenden Tumoren jedoch sind bis jetzt nur bei Tieren bekannt. So zählt z. B. das zu den Herpes-Viren gehörende **Virus der Marekschen Krankheit**, einer Neurolymphomatose bei Hühnern, dazu; das **Polyomavirus**, welches eine Anzahl von bösartigen Tumoren bei Mäusen erzeugt; außerdem das als beliebtes Forschungsobjekt benutzte **Vacuolating agent** (SV_{40}). Als gutartiges Virus ist das **Warzenvirus** des Menschen zu betrachten, welches durch direkten Kontakt oder durch z. B. Kratzen übertragen wird und die Verucca vulgaris beim Menschen erzeugt.

10.5 Arboviren

10.5.1 Dengue-Virus, Gelbfieber-Virus und andere

Allgemeine Bedeutung

Die Erreger, von denen etwa 180 verschiedene Typen bekannt sind, variieren in ihrer Größe zwischen 20 und 100(–150) nm. Kugelform.
Sie besitzen eine Lipoidhülle, die besonders im virämischen Stadium (s. u.) für ihre Pyrogenität verantwortlich ist.
Weitere Eigenschaften der Arboviren sind ihre Inaktivierbarkeit bei Temperaturen über 27° C sowie bei einem pH-Wert unter 6,5; außerdem ihre Fähigkeit zur Hämagglutination.
Nachweismethoden für Arboviren sind der Hämagglutinationshemmtest, die spezifischere Komplementbindungsreaktion, der Neutralisationstest (Mäuseviren), die Züchtung der Viren auf animalen bzw. humanen Gewebe-

kulturen sowie, als sicherster Nachweis, die Injektion von Untersuchungsmaterial in das Gehirn der Säuglingsmaus, die bei positivem Befund innerhalb von 48 Std. an einer Enzephalitis stirbt.
Arboviren werden hauptsächlich durch Stechmücken und Zecken übertragen.
Erregerreservoir stellen alle Wirbeltiere dar. Das Hauptreservoir wird repräsentiert durch Tiere, von denen sich per Arthropode die Viren weiter verbreiten. Der Mensch ist fast immer Endwirt. Eine Verbreitung von Mensch zu Mensch muß deshalb als äußerst selten angesehen werden. Ursache dafür ist die relativ kurze Virämie bei Menschen gegenüber der massiven und langen Virämie bei den nach bestimmten Virusspezies unterschiedlichen Tieren. Die Virämie ist es auch, die für einen biphasischen Fieberverlauf im Wirt sorgt. Der erste Gipfel der Fieberkurve muß als Zeitpunkt der Virämie angesehen werden, woran sich ein fieberfreies Intervall anschließt, gefolgt von einem weiteren Fieberanstieg, der nun durch den spezifischen Organbefall bedingt ist. Man hat die Arboviren in drei Subgruppen (A, B, C) eingeteilt, indem man in die jeweilige Subgruppe Viren mit zumindest gekreuzten Immunreaktionen einordnet. Über die Subgruppen A, B und C hinaus gibt es eine große Anzahl von Arboviren, die Merkmale aufweisen, aufgrund derer sie keiner der o. g. Subgruppen zugeordnet werden können.
Arboviren lösen vor allem in tropischen Gebieten eine Vielzahl von unterschiedlichen Krankheitsbildern aus, die in diesen Bereichen endemisch verlaufen, wobei jedoch nur ein sehr geringer Teil der mit Arboviren Infizierten Krankheitssymptome in voller Ausprägung zeigt. Oft wird die Infektion mit diesen Erregern als Lapalie abgetan, da der Fieberanstieg, der durch die Virämie bedingt ist, in vielen Fällen der einzige bleibt und so eine Organmanifestation klinisch nicht sichtbar wird.

Wichtigste Krankheiten

Von den vielen, durch Arboviren ausgelösten Krankheitsbildern, sollen nur drei aus der Subgruppe B in diesem Rahmen Erwähnung finden und zwar
- **das Dengue-Fieber**
- **das Gelbfieber** (diese beiden werden durch Stechmücken übertragen)
- **die Europäische Frühjahrs-Sommer-Meningoenzephalitis**, die durch Zecken übertragen wird.

Eine sehr seltsame, durch Schmerzen ausgelöste Körperhaltung, gab dem Dengue-Fieber (denguero, span. = geziert) den engl. Beinamen Dandy-Fever.
Schmerzen treten dabei auf: im Rücken, in den Gelenken (= Arthralgie) und im Kopf. Im Verlauf der mit einer Inkubationszeit von 5–8 Tagen sich manifestierenden, für eine Woche anhaltenden Krankheit tritt ungefähr nach

der halben Erkrankungsdauer für 1–2 Tage ein etwa scharlachförmiges Exanthem auf.
Dieser Krankheitsverlauf wird im allgemeinen als das eigentliche **Dengue-Fieber** bezeichnet, während durch die Typen 3 und 4 bei Jugendlichen Erkrankungen mit hämorrhagischen Erscheinungen ausgelöst werden. Die Prognose des Dengue-Fiebers ist im allgemeinen gut. Es besteht eine postinfektiöse Immunität.
Der Übertragungsweg der Erkrankung läuft an erster Stelle über die **Stechmücke Aedes aegypti** von Mensch zu Mensch. Sie findet Verbreitung in tropischen und subtropischen Gebieten (Australien, Amerika, Mittlerer und Ferner Osten, Afrika).
Im Gegensatz zu dem meist gutartigen Verlauf des Dengue-Fiebers ist das **Gelbfieber** mit einer durchschnittlichen Letalität von 10% behaftet, kann jedoch entschieden höhere Letalitätsraten aufweisen.
Das **Gelbfiebervirus** wird in einen amerikanischen und einen afrikanischen Subtyp unterteilt. Aus epidemiologischer Sicht unterscheidet man einen urbanen Typ, bei dem sich das Virus, nachdem es durch Stechmücken der Gruppen Aedes auf den Menschen übertragen wurde, nur von Mensch zu Mensch ausbreitet.
Das **Busch- oder Dschungelgelbfieber** kursiert fast ausschließlich unter Primaten, wobei der Mensch nur in ganz seltenen Fällen infiziert wird. Nach einer Inkubationszeit von 3–6 Tagen zeigt sich ein innerhalb der Krankheitsdauer von 4–14 Tagen auftretender **zweigipfliger Fieberkurvenverlauf**. Dem ersten Gipfel von etwa 4 Tagen schließt sich der zweite nach einem Intervall von einem bis zwei Tagen an. Typische Krankheitssymptome (je nach Ausprägung der Krankheit): starkes Krankheitsgefühl, Ikterus, hämorrhagische Diathese und Albuminurie, die die Folge einer Nephritis sein kann. Leberkoma und Oligurie können schon nach wenigen Tagen den Exitus letalis herbeiführen. Ausbreitung findet das Gelbfieber in Afrika, Süd- und Mittelamerika. Eine überlebte Gelbfieberinfektion hinterläßt eine dauernde Immunität.
Als drittes Krankheitsbild dieser Gruppe soll die **Zeckenenzephalitis** besprochen werden, die in zwei unterschiedlichen Ausprägungsgraden beobachtet wird: die schwerverlaufende **Russische Zecken-Frühjahrs-Sommer-menigoenzephalitis** und die **Zentraleuropäische Zecken-Frühjahrs-Sommer-meningoenzephalitis**.
Den unterschiedlich schweren Krankheitsverlauf machen schon die Letalitätsraten deutlich: 25–40% bei der Russischen, 10% bei der Zentraleuropäischen Meningoenzephalitis. Der Ablauf beider Erkrankungen ist im Prinzip gleich. Am Anfang steht nach einer Inkubationszeit von 6–14 Tagen ein 4–6 Tage anhaltender Fieberschub, dem ein etwa 8-tägiges fieberfreies Intervall folgt.
Das erneut hoch (bis 40° C) ansteigende Fieber deutet die Organmanifestation an. In diesem Stadium kann die Erkrankung schwerpunktmäßig entwe-

der auf die Hirnhäute (meningitische Form) oder auf das Gehirn selbst (enzephalitische Form) übergreifen, wodurch schon die Entscheidung über die Schwere des Krankheitsverlaufs fällt. Während sich bei der meningitischen Form das Fieber schneller zurückbildet, bleibt es bei der enzephalitischen Form länger erhöht. Die Letalität ist entschieden höher, die Altersverteilung liegt über 40 Jahre. Im Gegensatz zu dieser russischen Zeckenenzephalitis macht die europäische viel mildere Symptome. Es ist jedoch erwähnenswert, daß die europäische Form auch durch Ziegenmilch übertragen wird. Epidemiologisch ist dieser Übertragungsweg sekundär. Ein Unterschätzen der europäischen Form ist gefährlich, da gerade diese Krankheit trotz leichteren Verlaufs spätere zerebrale Ausfälle nach sich ziehen kann.

Bekämpfung

Der Kampf muß besonders gegen die Überträger der Erkrankung, nämlich die entsprechenden Stechmüken und die Zecken geführt werden, zumal nur beim Gelbfieber eine **aktive Immunisierung** möglich ist. Letztere Erkrankung gehört zu den international organisierten Quarantäneerkrankungen, bei deren Auftreten die entsprechenden international geregelten Maßnahmen durchgeführt werden müssen. Die Impfung wird von einem von der WHO beauftragten Institut vorgenommen.

10.6 Myxoviren

10.6.1 Influenzavirus

Allgemeine Bedeutung

Influenzaviren finden ubiquitäre Verbreitung. Sie verursachen wegen ihrer ständig wechselnden Antigeneigenschaften in regelmäßigem Abstand Epi- und Pandemien (Typ A). Die Typen B und C sind für Endemien oder sporadische Erkrankungen verantwortlich.

Eigenschaften des Erregers

Das Virion der Influenzaviren hat Kugelform, ist umhüllt mit einem Mantel aus Lipoiden, Kohlenhydraten und Proteinen. Die Proteine sind in die Hülle eingeflochten, die bei der Sprossung durch die Zellwand entsteht und stellen Rezeptoren mit ganz spezifischem Charakter dar: Hämagglutinine, die an die Erythrozyten geheftet werden und beim Vorhandensein vieler Viren eine Brücke zu anderen Erythrozyten bilden, wodurch sie diese zur Agglutination bringen (**Hämagglutination**).

Fermentcharakter hat die **Neuraminidase**, die von dem Mukoproteinkomplex Neuraminsäurederivate abspaltet, was zur Wiederablösung der Viren von den Erythrozyten führt; dieses Phänomen nennt man **Elution**.
Das Temperaturoptimum bei diesem Vorgang liegt bei 37° C. Gemäß ihres Nukleoproteins werden die Influenzaviren in die **Haupttypen A, B** und **C** unterteilt. Viren eines Haupttyps wie z. B. A ist ein gemeinsames lösliches Antigen zugeordnet; sie können jedoch in dem anderen Antigenbesatz differieren. Die Differenzierung der einzelnen Haupttypen erfolgt mit der Komplementbindungsreaktion, in der die Angehörigen eines Haupttyps miteinander kreuzreagieren.
Subtypen wie sie vor allem vom Haupttyp A (A, A1, A2) bekannt sind, lassen sich mit Hämagglutinationshemm- und Neutralisationstest differenzieren. Außer den Subtypen beim Typ A wurden in neuester Zeit auch Subtypen beim Typ B gefunden, die sich antigenetisch in ihren Hämagglutininen unterscheiden.
Beim Typ C hat man bis heute solche Subtypen noch nicht nachweisen können. Entscheidender Parameter für die schwere Bekämpfbarkeit der Influenzaviren ist der dauernde Wechsel des Antigenbesatzes: Antigen-drift bzw. Antigen-shift. **Antigen-drift** bezeichnet die Eigenschaft der Viren ihre Oberflächenantigene zu ändern, wohingegen **Antigenshift** besagt, daß die Oberflächenantigene ausgewechselt werden.
Während der Haupttyp C sehr selten vorkommt, meist nur sporadisch auftritt, ist beim Typ B schon eine endemische Ausbreitung möglich; der Typ A löst in regelmäßigen Abständen Epi- und Pandemien aus.

Wichtigste Krankheitsbilder

Die Grippe beginnt ganz plötzlich hochfebril, mit außerordentlich ausgeprägtem Krankheitsgefühl, begleitet von Kopf-, Gliederschmerzen sowie entzündlichen Veränderungen des Respirationstraktes. Das hohe Fieber zu Beginn läßt besonders Kleinkinder, ältere Menschen und Schwangere kollaptisch werden.
Die Fieberkurve zeigt meistens den Gipfel zu Beginn der Erkrankung, während ein weiterer Anstieg der Temperatur auf eine Sekundär-Infektion hinweist. Letztere bestimmt die Schwere der Erkrankung. Die Superinfektionen werden durch Epithelschädigung begünstigt, die durch die Influenzaviren ausgelöst wird. Es ergeben sich daher zunächst in den primären Eintrittspforten bakterielle Entzündungen, z. B. Pneumonien, Bronchitiden, Pleuritiden, Tonsillitis oder kindlicher Croup; weiterhin sind die topographisch benachbarten Organe betroffen.
Das sind im Nasen-Rachenbereich das Ohr, die Nebenhöhlen (Sinusitis, Otitis); vom Mediastinum aus greift die Erkrankung auf Herz und Herzbeutel über, so daß oft langanhaltende Hypotonien und Bradykardien entstehen.

Auch von seiten des Gehirns sind Komplikationen möglich wie Meningo-Encephalitis, Neuritis, Hirnödem.
Besonderer Erwähnung bedürfen auch die bei Grippe in der Schwangerschaft auftretenden Erhöhungen von **Embryo-** und **Fetopathien**. Besonders gefährdet und deshalb für eine Impfprophylaxe (s. u.) prädestiniert, sind junge Menschen, alte Leute, Stoffwechsel-, Lungen- und Herzkranke sowie Schwangere und beruflich besonders exponierte Personen.

Behandlung

Eine ausgebrochene Grippeerkrankung ist primär symptomatisch zu behandeln, indem man das Herz und den Kreislauf stützt sowie ohne Verzögerung mit einer Antibiotikatherapie beginnt, um Sekundärinfektionen von vornherein auszuschließen.
Eine spezifische Therapie kann eventuell eine intravenöse Verabreichung von Gammaglobulinpräparaten in schweren Fällen sein.

Pathogenese

Eintrittspforte für Influenzaviren ist der Respirationstrakt, in dessen Epithel die Influenzaviren nach einer **Inkubationszeit** von 1–2 Tagen die für sie spezifische Entzündung auslösen, die mit **Transsudation, Nekrose** und **Desquamation** des respiratorischen Epithels einhergeht. Es ist daher leicht einzusehen, welch vorzüglichen Boden die entsprechenden Bakterien zur Superinfektion vorfinden. In Epidemien und Pandemien, vor allem bei schweren neu antigenetisch formierten Grippeausbreitungen, werden häufig Todesfälle konstatiert, die meist durch Lungenentzündung verursacht werden.

Immunität

Grippeviren zeigen, wenn überhaupt, nur eine **flüchtige Virämie**, so daß es dem Körper unmöglich ist, massiv Antikörper gegen das Virus zu bilden. Die Antikörperbildung findet daher lokal an den Eintrittspforten also im Epithel sowie in geringem Maße auch im Serum statt.
Diese so erworbene Immunität gegen diesen spezifischen Antigenbesatz eines Influenzavirus hält 1–2 Jahre an, während sie bei Antigendrift oder -shift in ihrer Wirksamkeit ungenügend ist.

Laboratoriumsdiagnose

Zur Identifizierung der Influenzaviren stehen einerseits der direkte Virusnachweis zur Verfügung, zum anderen der Nachweis von Antikörpern. Die Isolierung ist aus Rachenspülwasser oder -abstrich möglich. Man injiziert das

Material in die Amnionhöhle von Hühnerembryonen, die zuvor etwa eine Woche lang bebrütet worden sind. Etwa drei Tage später gelingt der Nachweis der Viren mit dem **Hämagglutinationstest** nach *Hirst*.
Für den serologischen Nachweis wird die Komplementbindungsreaktion herangezogen, die nur dann aussagekräftig ist, wenn Titerbewegungen in 10–14-tägigem Abstand zu beobachten sind. Aus diesem Grunde werden bei solchen Bestimmungen immer paarige Seren verwandt, d. h. es wird der aufgrund vorheriger Infektionen mit Influenzaviren bestehende Antikörper-Gehalt einer Probe verglichen mit den Antikörperbewegungen der nächsten Tage, damit man einen Bezugspunkt hat.

Epidemiologie

Das **Influenzavirus vom Typ A** nebst seiner Subgruppen ist epidemiologisch das interessanteste, zumal es in regelmäßigen Intervallen von 2–3 Jahren jeweils zur kalten Jahreszeit Epidemien und im Abstand von 10–15 Jahren Pandemien auslöst.
Influenza Typus B verursacht gelegentlich Endemien und sporadische Erkrankungen während das Übergewicht der **Influenza-C-Infektionen** sporadischer Art ist und allgemein als selten bezeichnet werden muß. Das regelmäßige Auftreten von Influenza-Epi- und Pandemien muß zurückgeführt werden auf die o. g. Antigendrift.
Es sind in solchen Erkrankungszeiten etwa 70% der Gesamtbevölkerung, die alle Altersklassen umschließt, befallen.
Etwa 50% jedoch zeigt einen entweder inapparenten oder symptomarmen Verlauf. Übertragungsmodus der Influenzaviren ist in ganz überwiegendem Maße die **Tröpfcheninfektion**.
Begünstigt werden natürlich diese Infektionen durch Menschenansammlungen, zumal gehustet, geniest oder gesprochen wird.

10.7 Paramyxoviren und Röteln-Virus

10.7.1 Masern-Virus

Allgemeine Bedeutung

Mit einer Infektionsrate von nahezu 100% aller mitteleuropäischen Kinder bis zum 16. Lebensjahr ist die Maserninfektion eine der häufigsten Kinderkrankheiten. Sie tritt in erster Linie im 3. und 4. Lebensjahr auf.
Noch nicht mit Masern in Kontakt gekommene Personen erkranken zu fast 100%, so daß inapparente Infektionen noch nicht beobachtet wurden.

Eigenschaften des Erregers

Das kugelige Virion mißt im Durchmesser etwa 140 nm. In seinem Aufbau gleicht es den Parainfluenzaviren, es fehlt jedoch das Enzym Neuraminidase. Das Hämagglutinin ist auch beim Masernvirus vorhanden, so daß eine Hämagglutination erfolgen kann.
Die Elution (s. o.) wurde – wegen Fehlens der Neuraminidase noch nicht beobachtet. Das Masernvirus zeigt Hämadsorption.
Es ist nur ein Serotyp bekannt. Im allgemeinen ist das Masernvirus gegen Umwelteinflüsse widerstandsfähiger als die Myxoviren.

Häufigste Krankheitsbilder

Der charakteristische Krankheitsbeginn ist durch Fieber, Tracheobronchitis, Husten, Schnupfen und Konjunktivitis als 4-tägiges **Prodromalstadium** (= Vorläuferstadium) gekennzeichnet.
Schon zu dieser Zeit auftretende weiße, kalkspritzerartige *(= Kopliksche) Flecken* an der Innenseite der Wangenschleimhaut lassen die sichere Diagnose zu.
Nach einem oft vorausgehenden **Enanthem der Mundschleimhaut** tritt das für die Diagnose (bei fehlenden *Koplikschen* Flecken) ausschlaggebende **Exanthem** auf. Es beginnt kleinfleckig im Gesicht und hinter den Ohren, wird grobfleckig und gezackt, im Höhepunkt ist es intensiv blaurot, makulopapulös und breitet sich über den Körper und die Extremitäten aus. Vor Beginn des Exanthems fallen die Temperaturen leicht ab, um dann für ein paar Tage wieder auf hohe Werte um etwa 39° C anzusteigen.
Wichtig für die Prognose ist ein abrupter Fieberabfall am 5.–7. Tag. Steigt das Fieber jedoch wieder an, so liegt ein dringender Verdacht auf eine Komplikation vor: in den meisten Fällen eine bakterielle Sekundärinfektion wie **Bronchopneumonie, Mittelohrentzündung.** Viruskomplikationen, die allgemein seltener auftreten, sind: Bronchitis, Riesenzellpneumonie und kindlicher Croup. Die gefürchtetste Komplikation ist die **Enzephalitis.** Bei dieser Erkrankung beträgt die Letalität 30%. Auch der tödlichen subakuten sklerosierenden **Panenzephalitis** wird eine Masernätiologie angelastet, die jedoch noch eines fundierten Beweises bedarf.
In diesem Zusammenhang findet man auch Beziehungen zur Epilepsie. Viel häufiger jedoch als die Masernenzephalitis sind inapparente Erkrankungen des Gehirns im Verlauf einer normalen Masernerkrankung. Es zeigen sich postinfektiös EEG-Veränderungen bei 50% der Patienten. Beunruhigend dabei ist, daß jeder 100. an Masern erkrankte Mensch im späteren Leben eine mit unterschiedlicher Ausprägung auftretende geistige Retardierung zurückbehält.

Behandlung

Die unspezifische Behandlung erfolgt wie bei allen Virusinfektionen symptomatisch: Hustenstillende Mittel, strenge Bettruhe, Isolierung des Kindes vor irritierenden Umwelteinflüssen sowie zur Vermeidung von Sekundärinfektionen jeder Art **Antibiotikaschutz**. Bei Enzephalitis wendet man Kortikoide an. Als spezifische Behandlung kann die intravenöse Verabreichung von Gammaglobulinen angesehen werden, vor allem dann, wenn die Komplikationen das zentrale Nervensystem einbeziehen.

Pathogenese

Der Ansteckungsmodus ist die **Tröpfcheninfektion** via Respirationstrakt und Konjunktiven. Bis zum Auftreten der Prodromalerscheinungen vergehen 9–12 Tage (= Inkubationszeit) während bis zum Exanthemausbruch weitere 4–5 Tage vergehen, insgesamt also etwa 14–15 Tage verstreichen. Das Virus vermehrt sich zunächst in den Epithelien von Konjunktiva und Respirationstrakt, um dann wahrscheinlich sowohl auf dem Blutweg als auch lymphogen zu generalisieren. Die weitere Virusvermehrung findet dann im lymphatischen System statt und zwar in den Leukozyten.
Dies ist die Ursache für die **Leukopenie**, für **chromosomale Aberrationen** und für den **Verlust der Tuberkulinallergie** über eine mehr oder minder lange Zeitspanne. Postinfektiös besteht eine **lebenslange Immunität**. Falls Kinder, die an Tuberkulose oder Leukämie sowie an Unterernährung leiden, von einer Masernerkrankung ergriffen werden, verläuft diese prognostisch sehr ungünstig.
Die Ansteckungsgefahr beginnt mit dem Prodromalstadium, in welchem sie auch ihren Höhepunkt erreicht.

Laboratoriumsdiagnose

Falls die *Koplikschen* Flecken an der Mundschleimhaut nachzuweisen sind, sind sie im Zusammenhang mit dem typischen Exanthem für den Kliniker ein Beweis der Masernerkrankung. Labortechnisch geben die Leukozytenzählung **(Leukopenie)** und die Diazoprobe (positiv) wichtige Hinweise im Höhepunkt einer Masernerkrankung. Ausschlaggebend sind jedoch **Antikörpertiter** im Serum, die sofort nach Exanthembeginn nachweisbar werden und in ein bis zwei Monaten ihre Höchstwerte erreichen.
Diese Antikörperbewegungen werden in erster Linie mit der **Komplementbindungsreaktion** und der **Hämagglutinationshemmung** nachgewiesen, während man einen Virusnachweis nach erfolgter Isolierung aus Rachen-, Nasenschleim, Konjunktiva-Spülwasser und Blut unter besonderer Fragestellung vornimmt.

Epidemiologie

Das Masernvirus wird ausschließlich von Mensch zu Mensch übertragen. Bei den endemisch verlaufenden Erkrankungen finden sich deutliche Spitzen im Winter und im Frühjahr. Die Ausscheidung der Viren beginnt wie o. a. mit dem Prodromalstadium, in dem sie ihren Höhepunkt erreicht und hält bis nach Exanthembeginn an.
Die Durchseuchung erreicht in den ersten 10 Lebensjahren etwa 100%.

Bekämpfung

Masernerkrankungen sind nur meldepflichtig, wenn ein Todesfall aufgetreten ist oder wenn es zu infektiösem Hospitalismus in Krankenanstalten oder Entbindungsstationen gekommen ist (gehäuftes Auftreten von Masernerkrankungen in den entsprechenden Krankenanstalten).
Bei Verdacht oder bei Erkrankung dürfen Gemeinschaftseinrichtungen wie Schulen, Kindergärten, Krippen solange nicht betreten werden, wie Ansteckungsgefahr besteht.
Einzig sinnvolle prophylaktische Maßnahme ist die **Impfung gegen Masern**. (s. unter Kapitel 12)

10.7.2 Mumps-Virus

Allgemeine Bedeutung

Wie das Masernvirus gehört auch das Mumpsvirus zu den Paramyxoviren. Das Virus ist weltweit verbreitet. Es verursacht bevorzugt bei 4–15jährigen (80–90% Durchseuchung) – seltener im fortgeschrittenen Erwachsenenalter – fast ausschließlich Endemien, die sich allgemein als Drüsenentzündungen, besondera aber als **Parotitis** äußern.
Nach der Infektion bleibt eine langanhaltende Immunität zurück.

Eigenschaften des Erregers

Das Myxovirus parotitidis mißt im Mittel 140 nm.
Es hat sowohl hämagglutinierende als auch hämadsorbierende Eigenschaften, wobei die letzteren stärker ausgeprägt sind. Bis jetzt wurde nur ein Serotyp nachgewiesen, der zwei Antigene mit verschiedenem Verhalten aufweist: Ein lösliches **S-Antigen** und ein virusgebundenes **V-Antigen.**
Das Mumpsvirus ist relativ labil in der Außenwelt.

Wichtigste Krankheitsbilder

Die Krankheit beginnt nicht immer mit Prodromalerscheinungen; wenn sie jedoch auftreten, so handelt es sich um Hals-, Kopf- und Ohrenschmerzen,

Abgeschlagenheit und subfebrile Temperaturen. Nach diesen Vorläufern tritt die Erkrankung im klassischen Fall hochfieberhaft mit **Schwellung der Parotis** zunächst einseitig, dann jedoch zu 75% beidseitig in Erscheinung. Typisch ist bei der Inspektion des Patienten, daß das betroffene Ohr absteht; außerdem ist ein Übergreifen auf die Glandulae submandibularis und sublinguaris möglich. Es gibt jedoch auch Mumpserkrankungen, die ohne diese Parotisschwellung einhergehen. Andere Drüsenerkrankungen wie etwa die der Schilddrüsen, des Ovars, der Brustdrüse oder des Hodens sind als Komplikationen aufzufassen.

Die Orchitis, die vor der Pubertät eine extreme Seltenheit, nach der Pubertät bis zu 25% der Parotitis-epidemica-Fälle ausmacht, muß wohl als die gefürchtetste Komplikation angesehen werden. Zu einer Sterilität kommt es jedoch nur, wenn beide Hoden betroffen sind. Die bei einem Befall mit dem Mumpsvirus auftretenden **Meningitiden bzw. Meningoenzephalitiden** müssen eher als prognostisch günstig angesehen werden.

Epidemiologie

Die Übertragung der Parotitis epidemica bzw. der Mumpserkrankung erfolgt fast ausschließlich durch den Menschen.

Übertragungsmodus ist Tröpfcheninfektion oder Infektion durch Kontakt mit Speichel und mit kontaminierten Gegenständen. Die Inkubationszeit wird mit einer Spanne von 11–35 Tagen, im Mittel mit 16 Tagen veranschlagt. Ansteckungsgefahr ist besonders in der Zeit von 7 Tagen vor bis 9 Tage nach der Parotisschwellung vorhanden.

Wegen des gutartigen Verlaufs der Parotitis epidemica hat sich der existierende, eine Konversionsrate von 95% aufweisende Lebendimpfstoff mit einem abgeschwächten Mumpsvirenstamm noch nicht allgemein durchgesetzt.

10.7.3 Parainfluenza-Virus

Allgemeine Bedeutung

Das Parainfluenzavirus, von dem 4 verschiedene Typen existieren, ist auf der gesamten Welt weit verbreitet.

Mit 30% ist dieser Erreger die häufigste Ursache für kindliche **Croupanfälle.**
Bei älteren Kindern und Erwachsenen verlaufen Parainfluenzavirusinfektionen in den allermeisten Fällen harmlos als Erkrankungen der oberen Luftwege.

Eigenschaften des Erregers

Zu den o. g. 4 Typen gehören als Typ 1 das **Sendaivirus,** als Typ 2 das **Croup associated virus** und die Typen 3 und 4. Die Viren haben einen Durchmesser

von 90–220 nm. Sie sind relativ labil in der Umwelt und haben außerdem nicht so stark hämagglutinierende Eigenschaften wie die Influenzaviren, dafür aber eine ausgeprägte Fähigkeit zur Hämadsorption; dieses Phänomen soll kurz erläutert werden: Hämadsorption bedeutet die Anlagerung von Meerschweinchen-Erythrozyten an Zellen bei Virusanwesenheit.
Man kann auf diese Weise durch Hemmung der Hämadsorption (Antikörper gegen Parainfluenzaviren) die einzelnen Typen differenzieren.

Wichtigste Krankheitsbilder

Gefährlichste durch diese Viren hervorgerufene Erkrankungen sind die durch Typ 1 (= Sendaivirus) ausgelöste **Neugeborenenpneumonie** mit hoher Letalität und der kindliche **Croup** (Laryngo-Tracheobronchitis) des Säuglings- und Kleinkindesalters unter drei Jahren.
Beim Erwachsenen werden in sehr seltenen Fällen Laryngitis, Bronchopneumonien, Bronchitiden, ZNS- und Herz-Kreislaufsymptome sowie auch Beschwerden von seiten des Verdauungskanals beobachtet; jedoch ist in der ganz überwiegenden Mehrzahl der Verlauf bei Erwachsenen der eines leichten Schnupfens. Bakterielle Supterinfektionen sind nicht so häufig.
Mögliche Infektionsmodi können Tröpfcheninfektion, direkter Kontakt und Staub sein; mit Sicherheit sind sie jedoch noch nicht geklärt. Sicher ist lediglich, daß der Mensch die Infektionsquelle darstellt.
Bei einer Infektion dringen die Erreger in die Schleimhaut des Nasen-Rachenraumes ein und können sich von dort aus aufgrund der topographischen Unterschiede beim Säugling und Kleinkind sehr leicht in tiefere Regionen wie Bronchien, Bronchiolen und noch weiter ausbreiten.
Mit einer Inkubationszeit von etwa 2–6 Tagen beginnt die entsprechende Erkrankung. Trotz hohen Antikörpertiters z. B. gegen Typ 1 und Typ 2 von 80%, gegen Typ 3 von 100% besteht eine geringe Immunität.
Sie ist entscheidend von der **Konzentration der IgA-Antikörper** abhängig, die sich im Schleim der oberen Luftwege befinden.
Obwohl eine relativ hohe Antikörperbildung nach Erstinfektionen erfolgt ist, können dieselben Typen schon nach wenigen Monaten wieder Reinfektionen hervorrufen.

Laboratoriumsdiagnose

Das in der akuten Krankheitsphase aus Sputum, Rachenspülwasser und Rachenabstrich isolierte Virus kann in Gewebekulturen aus Affennieren angezüchtet werden, wobei gleichzeitig die zur Typenbestimmung geeigneten Eigenschaften beobachtet werden. Dies sind **Hämadsorption, Hämagglutination** und **Hämolyse**.
Zur Serodiagnose dienen der **Hämagglutinationshemmtest**, der **Neutralisationstest** und die **Komplementbindungsreaktion**.

Epidemiologie

Während der Typ 4 sehr selten vorkommt, verursachen die Typen 1–3 zu jeder Jahreszeit mit einer leichten Betonung der Wintermonate einen hohen Teil von sporadischen Atemwegserkrankungen.
Der Typ 3 ist der häufigste Krankheitserreger dieser Gruppe; schon in den ersten beiden Lebensjahren ist der Durchseuchungsgrad mit diesem Typ sehr hoch, hat bei Jugendlichen bereits Werte von 100%, während die anderen Typen erst nach der Kleinkindesperiode stärker in Erscheinung treten. Die Parainfluenza-Erkrankungen hinterlassen keine ausreichende Immunität, so daß leichte Entzündungen im Nasen-Rachenraum wie Schnupfen und Pharyngitis bei Erwachsenen sehr häufig durch Parainfluenzaviren ausgelöst werden.

10.7.4 Respiratory Syncytial (RS)-Virus

Allgemeine Bedeutung

Das RS-Virus ist über die ganze Welt verbreitet und verursacht besonders bei Jugendlichen Infekte der Atemwege. Es stellt die häufigste Ursache für Atemwegserkrankungen in den ersten 2 Lebensjahren dar.
Bei Kleinkindern können diese Infektionen einen sehr ernsten Verlauf nehmen, während sie im Jugendlichen- und Erwachsenenalter nur einen harmlosen Katarrh auslösen.

Erregereigenschaften

Das gegen Temperaturen, Säure und Äther empfindliche RNS-Virus ist zwischen 90 und 120 nm groß.
Seinen Namen verdankt es der Eigenschaft, die Epithelien der Atemwege in Synzytien, d. h. in vielkernige Riesenzellen umzuwandeln.

Wichtigste Krankheitsbilder

RS-Viren erzeugen beim Säugling sehr häufig **Bronchitiden, Bronchiolitiden** (50% der Fälle) und **Bronchopneumonien** (25% der Fälle). Die sehr seltenen bakteriellen Superinfektionen werden in der Hauptsache von Hämophilus influenzae oder Streptokokken ausgelöst. Solche Sekundärinfektionen enden relativ häufig letal. Jenseits des Kleinkindesalters verursacht das Virus harmloser verlaufende Infektionen wie Rhinitis und Pharyngitis. Ein Befall der Bronchien ist in diesem Alter nicht mehr so ausgeprägt.
Der Erwachsene wird lediglich von leichtem Schnupfen befallen, der meist ohne Fieber überwunden wird.

Pathogenese

Das RS-Virus wird durch Kontakt oder Tröpfcheninfektion übertragen und hat eine Inkubationszeit von 1 bis 5 Tagen.
Am Ort des Eindringens löst es Entzündungserscheinungen aus. Wegen der besonderen topographisch-anatomischen Bedingungen beim Säugling vermag das Virus in tiefere Regionen einzudringen (Bronchiolen, Alveolen), weshalb es gerade in diesem Alter zu den besonders auf Säuglingsstationen gefürchteten **hochletalen Bronchopneumonien** kommt.
Auf den Kontakt mit RS-Viren hin werden humorale Antikörper gebildet, die sich besonders aus **IgA-Immunglobulinen** rekrutieren und in den Atemwegsepithelien lokalisiert sind. Trotz dieser Tatsache ist die dadurch bedingte Infekt-Abwehr gering.

Laboratoriumsdiagnose

Obwohl man das Virus, nachdem es aus Nasen- und Rachenabstrichen gewonnen wurde, auf Gewebekulturen züchten kann, ist der serologische Nachweis der klinisch relevante. Beweisend ist ein Titeranstieg von neutralisierenden und komplementbindenden Antikörpern um das vierfache und darüber hinaus.

Epidemiologie

Mit einem bevorzugten Auftreten in den Wintermonaten ist das **RS-Virus der häufigste Erreger viraler Erkrankungen** des **Nasen-Rachenraumes** und des **Bronchialtraktes** speziell im **Säuglingsalter**.
Schon in den ersten beiden Lebensjahren besteht ein sehr hoher Durchseuchungsindex.
Auf die gefürchteten RS-Virus-Infektionen bei den besonders empfänglichen Neugeborenen vor allem auf Säuglingsstationen wurde im vorangehenden Text schon hingewiesen.

10.7.5 Röteln-Virus

Allgemeine Bedeutung

Der Erreger ist weltweit verbreitet. Infektionen verlaufen zu 40–50% symptomlos, im übrigen jedoch als relativ harmlose exanthematische Erkrankung. Die größte Bedeutung hat das Rötelnvirus erlangt, nachdem bekannt wurde, daß bei **Rötelninfektion** von **Schwangeren im ersten Trimenon Embryopathien** auftraten.

Eigenschaften des Erregers

Das nur für den Menschen pathogene Virus hat eine kugelige Gestalt, ist von einer Hülle umgeben, hat einen Durchmesser von 150–200 nm; außerdem besitzt es die Fähigkeit zur Hämagglutination.

Klinik

Eine Rötelninfektion beginnt meistens mit einer Lymphknotenschwellung an der Rückseite des M. sternocleidomastoideus und hinter den Ohren.
Die Lymphknoten sind druckempfindlich. An die **Lymphadenopathie** schließt sich nach 1–2 Tagen das **Rötelnexanthem** an, dessen Effloreszenzen größenmäßig zwischen Masern- und Scharlachexanthem liegen. Die kleinen, runden oder ovalen Flecken sind blaßrot und fließen nicht zusammen. Ein hellroter Hof umgibt sie. Sie nehmen ihren Ausgang retroaurikulär und breiten sich in wenigen Stunden auf Gesichts-, Hals-, Körper- und Extremitäten aus. Die Temperaturen übersteigen selten 38° C.
Gelenkschmerzen sind häufig ein Begleitsymptom.
Das Differentialblutbild zeigt am Anfang eine leichte Vermehrung der Leukozyten, die von einem leichten Abfall abgelöst wird, bei gleichzeitigem Anstieg der Plasmazellen.
Als gefährlichste Komplikation einer Rötelninfektion nach der Geburt muß die extrem selten auftretende **Enzephalitis** angesehen werden.
Die **thrombopenische Röteln-Purpura**, welche durch petechiale Blutungen von Haut und Schleimhaut charakterisiert ist, ist in ihrem Verlauf sehr gutartig; ebenso die Gelenkentzündung (Arthritis), die vornehmlich erwachsene Frauen befällt.
Gefürchtetste Komplikation einer Rötelninfektion der schwangeren Frau ist das *Gregg*-**Syndrom**.
Dabei besteht die Wahrscheinlichkeit einer **Embryopathie im 1. Monat zu 90%**, in den weiteren Monaten absinkend bis nach dem **4. Monat in 6%**.
Folgen dieser Rötelninfektion in der beginnenden Schwangerschaft sind Schäden
- **der Augen** (Netzhaut, Linse, Glaukom)
- **Taubheit**
- **Herzmißbildungen** (Pulmonalstenose, Septumdefekte und offener Ductus botalli)
- **Zerebralschäden** und **geistige Retardierungen**
- **Störungen des Wachstums** mit verringertem Geburtsgewicht.

Außerdem können Zahnanomalien, Hepatosplenomegalie, Lungenentzündungen und Verkalkungsstörungen der langen Röhrenknochen auftreten. An dem *Gregg*-**Syndrom** sterben ein großer Teil der Neugeborenen und Kleinkinder im 1. Lebensjahr.

Pathogenese

Übertragungsmodus der Röteln ist in erster Linie die Tröpfcheninfektion von Mensch zu Mensch. Es ist jedoch auch eine Übertragung durch direkten Kontakt oder selten durch frisch verkeimte Gegenstände denkbar.
Die Inkubationszeit wird auf 2–3 Wochen veranschlagt, mit einer Häufung zwischen 16 und 18 Tagen. Nachdem sich das Virus in den oberen Luftwegen vermehrt hat, breitet es sich lympho- und hämatogen aus. Der Infizierte ist schon etwa 5–7 Tage vor Exanthemausbruch ansteckungsfähig und bleibt es für weitere 5 Tage nach Auftreten des Exanthems.
Bei der zum *Gregg*-**Syndrom** führenden transplazentaren Rötelnvirusinfektion scheint die Organentwicklung der Frucht durch eine verlangsamte Zellteilung gestört zu werden.
In diesen Fällen treten **Aborte** und die o. g. **Embryopathien** auf. Die Infektion des Embryos verläuft chronisch und ist von starker Virusausscheidung begleitet.
Die akute Krankheit tritt erst nach der Geburt auf.

Immunität

Der immunologische Schutz nach einer durchgemachten Rötelninfektion währt wahrscheinlich lebenslänglich, jedoch müssen wegen der geringen Kontagiosität mehrfache Expositionen stattfinden.
Beweisend für eine **ausreichende Immunität** ist ein **Antikörpertiter von mindestens 1:16** (wichtig in der Schwangerenvorsorge). Obwohl Reinfektionen prinzipiell möglich sind, führen sie nicht zur Virämie, wodurch eine Embryopathie ausgeschlossen wird; vielmehr lösen sie eine Boosterung (Ansteigen des Antikörpertiters) aus.
Daß die mit Röteln infizierten Neugeborenen keine immunologische Toleranz zeigen, beweisen die in ihnen nachgewiesenen IgM-Antikörper.

Laboratoriumsdiagnose

Routinemäßig größte Bedeutung haben der **Hämagglutinationshemmtest nach Hirst** und die **Komplementbindungsreaktion.** Sie müssen im Abstand von 2–4 Wochen einen 4-fachen Anstieg aufweisen. Eine primäre Rötelninfektion kann nur durch den Nachweis von **Röteln-IgM und -IgA** verifiziert werden.
Tritt das Immunglobulin (IgM) bei der Geburt auf, so muß eine intrauterine Infektion angenommen werden.
Zum routinemäßigen Untersuchungsplan in der Schwangerenvorsorge, gesetzlich festgelegt in den Schwangerschaftsrichtlinien, gehört der Nachweis von Antikörpertitern gegen Röteln. Als sicherer Schutz wird ein **Antikörpertiter von mindestens 1:16** angenommen. Das Virus kann auch aus dem

Sekret des Nasen-Rachenraumes, sowie aus dem Blut isoliert und dann auf Zellkulturen übertragen werden. Zeitpunkt der Probennahmen ist einige Tage vor bis nach Ausbruch des Exanthems. Demgegenüber sind die Viren bei einer intrauterinen Rötelninfektion in Urin, Liquor, Leukozyten, Knochenmark und Organen nachweisbar und für die Anzüchtung zu gewinnen.

Epidemiologie

Das Rötelnvirus ist ubiquitär verbreitet.

Obwohl es wegen seines relativ geringen Kontagionsindexes meist ältere Kinder, Jugendliche und junge Erwachsene befällt, muß es allgemein als Kinderkrankheit eingestuft werden. Endemien werden vor allem in dicht besiedelten Gebieten konstatiert. Epidemien treten in bestimmten Abständen auf, z. B. wurden in den USA regelmäßige Intervalle von 6–9 Jahren beobachtet. Die größte Infektionsrate fällt in das schulpflichtige Alter, zwanzigjährige Frauen sind in etwa 80%, 30jährige in etwa 90% antikörperpositiv. Es zeigt sich auch eine jahreszeitliche Häufung unter Bevorzugung der Frühjahrsmonate.

10.8 Picornaviren

10.8.1 Poliomyelitis-Virus

Allgemeine Bedeutung

Das Virus ist ubiquitär verbreitet. Die Erkrankung führt in 99% der Fälle nicht zur Lähmung, in 0,5–1% treten Lähmungen auf. Zwischen 90 und 95% der Infizierten zeigen keine Symptome, bei 4–8% treten Symptome nur ganz leicht auf, während in 0,5–1% der aparalytischen Verläufe Meningitiden auftreten. Heute ist in unseren Breiten durch die ausgefeilte Impfprophylaxe die Erkrankung nahezu ausgerottet, wobei sowohl die Ausscheidung als auch Erkrankungen verhindert werden können.

Eigenschaften des Erregers

Poliomyelitisviren gehören zu den Enteroviren, einer Untergruppe der Picornaviren.

Mit 20–30 nm handelt es sich um sehr kleine Erreger. Die Ikosaeder aus 32 Kapsomeren schließen einen RNS-Strang ein. Die Erreger besitzen keine Hülle und keine Lipide.

Sie kommen in **drei verschiedenen Serotypen** mit unterschiedlicher Pathogenität vor.

Der gefährlichste Stamm ist der Typ 1. Er löst 85% der Epidemien aus. Typ 3 nimmt eine Stellung zwischen Typ 1 und Typ 2 ein, wobei letzterer mehr sporadisch in Erscheinung tritt. Typ 3 verursacht etwa 3% der Epidemien. Diese Virustypen hinterlassen jeweils eine typenspezifische Immunität; d. h. daß eine Impfung gegen nur einen Typ nicht gleichzeitig einen Schutz gegen die beiden anderen Typen bietet. Die Virusvermehrung erfolgt ausschließlich in Zellen von Primaten. In solchen Zellkulturen sind sie an ihren schnell ausgelösten kompletten zytopathischen Effekten erkennbar. Die **Typendifferenzierung** erfolgt mit dem **Neutralisationstest**. Dieser Test beruht auf Antikörpern, die das jeweilige Virus inaktivieren, weshalb es nunmehr keinen zytopathischen Effekt auslösen kann.

Wichtigste Krankheitsbilder

Im folgenden sollen kurz die Stadien eines typischen paralytischen Verlaufs (0,5–1%) einer spinalen **Poliomyelitisinfektion** skizziert werden.
Bei annähernd 50% der Erkrankten bildet sich ein 1–2tägiges **Initialstadium** aus. Die Symptome lassen einen leicht verlaufenden grippalen Effekt mit Fieberanstieg, Abgeschlagenheit, Kopf- und Gliederschmerzen, Schluckbeschwerden sowie Brechreiz, Erbrechen, Beschwerden im Magen-Darmtrakt mit Diarrhoe und Obstipation vermuten.
An dieses Stadium schließt sich etwa 1 Tag bis 1 Woche völlige Symptom- und Fieberfreiheit an. Erst jetzt, am häufigsten zwischen dem 2. und 7. Erkrankungstag, zeigt sich das Vollbild der Störungen von seiten des zentralen Nervensystems, beginnend mit dem
Präparalytischen Stadium, an dessen Anfang die
meningitische Phase (= abakterielle Meningitis) steht.
Außer einem Fieberanstieg werden als Symptome Schmerzen in Kopf-, Nacken-, Rücken- und Gliederbereich angegeben sowie katarrhalische Beschwerden und, was zur Fehldiagnose Appendizitis führen kann, abdominelle Beschwerden. Die typischen Zeichen der Meningitis sind vorhanden (Kernig-, Brudzinski- und Dreifußzeichen sind positiv).
Manchmal schon nach wenigen Stunden, höchstens aber nach 3 Tagen geht diese Phase in die
adynamische Phase über, die etwa 2–4 Tage anhält.
Typisch sind zu diesem Zeitpunkt die generalisierte Muskelschwäche – besonders im Versorgungsgebiet des VII. Hirnnerven – unterschiedliche Reflexe oder auch Fehlen derselben sowie ein Tremor.
Diese Symptome beendigen das Präparalytische Stadium und leiten über zum
Paralytischen Stadium.
In sehr kurzer Zeit (Stunden bis maximal 3 Tage) sind die Lähmungen bereits ausgebildet.
Je nachdem, wo im Rückenmark der poliomyelitische Herd lokalisiert ist, bilden sich schlaffe Lähmungen aus.

Sie sind fast nie reversibel und führen bei Lähmung der äußeren und inneren Atemmuskulatur zu letalen Ausgängen.
Im Vergleich zur **spinalen** muß die **bulbopontine Form** als die gefährlichere angesehen werden, da hier zumeist **Atem- und Kreislaufzentrum** im verlängerten Mark betroffen sind.
Bei dieser Verlaufsform wird eine Häufung im älteren Kindes- sowie im Erwachsenenalter beobachtet.
Von diesem typischen Verlauf gibt es mannigfaltige Abweichungen, die einer besonders intensiven differentialdiagnostischen Abklärung bedürfen.
Erst wenn das Fieber abgeklungen ist, setzt die Genesungsphase des Patienten ein. Es hängt von den jeweiligen Ausfallerscheinungen ab, ob die Rehabilitationsmaßnahmen innerhalb von Monaten, Jahren oder keinen Erfolg haben.

Pathogenese

Infektionsquelle – da einziger natürlicher Wirt – ist der Mensch; ansteckend sind nicht nur paralytisch, sondern auch abortiv oder inapparent Erkrankte. Sie scheiden 2–3 Tage nach der Infektion während 3–4 Wochen, ja sogar bis zu 5 Monaten, die Polioviren aus. Diese Erreger sind in Abwässern monatelang haltbar.
Die Inkubationszeit beläuft sich im Durchschnitt auf 5–14 Tage, kann jedoch bis zu 35 Tage dauern. Die Virusausbreitung erfolgt lymphogen und hämatogen. Es findet eine massive Virämie sowohl bei manifest als auch bei inapparent Erkrankten statt, so daß in jedem Fall eine ausgeprägte Immunität gegenüber dem jeweiligen Poliovirentypus besteht. Nur in etwa 1% wird, meist auf hämatogenem Wege, das ZNS befallen. Bevorzugt geschädigt werden die **motorischen Vorderhornzellen des Rückenmarks und die motorische Hirnrinde.**
Gerade diese Lokalisationen, bei denen die entsprechenden Zellen aufgelöst werden, führen zu irreparablen Lähmungen. Von ausschlaggebender Bedeutung für Lokalisation und Entwicklung der Lähmungen sind bestimmte, prädisponierende Faktoren wie Traumen, Tonsillektomie, Gravidität, Alter, Ermüdung sowie bestimmte Injektionen.

Laboratoriumsdiagnose

In der akuten Krankheitsphase dienen Rachenspülwasser, -abstrich, Stuhl, Liquor und Urin dem Erregernachweis auf menschlichen oder Affenzellkulturen, wo sie in 2–3 Tagen angezüchtet werden können. Das isolierte Virus kann **elektronenoptisch** und an seinem **zytopathogenen Effekt** in der Kultur erkannt werden, wobei man zur Bestätigung zweimal durchgeführte Seroproben hinzuzieht.
Die serologischen Nachweismethoden sind in erster Linie der **Neutralisa-**

tionstest, gefolgt von der **Komplementbindungsreaktion.** Besonders wertvoll sind diese Untersuchungen für den eventuellen Ausschluß einer Infektion mit Poliomyelitisviren.
Wichtigste Differentialdiagnosen stellen Coxsackie- und ECHO-Virus-Infektionen dar.

Epidemiologie

Poliomyelitisviren sind extrem empfindlich gegenüber Austrocknung, jedoch extrem lange haltbar im feuchten Milieu. So ist es zu erklären, daß **Wasser, infizierte Nahrungsmittel sowie Gebrauchsgegenstände Ausgangspunkt für einen Infektionsmodus sind,** der als fäkal-oral zu bezeichnen ist. Eine Tröpfcheninfektion dagegen stellt eine Seltenheit dar. Infektionsfördernd ist der bei einer so großen Zahl der Infizierten (95%) inapparente Verlauf, weshalb man die Infektkette quasi nicht erkennt. Der Kontagionsindex (= Häufigkeit der Ansteckung) ist relativ klein. Jahreszeitliche Betonung der Virusausbreitung liegt auf den **Sommer/Herbstmonaten** besonders bei Schulkindern. Eine grundsätzliche Wandlung der Epidemiologie hat sich durch die Altersverschiebung der letzten Jahrzehnte und die Lebendimpfung ergeben. Es erscheint erwähnenswert, daß die Sauberkeit in den hochentwickelten Ländern die Zahl der schweren Poliomyeliserkrankungen fördert. In niedriger entwickelten Ländern (Entwicklungsländer) sind die Kinder „dank der geringen hygienischen Maßnahmen" vollkommen durchseucht. Die Erklärung ist einfach: Während der ersten Lebensmonate übernimmt das Kleinkind die hohe Immunität der Mutter gegenüber Poliomyelitis. Noch im Besitz der mütterlichen Antikörper infiziert es sich (Schmierinfektion) selbst und bildet unter dem passiven Antikörperschutz der Mutter eigene Antikörper. Die Gefahr der Infektion ist natürlich in Ländern mit vortrefflichen hygienischen Maßnahmen ungleich größer, sodaß ungeimpfte Kinder im späteren Alter keine Abwehrmöglichkeit haben.

10.8.2 Coxsackie-Viren

Allgemeine Bedeutung

Ihren Namen verdanken die Coxsackie-Viren einer gleichnamigen Ortschaft im Staate New-York in den USA.
Hier wurden der Poliomyelitis ähnliche Erkrankungen beobachtet, woraufhin der Versuch der Virusisolierung unternommen wurde, der bei Säuglingsmäusen zum Erfolg führte; es gelang, zwei Typen dieser Virusgruppe herauszukristallisieren, da diese in der Säuglingsmaus unterschiedliche Erkrankungen auslösten:
Typ A verursacht eine **Degeneration quergestreifter Skelettmuskulatur,** an

der die Maus schnell durch Lähmung zugrunde geht; **Typ B** hingegen ruft bei der Säuglingsmaus eine **Enzephalitis** mit Herden in anderen Organen hervor. Insgesamt reicht das Infektionsspektrum dieser Viren beim Menschen von inapparenten Erkrankungen bis hin zu letalen Verläufen.

Eigenschaften des Erregers

Coxsackie-Viren gehören zu den Enteroviren. Die Subgruppe A wird durch spezifische Antiseren in 24 verschiedene Typen unterteilt, während man bisher bei der Gruppe B 6 verschiedene antigenetisch trennbare Typen fand.

Wichtigste Krankheitsbilder

Mit ihren Typen 2–8 und 10 erzeugt die Gruppe A vornehmlich die **Herpangina**. Dies ist eine mit Blasenbildung einhergehende **Pharyngitis,** die mit hohem Fieber beginnt und am 2. Krankheitstag an der Rachenschleimhaut helle Bläschen zeigt.
Nach Platzen dieser Blasen ergeben sich runde Ulzera, die von einem roten Hof umgeben sind.
Etwa 3–4 Tage vergehen, bis diese Läsionen abgeheilt sind. Die Erkrankung ist harmlos, kann sich jedoch mit einer Latenz von 3–5 Wochen wiederholen.
Die Typen 5 und 16 der Gruppe A sind verantwortlich für Erkrankungen von Händen, Füßen und Mund **(Hand-Mund-Fuß-Erkrankung).** Sowohl die Gruppe A, mehr aber die Gruppe B, erzeugen eine **aseptische Meningitis,** die in manchen Fällen zu Paresen führen kann. Bei den viral bedingten **Perikarditiden** nehmen die Coxsackie Viren einen hohen Rang ein. Beide Gruppen sind für einfache Erkältungen und für exanthematische Erkrankungen, wie auch für die ‚**Sommergrippe'** verantwortlich, die durch Hustenreiz, Halsschmerz und Pharyngitis charakterisiert ist.
Gruppe B der Coxsackie-Viren ist Erreger der **Myalgia epidemica** (= **Bornholmsche Krankheit**) mit Schüttelfrost, Erbrechen, Übelkeit und Diarrhoen, in deren Gefolge stechende Schmerzen im unteren Brustkorb (Pleurodynie mit Atemnot, Zyanose, Kollapsneigung) auftreten.
Gleichen Charakter haben Schmerzen im Unter- und Oberbauch und in der Muskulatur von Schultergürtel und Extremitäten. Nach einer unterschiedlich langen symptomfreien Phase können sich diese minuten- bis stundenlang anhaltenden Anfälle wiederholen. Es handelt sich um eine prognostisch günstige Erkrankung, die sich über 4–13 Tage erstrecken kann.
Als Komplikation der Myalgia epidemica kann in seltenen Fällen eine Meningitis myalgica auftreten.
Eine sehr gefürchtete, hoch letale, durch Coxsackie-B-Viren ausgelöste Erkrankung, die mit jüngerem Alter des Kindes prognostisch ungünstiger verläuft, ist die **Enzephalomyocarditis neonatorum.**
Die Virusinfektion erfolgt im Uterus, entweder intra oder post partum. Die

Symptome manifestieren sich in der Mehrzahl der Fälle etwa nach einer Woche: Mangelnder Appetit, häufiges Erbrechen, Durchfall und Apathie. Zyanose, Dyspnoe und Tachykardie schließen sich an. Das EKG zeigt Veränderungen im Sinne einer Myocarditis.

Pathogenese

Wie bei allen Enteroviren erfolgt die Vermehrung im Verdauungstrakt und zwar in Pharynx und Dünndarm. Über eine Virämie, die Ursache einer für den jeweiligen Typ spezifischen, stabilen Immunität ist, erreicht der Erreger seine Zielorgane.

Laboratoriumsdiagnose

Als Untersuchungsmaterial dienen in erster Linie Rachenabstrich, -spülwasser und Stuhl, welche in der akuten Krankheitsphase entnommen werden müssen. Besonders bei Enzephalitis ist in den ersten Tagen der Erkrankung auch Liquor zur Untersuchung geeignet. Im allgemeinen injiziert man diese Untersuchungsmaterialien einem Wurf von Säuglingsmäusen intraperitoneal, bei Coxsackie-B-Viren auch intrazerebral.

Eine Serodiagnose mit dem Neutralisationstest eventuell auch mit der Komplementbindungsreaktion, ist nur bei Coxsackie-Viren der Gruppe B üblich. Allgemein ist zu diesen serologischen Bestimmungen der Coxsackie-Viren zu sagen, daß sie wegen der hohen Durchseuchungsquote mit verschiedenen Typen der beiden Gruppen nicht so aussagekräftig sind wie die Anzüchtung in Säuglingsmäusen. Eine Serodiagnose sollte deshalb hauptsächlich Coxsackie-Virusepidemien vorbehalten bleiben, um bei bekanntem Virustyp die Diagnose zu erhärten.

Epidemiologie

Die Übertragung von Coxsackie-Viren erfolgt durch **Schmierinfektionen (fäkal-oral)** und zum geringeren Teil durch Tröpfcheninfektion. Als Inkubationszeit werden 3–5 Tage, maximal 2 Wochen angegeben. Erkrankungsgipfel zeigen sich in Sommer- und Herbstmonaten. Da die Coxsackie-Viren ihre Typen relativ häufig wechseln, sind wiederholte En- und Epidemien auch bei Personengruppen, die gegen andere Coxsackietypen resistent sind, zu beobachten. Der hohe Anteil inapparenter Coxsackie-Virusinfektionen im Vergleich zu den klinischen Manifestationen, die ohnehin in den meisten Fällen reparabel sind, mögen das Fehlen einer Impfprophylaxe gegen Coxsackie-Viren erklären.

10.8.3 ECHO-Viren

Allgemeine Bedeutung

ECHO-Viren gehören zu den Enteroviren und verursachen größtenteils symptomlos verlaufende Erkrankungen.
Die manifest werdenden Erkrankungserscheinungen sind vielfältig.
E(nteric) C(ytopathogenic) H(uman) O(rphan)-Viren verdanken ihren Namen dem Auftreten und der ersten Entdeckung in Waisenhäusern. Es sind mittlerweile über 30 antigenetisch differente Typen bekannt (Unterscheidung im Neutralisationstest).
Es existiert **kein gemeinsames Gruppenantigen.** Gegenüber anderen Enteroviren sind die ECHO-Viren relativ gut abgrenzbar, so werden sie durch ihren unterschiedlichen zytopathogenen Effekt von den Polioviren abgegrenzt, durch ihre Apathogenität gegenüber der Säuglingsmaus sowie durch die Züchtbarkeit sämtlicher Typen in Zellkulturen von den Coxsackie-Viren.

Wichtigste Krankheitsbilder

ECHO-Viren verursachen in der Hauptsache **aseptische Meningitiden** bzw. **Meningoenzephalitiden,** bei denen regelmäßig hohe Zellzahlen im Liquor nachgewiesen werden. Diese Entzündungen gehen, wenn überhaupt, in den allermeisten Fällen nur mit passageren Lähmungserscheinungen einher.
Im Verlauf von Allgemeininfektionen, die durch ECHO-Viren ausgelöst werden, wird neben Fieber und Pharyngitis oft ein den Röteln ähnliches Exanthem beobachtet.
Eine Vielzahl der durch diese Erreger manifest werdenden Erkrankungen rekrutiert sich aus trivialen Erkältungen der oberen Luftwege.
Eine Häufung besonders in den Sommermonaten tritt in Bezug auf gastroenteritische Erscheinungen mit blutig-schleimigen Durchfällen und Erbrechen auf.
Bei Infektion von Müttern mit Typ 7 der ECHO-Viren wurden bei Neugeborenen wiederholt ZNS-Defekte beobachtet.

Laboratoriumsdiagnose

Untersuchungsmaterial wird am erfolgreichsten aus dem Stuhl, aber auch aus Rachenabstrich, -spülwasser und vor allem bei Meningitiden aus dem Liquor cerebrospinalis gewonnen.
Auf Grund ihrer zytopathogenen Effekte in Gewebekulturen von Mensch und Affe kann der Nachweis erfolgen.
Durch den Neutralisationstest (Verhinderung des zytopathogenen Effektes durch spezifische Antikörper) können die Typen differenziert werden. Die große Zahl der verschiedenen ECHO-Viren-Typen macht eine Serodiagnose als Routinemethode unbrauchbar.

Epidemiologie

Infektionsquelle ist der ECHO-Virus erkrankte Mensch, der durch Stuhl bzw. Sekrettropfen die Krankheit weiter verbreitet. Eventuell spielen auch Fliegen eine epidemiologische Rolle, ebenfalls blutsaugende Insekten, in denen man ECHO-Viren nachgewiesen hat. Die meisten Infektionen mit diesen Erregern beobachtet man in den Sommermonaten von Juli bis Oktober. Es werden aber auch selten Darminfektionen im Winter beobachtet.

10.9 Gruppe der Rhinoviren

10.9.1 Rhinovirus

Allgemeine Bedeutung

Mit einer Größe von 20–30 nm gehören die Rhino-Viren zu den **Picorna-Viren**. Es handelt sich um Erreger von Erkrankungen des Respirationstraktes, die an die nasale Mucosa gebunden sind. Sie gelten heute als die häufigste Ursache des Schnupfens.

Eigenschaften des Erregers

Die Rhinoviren unterscheiden sich von den Enteroviren durch eine schnelle Inaktivierbarkeit bei pH-Werten unter 3. Sie sind an den Temperaturbereich (32–34° C) und den pH ($=6,5$) der nasalen Mucosa gebunden.
Unter Einhaltung dieser Voraussetzungen lassen sich Rhinoviren leicht auf Fibroblasten-Kulturen züchten. Zur Zeit existieren mehr als 100 antigenetisch verschiedene Typen.

Pathogenese

Die Erreger werden durch direkten Kontakt oder Tröpfcheninfektion via Mund und Nase eines infizierten Menschen übertragen und rufen mit einer Inkubationszeit von weniger als 24 Stunden bis höchstens 3 Tagen die typischen Symptome hervor. Da Rhinoviren nicht durch Virämie in andere Organe gelangen, ist die Immunität gegen die einzelnen Typen gering. Es wurden Wochen bis maximal Monate der Immunität beobachtet. Aufgrund dieser Tatsache wird der Mensch zeitlebens in regelmäßigen Abständen von diesen Viren infiziert werden können.

10.10 Rabiesviren

10.10.1 Tollwut-Virus

Allgemeine Bedeutung

Bei der Erkrankung, die auch unter den Synonymen **Lyssa und Rabies** geführt wird, handelt es sich um eine **Zoonose.** Sie befällt eine sehr große Anzahl verschiedener Tierspezies, bei denen sie zu tödlich endenden Erkrankungen des Zentralnervensystems führt. Einzige bekannte Tierart, bei denen eine Infektion mit dem Tollwutvirus nicht zur manifesten Erkrankung führt, ist eine bestimmte Fledermausart, Vampire, die das Virus in riesigen Mengen verbreitet.
Durch deren Bisse wurden in Amerika ganze Rinderherden verseucht. Das Tollwutvirus ist ein Stäbchen mit Abmessungen von 70–210 nm. Es besitzt eine Doppelhülle.

Wichtigste Krankheitsbilder

Die **Tollwuterkrankung** beginnt fast immer mit einem **Prodromalstadium** von etwa 2–4 Tagen, welches charakterisiert ist durch einen Fieberanstieg bis zu 39° C, durch ungewöhnlich starke **Schmerzen im Bereich der Bißstelle** oder auch – bei einem sehr großen Anteil der Patienten – an der gesamten betroffenen Seite. Es treten Nervosität, Kopfschmerzen, Depressionen und Erbrechen auf; dann leiten eine Tachykardie und ein weiterer Temperaturanstieg innerhalb von 2–8 Tagen zum **Erregungsstadium** über.
Gekennzeichnet ist diese Phase durch eine starke motorische Unruhe, fibrilläre Zuckungen, tonisch-klonische Krämpfe, Opisthotonus (= Genickstarre) und Atembeschwerden. Das Schlucken fällt dem Patienten immer schwerer und ist von starken Schmerzen begleitet. Der Speichelfluß nimmt erheblich zu. Letztere Symptome leiten über zu einem obligaten und charakteristischen Symptom der Tollwut:
Hydrophobie. Hierbei handelt es sich um eine ausgeprägte Abneigung gegen Wasser. Allein die Sicht eines Glases oder der Gedanke an Wasser führt beim Patienten zu sekundenlangen **Krampfanfällen,** die sich mit ruhigen Intervallen abwechseln. Die Erregungsphase dauert insgesamt etwa 3–4 Tage, wobei sehr oft der Tod im Plateau einer Erregung eintritt. Wird jedoch dieses Stadium überlebt, tritt nach einem kurzzeitigen Rückgang der Symptome das **Lähmungsstadium** ein.
Durch Degeneration des Nervengewebes kommt der Patient unter vollem Bewußtsein infolge Atemlähmung ad exitum.

Pathogenese

Das Tollwutvirus ist an der Außenluft sehr labil; deshalb ist eine Infektion nur denkbar, wenn frischer Speichel in eine Wunde gelangt. Die Inkubationszeit beträgt im Mittel 1–3 Monate. Sie kann jedoch ein Jahr überschreiten; außerdem hängt sie davon ab, welches Tier in welche Körperstelle gebissen hat. Als Beispiel für die unterschiedliche Morbidität in Abhängigkeit von der Bißstelle seien aufgeführt:
- Biß in die Augen- bzw. Nasengegend durch einen Wolf = 100% (tödlich beim Unbehandelten).
- Ausgeprägte Bißverletzung an Hals und Händen abhängig von der jeweiligen Tierspezies = 15–20% (beim Unbehandelten)
- leichte Handverletzungen = 5–10% (beim Unbehandelten)
- bei leichteren Verletzungen der unteren Extremität und des Rumpfes = 2% (beim Unbehandelten)

Die Wahrscheinlichkeit an Tollwut manifest zu erkranken ist grundsätzlich abhängig von:
- **der Art des beißenden Tieres** (die Morbidität ist am größten bei Bissen, die durch Wölfe ausgelöst werden, es folgen Katzen, Hunde, Fuchs und mit geringer Wahrscheinlichkeit Widerkäuer)
- **von der Lokalisation des Bisses**
- **von der Ausprägung der Bißverletzung.**

Unter Benutzung der peripheren Nervenschiene gelangt das Virus zum Gehirn, um hier eine Enzephalitis auszulösen, die insbesondere das **Hippocampusgebiet** betrifft.

Laboratoriumsdiagnose

Bei Verstorbenen können die Tollwutviren durch besondere Antikörper, die mit Fluoreszein angefärbt sind, nachgewiesen werden. Am erfolgversprechendsten ist hier das Untersuchungsmaterial aus dem Hippocampusgebiet. Ein besonderes Phänomen sind die **Negri-Körperchen**, esoinophile **zytoplasmatische Einschlüsse** von 2–10 µm Durchmesser, die basophile Granula enthalten und eine Reaktion der Zelle gegenüber dem Tollwutvirus darstellen. Sie werden mit konventioneller Färbung sichtbar gemacht. Eine weitere Möglichkeit besteht in dem Überimpfen von Hirnmaterial in das Gehirn von Babymäusen, die bei positivem Befund innerhalb von 3 Wochen erkranken. Diese Untersuchungsmethoden gelten sowohl für den toten Menschen als auch für das Tier.

Beim erkrankten Menschen wird die Diagnose ausschließlich aufgrund klinischer Symptome gestellt.

Epidemiologie

Wichtigste Überträger des Tollwutvirus sind wildlebende Tiere, insbesondere Karniden. Wie o. a. gibt es in Amerika im Gegensatz zu Europa inapparente Ausscheider, blutsaugende Fledermäuse (Vampire). Für den Menschen geht in erster Linie die Ansteckungsgefahr von Haustieren aus, bei denen der Hund als gefährlichste Übertragungsquelle, gefolgt von Katzen und selten von Wiederkäuern, angesehen werden muß.
Der Mensch stellt in dieser Infektionskette das Endglied dar.
Tollwutschutzbehandlung s. u. 12.3.7

10.11 Hepatitisviren

10.11.1 Hepatitis-A-Virus, Hepatitis-B-Virus, Nicht A-Nicht B-Hepatitis-Viren

Allgemeine Bedeutung

Schätzungsweise jeder 100. erkrankt an einer **Virushepatitis A**. Sie nimmt damit die 2. Stelle der meldepflichtigen Erkrankungen ein. Synonyme für diese serologische Gruppe sind **Hepatitis infectiosa** oder **Hepatitis epidemica**. Von ihr wird die **Hepatitis-B** abgegrenzt, die durch das Auftreten des sog. **Australia-Antigens** gekennzeichnet ist. Sie ist auch unter den Bezeichnungen **Serum-, Hippie- oder Transfusionshepatitis** bekannt.
Etwa 0,6% der Westeuropäer sind Australia-AG positiv.
In neuerer Zeit wurden Hepatitis-Viren entdeckt, die weder mit Typ A, noch mit Typ B antigenetische Gemeinschaft zeigen und deshalb als „Nicht-A-Nicht-B-Hepatitis-Viren" bezeichnet werden (s. a. Hepatitis „C").

Eigenschaften der Erreger

Der Viruscharakter der Hepatitiserreger wurde in Ermangelung von Versuchstieren an Freiwilligen mit Erfolg erprobt. Genaue Angaben lassen sich sehr schwer erzielen; jedoch hat man z. B. durch Filtrationsversuche die Virusgröße feststellen können. Danach besteht das Hepatitis-B-Virus wahrscheinlich aus der sogenannten Dane-**Partikel,** die in ihrem Inneren das sog. **Core-AG** (HB_c-AG = Hepatitis-B-core-AG), außen das HB_s-AG (**Hepatitis-B-surface** = **Australia-AG**) enthält. Die *Dane*-Partikel hat einen Durchmesser von etwa 42 nm, während das HB_c-AG etwa 20 nm mißt.
Die Hepatitisviren scheinen zu den widerstandsfähigsten menschenpathogenen Viren zu gehören. So überstehen sie eine Behandlung mit Äther, eine 30-minütige Erhitzung bei 60° C. Sie überleben die Desinfektion des Trinkwassers mit den üblichen Mengen Chlor und sind gegen verdünnte Quecksil-

berlösungen als Desinfektionsmittel resistent. Durch sachgerechte Hitzesterilisation jedoch werden sie eindeutig abgetötet. Ergänzend sei noch erwähnt, daß vom **Hepatitisvirus-B vier Untertypen** bekannt sind: **D, Y, W, R**. Kriterien zur Identifikation des Hepatitis-A-Virus sind bisher wegen der Unmöglichkeit des Nachweises noch nicht aufzuführen. Außer den Hepatitis A + B-Viren soll es noch weitere Hepatitisviren geben, die keine Antigengemeinschaft mit den o. g. haben („Nicht A-Nicht B-Hepatitis-Viren"); so gilt ein sog. **Hepatitis-„C"-Virus** als Erreger von 90% der z. Zt. noch auftretenden Transfusionshepatitiden.

Wichtigste Krankheitsbilder

Der klassische Ablauf einer **epidemischen Gelbsucht (Typ A)** zeigt zu Beginn Beschwerden von seiten des Magen-Darm-Kanals: Unwohlsein, Übelkeit, Erbrechen und Appetitlosigkeit, Fieber. Nach etwa einer Woche fällt das Fieber leicht ab, um in der nun beginnenden ikterischen Phase wieder anzusteigen. Hierbei ist der **Ikterus** das ausschlaggebende Symptom. Er kann mehr als 14 Tage bestehen bleiben und ist von Vergrößerung und Druckschmerzhaftigkeit der Leber begleitet. Bei der Hepatitis-A ist eine Letalität von unter 1‰ zu verzeichnen; bei Säuglingen und in hohen Altersstufen werden die größten Werte erreicht.

Die **Serumhepatitis (Typ B)** verläuft ähnlich aber meist viel schwerer und zeigt eine zehnfach höhere Letalität; dabei ist jedoch zu bedenken, das dieser Hepatitistyp zur Hauptsache iatrogen übertragen wird, also meist schon kranke Menschen befällt. Es muß daher angenommen werden, daß die hohen Letalitätszahlen im Vergleich zum Typ A mit der von vornherein geschwächten Resistenzlage der Hepatitis-B-Patienten im Zusammenhang steht.

Pathogenese

Häufigster Übertragungsmodus der Hepatitis epidemica ist der fäkal-orale. Das Virus kann nachgewiesen werden in **Stuhl, Urin, Speichel, Lebensmittel und Blut,** wo es schon zwei Wochen vor dem Krankheitsbeginn infektiös vorhanden ist; damit ergibt sich auch für den Typ A die Möglichkeit der parenteralen Infektion (etwa 30% der Transfusionshepatitiden). Die **Inkubationszeit** für den **Typ A** beträgt im Mittel **28 Tage,** in Grenzen von 21–32 Tagen. Das **Hepatitis-B-Virus** hat eine erheblich längere **Inkubationszeit.** Sie variiert zwischen **60 und 180 Tagen.** Der Infektionsweg ist zur Hauptsache parenteral. Man kann das **Australia-AG** nachweisen in **Blut, Blutprodukten, Liquor, Schweiß, Pleuraexsudat Peritonealdialysat, Muttermilch, Sperma, Galle.** Aus dem Vorkommen muß auch angenommen werden, daß das Hepatitis-B-Virus zumindest zu einem geringen Teil auf oralem Wege übertragen werden kann.

Laboratoriumsdiagnose

Bei der Differentialdiagnose der Virushepatitiden kommen auch andere virale sowie bakterielle und toxische Leberaffektionen in Frage. Das **Australia-AG** ermöglicht den Nachweis einer **Virus-B-Hepatitisinfektion**. Bei 40 bis maximal 75% der Fälle von Virushepatitis ist es während weniger Tage bis zu mehreren Wochen nachweisbar. Als empfindlichster aber gleichzeitig teuerster Test steht der Radioimmunoassay zur Verfügung; weitere Möglichkeiten sind die Immunelektrophorese (Überwanderungselektrophorese), der Immundiffusionstest nach *Ouchterlony,* die Komplementbindungsreaktion, die passive Hämagglutination, das Elektronenmikroskop, die Übertragung auf Freiwillige und Primaten sowie der fluoreszenztechnische Nachweis von Australia-AG aus Leberbiopsiematerial.

Epidemiologie

Das sehr **umweltresistente Hepatitisvirus-A** wird vom Menschen mit **Urin und Fäzes** ausgeschieden, wodurch die Gefahr der epidemiologisch bedeutsamen **Trinkwasser und Nahrungsmittelverunreinigung** besteht. Extreme epidemiologische Bedeutung haben sowohl die Patienten, die infiziert sind und schon 14 Tage vor der Erkrankung das Virus ausscheiden, als auch die inapparent Erkrankten, die es ebenfalls ausscheiden. Das Virus tritt epidemisch mit einer Häufung im Winter auf. Ihm werden jedoch auch 30% der transfusionsbedingten Hepatitiden zugeschrieben.
Zwischen Hepatitis A- und B-Viren besteht keine Kreuzresistenz. Obwohl aufgrund der lückenhaften Erkenntnisse über die Hepatitisviren noch keine endgültige Aussage über die postinfektiöse Immunität gemacht werden kann, werden Zweitinfektionen nach Hepatitis A extrem selten beobachtet, was den vorläufigen Schluß einer langanhaltenden Immunität zuläßt.
Bei Hepatitis B-Virusinfektionen werden Zweitinfektionen häufiger beobachtet. Dieses Virus zeigt keinen jahreszeitlichen Gipfel, sondern kann das ganze Jahr über durch ärztliche Behandlung, Bluttransfusionen u. ä. endemisch auftreten.
Ein großes Problem stellt die **Serumhepatitis im Blutspendewesen** dar. Ein Australia-Antigen Nachweis gelingt bei 1–2% der klinisch gesunden Blutspender. Etwa 25% aller Blutspender müssen eliminiert werden, da das von ihnen gespendete Blut beim Empfänger sonst eine Serumhepatitis auslösen würde. Man muß dabei bedenken, daß Serumhepatitispatienten mindestens 5 Jahre lang post infektionem infektiös bleiben. Wegen der außerordentlichen Widerstandskraft des Erregers ist die Gefahr der Übertragung bei Patienten, die an schwer zu sterilisierende bzw. zu desinfizierende Apparate angeschlossen sind (Herzoperationen, Hämodialyse), besonders groß.

Bekämpfung

Allgemein hygienische Maßnahmen stehen bei der Vermeidung der Hepatitis A im Vordergrund. Höher dosierte Chlorierung von Trink- und Badewasser, Beseitigung von Abwässern, Desinfektionsmaßnahmen in verdächtigen Räumen, Küchen u. ä., sowie Meldepflicht im Erkrankungs- und Todesfall. Verdächtigen und Erkrankten ist die Arbeit in Lebensmittelbetrieben und Trinkwasserversorgungsanstalten und das Betreten von Gemeinschaftseinrichtungen solange verboten, bis eine Weiterverbreitung des Virus nicht mehr anzunehmen ist. Exponierte Schul- und Kindergartenkinder sollen laut Gesetz einer Gammaglobulinprophylaxe unterworfen werden, deren Wirksamkeit jedoch in Frage steht. Bis jetzt gibt es noch keine Möglichkeit der aktiven Immunisierung.

Das Hauptaugenmerk in der **Bekämpfung der Hepatitis B** muß auf die Keimfreiheit von medizinischen Instrumenten sowie auf die Ausschaltung von infizierten Blutspendern gelegt werden.

Das geschieht im ersten Fall durch Sterilisation und durch Einweginstrumente, im zweiten Fall durch die Ausschaltung aller Personen mit Hepatitisanamnese, aller Personen, die in den letzten 12 Monaten Blut empfangen haben, in den letzten 12 Monaten mit Hepatitispatienten in Kontakt getreten sind oder die Australia-Antigen positiv sind oder waren. Die Reduzierung von transfusionsbedingten Virushepatitiden durch Transaminasen-Bestimmungen und Australia-Antigen Nachweis führte zu einer Senkung der Zwischenfälle von 10% auf 0,5%.

11 Immunologie

11.1 Die Immunitätsreaktion des Organismus

11.1.1 Das Immunorgan

Obwohl das Immunsystem des menschlichen Organismus ein sehr komplexes Geschehen ist, läßt es sich aufgrund unterschiedlicher Abwehrfunktionen in 2 Teilbereiche untergliedern, nämlich in das **T-Zellsystem** und das **B-Zellsystem**. Man nimmt an, daß unter dem Einfluß des Thymus die immunologischen Stammzellen ihre Prägung zum T-Zellsystem erhalten, das in der Hauptsache für die zelluläre Immunreaktion verantwortlich ist, und unter dem Einfluß des Bursasystems die Stammzellen zum B-Zellsystem das Träger der humoralen Immunabwehr ist, werden. Gestützt wird diese These von Beobachtungen, die man bei menschlichen Immundefizienzen machen konnte und aus phylogenetischen (stammesgeschichtlichen) Untersuchungen. Diese Kompetenzverteilung auf die beiden Teilsysteme ließ sich bei Vögeln recht gut nachweisen. Diese Tiere besitzen neben dem Thymus im Enddarm ein lymphoepitheliales Organ **(Bursa fabricii)**.
Entfernte man die Bursa, so fiel bei den Tieren die Bildung der Plasmazellen fast vollkommen aus, wohingegen die Zellen der Lymphfollikel und die im Blut zirkulierenden Lymphozyten nicht geschädigt wurden. Nach Thymektomie zeigt sich genau das umgekehrte Bild; die Plasmazellen wurden in normaler Zahl gebildet, während die lymphoiden Zellen und die Blutlymphozyten stark vermindert waren. Analog den Vögeln unterscheidet man beim Menschen auch 2 zentrale voneinander unabhängige lymphoide Reifungsorgane:

A. Thymussystem
Die Lymphozyten, die in den **parakortikalen Zonen** der **Lymphknoten** und in den **periarteriellen Lymphozytenscheiden der Milz** gebildet werden, stehen unter der Kontrolle des Thymus. Sie werden deshalb **T-Lymphozyten** genannt.

B. Bursa-System
Zu diesem System zählen einige Autoren die **Peyerschen Plaques**, die **Tonsillen und den Appendix**. Andere Autoren hingegen meinen, daß das **Knochenmark** das zentrale Organ des Antikörper-produzierenden Zellsystems ist. Sie leiten deshalb die Bezeichnung **B-Lymphozyten** von borne marrow lymphocytes und nicht von Bursa-Lymphozyten ab. Man findet die B-Lymphozyten, die sich zu den Plasmazellen umwandeln können und damit zur Ak-Bildung fähig sind, in den Follikeln **(Keimzentren)** und

Marksträngen der Lymphknoten sowie in den *Malpighi*schen Körperchen der Milz.
In der Ontogenese des Menschen findet sich erstmalig **lymphoides Gewebe** um die 8. **Embryonalwoche** herum im Thymus. Die Ausbildung der *Peyer*schen Plaques fällt in den 5. Monat und in Milz und Lymphknoten treten IgM und IgG synthetisierende Zellen ab der 20. Woche auf. Faßt man das vorher gesagte noch einmal zusammen, so kann man die Entstehung der dualen Immunantwort etwas schematisiert in 3 Phasen unterteilen:

1. Phase
Bildung der lymphopoetischen Stammzelle (Urzelle) im Knochenmark

2. Phase
Prägung der lymphopoetischen Stammzelle durch das B- oder T-Zellsystem. Sie kann auf 2 Wegen erfolgen:
- die lymphopoetischen Stammzellen durchwandern entweder den Thymus oder das Bursa-Äquivalent, erhalten dabei ihre Zugehörigkeitsprägung und siedeln sich anschließend in den sekundären (peripheren) lymphatischen Organen an
- die lymphopoetischen Stammzellen wandern in die sekundären lymphatischen Organe ein, die dem Thymus oder der Bursa-Kontrolle unterstehen und erhalten dort über humorale Faktoren (?) ihre Zugehörigkeitsinformation.

3. Phase
Die immunkompetenten B- oder T-Lymphozyten in den sekundären lymphatischen Organen sind in der Lage auf einen Antigenreiz hin die humorale oder zelluläre Immunabwehr in Gang zu setzen. Die Aufteilung in diese Zuständigkeits-Diversifizierung (-Mannigfaltigkeit) ist genetisch fixiert.

Klonale Selektion
s. u. 11.1.5 „Immuntoleranz"

11.1.2 Immunreaktion
– Definition –

Unter dem Begriff Immunreaktion versteht man eine physiologische Abwehrreaktion gegen als fremd erkannte Antigene. Dabei spielt es keine Rolle, ob die Antigene schädlich oder unschädlich für den Organismus sind.
Die Immunreaktion verläuft in 2 Schritten:
Im 1. Schritt lösen die fremden Antigene eine Sensibilisierung des Organismus aus mit der Induktion von spezifischen Abwehrzellen. Im 2. Schritt wird durch die Produktion der spezifisch gegen die Antigene gerichteten AK der Organismus in den Zustand versetzt, die Antigene abzuwehren (Agglutinine,

Lysine, Präzipitine). Welche Art von AK bei der jeweiligen **Abwehrreaktion (Effektuierung) gebildet werden, hängt von der Natur der Antigene ab.**

Induktionsphase

Unter Induktion versteht man den Vorgang, der nach Antigenexposition den Organismus dazu befähigt, die Bildung von Reaktionsprodukten (**Gedächtniszellen, Killerzellen, Plasmazellen**) zu veranlassen. Mann stellt sich die induktive Phase folgendermaßen vor:
Das als „fremd" erkannte Antigen geht eine Verbindung ein mit den immunologisch potenten Zellen (sog. **virginelle Zellen oder Precursorzellen**). Diese kleinen Lymphozyten haben nämlich an ihrer Oberfläche Rezeptoren, die sie befähigen mit den immundeterminanten Gruppen des Antigens zu reagieren. Durch diese Reaktion erfährt der kleine Lymphozyt eine Umwandlung in einen **Immunoblasten**, den Träger des immunologischen Gedächtnisses. Er wird auch als **committed cell** (Antigen-geprägte Zelle) bezeichnet. Anschließend setzt eine Proliferation des Immunoblasten ein. Ob am Schluß der Zellteilungsserie immunaktive Lymphozyten (**T-Lymphozyten**) entstanden sind, die für die **zelluläre Immunreaktion (Killerzelle)** verantwortlich sind oder **Plasmazellen**, die **die humorale Immunität** (AK) bedingen, hängt von der Antigenart ab. Neben der direkten Antigenerkennung durch die kleinen Lymphozyten gibt es noch einen anderen Weg, der von manchen Autoren als der häufigere angesehen wird. Dabei wird das Antigen von Makrophagen phagozytiert und im Innern durch Lysozyme bis auf kleine Bestandteile abgebaut. Anschließend legen sich die kleinen Lymphozyten an die Makrophagen und nehmen mit ihnen Kontakt auf. Die weitere Entwicklung verläuft wie vorher beschrieben. Das von den Makrophagen angebotene antigene Material (sog. Superantigen) soll eine stärkere immunogene Potenz besitzen, die durch folgende Mechanismen erklärt wird:
– der Makrophage übt einen Adjuvanseffekt aus
– der Makrophage aktiviert das antigene Material
– der Makrophage entfernt den Antigenüberschuß und verhindert somit eine evtl. Immunparalyse

Effektorphase

Die Effektuierung umfaßt zum einen das Resultat der spezifischen Immunreaktion auf den antigenen Reiz, nämlich die Bildung von Killerzellen (**zelluläre Immunantwort**) und von Plasmazellen (**humorale Immunantwort**), zum anderen die unspezifischen Folgereaktionen, die sich aus der Ag-Ak-Reaktion im zellulären und humoralen System ergeben.

A. Komplementaktivierung
Im Serum von immunisierten Organismen existiert ein Komplex aus Serum-

proteinen, den man Komplement genannt hat. Dieses Vielkomponentensystem wird durch Ag-Ak-Komplexe gebunden und sequentiell aktiviert (wahrscheinlich durch Fc Fragmente von zwei oder mehreren eng nebeneinanderliegenden IgG-Molekülen). Diese Komplementfaktoren können folgende biologische Wirkungen entfalten:
- Immunadhärenz
- Chemotaxis (Leukotaxis)
- Freisetzung von Histamin und Serotonin
- Phagozytoseförderung
- Zytolyse

B. Makrophagenaktivierung
Bei der Bindung des Antigenes an einen Ak-tragenden Lymphozyt (Killerzelle) gibt dieser immunaktive Lymphozyt Faktoren ab, welche die **Wanderung der Makrophagen behindern** (MIF-Makrophagen = Migrations-Intibitions-Faktor), dadurch ihre lokale Konzentration erhöhen und ihre Phagozytosetätigkeit stimulieren. Zusätzlich werden noch von den Killerzellen neben einer zytotoxischen eine chemotaktische Substanz abgegeben und ein Faktor, der „nicht sensitive" Lymphozyten zur Mitose veranlaßt.

Unterscheidung zwischen primärer und sekundärer Immunreaktion

A. Primäre Immunreaktion
Bei der erstmaligen Zufuhr von Ag kommt es in Abhängigkeit von der Art des Antigens nach einer **Dauer von 4 Tagen bis 4 Wochen** zum Erscheinen von nur geringen Konzentrationen humoraler Antikörper. Auffallend ist das **frühe Erscheinen von IgM-Globulinen**, die aber schon nach ca. 6 Tagen wieder abfallen. Im Anschluß daran treten IgG-Globuline auf.

B. Sekundäre Immunreaktion
Gibt man dem sensibilisierten Organismus eine 2. Antigeninjektion (Intervall muß mindestens 8–10 Tage sein), so antwortet er nach einem kurzen Ak-Abfall (Antigene binden die restlichen Ak der Erstreaktion ab) mit einem schnelleren Anstieg (2–3 Tage) und einem stärkeren Anstieg des Antikörpertiters (Folge des immunologischen Gedächtnisses). Bei der Sekundärreaktion treten vor allem **IgG-Globuline** auf.

★ Begriff des „boosters"
Er bezeichnet das anamnestische Vermögen der immunkompetenten Zellen auf eine **Zweitzufuhr von Antigenen** mit einer **raschen** und **stärkeren Ak-Produktion** zu reagieren.

Adjuvans
Adjuvantien sind bestimmte Substanzen, die man schwachen Antigenen zusetzt, um ihre Antigenität zu erhöhen und damit eine stärkere Ak-Produk-

tion auszulösen. Die Wirkung der Adjuvantien beruht einmal auf einer **Verbesserung der Phagozytierbarkeit** des Antigens, zum anderen auf einer längeren Verweildauer des Antigens im Organismus (**Depotwirkung**). Am häufigsten findet **Aluminiumhydroxid** bei Impfstoffen und das *Freundsche Adjuvans* in der experimentellen Immunologie Verwendung. Das Adjuvans setzt sich zusammen aus einer wäßrigen Aufschwemmung des Antigens, einem Mineralöl, einem Detergens und abgetöteten Tuberkelbakterien.

Immunität

Unter dem Begriff Immunität versteht man einen Zustand, der die individuell erworbene Bereitschaft auf einen antigenen Reiz (z. B. Krankheitserreger, Toxine) hin mit der Bildung spezifischer AK zu antworten (sog. Effektuierung), beschreibt. Eine Immunisierung kann auf 2 Wegen erfolgen:
- **aktiv durch Antigengabe**
- **passiv durch Ak-Gabe**

Prinzipien der Schutzimpfung

Wir unterscheiden 2 Formen der Schutzimpfung:

Passive Immunisierung

Darunter versteht man die Injektion von Ak, die in einem fremden Organismus der gleichen oder einer anderen Spezies gebildet worden sind. Die Ak werden dem nicht-immunen Körper in Form von Immunseren oder Globulinfraktionen zugeführt. Der Vorteil der passiven Immunisierung liegt in der **Sofortwirkung** und in der Möglichkeit des therapeutischen Einsatzes. So werden z. B. bei Diphtherie und Tetanus Antitoxine zur Neutralisierung der Bakterientoxine mit Erfolg eingesetzt. Außerdem kann man mit der passiven Immunisierung auch eine gezielte und zeitlich begrenzte Prophylaxe bei Personen durchführen, die mit Masern oder Röteln zusammengekommen sind und selbst nicht aktiv immunisiert werden dürfen (z. B. Schwangere). Ebenfalls ist eine passive Immunisierung mit Tetanus-Immunglobulin indiziert, wenn der Verletzte früher nicht aktiv oder nur unvollständig immunisiert worden ist.

Der Hauptnachteil der passiven Immunisierung liegt in der kurzen Wirkungsdauer (2–4 Wochen), die dadurch zustande kommt, daß der Organismus die fremden Ak ausscheidet. Außerdem zeigt sie auch keinen Effekt, wenn sie während der Inkubationszeit von Viruskrankheiten erfolgt (in der Regel schon zu viele Wirtszellen infiziert).

Nebenwirkungen der passiven Immunisierung
Wenn man zur passiven Immunisierung **spezies-heterologe Ak** (Pferdeserum) wiederholt nimmt, kann es zur **Serumkrankheit** oder zum **anaphylak-**

tischen Schock kommen. Deshalb ist bei Gabe von tierischen Seren eine Allergietestung erforderlich.

Aktive Immunisierung

Als aktive Immunisierung bezeichnet man die Gabe von abgeschwächten oder unschädlich gemachten Antigenen, die den Organismus veranlassen, auf den antigenen Reiz hin selbst Ak zu produzieren. Folgende Möglichkeiten sind gegeben:

A. Zufuhr von unbelebtem Antigen
- Leibesantigene von Bakterien (z. B. Typhus)
- Toxoide; das sind durch Formol und Erwärmung entgiftete Toxine, die aber ihre Antigenität beibehalten haben (z. B. Diphtherie, Tetanus)
- virale Antigene (z. B. Masern-Spalt-Impfstoff mit Auffrischung von Masern-Lebend-Impfstoff; z. B. *Hempt*-Impfstoff gegen Tollwut, *Salk*-Impfstoff gegen Poliomyelitis)

B. Zufuhr von belebtem Antigen in Form von virulenzgedrosselten Erregern
Eine Virulenzdrosselung kann man erreichen, indem man den Erregerstamm wechselt oder aber den Erreger mehrfache Tierpassagen und/oder Kulturpassagen durchlaufen läßt. Beispiele sind:
- BCG (Tuberkulose)
- Vaccina (Pocken)
- *Sabin*-Impfstoff (Poliomyelitis)
- Gelbfieber-Impfstoff

Der Vorteil der aktiven Immunisierung ist die lang anhaltende Wirkung im Organismus. Deshalb eignet sie sich hervorragend zur Prophylaxe. Als nachteilig erweist sich die relativ geringe Wirkung gegen bakterielle Infektionen und der Eintritt der Immunisierung frühestens nach 10–14 Tagen.

Immundefekte des T- und des B-Systems sowie des gemischten Typs beim Menschen und ihre klinischen Auswirkungen

A. Immundefekte des T-Systems (Zelluläre Immunreaktion)

1. *Di-George*-Syndrom
Es handelt sich um eine Kombination aus Thymushypoplasie und Nebenschilddrüsenaplasie. Die Folge des Thymusdefektes ist ein **Mangel an thymusabhängigen Lymphozyten**. Deshalb ist kaum eine zelluläre Immunität vorhanden. Der Erbgang des Leidens, der Knaben und Mädchen gleichermaßen betrifft, ist bisher nicht aufgedeckt. Klinisch machen sich eine erhöhte Infektionsanfälligkeit der Haut und der Luftwege bemerkbar sowie eine hypokalzämische Tetanie (Nebenschilddrüsenaplasie).

2. Nerzlofsche Krankheit

Die Thymusaplasie tritt familiär gehäuft auf. Sie kann bei beiden Geschlechtern vorkommen. Es findet sich eine isolierte Störung der **zellulären Immunreaktion** (periphere Lymphopenie sowie Mangel an kleinen Lymphozyten in den lymphatischen Organen). Klinisch treten **rezidivierende Herpes simplex-Infektionen** oder Windpocken auf. Häufig findet man auch schwere Soorerkrankungen und extreme Impfschäden.

B. Immundefekte des B-Systems (humorale Immunreaktion)

1. Kongenitale A-γ-Globulinämie (Typ *Bruton*)

Der isolierte Defekt wird geschlechtsgebunden rezessiv vererbt (nur männliche Individuen). Von den Immunglobulinen fehlen IgA und IgM fast vollständig, während der IgG-Spiegel auf ca. 20mg% abgesunken ist. In den peripheren Lymphorganen (Lymphknoten, Milz, Tonsillen und *Peyer*schen Plaques) sind keine Follikelstrukturen aufzufinden. Infolge bakterieller Infektionen sterben die Knaben ohne Behandlung in den ersten Monaten.

2. Isolierter Mangel an IgA und IgM (Gideon-Scheidegger Syndrom)

Ein Teil der Personen zeigt keine erhöhte Infektanfälligkeit, während der andere Teil sehr empfindlich gegenüber bakteriellen Infektionen ist (besonders bronchopulmonale Erkrankungen). Zusätzlich findet sich manchmal eine verminderte Anzahl von Plasmazellen (spezifische Ak-Bildung verringert).

3. Kongenitale sporadische A-Gammaglobulinämie

Sie ruft bei Knaben und Mädchen vor dem 5. Lebensjahr eine Immunparese hervor. Der γ-Globulinspiegel schwankt zwischen 100–300mg%. Da die klinische Symptomatik schwächer ist als beim *Bruton*-Typ, ist die Lebenserwartung verbessert.

4. Primär erworbene A-Gammaglobulinämie

Sie tritt zum Teil familiär gehäuft auf. Vergesellschaftet kann sie sein entweder mit einer intestinalen lymphatischen Hyperplasie oder einer Hyperplasie der lymphatischen Keimzentren (Adenopathie, Splenomegalie). Im allgemeinen ist nicht nur der Gehalt von IgA vermindert, sondern die Konzentration aller Immunglobulinklassen. Die klinische Symtomatik äußert sich in sprueartigen abdominellen Erscheinungen und leicht erhöhter Infektanfälligkeit.

5. Partialinsuffizienzen der Gammaglobulinklassen

- Ein **IgA-Mangel** ohne Störung der übrigen Immunglobuline kann sowohl symptomlos verlaufen als auch von einer erhöhten Infektanfälligkeit und von einem intestinalen Malabsorptionssyndrom (z. B. Steatorrhoe) begleitet sein.
- Bei der **Dys-γ-Globulinämie** vom IgM-Typ sind IgG und IgA vermindert oder fehlen, während der Gehalt an IgM erhöht ist. Die Patienten leiden gehäuft an chronischer Bronchitis und Bronchopneumonie. Interessant ist,

daß durch Gabe von IgG die IgM-Werte zurückgehen; das bedeutet, daß der feed-back Mechanismus intakt ist.

C. Gemischte Immundefekte

1. Schweizer Typ der A-Gammaglobulinämie

Es ist ein autosomal rezessives Erbleiden, das bei beiden Geschlechtern auftreten kann. Da sowohl die humorale als auch die zelluläre Immunantwort fehlt, besteht ein extremes Antikörpermangelsyndrom. Die Kinder weisen keine Resistenz gegenüber Infektionen von Viren, Pilzen und Bakterien auf, so daß sie in der Regel in den ersten Lebensmonaten sterben.

2. Kongenitale subtotale lymphatische Aplasie (Thymuslymphoplasie)

Der Erbgang ist geschlechtsgebunden rezessiv; betrifft also nur Knaben. Ebenso wie beim Schweizer-Typ liegt ein komplettes Antikörpermangelsyndrom vor, doch ist die globale Aplasie des Immunapparates nicht ganz so schwer. Die Knaben leben etwas länger. Eine echte Überlebenschance besitzen sie nur, wenn sie sich im „life island" geschützt vor allen Infektionsmöglichkeiten befinden.

3. *Wiskott-Aldrich*-Syndrom

Das Syndrom wird geschlechtsgebunden rezessiv vererbt und betrifft nur männliche Individuen. Es liegt eine Störung im thymusabhängigen System vor, obwohl das Thymusgewebe normal entwickelt ist. Zusätzlich findet sich eine Dysproteinämie, die hauptsächlich auf einem Mangel von IgM (ab und zu auch IgA oder IgG) und der Isoagglutinine beruht. Klinisch ist das Syndrom gekennzeichnet durch eine Kombination von thrombozytopenischen Blutungen, Ekzem und erhöhter Infektanfälligkeit. Vereinzelt wurde auch das Auftreten eines Retothelsarkoms beobachtet, das zum Tode führte.

Experimentelle Immundefekte

Man kann die beim Menschen gefundenen Erscheinungen, die durch Immundefizienzen ausgelöst werden, auch tierexperimentell nachvollziehen, indem man z. B. bei Vögeln den Thymus oder die Bursa fabricii allein exstirpiert oder aber durch Entfernung beider Regionen. Damit die erwarteten Effekte auch auftreten, ist wichtig, daß die Exstirpationen in frühen Lebensstadien ausgeführt werden.

11.1.3 Stimulation des B-Zellsystems

Für die humorale Immunantwort ist primär die **B-Zelle** (Precursorzelle) zuständig. Sie besitzt die morphologischen Merkmale eines kleinen Lymphozyten. An seiner Oberfläche trägt der immunkompetente Lymphozyt Rezeptoren, mit deren Hilfe er in der Lage ist, Antigene als fremd zu erkennen und

11.1 Die Immunitätsreaktion des Organismus

an sich zu binden. Der Kontakt zwischen den immunkompetenten B-Lymphozyten und dem Antigen kann auf 3 Wegen geschehen:
- **direkte Bindung des Antigens an die Rezeptoren der B-Zellen**
- **das Antigen wird von Makrophagen phagozytiert** und von dessen Lysozym abgebaut. Anschließend wird das antigene Material, das durch diese Prozedur verstärkt worden ist (sog. super antigen), der B-Zelle angeboten und von dieser gebunden.
- **Kooperation zwischen T-Zelle und B-Zelle.** Das Antigen, dessen antigener Charakter zu schwach ist, um eine ausreichende Abwehrreaktion der B-Zellen hervorzurufen, wird durch die Anwesenheit einer isologen T-Zelle verstärkt. Man stellt sich die konzertierte Aktion zwischen T-Zelle und B-Zelle folgendermaßen vor: Die T-Zelle erkennt das Antigen, das 2 spezifische Bindungsstellen besitzt, zuerst und verbindet sich mit ihm. Durch diese Bindung erfährt das Antigen eine Konzentrierung (Potenzierung) seines antigenen Charakters. Danach transportiert die T-Zelle dieses potenzierte Antigen zur B-Zelle, die sich an die 2. Bindungsstelle des angebotenen potenzierten Antigens heftet. Die T-Zelle übt also bei dieser Kooperation eine **Selektions-** (Erkennung des Antigens), **eine Transport- und eine Konzentrierungsfunktion** aus.

Durch die Ag-Ak-Reaktion wird wahrscheinlich RNS auf die B-Lymphozyten übertragen. Dadurch werden diese zur Proliferation und Differenzierung stimuliert. Über die Zwischenstufen Immunoblasten, Plasmoblasten, unreife Plasmazellen differenzieren sich die B-Lymphozyten zu reifen Plasmazellen. Diese sind das Bildungsorgan der genetisch determinierten Immunglobuline.
Die **Gedächtniszellen (memory cells)** entstehen innerhalb der Differenzierungsstufen durch Proliferation der Immunoblasten (committed cells). Sie sind für die booster-Reaktion bei einer erneuten Zufuhr von Antigenen verantwortlich (direkte Stimulierung der Gedächtniszellen durch Sekundärreaktion).

Zeitliches Auftreten von IgM und IgG

s. u. 11.1.2 „Effektorphase"

Erscheinungsbild des Myeloms (Plasmozytom)

Beim Plasmozytom handelt es sich um eine **progressive maligne Wucherung** von **retikulären Plasmazellen,** die pathologische Eiweißkörper (Paraproteine) bilden. Die auftretende Erhöhung des Gesamteiweißes beruht auf der Produktion dieser **monoklonalen Paraproteine** (am häufigsten IgG oder IgA). Die normalen Immunglobuline sind vermindert oder fehlen fast vollständig infolge der Paraproteinämie. Dadurch entsteht ein humorales Antikörper-Mangel-Syndrom. Der zelluläre Immunapparat ist dagegen nicht betroffen. Die Verminderung der normalen Immunglobuline führt man einmal auf den feed-back-Mechanismus zurück, zum anderen auf die Zerstörung des gesunden Knochenmarks.

11.1.4 Stimulation des T-Zellsystems

Eigenschaften der T-Zellen

Träger der zellulären Immunabwehr sind thymusabhängige Lymphozyten mit zellständigen Ak, die im Blut und Gewebe zirkulieren. An ihrer Oberfläche haben die T-Lymphozyten immunglobulinartige Rezeptoren (Ag-spezifisch), mit deren Hilfe sie die fremden Antigene erkennen und binden können. Interessant ist, daß diese Rezeptoren vor allem den **Trägerteil eines Antigens** erkennen (bekanntlich besteht ein Antigen aus einem Träger- und einem Haptenteil). Das Phänomen dieser Trägerspezifität ist bisher nicht aufgeklärt. Eine weitere Besonderheit der T-Lymphozyten ist das Vorhandensein des **Theta-Antigens** an der Zelloberfläche. Dieses besondere Protein-Antigen (ein Alloantigen der Maus), das vorwiegend an Thymus- und Hirngewebe gefunden wurde, läßt sich mit Hilfe des Anti-Theta-Serums (künstlich hergestelltes Immunserum) nachweisen und macht so eine **Unterscheidung zwischen T- und B-Lymphozyten** möglich.

Antigenstimulation durch Lectine und Funktion der T-Zellen

Als **Lectine (Phytohämagglutinine)** werden gammaglobulinähnliche pflanzliche Substanzen bezeichnet, die auch ohne vorherigen Ag-Stimulus gegen tierisches Gewebe antikörperähnliche Aktivität (besonders Agglutination) zeigen. Die Lectine kann man in komplette und in inkomplette unterteilen und einen Wärme- von einem Kälte-Typ unterscheiden. Die **Spezifität der Lectine** erstreckt sich auf **blutgruppenspezifische heterophile und tumorspezifische Antigene.** Die Lectine üben ebenso wie die Antigene, die entweder direkt mit den Rezeptoren der T-Lymphozyten eine Ag-Ak-Reaktion eingehen oder aber indirekt über Makrophagen (sog. super antigen) als **Helferzellen,** einen stimulativen Reiz auf die Proliferation und Differenzierung der T-Lymphozyten aus. Über die Zwischenstufe des Immunoblasten, der auch gleichzeitig die Funktion der Gedächtniszelle übernimmt, entsteht der **immunaktive T-Lymphozyt,** auch **Killerzelle** genannt, da er einen zytotoxischen Faktor produziert. Außer diesem **zytotoxischen Faktor** setzt die Killerzelle auch noch andere Substanzen frei, die zu den **Lymphokinen** (Lymphozytenfaktoren ohne Ak-Eigenschaft) gezählt werden. Der MIF (Makrophagen-Migrationsinhibitions-Faktor) verhindert durch Zusammenkleben der Makrophagen ihre Wanderung und führt, unterstützt von einem chemotaktischen Faktor, der weiter entfernte Makrophagen anzieht, zu einer Konzentrationserhöhung der Makrophagen am Ort des Immungeschehens.

Zusätzlich werden auch noch Faktoren gebildet, die für eine erhöhte Phagozytosefähigkeit und eine gesteigerte Proliferationstendenz der Makrophagen verantwortlich sind. Außerdem ist auch ein mitogener Faktor isoliert worden, der in der Umgebung sich befindende, nicht sensibilisierte Lymphozyten stimuliert und zur Proliferation anregt. Nachgewiesen werden konnte außerdem noch ein die Kapillardurchlässigkeit erhöhender Faktor, sog. skin reactive factor. Man nimmt heute an, daß den Lymphokininen mit die wichtigste Bedeutung bei der zellulären Immunabwehr zukommt.

11.1.5 Immuntoleranz, Immunsuppression

Wesen der natürlichen Toleranz

Man spricht von Immuntoleranz, wenn ein Organismus auf die Zufuhr eines normalerweise wirksamen Antigens keine Immunantwort zeigt. Mit Hilfe der Klon-Selektions-Theorie versucht man die Immuntoleranz folgendermaßen zu erklären:
Ein Organismus bildet Zellklone aus, die jeweils ein begrenztes Spektrum von verschiedenen genetisch determinierten AK mit entsprechenden spezifischen Rezeptoren an der Oberfläche bilden können. Kommt es zu einer Immunisierung des Organismus, so werden durch die Antigene nur diejenigen Zellklone zur Proliferation und Ak-Produktion angeregt, deren Rezeptoren mit den Antigenen eine Reaktion eingehen können. Die Antigene wählen also unter den vorhandenen Zellklonen die für sie spezifischen aus. Die spezifische Toleranz kommt nach der Klon-Selektions-Theorie dadurch zustande, daß der für das Antigen zuständige Zellklone durch den Kontakt mit dem Antigen eliminiert wird oder in einen Zustand der Inaktivierung transformiert wird.

Embryonal induzierte Toleranz

Führt man einem Organismus Antigene zu einer Zeit zu, in der sein immunologisches Abwehrsystem noch nicht ausgereift ist, so wird eine Toleranz gegen diese Antigene induziert. Diese erworbene Immuntoleranz hat zur Folge, daß auch im späteren Leben bei reifem Immunabwehrsystem der Organismus nicht in der Lage ist, Antikörper gegen diese Antigene zu bilden, da er sie nicht als fremd erkennt. Diese Unfähigkeit der Ak-Bildung kann mitunter lebenslang bestehen bleiben.
Beim Menschen erstreckt sich der Zeitraum der Heranreifung des Immunsystems von der Embryonalperiode (lymphoides Gewebe frühestens ab 8. Embryonalwoche im Thymus nachweisbar) bis hin zur Fetalperiode, so daß auch noch in der Fetalperiode bei richtiger Dosierung und Applikationsform des Antigens (i. v. zugeführte Antigene werden besser toleriert) eine Immuntoleranz induziert werden kann. Zu einer Durchbrechung der embryonal

induzierten Toleranz kann es kommen, wenn der Kontakt mit dem Ag im Erwachsenenalter unterbrochen wird oder aber wenn man das Antigen durch Kopplung mit Haptenen oder durch Verstärkung seines antigenen Charakters mit Hilfe von Adjuvantien verändert.

Immunparalyse

Es hat sich herausgestellt, daß dieses Phänomen der Immuntoleranzinduktion nicht nur auf die Embryonal- und Fetalperiode beschränkt ist, sondern eine natürliche Erscheinung ist, die in allen Altersstufen ausgelöst werden kann. Führt man nämlich einem immunologisch kompetenten Organismus Höchstdosen von Antigen zu, die weitaus höher liegen als sie normalerweise erforderlich sind, um eine Immunantwort hervorzurufen – so werden gegen diese keine Ak mehr gebildet, während gleichzeitig die Fähigkeit des Organismus erhalten geblieben ist, gegen andere Antigene dementsprechende Ak zu bilden. Das Immunsystem des Organismus ist nur in bezug auf das in Höchstdosen zugeführte Antigen **paralysiert**. Dieses Phänomen wird **high zone paralyse** genannt.

Eine andere Methode der Induktion der Immunparalyse besteht darin, dem immunologisch kompetenten Organismus über einen langen Zeitraum kleine Antigendosen zuzuführen. Die Antigendosen müssen geringer sein als die Antigenmengen, die üblicherweise die Immunabwehr stimulieren. Diese Art der Immunparalyse bezeichnet man als **low zone paralyse**.

Aus der Existenz dieser beiden Phänomene hat man die Erkenntnis geschlossen, daß für jedes Antigen (Immunogen) wahrscheinlich ein **oberer und unterer Schwellenwert** für die Auslösung einer Immunabwehr besteht. Liegt man mit seiner Antigengabe außerhalb dieser beiden Extremwerte, kommt es zur induzierten Immunparalyse in bezug auf das zugeführte Antigen. Beendet ist diese Form der Immuntoleranz in dem Augenblick, wo die Antigenzufuhr unterbrochen wird.

Prinzip der Immunsuppression durch Strahlen, Pharmaka und Antilymphozytenserum

Das Ziel der Immunsuppression ist die Unterdrückung einer unerwünschten Abwehrreaktion gegenüber fremdem, antigen wirkenden Material (z. B. Haut- oder Nierentransplantaten) durch Schädigung oder Zerstörung des lymphatischen Systems. In der Praxis werden heutzutage 3 Verfahren zur Immunsuppression angewandt:

A. Röntgenstrahlen
Das lymphoide Gewebe wird durch die Strahlen weitgehend zerstört und dadurch wird eine Immunabwehr verhindert.

B. Pharmaka

Es werden alkylierende Substanzen (Endoxan, Myleran, Stickstoff-Lost), Antimetaboliten und Corticoide eingesetzt. Diese Pharmaka, die zum Teil in toxischen Dosen gegeben werden müssen, hemmen die Proliferation der antikörperbildenden Zellen (der B- und T-Lymphozyten)

C. Antilymphozytenserum (ALS)

Das ALS, das in Tieren (z. B. Pferden) produziert werden kann, greift direkt die Lymphozyten an und vernichtet sie. Da seine Wirkung vor allem gegen die thymusabhängigen kleinen Lymphozyten von Milz und Lymphknoten und die im Blut zirkulierenden T-Lymphozyten gerichtet ist, unterliegen die B-Lymphozyten nur einer geringeren Hemmung.

Komplikationen der immunsuppressiven Therapie sind:
- vor allem **Infektionen** mit Pilzen, Viren und Bakterien
- Neigung zu **Retikulosarkomatosen**
- **anaphylaktische Reaktion** beim ALS

11.1.6 Effektorphase

Gegenüberstellung des T- und B-Zell-Systems in seinen wichtigsten Unterschieden

Leistungsbereich	T-Zell-System	B-Zell-System
Kontrollorgan	Thymus	Bursa-Äquivalent
Immunreaktion	zellulär	humoral
Träger der Abwehrreaktion (Effektuierung)	Killerzelle (T-Lymphozyt)	von Plasmazellen gebildete Ak
Abwehr gegenüber:		
– bakteriellen Infektionen	tritt nur fakultativ bei intrazellulär lebenden Bakterien (z. B. Rikkettsien) in Erscheinung	Opsonisierung fördert die Phagozytose (z. B. bei Pneumokokken)
– Viren	Entwicklung von Überempfindlichkeitsreaktionen vom Spättyp (z. B. bei Kindern mit angeborener Hypogammaglobulinämie)	Neutralisation (z. B. Poliomyelitisvirus), besonders auch als Schutz gegen Reinfektion
– Transplantaten	Abstoßreaktion bei homologen Transplantaten	–

Leistungsbereich	T-Zell-System	B-Zell-System
– Tumoren	bei Unterdrückung der zellulären Immunantwort z. B. mit ALS (= Antilymphozytenserum) findet man gehäuftes Auftreten von Tumoren	–
Art der Reaktion	allergische Spätreaktion (z. B. Tuberkulintest)	allergische Sofortreaktion (z. B. anaphylaktischer Schock, Heufieber, Urticaria, Arthusphänomen)

11.2 Das Antigen

11.2.1 Definition

Fremdstoffe, mit chemisch charakterisierter Gruppe, die durch Infektion oder auf andere Art und Weise in den Körper gelangen und von diesem als fremd erkannt werden und deswegen eine spezifische Immunantwort des Körpers zur Folge haben, werden als Antigene oder Immunogene bezeichnet. Gegen die als Makromoleküle in Erscheinung tretenden Antigene bildet das Immunsystem des Organismus spezifische Reaktionsprodukte, die Antikörper.

11.2.2 Voraussetzungen der Antigenität

Non-Komformität der Oberflächenstrukturen

Eine Substanz, die eine Immunantwort hervorruft, muß nicht unbedingt aus chemischen Substanzen bestehen, die im Körper nicht vorkommen, sondern es genügt, wenn sich die Oberfläche eines antigenen Moleküls in ihrer räumlichen Struktur dem Immunsystem als fremd darstellt. Das kann dadurch bedingt sein, daß einige Moleküle eine dem Organismus fremde Konfiguration aufweisen, oder daß chemische Gruppen an der Moleküloberfläche vorhanden sind, die physiologischerweise im Organismus nicht vorkommen.
Im allgemeinen treten Immunreaktionen gegen Substanzen auf, deren MG (Molekulargewicht) größer als 5000 ist (Ausnahmen: Glukagon mit einem MG von ca. 3800 und synthetische Verbindungen).

11.2 Das Antigen

Es ist nicht ganz geklärt, warum Moleküle mit einem geringeren MG als 5000 nur selten antigen wirken.

Beispiele für antigene Substanzen:

a) Polysaccharide: Pneumokokkenkapsel-Antigen
b) Proteine: Albumin
c) Lipide: Cardiolipin

Bedeutung des Molekulargewichts

Im allgemeinen nimmt die Antigenität mit zunehmendem Molekulargewicht (MG) zu. Dabei zeigen sich jedoch gewisse Unterschiede: Proteine mit einem MG von 40 000 und mehr sind bereits hoch antigen, während bei den Kohlenhydraten Antigenität erst bei Polymerisaten mit einem MG von mehr als 100 000 auftritt. Der Umstand, daß auch bei niedermolekularen chemischen Substanzen, wie z. B. Formaldehyd, Sensibilisierungen auftreten, beruht darauf, daß diese Stoffe mit körpereigenen Proteinen reagieren und mit ihnen Verbindungen bilden, die dem Organismus fremd erscheinen und daher eine Immunantwort hervorrufen (Einführung von Haptengruppen s. u.).

Bedeutung der Wirtspezies

Nicht alle Spezies reagieren gleich auf die Applikation bestimmter Substanzen. Injiziert man Menschen oder Mäusen z. B. gereinigte Polysaccharide, so bilden sie Antikörper, während das bei Kaninchen und Meerschweinchen nicht geschieht.

Bedeutung der Determinanten-Struktur für die Stärke der Antigenität

Spezifische Antikörpermoleküle gegen ein bestimmtes Antigen verbinden sich bei der Immunreaktion mit bestimmten Teilen der Struktur des Antigens, an die sie sich wie ein Schlüssel-Schloß-System anpassen (was ihre Spezifität charakterisiert). Diese Teile des Antigens werden als Determinanten bezeichnet.

Die Antigenität hängt also zunächst einmal vom Vorhandensein einer determinanten Struktur, und die Stärke der Antigenität von der Anzahl der determinanten Gruppen ab.

11.2.3 Träger und Determinante

Träger

Als Träger werden Substanzen bezeichnet, die bei Verbindung mit Substanzen, die überhaupt nicht oder nur geringfügig immunogen wirken, letztere zu gut wirksamen Immunogenen werden lassen.
Determinante: s. o.

Chemische Basis der Spezifität (Landsteiners Beweisführung)

Hier machte *Landsteiner* zahllose Untersuchungen mit an verschiedene Träger gebundene Haptene (= niedermolekulare Substanzen, die sich mit entsprechenden Bindungsstellen der Antikörper verbinden, selbst aber nicht nachweisbare Mengen von Antikörpern provozieren können) bekannter Struktur, die mit kovalenten Bindungen an Proteine gekoppelt wurden und dadurch Antikörper induzierten, die sich spezifisch an die eingeführten Gruppen banden. Er stellte fest, daß die gebildeten Antikörper in der Lage sind, auch geringe Unterschiede in der räumlichen Struktur verschiedener Haptene „erkennen" zu können. Eine besondere Rolle spielt dabei auch die elektrische Ladung bestimmter Gruppen. Geringfügige Veränderungen der chemischen Struktur solcher Haptene beeinflussen die Spezifität des Antigens kaum, wenn sich dadurch nicht auch die Verteilung der Ladungen und die äußere Form der Gruppe ändert.

Funktion des Trägers und der Determinante für Antigenität und Spezifität

An Träger gebundene Substanzen, die am Trägermolekül als determinante Gruppen fungieren, provozieren bei einer Immunreaktion eines Organismus die Bildung von Antikörpermolekülen, die zunächst einmal spezifisch gegen die determinanten Gruppen gerichtet sind. Darüber hinaus werden aber auch Antikörpermoleküle gebildet, die spezifisch für den Träger und determinanten Gruppen sind.

★ Maximale Größe der Determinanten

Die maximale Größe liegt bei den Kohlenhydraten in der Größenordnung von Hexa- und Heptasacchariden, während man die obere Grenze bei den Polypeptid-Verbindungen, zwischen Okta- und Dodekapeptiden annimmt.

★ Komplementarität zwischen Determinante und dem antigenbindenden Bezirk des Antikörpermoleküls

Spezifische Antikörper gegen eine antigene Determinante sind so strukturiert, daß ihr Bindungsbereich dieser Determinanten komplementär ist, d. h. daß antigene Determinante und Bindungsbereich des Antikörpers wie Schloß und Schlüssel zusammen passen.

Das Antigen als Träger mehrerer Spezifitäten

Da die determinanten Gruppen eines Antigenmoleküls nicht alle gleichartig sein müssen und es meistens auch nicht sind, bezeichnet man ein solches Antigenmolekül als Träger verschiedener Spezifitäten.

11.2.4 Das Hapten
– begriffliche Beziehung zwischen Hapten und Determinante –

Hapten: chemisch definierte Substanzen, die sich an ihre spezifischen Antikörper binden, in vivo jedoch erst nach Anlagerung bzw. Bindung an Eiweiß Antikörper bilden (Schleppertheorie) können.

Determinante: s. o. (11.2.2)
Werden Haptene an Träger gekoppelt, so können sie als antigene Determinanten fungieren. Es werden Antikörper sowohl gegen die Haptengruppen als auch gegen den Träger selbst gebildet. Die Begriffe Hapten und Determinante werden häufig synonym gebraucht, da das Hapten die determinante Gruppe des Vollantigens enthält.

★ Einfache und komplexe Haptene

Komplexe Haptene reagieren mit dem Antikörper unter Präzipitatbildung. Einfache Haptene (auch Halb-Haptene oder Haptide genannt) reagieren zwar mit dem Antikörper, eine Fällung ist aber nicht sichtbar.

Kupplung von Hapten an einen Träger = Vollantigen

Haptene können durch Kupplung an geeignete Träger zu Immunogenen (Vollantigenen) werden, d. h. sie sind in der Lage, die Neubildung von Antikörpern zu induzieren.

★ Präzipitationshemmung durch Haptene

Werden durch ein an einen Träger gekuppeltes Hapten in einem Organismus Antikörper provoziert, kommt es bei Kontakt zwischen Antikörper und

Immunogen zur Präzipitation (evtl. erst nach Zusatz von Komplement). Ist das an den Träger gekuppelte Hapten gleichzeitig die determinante Gruppe, gegen die sich der Antikörper richtet, wird die Präzipitation bei gleichzeitigem Zusatz des Haptens ohne Träger gehemmt. Der Antikörper bindet zwar das Hapten, eine Präzipitation bleibt jedoch aus. Diese Eigenschaft wird bei der Strukturermittlung antigener Determinanten benutzt. Dazu werden die antigenen Determinanten aus dem Antigenmolekül abgespalten. Zum Nachweis dafür, daß es sich bei dem abgespaltenen Teil tatsächlich um die antigene Determinante handelt, gibt man die Substanz, die vermutlich antigen wirksam ist, in großer Menge zusammen mit einer bestimmten Menge des ursprünglichen Antigens zum Antiserum. Ist die abgespaltene Gruppe die antigene Determinante, verhindert die große Menge des zugegebenen Haptens eine Präzipitation.

11.2.5 Serologische Verwandtschaft (Kreuzreaktion), heterogenetische Antigene

★ **Kreuzreaktion**

Ein Antikörpermolekül, das gegen ein bestimmtes Antigen gebildet wurde, kann sich auch mit einem ähnlich strukturierten Antigen verbinden. Allerdings wird diese Bindung nicht so fest sein wie die mit dem ursprünglich vorliegen Antigen. Man spricht von einer Kreuzreaktion.

★ **Heterogenetische Antigene (syn. heterophile Antigene)**

Heterogenetische Antigene sind Stoffe mit Antigengemeinschaft in artverschiedenen Lebewesen, Organen oder Zellen. Es handelt sich meistens um Polysaccharide, Lipoide oder Komplexen von beiden.

Gegenüberstellung von chemischen und serologischen Kriterien zur Definition der Begriffe „identisch", „teilidentisch" und „nicht identisch"

Eine Substanz ist chemisch mit einer zweiten Substanz identisch, wenn beide die gleiche Summenformel und die gleiche Strukturformel besitzen; sie sind teilidentisch, wenn sie in bestimmten Molekülbereichen, Seitenketten oder Molekülgruppen übereinstimmen; sie sind nicht identisch, wenn es sich um Substanzen handelt, die verschiedene Summen- und Strukturformeln aufweisen. Serologisch können sich die Begriffe „identisch", „teilidentisch" und „nicht identisch" nur auf die antigenen Gruppen beziehen. Eine Substanz ist mit einer anderen Substanz seologisch identisch, wenn beide die gleiche Struktur der antigenen Gruppen und auch die gleiche Anzahl an antigenen

Determinanten besitzen. Sie sind teilidentisch, wenn sie chemisch gleiche, aber auch verschiedene antigene Gruppen in ihrem Molekül besitzen. Sie sind nicht identisch, wenn sie sich in ihren antigenen Gruppen völlig voneinander unterscheiden.

Antigenmosaik und Antigenformel

Als Beispiel für Antigenmosaik und Antigenformeln seien die Salmonellen genannt.
Salmonellen sind eine Gattung gramnegativer stäbchenförmiger Bakterien. Für ihre Identifizierung und Aufteilung nach Typen wurden zahlreiche serologische Untersuchungen vorgenommen, die aufgrund vielfältiger Unterschiede der verschiedenen Typen hinsichtlich ihrer Antigenität möglich wurden.
Der „Steckbrief" einer bestimmten Salmonellenart (Serotyp) läßt sich durch die unterschiedliche Kombination von 0-, H- und Vi-Antigenen, die selbst wiederum größere Gruppen umfassen, genau bestimmen.
Er ergibt sich gewissermaßen wie ein Mosaik aus der Zusammenstellung der entsprechenden antigenen Komponenten, die in der Antigenformel mit Buchstaben und Zahlen „codiert" sind. Diese Codierung führte zu der Einteilung, wie sie im *Kauffmann-White*-Schema vorliegt (s. S. 255).

Blutgruppenmerkmale

Blutgruppensubstanzen bestehen zu 75% aus einem komplexen Polysaccharid und zu 25% aus einem Polypeptid, die wahrscheinlich sehr eng miteinander verknüpft sind, da mit der Abspaltung des einen oder anderen Anteils jeweils auch die serologische Spezifität verloren geht.
Entscheidend für die serologische Spezifität der Blutgruppenantigene sind die terminalen Gruppen an den Kohlenhydratketten.
Alle Blutgruppensubstanzen enthalten vier Zuckerkomponenten (L-Fucose, D-Galaktose, D-Glukosamin und D-Glaktosamin) und 14 oder 15 Aminosäuren, die bei allen gleich sind. Eine geringe unterschiedliche Mengenverteilung der einzelnen Zuckeranteile bei den verschiedenen Blutgruppensubstanzen bedingt jedoch die charakteristische Struktur der terminalen Gruppen der Kohlenhydratketten.
Als spezifische Determinanten bei menschlichen Blutgruppensubstanzen wurden ermittelt:
– menschliches A- Antigen: α-N-Acetylgalaktosaminyl-1,3-galaktose
– menschliches B- Antigen: (nicht genau geklärt) vielleicht α-D-Galaktosyl-1,3-galaktose. Auf jeden Fall spielt D-Galaktose eine wichtige Rolle.
– menschliches H-Antigen: L-Fucose

Lipopolysaccharide der Salmonellen

Wesentliche Bestandteile der Körperantigene (O-Antigene) der Salmonellen sind Lipopolysaccharidkomplexe, die in der Bakterienzellwand lokalisiert sind und beim Zerfall der Bakterienzelle frei werden.
Nach Reinigung und Hydrolyse dieser Substanz erhält man eine Lipoidkomponente, die als Lipoid A bezeichnet wird, und ein nichttoxisches Polysaccharid, das für weitere Untersuchungen verwendet wird.
Für alle Salmonella- und E.coli-Stämme gilt hinsichtlich der Zuckerzusammensetzung: Alle besitzen einen Basalbereich, in dem sich fünf Komponenten finden. Diese Komponenten sind: 2-Keto-3-desoxyoctonat, Heptose-Phosphat, D-Glukosamin, D-Galaktose und D-Glukose. Bei Lipopolysacchariden können sich in an den Basalbereich gekoppelten Seitenketten 1–3 zusätzliche Zuckerverbindungen finden. Insgesamt ermittelte man neun verschiedene Zucker, die in diesen Seitenketten vorkommen können. Sie sind für den Charakter der O-Determinanten der Polysaccharide verantwortlich. Es handelt sich bei diesen Zuckern um Verbindungen, die zum ersten Mal aus den betreffenden Bakterien isoliert wurden und daher auch nach ihnen benannt wurden, z. B. Tyvelose (aus S. Typhi) und Colitose (aus E.Coli).

11.2.6 Autoantigene

Als Autoantigene werden die eigenen Antigene eines Organismus bezeichnet, die physiologischerweise nicht als immunogen bemerkbar, unter bestimmten Bedingungen jedoch eine nachweisbare Immunreaktion verursachen, indem sie die Antikörperproduktion anregen und so zur Entstehung von Autoimmunkrankheiten führen.

„Selbst"

Substanzen, die vom Organismus als „eigen" erkannt werden, sind normalerweise nicht das Ziel einer Antikörperbildung des Wirtsorganismus, sondern werden von ihm toleriert.

„Nicht selbst"

Zu dieser Kategorie gehören Substanzen, die vom Wirtsorganismus als „fremd" erkannt (gelegentlich auch Eigenbestandteile des Wirtsorganismus) und deswegen nicht toleriert werden.

Beispiele für Autoantigene

- Schilddrüse
- Hoden
- Intrinsic factor

- ZNS-Antigene
- Uveal- und Linsen-Antigene
- Cardiolipin

Organspezifische Autoantigene mit heterogenetischen Antigenen

Gegen organspezifische Antigene eines bestimmten Organismus gerichtete Antikörper reagieren auch mit den entsprechenden Organen anderer Organismen, wobei Speziesunterschiede nur eine untergeordnete Rolle spielen. Beispielsweise reagieren gegen menschliches ZNS-Antigen gerichtete Antikörper auch mit dem ZNS-Antigen vom Kaninchen.

Immunpathologische Bedeutung

- **Wärme- und Kälteagglutinine**
Autoimmunologische Prozesse finden sich häufig bei Bluterkrankungen, z. B. bei Vorhandensein von Wärme- und Kälteagglutininen.
Die autohämolytische Anämie, in deren Verlauf Wärmeagglutinine auftreten, tritt auch sekundär im Gefolge anderer Erkrankungen auf. Das ist des öfteren bei chronisch lymphatischer Leukämie der Fall. Zum anderen kann sie aber auch als Begleiterkrankung bei Kollagenerkrankungen vorkommen, so bei Lupus erythematodes disseminatus oder rheumatoider Arthritis.
Kälteagglutinine entstehen häufig nach Viruspneumonien, Lebererkrankungen, *Pfeiffer*schem Drüsenfieber, Leukämie und Erkrankungen der peripheren Gefäße, z. B. *Raynaud*-Krankheit. Klassische Kennzeichen der Kälteagglutinationskrankheit sind:
a. Akrozyanose bei niedrigen Temperaturen mit dunkelblauer Verfärbung von Händen, Füßen, Kinn, Nase und Ohren.
b. Hämolytische Anämie
c. Durch Kältereiz ausgelöste Hämoglobinurie
- **Chronische Thyreoditis Hashimoto**
Bei der chronischen Thyreoiditis Hashimoto werden wahrscheinlich zelluläre Antikörper gegen ein zelluläres Antigen und Antigene des Kolloids (Thyreoglobulin, Kolloidantigen 2) gebildet; diese Substanzen haben normalerweise während der Fetalzeit keinen Kontakt zu Immunzellen. Daher besteht gegen sie keine Immuntoleranz. Bei späterem Kontakt mit Immunzellen wirken sie antigen. Der Mechanismus, der die Freisetzung der Antigene bewirkt, ist noch unbekannt.
Die Antigen-Antikörper-Reaktion in der Schilddrüse führt zur Selbstzerstörung der Drüse mit zunehmender Unterfunktion und Myxödem. Für ein abnormes Verhalten der immunologischen Abwehrmechanismen spricht das Zusammentreffen mit anderen Autoimmunkrankheiten wie rheumatoider Arthritis, Lupus erythematodes oder Sklerodermie.

11.2.7 Allogenetische Antigene (Isoantigene)

Allogenetische Antigene sind Antigene, die bei einigen Individuen einer Spezies auftreten, jedoch nicht bei allen. Sie wirken bei den Individuen, bei denen sie fehlen, antigen.

Definitionen

„autolog"
- Bezeichnung für Substanzen, die vom Individuum selbst stammen. Der Begriff wird auch synonym gebraucht mit „autogen".

„isolog"
- Bezeichnung für Substanzen, die von Individuen mit identischen genetischen Anlagen abstammen. In der Praxis handelt es sich dabei um eineiige Zwillinge oder Individuen aus Inzuchtstämmen.

„heterolog"
- Bezeichnung für Substanzen, die sich von Individuen verschiedener Spezies ableiten.

„allogenetisch"
- Bezeichnung für Substanzen, die sich von Individuen derselben Spezis mit unterschiedlicher Genzusammensetzung ableiten.

„syngenetisch"
- synonym für „isolog"

Beispiel für Allo-Antigene

- **Blutgruppenantigene des ABO- und des Rh-Systems** (siehe 11.5.2 und 11.5.3).
- **Histokompatibilitätsantigene**
  Das sind genetisch determinierte Antigene, die sich z. B. bei einer Organtransplantation im Gewebe des Organspenders finden, beim Empfänger jedoch fehlen, so daß dieser eine Immunreaktion entwickelt und das fremde Gewebe abgestoßen wird.
- **gm-Merkmale** (gm = Gamma marker; Immunglobulinallotypie): genetisch festgelegte antigene Merkmale bestimmter menschlicher IgG-Moleküle, die den schweren Ketten dieser Moleküle zugeordnet sind.
- **Inv-Merkmale** (Inv = Inhibitory Virm [Virm = erster Serumspender]): Diese Merkmale finden sich an den L-Polypeptidketten vom K-Typ. Da die L-Polypeptidkette in sämtlichen Immunglobulinklassen als Strukturelement der Eiweißstoffe auftritt, ist sie charakteristisch für L-Ketten (und deswegen auch gleichzeitig charakteristisch für *Bence-Jones*-Proteine aller Ig-Klassen.

★ **Serologische Charakteristik in der Individualität**

Jeder Organismus weist für das Individuum charakteristische Merkmale auf, die sich serologisch differenzieren lassen und als eine Vielzahl verschiedener antigenetischer Spezifitäten in Erscheinung treten.

★ **Syngenetische Antigenkonstitution bei eineiigen Zwillingen und Inzuchtstämmen**

Da bei solchen Individuen die Chromosomensätze nahezu oder total identisch sind, erscheint auch die Antigenkonstitution nahezu identisch bzw. identisch.

11.3 Der Antikörper

11.3.1 Molekularstruktur des Antikörpers

Einordnung als Immunglobulin

Ein Antikörper ist ein spezifisches Immunglobulin, welches als Antwort auf einen antigenen Reiz gebildet wird.
Dieses Immunglobulin ist zu einer spezifischen Reaktion mit dem Antigen fähig.

★ **Wanderungsgeschwindigkeit im elektrischen Feld**

Die Elektrophorese stellt eine Möglichkeit dar, die verschiedenen Plasmaproteine genauer zu klassifizieren. Sie teilen sich im elektrischen Gleichstromfeld in zwei Gruppen auf, die Albumine und die Globuline (kugelige Proteine). Die Gruppe der Globuline teilt sich in vier Fraktionen, die mit α_1, α_2, β und γ bezeichnet werden.
Die unterschiedliche Wanderung von Proteinen im elektrischen Gleichstromfeld beruht auf der Tatsache, daß verschiedene Proteine bei einem definierten pH-Wert selten die gleiche Nettoladung haben und somit unterschiedliche Wanderungsgeschwindigkeit zeigen. Auf geeigneten Trägern lassen sich dann für die verschiedenen Proteine ganz charakteristische Banden nachweisen.
Die meisten Antikörper finden sich in der Fraktion, die am langsamsten wandert, bei den γ-Globulinen.

Glykoproteincharakter

Die menschlichen Immunglobuline enthalten neben den überwiegend vorhandenen Aminosäuren auch bestimmte Kohlenhydratanteile, die von Ig-

Klasse zu Ig-Klasse unterschiedlich sind. Einen Überblick gibt das Schema auf S. 252.

Protektive und nicht-protektive Antikörper

- **Protektive Antikörper**
Als protektive (protektiv = schützend) Antikörper bezeichnet man solche Antikörper, die nach vorangegangener Immunisierung (generalisierte Infektionskrankheit oder aktive Schutzimpfung) dem Körper im Falle einer Reinfektion eine erhöhte Widerstandskraft gegenüber einem spezifischen Krankheitserreger verleihen, weil sie dann durch die entsprechenden Antigene, die man in einem solchen Fall auch als protektive Antigene bezeichnet, stimuliert werden, sich stark zu vermehren und die Infektion abzuwehren.

- **Nicht-protektive Antikörper**
Diese Antikörper werden auch als Normal-Antikörper bezeichnet, weil sie auch normalerweise im Organismus vorkommen, ohne daß ihre Bildung durch Erkrankungen oder Immunisierungen hervorgerufen worden wäre. Als Beispiele sind Agglutinine, Hämolysine und komplementbindende Antikörper zu nennen.

Aufbau und Dimensionen des IgG-Moleküls
Porter-Modell: H- und L-Ketten

Die Untersuchungen über die Struktur von Antikörpern sind bisher bei den IgG-Molekülen am erfolgreichsten gewesen.
Die Moleküle der IgG-Klasse bestehen aus zwei leichten L-(Light) und zwei schweren H-(Heavy)Ketten, die symmetrisch angeordnet und durch Disulfidbindungen miteinander verbunden sind.

- **L-Ketten**
die L-Ketten sind in allen Immunglobulinen vorhanden und für die immunologische Verwandtschaft aller Antikörper untereinander (serologische Kreuzreaktion) verantwortlich. Von den L-Ketten existieren **zwei Typen**: 60% der Menschen besitzen den $\varkappa$-, die restlichen 40% den λ-Ketten-Typ. Das Molekulargewicht der L-Ketten beträgt etwa 22 000. In jedem Immunglobulinmolekül finden sich immer zwei identische L-Ketten.

- **H-Ketten**
Die H-Ketten sind jeweils für eine Klasse von Ig charakteristisch; die IgG-Klasse enthält H-Ketten vom γ-Typ, die IgA-Klasse den α- und die IgM-Klasse den μ-Typ. Auch von den schweren Ketten finden sich jeweils

zwei identische in jedem Ig-Molekül. Das Molekulargewicht beträgt etwa 55 000.

Bei Forschungen nach der Wirkungsweise und der genauen Struktur der Antikörper gelang es *Porter* mit proteolytischen Enzymen die Immunglobuline aufzuspalten und dadurch die Struktur und die Lokalisation bestimmter Qualitäten der Immunglobuline besser zu analysieren. Auf *Porter* geht ein Diagramm zurück, das einen Eindruck von der grundlegenden Zusammensetzung von γ-Globulinen vermittelt.

Disulfid-(S-S-)Brücken

Immunglobuline der Klasse G sind außergewöhnlich stabil. Das gilt sowohl unter physiologischen Bedingungen als auch bei Laboruntersuchungen, in deren Verlauf Bedingungen geschaffen werden, die im allgemeinen einen wesentlichen Einfluß auf die Struktur und das Verhalten von Eiweiß haben, wie z. B. Änderungen des pH-Wertes und der Temperatur.

Unter physiologischen pH- und Temperaturbedingungen zeigen sie in Salzlösungen wieder ihre ursprüngliche Struktur.

Als ein wesentlicher Grund für dieses Verhalten wird das Vorhandensein von **Disulfidbrücken** angesehen, die unter anderem die vier Ketten untereinander verbinden. Darüber hinaus dienen sie der Stabilisierung der jeweiligen Konformation der Globulinmoleküle.

Am leichtesten lassen sich die Disulfidbrücken zwischen den schweren Ketten spalten, dann die, die die leichten mit den schweren verbinden und am schwersten diejenigen innerhalb der einzelnen Ketten.

Eine Aufspaltung in zwei symmetrische Hälften erfolgt bereits, wenn die Moleküle bei niedrigem pH-Wert stark positiv geladen sind.

Antikörperfragmentierung durch Mercaptoäthanol, Pepsin und Papain

★ Spaltung mit Mercaptoäthanol

Mit Mercaptoäthanol und Cystein kann man die S-S-Bindungen zwischen den einzelnen Ketten reduzieren, so daß man zwei verschieden schwere Kettenfraktionen gewinnt. Anschließend lassen sich die Ketten durch geeignete Verfahren voneinander trennen. Es müssen gleichzeitig Bedingungen geschaffen werden, unter denen es ihnen nicht möglich ist, sich wieder aneinander anzulagern, wie es sonst vorkommen kann, weil sich neben den kovalenten Disulfidbindungen auch andere Bindungen ausbilden können.

Spaltung mit Pepsin am Beispiel des IgG

Pepsin spaltet IgG in zwei Fragmente. Angriffspunkt sind die H-Ketten vor den verbindenden Disulfidbrücken am C-terminalen-Ende. Die Abbildung auf S. 248 zeigt die Spaltungsstelle.

Dabei entsteht ein Fragment mit zwei Antigen bindenden Stellen. Es wird F (ab')$_2$ genannt. Das F (ab')$_2$-Fragment besitzt Antikörperaktivität, da es beide Ag-bindenden Stellen enthält. Der C-terminale Abschnitt wird in Peptide zerlegt. Da in diesem Abschnitt die antigenen Determinanten des Moleküls sitzen, besitzt das F(ab')$_2$ keine allotypischen Marker und keine Komplementfixation mehr.

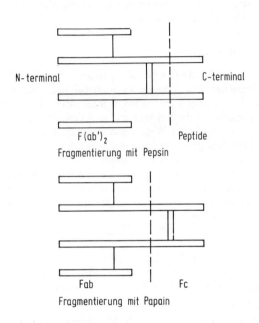

Spaltung mit Papain am Beispiel des IgG
Bei der Spaltung mit Papain entstehen drei Fragmente:
- Das Fc-Fragment enthält die wesentlichen antigenen Determinanten des IgG-Moleküls.
- Die beiden anderen Fragmente sind noch in der Lage, sich mit Antigenen zu verbinden und werden mit Fab bezeichnet.

Fc-Stück
Mit Fc bezeichnet man den Anteil der schweren Kette des IgG, der im Fab-Fragment lokalisiert ist. Er spielt im Zusammenhang mit der Antigen bindenden Eigenschaft des Fab-Bruchstückes eine wichtige Rolle, weil er direkt beteiligt ist.

ϰ(kappa)- und λ(lambda)- Determinanten

Bei den leichten Ketten unterscheidet man nur zwei verschiedene Typen, die in allen Immunglobulinklassen vorkommen. Man nennt sie ϰ und λ. Da jeder Typ der leichten Ketten in jeder der fünf Immunglobulinklassen vorkommen kann, gibt es zehn Möglichkeiten der Kombination von leichten und schweren Ketten, die man bei jedem Individuum finden kann.

Bedeutung der ϰ-λ-Determinanten als Ansatzpunkt für den Coombs-Test

Beim *Coombs*-Test wird ein gegen menschliches γ-Globulin gewonnenes Antiserum benutzt. Dieses Antihumanglobulin enthält komplette Antikörper gegen die inkompletten Immunglobuline, die bei diesem Test nachgewiesen werden sollen. Das Antihumanglobulin hat Antikörperaktivität u. a. gegen Bereiche in den ϰ- und λ-Ketten, die als antigene Determinante fungieren. Die inkompletten Antikörper sind im Coombstest an Erythrozyten gebunden. Durch Zugabe des Antihumanglobulins werden an den ϰ- und λ-Determinanten die inkompletten Antikörper versetzt, so daß eine sichtbare Agglutimation eintritt.

Determinantenmuster der H- und der L-Ketten

Die verschiedenen Determinanten wurden aufgrund ihrer antigenen Eigenschaften ermittelt. Diese Untersuchungen können mit Hilfe von Antikörpern, die gegen menschliche Immunglobuline gerichtet sind, durchgeführt werden. Diese Antikörper sind durch Immunisieren von Tieren mit menschlichen γ-Globulinen zu erhalten.

Klassenspezifische Determinante

Die klassenspezifischen Determinanten sind an die schweren Ketten gebunden. Entsprechend den Immunglobulinklassen G, A, M, D und E werden den schweren Ketten die griechischen Buchstaben γ, α, μ, δ und ε zugeordnet. γ, α, μ, δ und ε bezeichnen die in den einzelnen Determinanten unterschiedlichen schweren Ketten.

★ Gm- und Inv-Determinanten als Träger von allogenen Spezifitäten

Das **Gm-System** stellt eine Immunglobulinallotypie des Menschen dar. Innerhalb der H-Ketten der IgG-Moleküle kommen individuelle Aminosäuredifferenzen vor. Zum Beispiel:
Gm(1)   Asp-Glu-Leu-Thr-Lys
Gm(−1)   Glu-Glu-Met-Thr-Lys

Diese individuellen Unterschiede sind genetisch fixiert. Da sie bei genetisch unterschiedlichen Wesen einer Spezies vorkommen, stellen sie allogene Spezifitäten dar.

Das **Inv-System** stellt ebenfalls eine Immunglobulinallotypie des Menschen dar. Es besteht aus drei Allotypen: Inv (1), Inv (2) und Inv (3). Die Differenzen liegen im Inv-System innerhalb der kappa-Ketten. Bei Inv (1) und Inv (3) wurden Aminosäuredifferenzen in der kappa-Kette gefunden, bei Inv (3) dagegen nicht. Man nimmt an, daß bei Inv (2) eine veränderte Quartärstruktur der kappa-Kette vorliegt. Vererbt werden die Inv-Marker durch vier Allele.

Funktionslokalisation

Bedeutung des Fc-Stücks für Komplementaktivierung

Als Komplement bezeichnet man eine bestimmte Gruppe von Proteinen, die serologisch unspezifisch sind und im frischen normalen menschlichen Serum vorkommen. In Anwesenheit von Antikörpern ermöglichen sie die Abtötung oder die Lysis zellulärer Antigene. Läßt man das Serum einige Wochen stehen oder erhitzt es für wenige Minuten auf ca. 56° C, können die zellulären Antigen nicht mehr lysiert werden, auch wenn die Antikörper nicht geschädigt wurden. Das Komplement ist also für die Vernichtung zellulärer Antigene unbedingt notwendig.

Im normalen menschlichen Serum macht das Komplement etwa 10% der Globuline aus. Es ist in 9 Untergruppen eingeteilt, die mit C_1, C_2, C_3 usw. bezeichnet werden.

Da das Komplement nicht zu den Immunglobulinen gehört, zeigt es weder eine Konzentrationserhöhung nach einem Immunisierungsprozeß noch antigenspezifische Eigenschaften. Es reagiert mit einer Vielzahl von Antigen-Antikörper-Komplexen, was schließlich zur Schädigung der Zellmembran und Zerstörung der Zelle führt.

Durch Vermittlung von Ca-Ionen kann C_1 mit dem Fc-Anteil des Antikörpers reagieren. Durch Einwirkung auf die verschiedenen Komplementgruppen und durch Reaktionen dieser Gruppen miteinander werden mit Antikörpern behaftete Antigene »klebrig«, so daß sie sich an rote Blutkörperchen und Blutplättchen anheften können. Diese »Klebrigkeit« verleiht den Antigen-Antikörper-Komplexen chemotaktische Eigenschaften (Anlockung polymorphkerniger Leukozyten) und erleichtert die Phagozytose der antigenen Partikel.

Bedeutung des Fc-Stücks für Komplementaktivierung, Zytotropie, Rheumafaktor-Bindung und Plazenta-Penetration

Das Fc-Fragment zeigt keine Antikörper-Aktivität. Es enthält das C-terminale Ende beider H-Ketten. In dieser Region werden für die biologische Bedeutung der Antigen-Antikörper-Reaktion wichtige Reaktionen ausgeführt. Hier liegen die Strukturen für die Komplementbindung und -aktivierung, die Möglichkeit der Plazenta-Passage und für die Fähigkeit der Antikörper, sich an Zellmembranen zu heften (Zytotropie).

Position der Antigen-Bindungsstelle

Die Antigen-Bindungsstelle ist am N-terminalen Ende der Fab-Anteile des Antikörpers lokalisiert. Sie wird durch die Aminosäuresequenz in diesem Bereich gegen den jeweiligen Antikörper spezifisch aufgebaut.

Aufbau des dekavalenten IgM-Antikörpers aus fünf 7 S-Untereinheiten

Das IgM-Molekül besteht aus fünf Untereinheiten, die in ihrer Struktur dem IgG-Molekül ähneln.
Allerdings sind die schweren Ketten der IgM-Moleküluntereinheiten um etwa 20% länger als die der IgG-Moleküle. Somit liegt das Molekulargewicht auch entsprechend höher.
Die fünf Untereinheiten des IgM-Moleküls sind untereinander durch Disulfidbrücken verbunden. Neben schweren und leichten Ketten findet man beim IgM noch eine zusätzliche J-Kette (J = joining, verbindend), welche sich hinsichtlich ihrer antigenetischen und Aminosäurezusammensetzung von den anderen Ketten unterscheidet. Pro Polymer existiert nur eine J-Kette. Entsprechend seiner Sedimentationskonstante bezeichnet man das IgM-Molekül auch als 19 S-Antikörper. (Das IgG-Molekül heißt auch 7 S-Antikörper.

11.3.2 Immunglobulinklassen

Einteilungskriterien

In der folgenden Tabelle lassen sich Molekulargewicht, Kohlenhydratgehalt und die Zusammensetzung der Ketten, von denen jeweils die H-Ketten klassenspezifisch sind, ablesen:

Eigenschaften einiger Immunglobuline im Blutserum des Menschen

Typ	IgG	IgA	IgM	IgD	IgE
Mol.-Gew.	150000	160000	900000	180000	200000
Sedimentationskonstante (S)	6,7	7 - 13	18 - 20	6,6	7,9
Kettenkombination	$\varkappa_2\gamma_2$ oder $\lambda_2\gamma_2$	$(\varkappa_2\alpha_2)_n$ oder $(\lambda_2\alpha_2)_n$	$(\varkappa_2\mu_2)_5$ oder $(\lambda_2\mu_2)_5$	$\varkappa_2\delta_2$ oder $\lambda_2\delta_2$	$\varkappa_2\varepsilon_2$ $\lambda_2\varepsilon_2$
Kohlenhydratgehalt (%)	2,9	7,5	7,7 - 10,7	12	10,7
Gehalt im Normalserum (g/100 ml)	0,9 - 1,5	0,14 - 0,26	0,07 - 0,18	< 0,04	< 0,006

Die Wertigkeit eines Antikörpers hängt von der Anzahl der Antigen-Bindungsstellen, also der Anzahl der vorhandenen Ig-Einheiten, ab. Beispiel: IgG ist zweiwertig, IgM ist zehnwertig.

Biologische Funktion der einzelnen Klassen

- **IgA:** Immunglobulin A hat offensichtlich die Aufgabe, die Schleimhäute des menschlichen Körpers vor dem Eindringen pathogener Mikroorganismen zu schützen. Es wird wahrscheinlich in subepithelial gelegenen Zellen exokriner Drüsen gebildet und ist gegen lokal auftretende Antigene gerichtet. Man findet IgA in allen Körperausscheidungen (Schleim der Atemwege, des Intestinal- und Urogenitaltrakts, Speichel, Milch und Tränen). Obwohl die tägliche Produktion von IgA etwa in der gleichen Größenordnung wie die des IgG liegt, beträgt der Plasmaspiegel nur etwa ein Fünftel der IgG-Konzentration, weil der größte Anteil ausgeschieden wird.
- **IgG:** Antikörper der IgG-Klasse kommen sowohl im Serum als auch im Gewebe in hoher Konzentration vor. Sie sind zu vielfältigen Abwehrreaktionen befähigt. Sie wirken präzipitierend, agglutinierend und komplementbindend. Ihnen kommt eine besondere Bedeutung bei der Abwehr bakterieller Toxine zu. Typisch ist ihr schnelles Auftreten bei bereits sensibilisierten Individuen.

    Als einzige unter den Immunglobulinen sind die IgG-Moleküle plazentagängig und dadurch in der Lage, dem Neugeborenen eine passive Immunität zu verleihen.
- **IgM:** IgM-Moleküle sind besonders zu Agglutination, Lyse und Opsonisierung befähigt. Wegen ihrer Größe (19 S-Makromoleküle) kommen sie vorwiegend in der Blutbahn vor. Sie sind die ersten

Antikörper, die bei humoralen Immunreaktionen auftreten. Über einen Rückkopplungsmechanismus fällt ihr Spiegel bei gleichzeitig zunehmenden IgG-Globulinen ab.
IgM-Moleküle treten auch als unspezifische oder natürliche Antikörper auf.
- **IgD:** Die Funktion des IgD ist unbekannt.
- **IgE:** Die Serumkonzentration von IgE-Molekülen im Serum ist unter Normalbedingungen sehr gering. Die auch als Reagine bezeichneten Antikörper kommen auch im Gewebe vor, wo sie sich mit ihrem Fc-Anteil vorzugsweise an Gewebsmastzellen anlagern. Die Verbindung der freien Fab-Anteile mit Antigen löst die Freisetzung gefäßaktiver Substanzen (vor allem Histamin) aus, die dann lokal oder generalisiert Überempfindlichkeitsreaktionen auslösen.

Unterscheidungsmerkmale des IgE (Reagin) gegenüber den übrigen Antikörperklassen

Die Moleküle der IgE-Klasse zeigen Hitzelabilität (Zerstörung bei Erwärmung auf 56° C über zwei bis vier Stunden) und eine ausgesprochene Zytotropie bzw. Zytophilie, wie sie in der vorzugsweisen Anlagerung an Gewebsmastzellen zum Ausdruck kommt. Die Histaminfreisetzung durch IgE aus den Mastzellen wurde bereits beschrieben (s. o.). Die Immunglobuline der Klasse E können kein Komplement binden.

Vielfalt der Antikörperantwort

Die Immunantwort eines Organismus auf antigene Reize läuft sehr komplex ab. Über ihre Entstehung gibt es verschiedene Theorien, denen zufolge man davon ausgehen kann, daß für die Bildung von Immunglobulinen zunächst einmal Primär- und Sekundärantwort voneinander unterschieden werden müssen.

- **Primärantwort**
Als Primärantwort bezeichnet man das Auftreten **spezifischer Antikörper** bei erstmaligem Antigenkontakt. Anfangs findet man **Antikörper der IgM-Klasse** und erst später Immunglobuline der G-Klasse. Beide Antikörperarten sind spezifisch gegen das betreffende Antigen gerichtet.
Den Übergang von einer Immunglobulinklasse zu einer anderen (hier von IgM nach IgG) nennt man „**switch over**".
- **Sekundärantwort**
Als Sekundärantwort bezeichnet man eine immunologische Reaktion auf eine wiederholte Antigenapplikation.
Bei einem Teil dieser Reaktionen treten von Anfang an IgG-Moleküle auf, während bei einem anderen Teil erst Antikörper der IgM- und dann auch der IgG-Klasse im Serum erscheinen.

★ Klassen und Subklassen

Eingehende Untersuchungen haben darüber hinaus ergeben, daß die Synthese der Immunglobuline nicht von einer bestimmten Zelle erfolgt, sondern daß daran verschiedene Zellen beteiligt sind.
So gibt es Zellen, die nur H- und solche, die nur L-Ketten bilden.
Bei den L-Ketten bildenden Zellen können noch solche unterschieden werden, die nur K- oder nur λ-Ketten produzieren. Ebenso gibt es in der Gruppe der H-Ketten bildenden Zellen verschiedene, die jeweils α-, γ-, δ-, ε-, und μ-Ketten synthetisieren.

★ Grade der Affinität

Die Affinität charakterisiert die Neigung des Antikörpers, eine Bindung mit dem Antigen einzugehen.
Unterschiede in der Affinität sind bei Antigen-Antikörper-Reaktionen deswegen festzustellen, weil die auf einen antigenen Reiz hin gebildeten verschiedenen Immunglobuline hinsichtlich ihrer antideterminanten Gruppe bis zu einem bestimmten Grad verschiedene Spezifität aufweisen. Ein Maß für die Affinität ist die Bindungskonstante einer solchen Reaktion. Ihre Größe ist der Stabilität des Antigen-Antikörper-Komplexes proportional.

Zytophile und zytotrope Antikörper

– Zytophile Antikörper

Die Bezeichnung „zytophiler Antikörper" leitet sich aus Untersuchungsergebnissen ab, die bei in-vitro-Versuchen ermittelt wurden. Zytophile Antikörper heften sich mit dem **Fc-Fragment** an die Zellmembran bestimmter Zellen. Die Bindung von Antigen wird dadurch nicht beeinflußt. IgG_1 und IgG_3 binden sich sehr stark an neutrophile Granulozyten, während IgE eine hohe Affinität zu den histamintragenden Mastzellen besitzt.
Gut untersucht ist die pathogenetische Bedeutung der zytophilen Antikörper vom Reagintyp. Durch Beladung der Mastzellen mit IgE wird nach Antigenbindung Histamin freigesetzt, das entscheidend an den Symptomen der Allergie vom Soforttyp mitwirkt.

– Zytotrope Antikörper

Der Begriff „zytotrop" bezieht sich auf eine genauere Einteilung der zytophilen Antikörper. Z. B. sind homozytotrope Antikörper solche, die sich an Zellen der gleichen Spezies binden, während heterotrope Antikörper sich an Zellen anderer Spezies anheften.

Monoklonale Antikörper

Die sogenannte **klonale Selektionstheorie** wurde 1957 von *Burnet* und *Talmge* unabhängig voneinander entwickelt. Danach gibt es im Organismus eine große Anzahl von Lymphozyten, die entsprechend ihrer unterschiedlichen genetischen Codierung jeweils auf unterschiedliche Antigene Antikörper bilden. Bei antigenem Reiz bildet der Lymphozyt durch Teilung eine Anzahl weiterer Zellen, die zur Synthese weitgehend homogener spezifischer Antikörper befähigt sind. Das heißt, daß ein Antigen spezifisch auf präformierte Zellen wirkt und sie zur Synthese der entsprechenden Antikörper stimuliert.

★ **Konkurrenz zwischen IgG und IgE als Grundlage für die sogenannte Desensibilisierung mit Allergen**

Das Auftreten allergischer Reaktionen hängt wesentlich vom **Verhältnis der Immunglobuline G und E** zueinander ab.
Eine allergische Reaktion, wie sie z. B. beim Heufieber auftritt, kommt zustande, wenn die Allergene primär mit IgE-Antikörpern reagieren. (Bei Allergikern ist häufig der Grundspiegel von IgE erhöht.)
Die Desensibilisierung hat zum Ziel, den allergischen Organismus gegen das Allergen unempfindlich zu machen.
Die praktische Durchführung gründet sich auf folgende Vorstellung. Die mehrfache Applikation kleiner, genau dosierter Mengen eines Allergens soll die Produktion spezifischer Antikörper der IgG-Klasse stimulieren. Diese Antikörper konkurrieren bei späterer Allergenexposition mit den Reaginen (IgE) und binden die antigene Substanz, bevor sie mit den IgE-Antikörpern reagieren kann. Die allergische Reaktion bleibt aus.

11.3.3 Spezifität des Antikörpers

Begriff der Spezifität

Die Spezifität von Antikörpern beruht auf der hohen Selektivität die der Antikörper gegenüber Antigenen aufweist.
Diese Selektivität erstreckt sich besonders auf die Größe, chemische Zusammensetzung und räumliche Anordnung der antigenen Determinanten, die an der Bindungsstelle am Antikörper, der eine komplementäre Struktur aufweist, fixiert wird. Unterschiede in der Festigkeit der Bindung ergeben sich daraus, daß zwar eine gewisse Übereinstimmung (Komplementarität) zwischen der antigenen Determinante und der Bindungsstelle am Antikörper vorhanden sind, aber einige chemische Gruppen oder sterische Anordnungen nicht so recht „passen". Der Antikörper weist eine unterschiedliche Affinität gegen-

über vollkommen komplementären und ähnlichen Strukturen antigener Substanzen auf. Je geringer die Affinität ist, desto unspezifischer ist die Reaktion von Antikörpern mit Antigenen.
Man kann sich also vorstellen, daß Antikörper, die gegenüber verschiedenen, aber ähnlich strukturierten antigenen Determinanten nur eine geringe Affinität aufweisen, mit mehreren dieser Antigene reagieren. In einem solchen Fall kann man kaum noch von Spezifität sprechen.

Reversibler Charakter der Antigen-Antikörper-Bindung

Die Kräfte, die die Bindung von Antigen an den Antikörper bewirken, haben keine große Reichweite. Das erklärt einmal, daß für eine ausreichend feste Bindung eine entsprechend starke Annäherung von Antigen- und Antikörpermolekül zueinander möglich sein muß, wie sie durch die räumliche Struktur der komplementären determinanten Gruppen gegeben ist. Da jedoch keine kovalenten Bindungen zwischen beiden Molekülen vorliegen, ist die Bindung andererseits nicht so fest, daß Antikörper und Antigen nicht wieder dissoziieren könnten.
Das Ausmaß einer Dissoziation hängt u. a. von der Affinität des Antikörpers zum Antigen und der Reaktionstemperatur ab.

★ Dissoziation von Immunkomplexen als Prinzip der spezifischen Reinigung von Antigen und Antikörper

Auf den reversiblen Charakter von Antigen-Antikörper-Bindungen wurde oben bereits hingewiesen.
Für die Dissoziation von Immunkomplexen stehen verschiedene Methoden zur Verfügung.
Als relativ unspezifische Verfahren sind die Trennung im sauren Milieu (im allgemeinen bei pH-Werten von 3,5 und niedriger), Inkubation bei erhöhter Temperatur (ca. 56° C) oder die Inkubation bei erhöhter Salzkonzentration anzusehen. Um eine optimale Dissoziaton zu erreichen, ist in den meisten Fällen die Verwendung jeweils spezifischer Reagenzien erforderlich.
Nach der Spaltung der Komplexe können Antigene und Antikörper beispielsweise durch Filtration (Gelfiltration) voneinander getrennt werden.
Zwei etwas speziellere Verfahren, in denen der Dissoziation der Immunkomplexe zum Zwecke der Reindarstellung von Antigen und Antikörper Bedeutung zukommt, seien im folgenden dargestellt:
- Mit Hilfe der Ionenaustauscherchromatographie lassen sich in Harnstoff gelöste Präzipitate bei neutralem pH-Wert spalten. Unter der Bedingung, daß das Antigen dabei entweder stark sauer oder stark basisch ist, wird es an den Austauscher (Zellulose) gebunden, während der Antikörper abdissoziiert.
- Bei der **Immunadsorbenstechnik** werden beispielsweise Antikörper an

Säulen aus unlöslichen Trägersubstanzen (z. B. Zellulose) durch kovalente Bindung fixiert. Gibt man Antigene über die Säule, werden jeweils die mit spezifischer Antideterminante an die Antikörpermoleküle gebunden. Sie lassen sich jedoch anschließend bei entsprechend vorsichtigem Vorgehen wieder von diesen trennen und aus der Säule eluieren.
Umgekehrt kann zur Isolierung von Antikörpern spezifisches Antigen an den Träger gebunden werden. Dann wird Antiserum zugegeben, anschließend das Immunglobulin ausgewaschen.
Dieses Verfahren läßt eine hohe Ausbeute an Reinsubstanzen zu.

Die Spezifität als Funktion der Aminosäuresequenz, konstanter und variabler Teil der L-Kette

Die Primärstruktur der einzelnen Ketten eines Immunglobulinmoleküls wird durch die Sequenz der Aminosäuren festgelegt. Sie bedingt die Tertiärstruktur (räumliche Konfiguration) des Antikörpermoleküls.
Sowohl die L- als auch die H-Ketten besitzen jeweils einen konstanten und einen variablen Anteil.
Die C-terminale Hälfte der einzelnen Ketten zeigt bei allen Antikörpern eine konstante Zusammensetzung. Lediglich die variable N-terminale Hälfte variiert bezüglich der Aminosäuresequenz und Länge.
Die L-Kette enthält 214 Aminosäuren (davon 108 im variablen Teil), die H-Kette 446 (davon 115 im variablen Teil). Die Zahl der möglichen verschiedenen Antikörper schätzt man auf 10^6.
Die Aminosäuresequenz der variablen Anteile legt für den jeweiligen Antikörper die räumliche Struktur als „Schlüssel" für das vom Antigen vorgegebene „Schloß" und bedingt damit seine Spezifität.

Bence-Jones-Protein

Das *Bence-Jones*-Protein ist ein pathologischerweise im Urin auftretendes Eiweiß. Es handelt sich dabei um isoliert auftretende identische L-Ketten vom K- oder λ-Typ des IgG-Moleküls. Ihr Nachweis im Serum kann sich schwierig gestalten, da die Moleküle wegen ihres geringen Molekulargewichts (MG ca. 20 000 bis 40 000) in den Glomerula frei filtriert und daher vom Organismus schnell ausgeschieden werden können.
Produziert werden diese „**Paraproteine**" von Myelomzellen, die den Plasmazellen sehr ähnlich sind, sich aber durch unkontrolliertes Wachstum auszeichnen. Sie sind nicht in der Lage, normales Immunglobulin zu bilden. Das *Bence-Jones*-Protein hat keine oder nur schwache Antikörperaktivität.
Man nimmt an, daß die Myelomzellen, die *Bence-Jones*-Protein produzieren und freisetzen, aus einem **einzigen Zellklon** stammen, also **monoklonal** sind, zumal sich die Paraproteine bei dem erkrankten Organismus als identisch erweisen.

Genetische Determination der Antikörper-Spezifität

Nach der sogenannten klonalen Selektionstheorie (s. o.) nimmt man an, daß durch genetische Determination der Code für die Synthese aller möglichen Antikörper bereits im nicht sensibilisierten Organismus vorliegt.
Jeder Lymphozyt soll in der Lage sein eine bestimmte Art Antikörper zu bilden, die, solange die Zelle noch nicht stimuliert ist, als Rezeptor an ihrer Oberfläche haftet.
Bei antigenem Reiz proliferiert der Lymphozyt dann und bringt durch Teilung eine Reihe gleichartiger Zellen hervor, die dann zur Synthese und Freisetzung von homogenen spezifischen Antikörpern befähigt sind.

11.3.4 Antikörper-analoge Stoffe

Zu dieser Gruppe zählen die **Phytohämagglutinine** (PHA). Es handelt sich dabei um Eiweißkörper, die globulinähnliche Struktur besitzen und aus Pflanzen extrahiert werden können.
Eine Einteilung ergibt sich aud der Wirkung dieser Substanzen:

1. Lektine

Lektine sind agglutinierende und präzipitierende pflanzliche Proteine. Einige von den in sehr vielen Pflanzen vorkommenden Lektinen sind in der Lage, Erythrozyten bestimmter Blutgruppen zu agglutinieren. Sie werden daher als blutgruppenspezifisch bezeichnet. Die Spezifität der Lektine richtet sich im allgemeinen gegen Kohlenhydratreste, bei Zellen speziell gegen solche Zucker, die immundeterminante Funktion haben. Aus diesem Grunde finden sie u. a. Verwendung bei der Reinigung von Blutgruppensubstanzen.
Das bekannteste und am besten untersuchte Lektin ist das Concanavalin A, das aus der Schwertbohne gewonnen wurde (Canavalia ensiformis D. C.) Es hat sich besonders bei der Reinigung von Hormonen, Enzymen, Immunglobulinen und Blutgruppensubstanzen bewährt.
Darüber hinaus zeigt es mitogene Wirkung (s. u.).

2. Phytomitogene

Diese Substanzen sind in der Lage, bestimmte Zellen zur Mitose anzuregen. Aus welchem Grund eine solche Stimulation durch Phytomitogene in Gang gebracht wird, ist bisher ungeklärt.
Sie läßt sich durch Untersuchungen an Lymphozyten nachweisen. Durch Fixation von Mitogenen an der Membranoberfläche der Zellen erfolgt in der Zelle ein Anstieg aller Stoffwechselaktivitäten, wobei Kern- und Plasmavolumen, RNS-, Protein- und schließlich auch die DNS-Synthese zunehmen. Je nach Art des Mitogens läßt sich eine spezifische Stimulation von T- oder B-Lymphozyten oder auch beider Gruppen gleichzeitig nachweisen.

Concanavalin (s. o.) sei als Beispiel für die Phytomitogene genannt, es stimuliert die T-Lymphozyten.
Praktische Bedeutung kommt den Mitogenen in den verschiedensten Bereichen zu. In der klinischen Immunologie deutet eine verminderte Transformation von Lymphozyten auf Störungen in ihrer Funktion hin.

Ferner sind Lymphozytentransformationstests für den Nachweis zellulärer Immundefekte oder für die Testung von Gewebeverträglichkeiten bei Transplantationen geeignet.

C-reaktives Protein (CRP)

Das CRP ist ein Protein, welches bei entzündlichen oder mit Gewebszerfall einhergehenden Erkrankungen in der β-Globulinfraktion auftritt. Die Bezeichnung C-reaktives Protein leitet sich daher ab, daß dieses Protein mit dem somatischen Polysaccharid C von Pneumokokken bei Anwesenheit von Calcium-Ionen unter Präzipitation reagiert. Sein Auftreten kann ebenso wie eine erhöhte Blutsenkungsgeschwindigkeit, Fieber und Vermehrung der Leukozyten als Zeichen eines entzündlichen Geschehens gewertet und bereits 18–24 Stunden nach Beginn der Erkrankung nachgewiesen werden. Bereits bevor sich die Blutsenkungsgeschwindigkeit wieder normalisiert hat, ist es wieder verschwunden.
CRP wird im **Inversen Latextest** nachgewiesen:
An Latex-Partikel gebundenes Anti-CRP-Serum, welches vom Kaninchen gewonnen wird, agglutiniert auf dem Objektträger im Tropfentest CRP-haltiges Patienten-Serum.

Rheumafaktor

Rheumafaktoren sind Autoantikörper gegen menschliche und tierische Immunglobuline. Meistens treten sie in der Klasse der IgM-Globuline, weniger häufig in anderen Ig-Klassen auf.
Sie binden sich meistens an latente Determinanten des Fc-Stücks eines Antikörpers, der an ein bisher noch nicht nachgewiesenes Antigen gebunden ist, nach Pepsinbehandlung auch an das Fab-Stück. Rheumafaktoren sind sehr häufig bei Patienten mit rheumatoider Arthritis nachweisbar, seltener jedoch auch bei anderen Erkrankungen wie Endokarditis lenta, Lepra, Lues oder Tuberkulose.
Wie es zur Bildung von Rheumafaktoren kommt, ist noch nicht geklärt. Es wird diskutiert, daß ihr Auftreten durch das Vorhandensein von denaturierten Immunglobulinen bedingt ist, von denen allerdings nocht nicht bekannt ist, wie sie entstehen oder woher sie stammen. Charakteristischerweise tritt bei der rheumatoiden Arthritis (PCP) der Rheumafaktor als 19S-Ig^M auf,

welches mit körpereigenem 7S-IgG im Sinne einer Autoimmunreaktion reagieren kann.
Die wichtigsten Nachweismethoden für den Rheumafaktor sind der **Waaler-Rose-Test (Hämagglutinationstest)** und der **Latex-Test (Partikelagglutinationstest)**
– *Waaler-Rose*-Test, syn. Differential-Agglutinations-Test (DAT)
Waaler (1940) und *Rose* (1948) stellten fest, daß die Agglutinationsneigung von sensibilisierten (mit Immunambozeptor von Kaninchen) beladenen Hammelerythrozyten durch die Zugabe von Serum, das von an PCP erkrankten Patienten gewonnen wurde, in etwa 70% der Fälle deutlich zunahm.
Die Reaktion war gelegentlich auch bei anderen Erkrankungen wie Lungenerkrankungen verschiedener Genese, Endocarditis lenta, Struma maligna und *M. Cushing* positiv.
Prinzip der Methode
Zu zwei Verdünnungsreihen von Patientenserum werden einmal eine 1%ige Suspension nichtsensibilisierter und zum anderen eine Suspension sensibilisierter Erythrozyten zugegeben.
Aus dem Quotienten der reziproken Agglutinationstiter der sensibilisierten und der nichtsensibilisierten Reihe ergibt sich der Differential-Agglutinationstiter. Grenztiter ab 1:16 gelten als pathologisch.

Beispiel: Titer in der sensibilisierten Reihe 1:8
Titer in der nichtsensibilisierten Reihe 1:512

Daraus ergibt sich: $\dfrac{8}{512} = 1:64$

– **Latex-Test**
Latex ist eine Trägersubstanz aus Gummimilch-Suspension von Polystyrolpartikeln). Sie kann mit antigenen Substanzen und auch mit antikörperhaltigen Proteinen beladen werden und wird aus diesem Grunde in verschiedenen serologischen Schnelltesten verwendet. Durch Verwendung genormter Latexpartikel für solche Untersuchungen ist eine gewisse Standardisierung der Verfahren möglich geworden.
Beim **Latex-Rheumafaktor-Test** reagiert der Rheumafaktor mit an Latex gebundenem γ-Globulin.
Bei rheumatoider Arthritis findet man in 60% der Fälle einen positiven Hämagglutinationstest, in 70–80% einen positiven Latextest. In der Regel zeigt sich ein Titeranstieg frühestens sechs bis acht Wochen nach Auftreten der ersten klinischen Krankheitszeichen.

11.4 Die Antigen-Antikörper-Reaktion
– Serologische Methoden –

11.4.1 Bindung von Antigen und Antikörper

Antigen-Antikörper-Komplex

Die Antigen-Antikörper-Reaktion ist definiert als ein Vorgang der reversiblen Bindung zwischen Antigen und korrespondierendem Antikörper im Antigen-Antikörper-Komplex. Ursache dafür ist die chemische nebenvalenzmäßige Affinität des Antikörpers zum homologen Antigen, wobei auch die Temperatur und pH-Verhältnisse eine nicht unwesentliche Rolle spielen. Das gleichzeitige Vorhandensein von Vollantigenen und korrespondierenden monovalenten Haptenen kann zur Folge haben, daß eine klassische Ag-Ak-Reaktion ausbleibt, weil die Antikörper durch die Haptene blockiert werden. Die Haptene wirken also im Sinne einer kompetitiven Hemmung. Praktische Relevanz hat dieses Phänomen bei der Therapie von Allergikern erlangt: Es ist möglich, die gegen das Allergen gerichteten Ak (IgE) mit korrespondierenden Haptenen zu blockieren. Dadurch wird die Bindung des Antigens an den Antikörper und damit auch die Ausbildung einer allergischen Reaktion unterbunden.

Konformationsänderung des Antikörpermoleküls durch Bindung an das Antigen

Die Bindung von Antigen an den Antikörper bewirkt am Antikörper drei Dinge:

Aktivierung der komplementbindenden Funktion

Offensichtlich treten an einem Antikörper nach Bindung an ein Antigen Strukturelemente auf, die am freien Antikörper nicht nachzuweisen sind. Sie sind am Fc-Stück des Antikörpers lokalisiert und reagieren mit der C1-Komponente des Komplementsystems (s. u.). (Eine Bindung von Komplementkomponenten wurde allerdings nur bei Antikörpern vom IgG- und IgM-Typ beschrieben.) Die Reaktion der o. g. Strukturelemente mit C1 hat die weitere Aktivierung des gesamten Komplementsystems zur Folge.

Fähigkeit zur Bindung des Rheumafaktors

Die oben bereits beschriebene durch die Bindung des Antikörpers auftretenden Strukturelemente scheinen in einigen Fällen selbst einen antigenen Reiz auszuüben, gegen den ein neuer Antikörper, der Rheumafaktor (s. o.), gebildet wird. Die Bindung des Rheumafaktors an das Fc-Stück kann die Ursache dafür sein, daß die C1-Komponente des Komplementsystems nicht mehr gebunden wird. Die Folge kann sein, daß ein Antikörper, der eigentlich als komplementbindend bekannt ist, in einem solchen Fall das Komplementsystem nicht aktivieren kann.

★ **Fähigkeit zur Induktion der Histaminausschüttung aus Mastzellen**

Über die Freisetzung von Histamin aus Gewebsmastzellen gibt es u. a. folgende Vorstellung:
Zellständige Antikörper (Homozytotrope Antikörper), die mit ihrem Fc-Stück an einen Rezeptor an die Oberfläche von Mastzellen gebunden sind, reagieren mit ihren Determinanten (Fab-Stücke) mit spezifischem Antigen. Unter dieser Reaktion kommt es dann zur Freisetzung von Histamin aus der Zelle.

★ **Beziehung der Begriffe „Vernetzung", „Flockung", „Agglutination" und „Präzipitation" zueinander**

★ – **Vernetzung**

Die Netzwerk-Theorie von *Marrack* u. a. enthält die Vorstellung, daß Antigene mit den korrespondierenden Antikörpern unter bestimmten Bedingungen ein netzartiges Immunaggregat ausbilden.
Ein solches Gebilde kommt jedoch nur zustande, wenn die Antigenmoleküle mindestens drei antigene Determinanten und die Antikörper mindestens zwei Bindungsstellen aufweisen.
Die Form des Netzwerkes hängt wesentlich vom Verhältnis zwischen Antigen- und Antikörpermolekülen zueinander ab.
Sind nur wenige Antigenmoleküle und viele Antikörper vorhanden, wird sich jeweils ein Antikörper an eine antigene Determinante binden, so daß eine Valenz des Antikörpers frei bleibt und die Aggregate recht klein sind.
Mit zunehmendem Ausgleich des Verhältnisses werden die Aggregate immer größer, am größten sind sie in der Äquivalenzzone, in der sich die Vernetzung am ausgeprägtesten darstellt.
Bei Antigenüberschuß werden nicht alle antigenen Determinanten des Antigenmoleküls von Antikörpern besetzt; die Netzbildung ist erschwert oder bleibt aus.

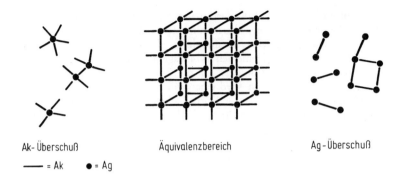

Ak-Überschuß   Äquivalenzbereich   Ag-Überschuß

—— = Ak   ● = Ag

★ – **Flockung**
Das bei einer Präzipitationsreaktion auftretende Phänomen wird als Flokkung bezeichnet. Beispiel: Diphtherietoxin-Antitoxin-Reaktion reagiert mit einer meßbaren Flockung, so daß quantitative Bestimmungen möglich sind.

★ – **Agglutination**
Agglutination ist die Verklebung oder Zusammenballung zellulärer Elemente z. B. Bakterien oder Erythrozyten durch Agglutinine, Lektine oder Antikörper im Sinne einer Antigen-Antikörper-Reaktion.

★ – **Präzipitation**
Im Unterschied zur Agglutination findet man bei der Präzipitation eine Ausfällung bei immunologischen Reaktionen, in denen lösliche, nicht korpuskuläre Antigene mit korrespondierenden Antikörpern zusammenkommen.

11.4.2 Immunpräzipitation

Die Ausbildung einer Präzipitation ist u. a. vom Verhältnis der Antigenmoleküle zu den Antikörpermolekülen abhängig. Die maximale Präzipitation erfolgt im **Äquivalenzbereich,** in dem weder freies Antigen noch freie Antikörper im Überstand vorhanden sind. Bei Antigen- oder Antikörperüberschuß ist die Präzipitation weniger stark. Im Überstand findet man sowohl freie Antikörper als auch freies Antigen. Es ist also leicht ersichtlich, daß für Untersuchungen, die mit Hilfe der Immunpräzipitation vorgenommen werden sorgfältig auf ein ausgewogenes Verhältnis Antikörper/Antigen zu achten ist.
Welche besondere Bedeutung ein Antigenüberschuß im Körper haben kann, sei im Hinblick auf die Entstehung der **Serumkrankheit** erläutert. Die Serumkrankheit ist als Unverträglichkeitsreaktion des Körpers auf die paren-

terale Zufuhr heterologen Eiweißes anzusehen. Sie zeigt folgende Symptome: Urtikarielle, morbilliforme, skarlatiniforme Hauterscheinungen, Juckreiz, Gelenkschwellungen, Fieber, Eosinophilie, allergischer Schock. Diese Erscheinungen treten im allgemeinen 8–14 Tage nach der Applikation artfremden Serums auf. Man diskutiert für die Entstehung der Serumkrankheit folgenden Ablauf: Zunächst wird eine größere Menge Antigen (artfremdes Serum) appliziert, gegen das der Körper allmählich Antikörper bildet. Die Symptome der Serumkrankheit treten in dem Maße auf, in dem das Antigen von Antikörpern gebunden wird. Die Symptomatik ist am eindrucksvollsten, wenn Antigen und Antikörper in einem äquivalenten Verhältnis vorliegen. Es handelt sich bei der Serumkrankheit wahrscheinlich um eine Reaktion des Körpers auf die neugebildeten Antigen-Antikörper-Komplexe. Darauf weisen Tierversuche hin, bei denen in vitro erzeugte Antigen-Antikörper Komplexe appliziert wurden, auf die die Tiere mit den Zeichen der Serumkrankheit reagieren.

Darüber hinaus hat sich gezeigt, daß als Folge einer Serumkrankheit Entzündungen arterieller Gefäße (Panarteriitis nodosa) und Glomerulonephritiden auftreten können.

Die Symptomatik der Serumkrankheit klingt ab, wenn freie Antikörper die Oberhand gewinnen.

★ Labortechnische Verwertung der Äquivalenz-Präzipitation

a. Agar-Gel-Präzipitation nach Ouchterlony

Für diesen Test werden Löcher in erstarrten Agar gestanzt, in die je nach Fragestellung Antigene und Antikörper gegeben werden, die durch den Agar gegeneinander diffundieren können und, sofern ein Äquivalenzbereich erreicht wird, mit geeigneten Antikörpern bzw. Antigenen präzipitieren. Mit Hilfe dieser Methode ist es möglich, Gemische von Antigenen und Antikörpern aufzutrennen und zu analysieren.

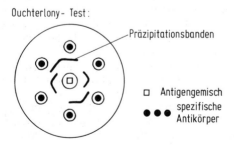

b. Agar-Gel-Präzipitation nach Mancini

Bei der *Mancini*-Technik diffundiert das Antigen radial vom Einfüllungsort in ein monospezifisches Antiserum enthaltendes Agar-Gel. Dabei werden kreisrunde Präzipitationshöfe gebildet. Der Durchmesser der Präzipitate gestattet mit Hilfe einer Eichkurve die quantitative Bestimmung des Antigens.

c. Elek-Verfahren

Beim *Elek*-Test wird ein mit Antitoxin getränkter, steriler Filterpapierstreifen in eine Petrischale gelegt und mit ca. 10 ml *Elek*-Agar übergossen. Nachdem der Agar erstarrt ist, werden ein sicher toxischer, und ein sicher atoxischer Bakterienstamm (zur Kontrolle) sowie der fragliche Toxinbildner senkrecht zum Verlauf des Filterstreifens auf den Agar geimpft.

Bei toxinpositiven Stämmen erscheint nach 48–96 Stunden eine feine weiße Präzipitationslinie, die als Eiweißfällung an der Stelle der stärksten Konzentration von diffundiertem Toxin und Antitoxin entstanden ist.

Mit diesem Test lassen sich bakterielle Ektotoxine (Diphtherie-, Tetanus- und Botulinustoxin) nachweisen.

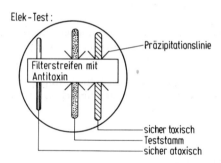

d. Immunelektrophorese

Nach elektrophoretischer Trennung der zu untersuchenden proteinhaltigen Flüssigkeit in einem Agargelfilm, der auf eine Glasplatte aufgebracht wurde, läßt man ein geeignetes Anti-Human-Immunserum (vom Pferd oder Kaninchen) aus einem ausgestanzten Kanal im Agarfilm in Richtung auf die Proteinfraktionen in die Agargelschicht diffundieren. Es entstehen streng lokalisierbare, gut sichtbare Präzipitatlinien als Ausdruck der Antigen-Antikörper-Reaktion. Bestimmte Krankheiten ergeben typische Abwandlungen einiger Präzipitatlinien.

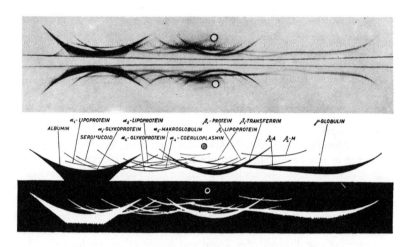

Die oben aufgeführten Tests bieten vielfältige Möglichkeiten zur Differenzierung von Antigenen und Antikörpern. Bei der Beschreibung des *Ouchterlony*-Tests (s. o.) wurde bereits auf die Trennung von Gemischen von Antigenen und Antikörpern hingewiesen.

Nach dem Prinzip dieser Methode ist es auch möglich, Antigene oder Antikörper qualitativ einzuordnen, insbesondere auch identische, teilidentische und distinkte Antigene zu unterscheiden, sowie Plasmaproteine quantitativ und qualitativ zu erfassen.

Forensische Unterscheidung von Menschen- und Tierblut

Für die Unterscheidung von Blutspuren hinsichtlich ihrer Artspezifität verwendet man Antiseren, die mit den entsprechenden Blutproteinen präzipitieren.

11.4.3 Agglutination

Als Agglutination bezeichnet man im allgemeinen die Verklebung oder Zusammenballung von Zellen oder kleinen Partikeln als Folge einer Antigen-Antikörper-Reaktion.

Agglutination von Bakterien als Mittel zur serologischen Identifizierung

Antigene Determinanten an der Bakterienoberfläche verursachen eine spezifische Antikörperbildung in einem infizierten Organismus.

Unbekannte Bakterien lassen sich identifizieren, wenn man spezifische Determinanten an ihrer Oberfläche mit Hilfe bekannter Antikörper nachweist.

Solche Antikörper erhält man von Tieren als Immunantwort auf die Applikation bekannter Bakterienstämme.

Kauffmann-White-Schema

Das *Kauffmann-White*-Schema enthält eine diagnostische Antigentabelle der Salmonellen-Arten, in der die verschiedenen Körer-(O-) und Geißel-(H-) Antigene gekürzt und formelmäßig wiedergegeben sind.

a. Sammelserum

Wurde in der Kultur die Diagnose Salmonellen gestellt, so wird mit einem polyvalenten Serum gegen die Erreger der TPE-Gruppe (Typhus, Paratyphus, Enteritis) ermittelt, ob serologisch tatsächlich Salmonellen vorhanden sind. Das Sammelserum enthält Antikörper gegen alle z. Z. bekannten Salmonellen.

b. Einfaktorenserum

Faktorenseren sind mittels *Castellani*-Agglutinin-Absättigung (s. u.) dargestellte, monospezifisch agglutinierende Seren, die zur Typendiagnose verschiedener Bakterienarten dienen.

★ Serologische Identität zweier Stämme

Wird für zwei verschiedene Stämme nachgewiesen, daß sie die gleichen O- und H-Antigene besitzen, sind sie der gleichen Spezies zuzuordnen (z. B. S. paratyphi A mit den O-Antigenen 2 und 12 und dem typenspezifischen H-Antigen a).

★ Prinzip der Castellani-Absorption

Die Hauptanwendungsgebiete der *Castellani*-Absorption sind folgende:
1. Nachweis der Identität verschiedener Bakterienstämme.
2. Herstellung monospezifisch agglutinierender Seren (Faktorenseren), die zur Typendiagnose verschiedener Bakterienarten dienen.

Das Prinzip der Untersuchung sei an einem einfachen Beispiel dargestellt: Es soll festgestellt werden, ob der isolierte unbekannte Bakterienstamm B sich von dem bekannten Bakterienstamm A unterscheidet oder mit ihm identisch ist.

Dazu werden spezifische Antiseren (b gegen B und a gegen A) hergestellt. Gibt man adäquate Mengen von A zu a und B zu b, und wiederholt das ausreichend oft, wird bei identischen Bakterienstämmen alles Antiserum absorbiert; ein Antikörpertiter ist nicht mehr nachweisbar. Sind die Stämme different, kann man auch nach mehreren Reaktionen noch Antikörpertiter in den jeweiligen Immunseren feststellen.

★ Widal-Reaktion

Die **Widal**-Reaktion dient zur Ermittlung von Agglutininen z. B. im Patientenserum, indem man diesem Serum bekannte Bakterienstämme zusetzt. Benutzt wird die Widal-Reaktion bei Salmonella, Brucella und Listeria u. a.

Hämagglutination

Als Hämagglutination bezeichnet man die Reaktion beim Zusammentreffen von Blutkörperchen-Antigen mit entsprechenden Antikörpern (Hämagglutinine).
Nach der 1. Landsteiner-Regel (*Landsteiner:* Entdecker des klassischen ABO-Systems) beruht die agglutinierende Eigenschaft des Serums auf Isohämagglutininen, die sich im Laufe der ersten zwei Lebensjahre bilden (die Gruppenagglutinogene sind bereits ab 3. bis 4. Fetalmonat im Nabelschnurblut nachweisbar). Entsprechend der Immuntoleranz können im Organismus nur solche Isoagglutinine vorhanden sein, die sich nicht gegen die eigenen Blutkörperchen-Agglutinogene richten; es besteht also ein gesetzmäßiger Antagonismus zwischen dem Vorkommen der Blutkörperchenmerkmale einerseits und ihren homologen Isoantikörpern andererseits.
Man findet bei Personen mit der Blutgruppe A Agglutinine gegen Blutkörperchen der Gruppe B, umgekehrt bei der Blutgruppe B Antikörper gegen die Erythrozyten der Gruppe A.
Solche Hämagglutinine zählen zu den „kompletten" Antikörpern. Nicht-agglutinierende oder „inkomplette" Antikörper sind beispielsweise Kälte- und Wärmehämagglutinine oder auch inkomplette Autoantikörper.
Diese inkompletten Antikörper sind im allgemeinen monovalent oder können aus strukturellen Gründen nur mit einer Valenz reagieren. Eine Präzipitation oder Agglutination wird nicht sichtbar, weil eine Vernetzung zwischen Antikörper und anderen Antigenen nicht zustande kommen kann.

Förderung der Agglutinationsbereitschaft durch Papain, Supplement

Papain ist ein proteolytisches Enzym. Supplement wurde früher auch Konglutinationsmedium genannt. Supplement besteht aus wasserlöslichen Polymeren wie Gelatine, Polyvinylpyrrolidon, Albumin usw. Beide Substanzen – Papain und Supplement – färben die Agglutinationsbereitschaft. Papain zerlegt proteolytisch die Agglutination sterisch bindender Gruppen. Supplement fördert die Agglutination, indem es die Ladungsverhältnisse an den Partikeln verändert.

Coombs-Test (syn. Antiglobulin-Test)

Als Antiglobulintest kommt der **Coombs-Test** beim Nachweis inkompletter Antikörper zur Anwendung. Das Prinzip ist recht einfach: Da alle Antikörper Globuline sind, stellt man im Tierversuch einen Antikörper gegen menschliche Antikörper, also Immunglobuline, her, die im **direkten Coombs-Test** zu einer Agglutination führen.

a. Direkter Coombs-Test

Im **direkten Coombs-Test** werden **inkomplette Antikörper** nachgewiesen, die mit ihrer Bindungsstelle bereits an einem Antigen fixiert sind. Zusatz von Antiglobulin führt zur Agglutination.
Der direkte **Coombs-Test** kann z. B. bei folgenden Erkrankungen positiv werden:
– Bluterkrankungen (Anämie, Leukämie)
– Tumoren
– Nieren und Harnwegserkrankungen
– Polyarthritis
– gelegentlich auch bei klinisch gesunden Personen

b. Indirekter Coombs-Test

Mit dem **indirekten Coombs-Test** können im Serum **frei zirkulierende inkomplette Antikörper,** die noch nicht an Zellen fixiert sind.
Testerythrozyten werden mit antikörperhaltigem Serum inkubiert; die Erythrozyten beladen sich mit diesen Antikörpern (sie werden „sensibilisiert"). Gibt man die sensibilisierten Zellen mit Antiglobulinserum zusammen, erfolgt die Agglutination.
Positive Testergebnisse des indirekten **Coombs-Test** finden sich beispielsweise bei
– durch Bluttransfusionen sensibilisierter Personen oder bei
– erworbenen hämolytischen Anämien

Passive Hämagglutination

Bei dieser Methode werden mit Tanninsäure behandelte Erythrozyten mit löslichen Antigenen aus dem Blut oder aus Geweben zusammengebracht, die an die Erythrozytenoberfläche adsorbiert werden. Setzt man einem solchen Gemisch spezifische Antikörper zu, kommt es über eine Reaktion des Antiserums mit den antigenen Substanzen zur passiven Hämagglutination der Trägererythrozyten; die Erythrozyten agglutinieren also nicht direkt. Man spricht auch von einer indirekten Hämagglutination.
Praktische Anwendung findet die passive Hämagglutination beispielsweise beim Nachweis von Auto-Antikörpern gegen Muskel, Herz und Thyreoglobulin, wie sie bei **Myasthenie, Myo und Endokarditis** oder **Hashimoto-Schilddrüsenentzündung** auftreten.

Treponema-Pallidum-Hämagglutinations(TPHA)-Test

Hier wird der Nachweis von Antikörpern im Serum des Patienten dadurch erbracht, daß an Erythrozyten gebundene abgetötete Luestreponemen als Antigene wirken und mit den Antikörpern im Patientenserum eine Agglutinationsreaktion eingehen. Der Test besitzt eine große Spezifität.

Flockungsreaktionen

Prinzip der Flockungsreaktionen bei der Luesdiagnostik:
Im allgemeinen wird Cardiolipin als antigene Grundsubstanz für diese Untersuchungen verwendet.
Cardiolipin ist ein stickstofffreies Phosphatid aus Rinderherzmuskel, das im bestimmten optimalen Mengenverhältnis mit Lecithin seine antikomplementäre Wirkung verliert und durch Zusatz bestimmter Mengen Cholesterin ein hochempfindliches Antigen für Lues-Antikörper darstellt.
Vier Variationen der Cardiolipin-Flockungsreaktionen wurden entwickelt:
1. *Kahn*-Reaktion
2. *Meinicke*-Klärungs-Reaktion
3. Citochol-Test
4. Cardiolipin-Mikroflockungs-Test

Der **Cardiolipin-Mikroflockungs-Test** ist den unter 1–3 genannten bezüglich der Empfindlichkeit etwa ebenbürtig, jedoch weist er größere Spezifität auf. Er wird auch als Objektträger-Flockungsreaktion auf Syphilis bezeichnet, weil Testserum und Reagenzien auf einem Objektträger zusammengegeben werden. Die Beurteilung wird unter dem Mirkoskop vorgenommen.

Prinzip des Latex-Testes

Latex ist eine Trägersubstanz aus Gummimilch (suspendierte Polystyrolpartikel) und kann mit Antigen oder Antikörper beladen werden.

Verwendungsformen
– **Latex-Rheumafaktor-Test**
  Bei dieser Methode findet zwischen dem Rheumafaktor und an Latex gebundenem γ-Globulin eine Agglutinationsreaktion statt. Der Test ist positiv bei Primär Chronischer Polyarthritis (PCP). Unspezifisch positive Ausfälle findet man auch bei Kollagenerkrankungen, Lues u. a.
– **inverser Latex-Test**
  Der Latex-Test wird als invers bezeichnet, wenn statt des Antigens Antikörper an die Latexpartikel gebunden sind. Beim Nachweis des C-reaktiven Proteins werden Anti-CRP-Antikörper an die Latexpartikel adsorbiert. Sie agglutinieren im Test frei im Patientenserum vorkommendes CRP. (s. a. bei CRP)

Hämagglutination durch

a. Viren
Hämagglutinierende Viren können mit dem **Hämagglutinationshemmtest** (*Hirst*-Test) nachgewiesen werden.

Prinzip des Hirst-Testes:
Bestimmte Viren können aktiv rote Blutkörperchen agglutinieren. Mischt man die Virussuspension jedoch mit einem Serum, welches spezifische Antikörper enthält, reagieren diese Viren als antigene Substanzen mit den Antikörpern. Fügt man diesem Gemisch jetzt noch Erythrozyten zu, bleibt die beim Vorhandensein hämagglutinierender Viren zu erwartende Agglutination aus, da die Viren bereits gebunden sind. Ein solches Testergebnis (fehlende Hämagglutination) kann als positiver Antikörpernachweis angesehen werden.

b. Konglutinin
Konglutinin läßt sich am besten mit der **Konglutinationsreaktion** nach *Bordet und Gay* (1906) darstellen.

Normales Rinderserum, daß bei 56° C eine halbe Stunde lang erhitzt worden ist, ballt im Gegenwart von Komplement mit Kaninchenambozeptor sensibilisierte Hammelerythrozyten zusammen. Anschließend löst es sie sogar auf. Die thermostabile Substanz im Rinderserum ist ein Konglutinin und wird ähnlich wie Komplement bei der Antigen-Antikörperreaktion quantitativ gebunden und verbraucht.

Die Konglutinationsreaktion dient in erster Linie zur **Serumdiagnose des Rotzes**, wobei das Konglutinationssystem (Konglutinin, Hammelblutsuspension, Ambozeptor und Komplement) als Indikator fungiert.

c. Immunadhärenz
Als **Immunadhärenz** wird im Sinne von *R. A. Nelson* zunächst einmal das Phänomen der Anlagerung von Antigen-Antikörper-Komplexen an nichtbehandelte Blutzellen bezeichnet, die unter Vermittlung des im Serum enthaltenen Komplementsystems zustande kommt.

Die Herkunft der Blutzellen spielt dabei eine nicht unwesentliche Rolle. Bei Primatenblut lagert sich der Komplex an rote und weiße Blutkörperchen an, bei Blut von Nichtprimaten an die Blutplättchen.

Während bei Primaten vorzugsweise die weißen und die roten Blutkörperchen reagieren, findet man bei Nichtprimaten eine verstärkte Reaktion bei den Thrombozyten.

Die Immunadhärenz ist abhängig von dem Vorhandensein spezifischer Rezeptoren an der Oberfläche der betreffenden Zellen, Serumkomplement und von Antikörpern. Heute spricht man bei jeder spezifischen Anheftung eines AG-AK-Komplexes von Immunadhärenz.

★ Schwangerschaftstest mit Anti-Gonadotropin

Für diese Untersuchung können neben Hammelerythrozyten auch Latex-Partikel verwendet werden. Das Prinzip des Tests sei am Beispiel des Nachweises mit Hilfe von Hammelerythrozyten (passive Hämagglutination) erläutert:

- Man belädt Hammelerythrozyten mit dem **Antigen „menschliches HCG"**
- Es wird Antiserum gegen menschliches HCG von Kaninchen gewonnen.

Bringt man den Harn schwangerer Frauen (der HCG enthält) mit Anti-HCG-Serum zusammen, so wird dieses durch das im Harn enthaltene HCG gebunden.

Jetzt gibt man mit HCG beladene Hammelerythrozyten hinzu. Da das Anti-HCG-Serum bereits gebunden ist, können die Hammelerythrozyten nicht mit ihm reagieren; sie sinken zu Boden und bilden einen scharf begrenzten deutlich sichtbaren dunklen Ring = das Ergebnis ist positiv.

Enthält der Harn kein HCG, so reagieren die mit HCG beladenen Hammelerythrozyten mit dem Anti-HCG-Serum, und es kommt zur Agglutination. Die Hammelerythrozyten bleiben in Suspension, sie sinken nicht zu Boden, es entsteht kein Ring = das Ergebnis ist negativ.

11.4.4 Radio-Immun-Test und Immun-Enzym-Test

A. Radio-Immun-Test

Prinzip der Isotopenmarkierung von Antigen und Antikörper
Grundsätzlich sind verschiedene Verfahren zu unterscheiden:
1. **Einbau radioaktiver Elemente** bei der Synthese bestimmter Substanzen.
2. **Zusatz von radioaktiven Substanzen zu biologischen Stoffwechselvorgängen.**
   Gibt man beispielsweise radioaktive Isotope zu einem Kulturmedium, so werden sie von den betreffenden Mikroorganismen mit Hilfe entsprechender Enzymsysteme aufgenommen, da sie sich chemisch ja nicht von den inaktiven Elementen unterscheiden.
3. **Austausch inaktiver gegen aktive Isotope**
   Unter definierten Bedingungen werden radioaktive Ionen zu der zu markierenden Substanz gegeben (z. B. Schilddrüsenhormon). Voraussetzung für den Austausch ist die Möglichkeit der Dissoziation des auszutauschenden inaktiven Elements (in diesem Fall Jod) vom übrigen Molekül. Aktive und inaktive Ionen konkurrieren dann um den Platz im Molekül. Gibt man die aktive Substanz in ausreichender Menge zu, wird man nach Isolierung aus der Lösung das zu markierende Hormon zum überwiegenden Teil radioaktiv markiert vorfinden.

4. Zusatz oder Austausch von Molekülgruppen

Liegt in der zu markierenden Substanz kein Element vor, das man gegen ein geeignetes Isotop austauschen kann, besteht die Möglichkeit, an das Molekül ein Atom oder eine Gruppe anzuhängen, die ein passendes radioaktives Element enthält, oder ein solches Atom oder eine solche Gruppe auszutauschen (Substitution).

5. Markierung partikulärer Substanzen

Hier mögen die Erythrozyten als Beispiel dienen. Sie lassen sich markieren, wenn man einer Suspension von Blutkörperchen radioaktives Chrom zusetzt. Dieses dringt durch die Zellmembran in die Zelle ein.

Rolle des Radiojods

Radiojod wird bei zahlreichen radioimmunologischen Untersuchungen eingesetzt. Die häufigste Verwendung findet es in der Diagnostik von Schilddrüsenerkrankungen.

Es wird jedoch auch zur Bestimmung von Insulin im Radio-Immun-Assay verwendet.

Prinzip der Konkurrenz zwischen markiertem und unmarkiertem Antigen am Beispiel der Radioimmunbestimmung von Insulin

In einem Kontrollansatz (Leerwert) stellt man einen unlöslichen Komplex aus ^{131}-J-radioaktiv markiertem Insulin und aus Meerschweinchenserum gewonnenen Insulinantikörpern her. Dem in gleicher Weise vorbereiteten Testansatz setzt man das auf seinen Insulingehalt zu prüfende Serum zu. Das zugesetzte Insulin konkurriert nun mit dem radioaktiv markierten Insulin des unlöslichen Komplexes um die Bindungsstellen der Antikörper. Frei werdendes radioaktiv markiertes Insulin wird im Überstand des Ansatzes nachweisbar.

Die Menge der im löslichen Überstand befindlichen Radioaktivität ist der Insulinmenge in der untersuchten Probe direkt proportional.

Durch ihre hohe Spezifität ist diese Methode auch zum Nachweis kleiner Mengen bestimmter Substanzen (z. B. von Proteinhormonen) geeignet, da die verwendeten Antikörper in der Regel nur mit der zu bestimmenden Substanz reagieren. Fehler treten allerdings im Falle von Kreuzreaktionen auf.

B. Immun-Enzym-Test

Bei diesem Test, der als Alternative zum Radio-Immun-Test gedacht ist, werden Enzyme, wie z. B. die alkalische Phosphatase, die Meerettichperoxydase und die Glucoseoxydase zur Markierung von Antigenen, Haptenen oder Antikörpern benutzt. Diese Enzyme, die sich leicht kolorimetrisch bestim-

men lassen, werden mit speziellen Verfahren an Antigene, Haptene oder Antikörper gekoppelt.
Das Prinzip des Verfahrens gleicht ansonsten sehr stark dem Prinzip des Radio-Immun-Tests, wie folgendes Reaktionsschema beispielhaft zeigt:

$$\left. \begin{array}{l} \text{Ag-Enzym} \\ \text{Ag (Serumprobe)} + \text{Ak} \end{array} \right\} \rightleftarrows \begin{array}{l} \text{Ag-Ak-Enzym-Komplex} \\ \text{Ag-Ak} \end{array}$$

Nach Einstellung eines Reaktionsgleichgewichts wird das freie Ag-Enzym (nicht vom Ak abgebundene Ag-Enzym) vom Ak-Ag-Enzym-Komplex getrennt und dann die Menge des freien Ag-enzyms bestimmt. Aus der kolorimetrischen Bestimmung des freien Ag-Enzyms kann auf die Konzentration des Ag in der Serumprobe geschlossen werden. Klinisch angewendet wird dieses Verfahren in verschiedenen Variationen zum Nachweis von HPL (humanes plazentares Lactogen), Östrogenen und dem Hepatitis B surface Antigen (HBsAg).

11.4.5 Toxin-Neutralisation

Sterische Blockade der toxophoren Gruppe durch Antikörper

Toxine sind Antigene. Der Organismus entwickelt Antikörper, die sie unschädlich machen, indem sie die toxophore Gruppe (nach *Ehrlich* die Gruppe des Toxinmoleküls, der die Giftwirkung zukommt), sterisch blockieren.

Prinzip der serologischen Identifizierung von Toxinen (z. B. Diphtherie-, Tetanus-, Botulinustoxin) im Tierversuch

Beispiel sei der Nachweis von Diphtherietoxin im Intrakutantest in der Bauchhaut des Meerschweinchens.
1. Das Tier erhält 0,5 ml Kulturfiltrat eines bekannten Diphtherietoxin bildenden Stammes intrakutan appliziert (positive Kontrolle)
2. Gleichzeitig werden 0,5 ml Kulturfiltrat des zu untersuchenden Stammes gegeben.
3. Nach vier Stunden erhält das Meerschweinchen 1000 E Diphtherie-Antitoxin intraperitoneal.
4. An anderer Stelle wird wie unter 1. und 2. verfahren (negative Kontrolle).

Auswertung: Treten bei den Untersuchungsschritten 1. und 2. Nekrosen auf, bedeutet das, daß der zu untersuchende Stamm Toxin bildet, was durch die positive Kontrolle bestätigt wird.
Tritt nach Gabe von Antitoxin nach dem 4. Untersuchungsschritt keine Nekrose auf, bestätigt das als negative Kontrolle die Wirksamkeit des Diphtherieantitoxins und damit das Vorliegen Diphtherietoxin bildender Stämme.

11.4 Die Antigen-Antikörper-Reaktion – Serologische Methoden –

★ Prinzip der therapeutischen und prophylaktischen Anwendung von Heilserum

Der Erfolg des Einsatzes von Antitoxinen hängt wesentlich von der frühzeitigen Applikation ab. Insbesondere Tetanus- und Botulinustoxine wirken so schnell, daß ein Erfolg der Antitoxintherapie häufig fraglich wird, zumal auch die Identifizierung der Toxine eine gewisse Zeit in Anspruch nimmt.
Eine prophylaktische Applikation von Antitoxin kann bei bakteriellen Intoxikationen erfolgen, wenn der sichere Nachweis noch aussteht.

Prinzip und klinische Bedeutung des Anti-Streptolysin-Tests

Antistreptolysin ist ein Antikörper, der gegen das **Exotoxin hämolysierender Streptokokken** gerichtet ist.
Der **Antistreptolysin-Test** dient dem Nachweis von Antistreptolysinen, die das O-Streptolysin von Streptokokken der serologischen Gruppen A, C und G im Sinne einer spezifischen Antigen-Antikörper-Reaktion neutralisieren. Erhöhte Werte findet man in 85% der Fälle von akutem rheumatischem Fieber; beweisend für eine Streptokokkeninfektion ist jedoch nur eine Änderung im Verlauf der Titerkurve.

11.4.6 Virus-Neutralisation und Hämagglutinationshemmung

Grundlage der Virusneutralisation ist die Hemmung der Adsorption von Viruspartikeln an eine Zelle. Diese Hemmung wird durch eine Blockade der Viren mit spezifischen Antikörpern erreicht.

Prinzip des Neutralisationstests zur Virusidentifizierung und zum Nachweis von Antikörpern

Beim Neutralisationstest werden zum Nachweis von Virus- und Rickettsienneutralisierenden Antikörpern oder zur Identifizierung unbekannter Virusstämme
– Mischungen aus bekannten Virusstämmen mit Serum erkrankter Personen bzw. Versuchstiere oder
– Mischungen aus bekannten Immunseren mit dem unbekannten Virusstamm (z. B. aus dem Patientenserum)
auf Kulturmedien übertragen oder Versuchstieren appliziert (Schutzversuch).
Als Kriterium für eine **erfolgte Neutralisation** sind morphologische Veränderungen im Kulturmedium bzw. die Morbiditäts- oder Mortalitätsrate bei den Versuchstieren anzusehen.
Der Test gilt als spezifisch, da spezifische Antikörper nur dann gebildet werden können, wenn zwischen dem Makroorganismus und dem jeweiligen Virus als Antigen ein Kontakt bestanden hat.

Spezifische Antikörper werden jedoch auch nach einer aktiven Immunisierung nachweisbar. Daher müssen als Nachweis für ein akutes Infektionsgeschehen **Titerbewegungen** herangezogen werden. Der serologische Beweis für eine akute Viruserkrankung gilt als erbracht, wenn der **Antikörpertiter** im Verlauf der Infektion **um mindestens vier Stufen** (z. B. von 1 : 8 auf 1 : 128) ansteigt.

Prinzip der Hämagglutinationshemmung (HAH)

Bestimmte Virusarten (**Grippe-Virus, Mumps-Virus, Variola-Virus, Enzephalomyokarditis-Virus, Hühnerpest-Virus u. a.**) sind in der Lage, Erythrozyten zu agglutinieren.
Unter Einwirkung eines **homologen Antiserums** auf die jeweilige Virus-Art bleibt die Agglutination aus.
Im Test wird diejenige Serumverdünnung ermittelt, die noch vollständig die Agglutination hemmt (sog. Hemmungstiter). Titerunterschiede von **mehr als zwei Stufen** im Verlaufe einer Infektion gelten als positiv. Die Hemmung der Hämagglutination beruht auf einer Antigen-Antikörper-Reaktion, wobei spezifische Antikörper des Serums, die mit Hilfe dieser Reaktion nachgewiesen werden, das Virus seiner hämagglutinierenden Fähigkeit berauben.

11.4.7 Immobilisation und Membranschädigung

Prinzip des Treponema-Pallidum-Immobilisationstestes (TPI) nach Nelson

Der Test dient dem Nachweis von Antikörpern gegen Treponema pallidum mit Hilfe virulenter, über Kaninchenpassage gezüchteter Treponemen des *Nichols*-Stammes als Antigen in Gegenwart von Komplement (vom Meerschweinchen).
Die aus Kaninchenhoden gewonnenen Treponemen werden in ein spezielles Kulturmedium, das sogenannte Basalmedium, zur Aufschwemmung gegeben und mit Komplement und unverdünntem inaktiviertem Patientenserum, das die fraglichen Antikörper enthält, zusammengebracht. In Anwesenheit spezifischer Antikörper werden die Treponemen immobilisiert. Die Ablesung des Tests erfolgt im Dunkelfeldmikroskop bei ca. 500-facher Vergrößerung.
Als positiv wird die Untersuchung angesehen, wenn das Verhältnis der im Testansatz unbeweglichen Treponemen zu den im Kontrollansatz beweglichen Treponemen **mehr als 50%** beträgt.
Die Methode kann als spezifisches Untersuchungsverfahren angesehen werden.
Eine positive Reaktion ist frühestens zum Ende der Primärperiode der Erkrankung zu erwarten. Deutlich positive Reaktionen findet man im Sekun-

därstadium, während der Test im Tertiärstadium und im Stadium der Neurolues weniger aussagekräftig oder sogar negativ wird.

Prinzip des Sabin-Feldmann-Tests

Der *Sabin-Feldmann*-Test ist ein Farbtest zum Nachweis von Toxoplasma gondiii. Während sich frische Toxoplasmen mit Methylenblau färben lassen, gelingt die Färbung bei mit Antikörpern beladenen Toxoplasmen nicht mehr, was als Zeichen für eine Infektion mit Toxoplasmen angesehen werden kann.
Eine aktive Toxoplasmose kann aber nur bestätigt werden, wenn der **Antikörpertiter ansteigt** oder **einen Wert von 1 : 1000** übersteigt und die KBR positiv ausfällt.
Der *Sabin-Feldmann*-Test kann also **nicht als absolut spezifisch** angesehen werden.

11.4.8 Fluoreszenz-Serologie (Immunfluoreszenz)

Antigenlokalisation im mikroskopischen Präparat

Eine Antigen-Antikörper-Reaktion wird durch Markierung eines der beiden Reaktionspartner mit fluoreszierenden Farbstoffen (= Fluorochrome), z. B. Fluoresceinisothiocyanat im Fluoreszenzmikroskop sichtbar gemacht. Zwei Methoden kommen zur Anwendung:
1. **Direkte Methode:** Der Antikörper wird markiert und kann nach einer Reaktion mit Antigen auch dieses sichtbar machen.
2. **Indirekte Methode (Sandwich-Methode):** Zunächst verbindet sich ein unmarkierter Antikörper mit dem Antigen, der nun seinerseits durch einen gegen ihn gerichteten **markierten »Anti-Antikörper«** dargestellt wird.

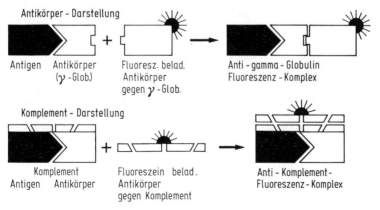

FTA-Test

Bei diesem Test werden in einem Kulturmedium züchtbare, sogenannte *Reiter*-Spirochäten mit dem zu untersuchenden Patientenserum und mit einem mit Fluorochrom markierten Antikörper gegen menschliches Globulin inkubiert.

Sind im Patientenserum Antikörper gegen die Treponemen enthalten, reagieren sie mit diesen, während das markierte Antihumanglobulin sich an die Serumantikörper heftet. Im Fluoreszenzmikroskop sieht man bei UV-Licht, wie die Spirochäten aufleuchten.

Der Test gilt als relativ spezifisch, obwohl neuerdings auch unspezifische Reaktionen beobachtet worden sind. Es wurde zumindest festgestellt, daß es neben typspezifischen auch gruppenspezifische Antikörper gegen Treponemen gibt.

Nachweis von Virus- und Bakterienantigenen zur Diagnose

Neben der oben genannten speziellen Anwendung ist das Verfahren der Immunfluoreszenz zum Nachweis anderer viraler und bakterieller Antigene geeignet. Es können u. a. auch zellgebundene Autoantikörper bei Autoaggressionskrankheiten, z. B. *Hashimoto*-Thyreoiditis, Pemphigus vulgaris usw. lokalisiert werden.

11.4.9 Komplement- und Komplementbindungsreaktion

Komplement als Plasmaproteinsystem

Der Begriff Komplement ist vom lateinischen Wort complere (= ausfüllen, ergänzen) abgeleitet, weil nach *P. Ehrlich* erst Komplement den Lysinen oder Ambozeptoren die Auflösung korpuskulärer Elemente ermöglicht. Synonym werden auch die Begriffe »Alexin« und »Zytase« gebraucht. Komplement ist keine einzelne Substanz, sondern als eine komplizierte Funktion verschiedenster Faktoren anzusehen, die durch eine Antigen-Antikörper-Reaktion aktiviert werden. Inaktives Komplement wird deswegen auch als »Proenzym« bezeichnet. Komplement kann zerstört werden, wenn man das Serum 30 Min. bei 56° C inkubiert. Die Erforschung des Komplementsystems hat ergeben, daß es mindestens 11 Komponenten umfaßt, die mit C1–C9 bezeichnet worden sind. Es hat sich jedoch gezeigt, daß die Reaktionsfolge der anfangs entdeckten C-Komponenten C1–C4 eine andere als die numerische Reihenfolge ist, in der sie nachgewiesen wurden.

Die Reaktionsfolge ist C1–C4–C2–C3. Die weitere Numerierung bis C9 entspricht der Reaktionsfolge.

Aktivierung durch Immunkomplexe

Das Komplementsystem wird durch Antigen-Antikörper-Komplexe aktiviert. Die wichtigste Rolle spielt dabei wohl der Antikörper. Offensichtlich ist eine durch seine Bindung an das Antigen hervorgerufene Konformationsänderung für die Auslösung der Aktivierung verantwortlich.

★ Bedeutung des Fc-Stücks am Antikörper für die Komplementaktivierung

Bei der oben erwähnten Konformationsänderung treten vermutlich am Fc-Stück des Antikörpers Strukturelemente auf, die am freien Antikörper nicht nachzuweisen waren. Es wurde festgestellt, daß der Komplementfaktor C1 auch mit einem aus γ-Globulinen abgespaltenen freien Fc-Stück reagieren kann und wo dieser Reaktionsort lokalisiert ist. Ob Untersuchungsergebnisse bezüglich dieser Reaktion von C1 mit vollständigen Antikörpern bzw. mit dem freien Fc-Stück gleich zu bewerten ist, ist noch nicht eindeutig geklärt. Diese Untersuchungen können auch nicht als repräsentativ für Reaktionen von C1 mit Antikörpern aller Immunglobulinklassen angesehen werden, da eine Bindung von Komplementkomponenten nur bei Antikörpern vom IgG- und IgM-Typ beschrieben worden sind, während sie bei IgA, IgD und IgE nicht nachweisbar waren.

Die Art des im Antigen-Antikörper-Komplex gebundenen Antigens hat keinen Einfluß auf die Reaktionen zwischen dem Antikörper und dem Komplement.

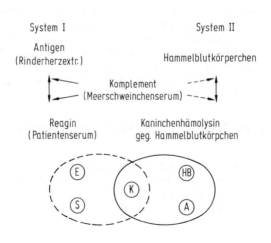

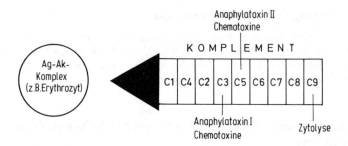

Prinzip der Reaktionssequenz als konsekutive Aktivierung und Bindung von Komponentenmaterial (Beispiel: Immunhämolyse)

Bei der Immunhämolyse findet eine Zerstörung fremder inkompatibler Blutkörperchen statt. Sie läuft etwa folgendermaßen ab:

Unter Vermittlung von Ca-Ionen reagiert C1q mit dem Fc-Stück der Antikörper, die an Erythrozyten gebunden sind, gegen die der Organismus zuvor sensibilisiert wurde. Im Verlauf dieser Reaktion lagert sich C1 mit seinen Untereinheiten C1q, C1r und C1s an den Zell-Antikörper-Komplex an. Die Untereinheit C1s besitzt Esterasewirkung und wird durch C1q und C1r aktiviert. Durch Vermittlung des enzymatisch wirksam gewordenen C1 erfolgt die Bindung von C4 und C2 direkt an die Zellmembran (nicht an den Antikörper!). Damit hat der Erythrozyt-Antikörper-C1-Komplex (EAC1) für den Ablauf weiterer Reaktionen seinen Zweck erfüllt.

Nach Aktivierung von C4 und C2 wird durch diese Komponenten C3 aktiviert. Dabei werden als Untereinheiten von C3 u. a. ein Anaphylatoxin und chemotaktische Substanzen frei.

Weitere chemotaktische Substanzen und ein weiteres Anaphylatoxin werden bei der Spaltung von C5 durch den Komplex EAC1423 frei. Ein sehr kleiner Teil von C5 wird an der Zellwand fixiert, der dann noch die Komponenten C6, C7 und C8 bindet. Die Wirkung von C9 auf C8 löst dann die Zerstörung der Zelle (Hämolyse) aus.

Der genaue Ablauf der Reaktionen, die C8 und C9 an der Zellwand auslösen, konnte bisher noch nicht geklärt werden.

Aktivierung im Nebenschluß: Das Properdinsystem und seine Aktivatoren

Bei der Aktivierung im Nebenschluß greift eine Substanz an einer bestimmten Stelle im Komplementsystem ein und iduziert den Ablauf der Reaktionen, wie sie oben beschrieben wurden.

Eine solche Aktivierung wurde für das **Properdinsystem** beschrieben. Properdin liegt als Protein im Serum vor und kann z. B. durch Bakterien aktiviert

11.4 Die Antigen-Antikörper-Reaktion – Serologische Methoden – 281

werden. Es greift dann bei C3 ein und setzt dadurch die Reaktionen bis C9 in Gang, an deren Abschluß das Bakterium lysiert wird.
Es ist zu unterscheiden zwischen dem eigentlichen Properdin und dem Properdinsystem. Für das Properdinsystem werden 3 Komponenten diskutiert.
Properdin wird wahrscheinlich durch bestimmte Polysaccharidstrukturen in den Wänden von Bakterien- oder Hefezellen z. B. dem Hefeextrakt Zymosan aktiviert, wobei die Anwesenheit von Mg-Ionen notwendig ist.
Nach Reaktionen mit zwei Faktoren A und B (Bestandteile des Properdinsystems) wirkt der Komplex als Aktivator auf C3.

Bedeutung der Komponentenfragmente als Entzündungsfaktoren

Anaphylatoxine wurden bereits bei der Darstellung der konsekutiven Aktivierung und Bindung von Komplementmaterial erwähnt. Sie entstehen sowohl bei der Spaltung von C3 als auch von C5. Ebenso entstehen **chemotaktische Faktoren** (z. B. **Leukotaxin**).
Die Wirkung von Anaphylatoxin war lange Zeit nicht eindeutig zu klären. Heute geht man davon aus, daß Anaphylatoxin in der Lage ist
– aus Mastzellen bestimmter Organismen Substanzen wie **Histamin** und **Heparin** freizusetzen.
– bei bestimmten Organismen die **Permeabilität der Gefäße zu erhöhen** und dadurch Blutflüssigkeit austreten zu lassen.
– an der **glatten Muskulatur** bestimmter Organismen **Kontraktionen** auszulösen.
Von den oben genannten Wirkungen ist das Auftreten von **Chemotaxis** nicht leicht abzugrenzen. Mit dem Ausdruck Chemotaxis bezeichnet man die chemische Anziehung von Zellen durch bestimmte Stoffe, wie sie z. B. Leukotaxin auf weiße Blutkörperchen ausübt, wenn es bei entzündlichen Prozessen auftritt. Begünstigt wird das durch eine erhöhte Gefäßpermeabilität, wie sie durch Anaphylatoxin bewirkt wird.
Hier zeigen sich also direkte Zusammenhänge zwischen dem Komplementsystem und den körpereigenen Abwehrmechanismen.
Die Aktivierung des Komplementsystems im Nebenschluß durch bakterielle o. a. Substanzen (s. o.) weist ebenfalls auf die Bedeutung des **Komplements als unspezifisches Abwehrsystem** hin, was sich an Tierversuchen recht deutlich nachweisen ließ (s. u.).

Opsonisierung durch Bindung von Komponentenmaterial

Opsonisierung bezeichnet einen Vorgang, der auf Bakterien oder andere Partikel einwirkt, daß die Aufnahme durch die Phagozyten leicht wird. Ohne Opsonierung kann der infizierte Organismus die Bakterien kaum phagozy-

tieren. Meistens beruht das darauf, daß sich Proteine an diese Partikel anlagern und sie dadurch für die Makrophagen »genießbar« machen.
Ein spezieller Fall der Opsonisierung ist die **Immunopsonisierung**. Hier erfolgt die Anlagerung von Proteinen im Rahmen einer Antigen-Antikörper-Reaktion, wobei sich Komplementkomponenten an die zu phagozytierenden Partikel fixieren.
Eine Opsonisierung wird am Vorgang der Phagozytose erkennbar.

Immunadhärenz als auslösendes Moment der Phagozytose

Immunadhärenz bezeichnet die **Anlagerung von Antigen-Antikörper-Komplexen** an nicht behandelte Blutkörperchen, die unter Vermittlung des im Serum enthaltenen Komplementsystems (C3) zustande kommt. Ihre Bedeutung ist der der Immunopsonisierung sehr ähnlich.
Die Immunadhärenz spielt wahrscheinlich bei folgenden Vorgängen eine Rolle:
- Sie bewirkt eine **Anlagerung von antigenen Substanzen an die Membran** von Phagozyten, bevor sie von diesen aufgenommen werden.
- Antigene Partikel heften sich an die Oberfläche roter Blutkörperchen, wo sie größere Komplexe bilden, die dann im Rahmen der Phagozytose gewissermaßen von der Membran abgelesen werden.

Bedeutung des Komplements für die Infektionsabwehr

Die Bedeutung des Komplements für die Infektionsabwehr läßt sich sehr gut am Beispiel von Tierversuchen (Mäuse, Meerschweinchen) erläutern. Verschiedenen Tierpopulationen, die sich dadurch unterscheiden, daß die eine Gruppe ein intaktes Komplementsystem besitzt, während bei der anderen Gruppe ein Komplementdefekt besteht, werden mit dem gleichen Krankheitserreger infiziert.
Bei einer bestimmten Dosis ist die Gruppe mit dem Komplementdefekt bei Erstexposition nicht mehr in der Lage, sich ausreichend gegen die Erreger zu wehren, so daß die meisten Tiere sterben, während die Kontrollgruppe bei gleicher Infektionsdosis mit großer Mehrheit überlebt.
Bei einer zweiten Exposition haben auch die Tiere mit dem Komplementdefekt ebenso wie die der Kontrollgruppe spezifische Antikörper gebildet, so daß sich beide Gruppen gleich gut gegen die Infektion wehren können.
Obwohl beim Menschen Defekte im Komplementsystem nicht sehr eindeutig nachgewiesen werden konnten, kann man doch ähnliche Verhältnisse annehmen.
Es handelt sich beim Komplementsystem offenbar um ein Mittel der unspezifischen Abwehr, wobei zwei verschiedene Reaktionswege angenommen werden dürfen:
- Die bessere Abwehrlage bei Organismen mit normal funktionierendem

Komplementsystem bei einem Erstinfekt beruht wahrscheinlich darauf, daß die Infektionserreger im Nebenschluß (s. o.) die Komponente C3 aktivieren und dadurch eine bakterizide Wirksamkeit hervorrufen.
- Bei erneuter Exposition wird durch Antigen-Antikörper-Komplexe das Komplement über C1 aktiviert (klassische Sequenz).

Prinzip der diagnostischen Komplementbindungsreaktion (KBR)

Bei der KBR führt die Bildung des Antigen-Antikörper-Komplexes zur Bindung und zum Verbrauch von Komplement, was durch den nachträglichen Zusatz eines Indikators, im allgemeinen eines hämolytischen Systems, sichtbar gemacht werden kann.

Die KBR läßt sich gut am Beispiel der sogenannten **Wassermann'schen Reaktion** veranschaulichen. Das Prinzip dieser Reaktion ist der Nachweis von Antikörpern gegen Syphiliserreger im Patientenserum mit Hilfe einer Komplementreaktion.

Im Serum (S) Syphiliskranker sind Antikörper, die sich mit Antigenen (Lipoidextrakte aus syphilitischen und gesunden Säugetierorganen) verbinden, wobei Komplement (K) aus frischem Meerschweinchenserum verbraucht wird (Primärbindung = Antigen-Antikörper-Reaktion + Verbrauch von Komplement = Komplementbindungsreaktion). Der Komplementverbrauch wird durch Hinzufügen des hämolytischen Systems sichtbar gemacht: Hammelblutkörperchen (HB) werden vom Kaninchenserum (mit Hämolysinen = Ambozeptor A) aufgelöst (Hämolyse), wenn Komplement K vorhanden ist (Sekundärbindung); ist das Komplement durch die Primärbindung verbraucht, so kann die zweite Antigen-Antikörper-Reaktion nicht ablaufen, die Hammelerythrozyten werden nicht aufgelöst (keine Hämolyse).

★ Antigene für die WaR

Es wurde oben bereits dargestellt, daß sich die Antikörper, die in der WaR nachgewiesen werden, nicht spezifisch gegen die Erreger selbst richten, sondern gegen bestimmte Lipoide, die mit Alkohol aus bestimmten Organen (Leber, vorzugsweise aus Rinderherz) extrahiert und mit Cholesterin versetzt werden, z. B. Cardiolipin, und gewissermaßen eine Antigengemeinschaft mit Treponema pallidum bilden. Der spezifische Nachweis des Erregers fällt deswegen so schwer, weil es nocht nicht gelungen ist, ihn zu kultivieren.

Eine positive WaR oder andere positive Reaktionen, die mit Lipoiden durchgeführt werden (Cardiolipin-Mikroflockungs-Test, *Meinicke*'sche Klärungsreaktion u. a.) können also nicht als für Lues spezifisch angesehen werden.

Die WaR kann beispielsweise auch bei folgenden Erkrankungen positiv werden: Lepra, Malaria, Frambösie, Tuberkulose, Leptospirosen u. a.

★ Reiter-Antigen

Eine etwas genauere Methode ist eine KBR mit *Reiter*-Antigen. Dieses Antigen wird als Extrakt aus dem züchtbaren Stamm der Reiter-Spirochäten gewonnen und stellt ein gruppenspezifisches Antigen dar. Es erlaubt daher eine höhere Spezifität der Reaktion als etwa die WaR, während diese lediglich einen Suchtest darstellt, der wegen seiner relativ leichten Durchführbarkeit immer noch eine gewisse Bedeutung hat. Bei positiver WaR sind spezifische Untersuchungen zum sicheren Nachweis bzw. Ausschluß einer Infektion mit Treponema pallidum notwendig.

★ Eigenhemmung des Patientenserums

Bei Komplementbindungsreaktionen kann das Patientenserum ohne Zusatz von Antigen das Komplement zerstören, so daß die Hämolyse gehemmt wird, die Reaktion also falsch positiv ausfällt.

Als Ursache dafür wird die stark antikomplementäre Eigenschaft von bakteriell verunreinigten Seren verantwortlich gemacht. Man spricht von Eigenhemmung.

Bedeutung der KBR in der Diagnostik von Infektionskrankheiten

Die KBR kann zu vielfältiger Diagnostik eingesetzt werden, insbesondere in Bereichen, in denen Antigen-Antikörperreaktionen wie z. B. Agglutination und Präzipitation nicht mehr ohne weiteres nachweisbar sind. Das gilt etwa für die Diagnostik von Infektionen mit Viren, Chlamydien, Rickettsien und Mykoplasmen. Voraussetzung für die Durchführbarkeit der KBR ist allerdings, daß das jeweilige Antigen-Antikörper-Gemisch auch Komplement bindet.

11.5 Blutgruppenserologie

11.5.1 Allgemeines

Charakterisierung der Blutgruppeneigenschaften als genetisch determinierte Merkmale

Die Erythrozyten des menschlichen Blutes enthalten in ihrer Membran Glykolipide, die Antigencharakter aufweisen. Diese spezifischen antigenen Eigenschaften, die durch die jeweilige typische Struktur der terminalen Gruppe im **Kohlenhydratanteil** des Glykolipids bedingt sind, hat man **Antigen A, B und H** genannt.

Das **H-Antigen** gilt als die biosynthetische Vorstufe der Antigene A und B. Wird an diese Basissubstanz ein Galaktoserest angehängt, entsteht das Antigen B, wird ein N-Acetylgalaktosaminrest angekoppelt, wird das Antigen A gebildet, das jedoch noch in A_1 und A_2 unterteilt werden kann. **Die Transferasen, welche für die Ankoppelung der Zucker an die Grundsubstanz verantwortlich sind, werden genetisch gesteuert** (genetisch determinierte Merkmale).
Man kann diese Antigeneigenschaften auch bei ca. 75% der Bevölkerung in Sekreten wie Speichel, Sperma und Fruchtwasser nachweisen. In diesen Körperflüssigkeiten sind die Antigen-determinierenden Gruppen jedoch an Glykoproteine gekoppelt. Wegen der genetischen Abhängigkeit der verschiedenen Glykolipid- bzw. Glykoprotein-Varianten, bezeichnet man die Blutgruppenantigen auch als **allotypisch**.
Durch Kreuzreaktionen, die in der serologischen Laboratoriumspraxis auftraten, hat man festgestellt, daß Antiseren gegen Blutgruppenantigene auch mit Antigenen von verschiedenen Tierarten und zahlreichen Bakterien (z. B. E. coli, Proteus) reagierten. Aufgrund dieser Tatsache kann man die Blutgruppenantigene zu den **heterophilen (heterogenetischen) Antigenen** zählen. Als heterogenetisch bezeichnet man nämlich solche Antigene, die sowohl AK gegen sich selbst als auch AK gegen chemisch ähnliche Antigene produzieren, obwohl diese nicht am Immunisierungsprozeß teilgenommen haben.

Induktion von allotypischen Antikörpern (Isoagglutinine)

Im Serum des Menschen findet man immer Iso-Agglutinine gegen die Antigene, welche die eigenen Erythrozyten nicht aufweisen; d. h. Erythrozyten mit dem Antigen A weisen im Serum den Isoantikörper Anti-B auf usw. Das ist auch verständlich, da ja aufgrund des Phänomens der immunologischen Toleranz der Körper in der Regel keine Antikörper gegen seine eigenen Antigene bildet. Die Isoantikörper Anti-A und Anti-B stellen natürliche Antikörper dar. Sie entstehen durch Immunisierung mit A- und B-Antigenen der Darmbakterien des menschlichen Körpers. Innerhalb der Globulinfraktion werden sie den γ-Makroglobulinen zugeteilt. Ihre Sedimentationskonstante beträgt in der Ultrazentrifuge 19S. Da sie ein Molgewicht von 900 000 haben, sind sie nicht plazentagängig.
In der Umwelt kommen Antigene vor mit denselben Antigen-determinierenden Gruppen, wie sie die Erythrozytenantigene aufweisen. Sie veranlassen die Bildung von Immunantikörpern (Immun-Anti-A, Immun-Anti-B). Diese Immunantikörper mit einem Molekulargewicht von 180 000 gehören zu den γ-G-Immunglobulinen. Ihre Sedimentationskonstante beträgt 7S. In der Regel sind es inkomplette Antikörper, die im Gegensatz zu den 19S-Isoagglutininen die Plazentarschranke passieren können. Zu den placentagängigen 7S-Agglutininen zählen auch die inkompletten AK des Rh-Systems.

Blutgruppenbestimmung mit Testseren

Aufgrund der Antigeneigenschaften der Erythrozyten und den entsprechenden Antikörpern des Serums, kann man im ABO-System 4 Blutgruppen unterscheiden:

Blutgruppe	Erythrozytenantigen	Serumagglutinin
A	A_1, A_2	Anti B
B	B	Anti A
O	–	Anti A, Anti B
AB	A_1B, A_2B	–

Die Blutgruppenbestimmung ist nur dann vollständig, wenn sowohl die Blutkörperchenmerkmale als auch die Serumeigenschaften untersucht werden:
1. Untersuchung der Erythrozytenantigene mit Testseren
2. Untersuchung der Isoantikörper des Serums mit Testerythrozyten (Kontrolle)

Bedingung ist, daß die Ergebnisse der beiden Untersuchungen übereinstimmen. Fehlerquellen treten durch die A-Untergruppen auf. Sie entstehen erst gegen Ende des 1. Lebensjahres. Es ist also Vorsicht geboten bei der Blutgruppenbestimmung. Außerdem ist die Antigenität von A_1 und A_2 unterschiedlich. A_1 weist eine **stärkere Antigenität** auf. Infolge der schwachen Antigenität von A_2 kann die Blutgruppe A_2B fälschlich als Blutgruppe B bestimmt werden.

Definition und Bedeutung regulärer und irregulärer Antikörper

- **reguläre Antikörper:** regelmäßig zu erwartende Iso-Antikörper Anti-A und Anti-B im Serum des ABO-Systems
- **irreguläre Antikörper:** ohne feste Gesetzmäßigkeit gelegentlich auftretende Antikörper, z. B. natürliche Iso-Antikörper Anti-A_1, Anti-A_2, Anti-M, Anti-N, Anti-P und wohl am häufigsten Antikörper des Rh-Systems. Im weiteren Sinne sind alle Immunantikörper zu den irregulären Antikörpern zu zählen.

Die Bedeutung regulärer und irregulärer Antikörper liegt in ihrer Rolle bei hämolytischen Krankheitsbildern, wie sie fetale Erythroblastosen und Transfusionszwischenfälle darstellen.

Differenzierung von Kälte- und Wärmeantikörpern

A. Kälteagglutinine
Kälteagglutinine kommen in fast jedem Normalserum in kleinen Mengen vor. Sie führen bei Temperaturen zwischen 0 und 5° C zur Hämagglutination, was

in vivo also nicht von Bedeutung ist. Sie sind spezifisch gegen ein Antigen an der Oberfläche der roten Blutkörperchen, das sogenannte I-Antigen gerichtet. Bei einer vermehrten Bildung der Agglutinine kann sich der für die Agglutination notwendige Temperaturbereich bis auf 20 oder sogar 30° C erweitern, so daß sie auch in vivo wirksam werden können.
Auslösend auf eine vermehrte Bildung von Kälteagglutininen wirken häufig Viruspneumonien, Lebererkrankungen, *Pfeiffer*sches Drüsenfieber, Ischämien und Erkrankungen der peripheren Gefäße, z. B. *Raynaud*-Krankheit. Klassische Kennzeichen der Kältehämagglutinationskrankheit sind:
a. Akrozyanose bei niedrigen Temperaturen mit dunkelblauer Verfärbung von Händen, Füßen, Kinn, Nase und Ohren
b. Hämolytische Anämie
c. durch Kältereiz ausgelöste Hämoglobinurie.
Der Nachweis kann serologisch durch Titerbestimmung der Agglutinine erbracht werden. Gegenüber Normalwerten von 1 : 8 findet man bei Erkrankung Titer von 1 : 8000 bis zu 1 : 64 000.

B. Wärmeagglutinine
Wärmeantikörper gehören zur Klasse der IgG-Globuline und sind inkomplette Antikörper. Ihr Temperaturoptimum liegt bei 37° C. Sie verursachen in vivo keine Agglutination von Erythrozyten, sondern führen zur hämolytischen Anämie. Durch Anlagerung der inkompletten Wärmeantikörper an die Oberfläche von Erythrozyten werden diese vermutlich sphärozytär oder poikilozytär verändert und dann im RES aus der Blutbahn entfernt. Charakteristisch für das Vorhandensein von Wärmeagglutininen ist ein positiver *Coombs*-Test.

Nachweis von Hämolysinen

Donath und *Landsteiner* entdeckten 1904 Autoantikörper, die als bithermische Hämolysine bezeichnet wurden. Man nennt sie auch Antikörper vom *Donath-Landsteiner*-(DL)-Typ. Charakteristisch für sie ist, daß sie in zwei verschiedenen Temperaturbereichen wirksam werden. Ihre Fixation an Erythrozyten geschieht unter Bindung von Komplement bei Temperaturen von 20°-0° C unter Bindung von Komplement. Ihre Fähigkeit, sich an die Zellen zu binden, nimmt mit abnehmender Temperatur zu. Diese Phase der Reaktion wird auch als Ambozeptorbindungsphase bezeichnet.
In der zweiten, der sogenannten Wärmephase, kommt es dann bei Temperaturen, wie sie im Körperinneren herrschen, zur Hämolyse. Das klinische Bild der Hämolyse durch Antikörper vom DL-Typ tritt vor allem bei zwei Krankheitsbildern auf:
1. bei der chronischen syphilitischen hämolytischen paroxysmalen Kältehämoglobinurie. Hilfreich für die Diagnose kann hier eine positive Wassermann-Reaktion sein.

2. bei der chronischen nichtsyphilitischen paroxysmalen Kältehämoglobinurie.

Als sehr seltene durch DL-Hämolysine verursachte Erkrankung wäre noch eine bei Kleinkindern auftretende akute hämolytische Anämie zu nennen.

Der Nachweis von DL-Hämolysinen erfolgt in der *Donath-Landsteiner*-Reaktion: Bei Verdacht auf eine der oben erwähnten Erkrankungen wird Serum des Patienten zu gewaschenen Erythrozyten eines anderen Menschen gegeben. Für die erste Phase erfolgt die Inkubation für ca. eine Stunde im Kühlschrank. In der zweiten Phase wird die Probe für ein bis zwei Stunden in den Brutschrank (37° C) gebracht. Bei Vorliegen von DL-Antikörpern ist nach Abschluß der Untersuchung die Probe hämolytisch.

Der Test ist wegen geringer Spezifität nur zur groben Orientierung geeignet.

Blutgruppenserologische Untersuchungen während der Schwangerschaft

Bei jeder Schwangeren sollen möglichst bis zum 5. Schwangerschaftsmonat aus einer Blutprobe die Blutgruppe und der Rh-Faktor bestimmt sowie eine Antikörper-Suchreaktion mindestens gegen die Antigene D, C, c, E, e und Kell durchgeführt werden. Wurden im Verlauf einer früheren Schwangerschaft Antikörper festgestellt oder ergibt die Anamnese den Verdacht auf eine vorangegangene Sensibilisierung durch Blutgruppenunverträglichkeit, soll bereits im 3. Schwangerschaftsmonat eine Untersuchung auf Antikörper durchgeführt werden. Finden sich irreguläre Antikörper, so besteht durch Übertreten der Antikörper auf das Kind die Möglichkeit einer intrauterinen Schädigung des Kindes (Morbus hämolyticus neonatorum). Die frühe Erkennung, insbesondere der Rh-Unverträglichkeit zwischen Mutter und Kind ist notwendig, um die erforderlichen Maßnahmen zur Erhaltung des kindlichen Lebens rechtzeitig treffen zu können. Darüber hinaus ist die Kenntnis der Blutgruppen und -faktoren wichtig, um bei lebensbedrohlichen Blutungen der Frau sofort gruppengleiches Blut transfundieren zu können.

11.5.2 ABO-System

Vorkommen der ABO-Antigene

Das ABO-Blutgruppensystem wurde 1901 von Karl *Landsteiner* entdeckt. Es umfaßt vier verschiedene Blutgruppen. Die Blutgruppe wird jeweils durch das Vorhandensein oder Nichtvorhandensein der Agglutinogene A und B bestimmt. Die Agglutinogene A und B sind antigene Substanzen in der Erythrozytenmembran (s. a. u. 11.5.1). Sind keine Agglutinogene vorhanden, liegt die Blutgruppe 0 vor. Die Blutgruppen A und B liegen dann vor, wenn die Antigene A oder B jeweils allein vorhanden sind. Bei der Blutgruppe AB kommen beide gleichzeitig vor.

Neben den antigenen Blutgruppensubstanzen findet man im Serum Antikörper (Isoagglutinine), die gegen Blutgruppensubstanzen gerichtet sind, welche nicht im gleichen Blut vorhanden sind; d. h., daß bei der Blutgruppe 0 Anti-A- und Anti-B-Agglutinine, die auch mit α und β bezeichnet werden, auftreten. Entsprechend findet man bei der Blutgruppe A β-Antikörper, bei der Blutgruppe B α-Antikörper. Bei der Blutgruppe AB sind keine solchen Agglutinine vorhanden.
Diese Antikörper lassen sich jedoch meist nicht vor Ende des ersten Lebensjahres nachweisen.
Da sie zur IgM-Antikörperklasse gehören, sind sie nicht plazentagängig.

IgG-Antikörperbildung als Folge einer fetomaternalen Inkompatibilität und nach Fehltransfusionen, ABO-Erythroblastose

Eine fetomaternale Inkompatibilität hinsichtlich des ABO-Systems liegt vor, wenn der Fet Blutgruppenmerkmale besitzt, die bei der Mutter nicht vorhanden sind (Beispiel: Mutter Blutgruppe A, Fet Blutgruppe B).
Ist die Mutter nun gegen die kindlichen Blutgruppenantigene sensibilisiert, was beispielsweise durch Übertreten von gelösten Agglutinogenen aus dem fetalen in den mütterlichen Kreislauf oder durch eine frühere Fehltransfusion geschehen sein kann, bildet ihr Immunsystem spezifische Antikörper der IgG-Klasse. Da diese plazentagängig sind, können sie im kindlichen Kreislauf mit den Erythrozyten agglutinieren und eine Hämolyse verursachen, die im allgemeinen leichter verläuft als bei einer Rh-Inkompatibilität.

Chemische Grundlagen der ABO-Spezifität
siehe unter 11.5.1.

Vererbung des ABO-Systems

Die Blutgruppen werden nach den Mendelschen Regeln **dominant** bzw. **kodominant** vererbt. Für die Erbmerkmale A_1, A_2, B und O besteht **multiple Allelie**.
A_1 verhält sich dominant gegenüber A_2 und O
A_1 und A_2 verhalten sich kodominant gegenüber B
A_2 und B verhalten sich dominant gegenüber O
O kann als rezessives Merkmal nur homozygot auftreten.

Methodik der ABO-Bestimmung

Es werden etwa 5 ml Patientenblut benötigt, die nach der Gerinnung zentrifugiert werden. Der Überstand, das Serum, wird abpipettiert und in ein

zweites Röhrchen gebracht. Vom Blutkuchen werden einige Blutkörperchen zur Herstellung einer etwa 5%igen Aufschwemmung mit physiologischer Kochsalzlösung verwendet.
Auf mehreren Objektträgern oder Milchglasplatten mit Hohlschliff bringt man Testseren bekannten Agglutiningehaltes, denen je ein Tropfen der Erythrozytenaufschwemmung zugesetzt wird.
Entsprechend wird mit Testblutkörperchen der Blutgruppen A und B verfahren, denen je ein Tropfen des Patientenserums zugesetzt wird. Nach Durchmischung der einzelnen Ansätze kann nach 10–20 Minuten das Ergebnis daran abgelesen werden, ob eine Agglutination stattgefunden hat oder nicht. Wichtig ist dabei, daß die Ergebnisse der Untersuchung von Patientenerythrozyten und Patientenserum übereinstimmen.
Einen Überblick über die möglichen Reaktionen gibt folgendes Schema:

Bestimmung der Patientenerythrozyten mit Testseren

Blutgruppe	A	B	0	AB
Testserum A (Anti-B)	−	+	−	+
Testserum B (Anti-A)	+	−	−	+
Testserum 0 (Anti-A/B)	+	+	−	+

Bestimmung des Patientenserums mit Testerythrozyten

Blutgruppe	A	B	0	AB
Testerythrozyten A	−	+	+	−
Testerythrozyten B	+	−	+	−
Testerythrozyten 0	−	−	−	−

Fehlermöglichkeiten bei der Blutgruppenbestimmung

- Die Testseren haben während langer Lagerung oder durch falsche Aufbewahrung ihre agglutinierende Fähigkeit verloren. Das Fehlen einer Agglutination kann das Vorliegen einer falschen Blutgruppe vortäuschen.
- Es liegen irreguläre Antikörper vor (z. B. Kälteagglutinine). Zum Ausschluß von Kälteantikörpern kann die Untersuchung bei Temperaturen von 37° C im Brutschrank durchgeführt werden.
- Bakterielle Verunreinigung.
- A-Untergruppen
  Es kann vorkommen, daß die in einer Erythrozytenprobe enthaltenen A-Antigene so schwach mit dem Testserum reagieren, daß eine sichtbare Agglutination ausbleibt und fälschlich zunächst eine andere Blutgruppe angenommen wird; z. B. wird die Blutgruppe A_2B als Blutgruppe B dekla-

riert. Es wird aber dann keine Übereinstimmung mit der Untersuchung der Reaktion des Patientenserums mit den Testerythrozyten vorliegen.

11.5.3 Rh-System

Beim **Rh-Faktor** handelt es sich um einen Komplex von **allotypischen Erythrozyten-Antigenen.** Ohne eine vorher abgelaufene Sensibilisierung gegen sie finden sich im allgemeinen im Serum des Menschen keine physiologischen Isoantikörper. Ausnahmen von dieser Regel sind jedoch unter anderem bei Patienten mit Nephritis beobachtet worden. Bei ihnen entstanden spontan Rh-Antikörper. In der Mehrzahl der Fälle kann man jedoch davon ausgehen, daß es sich bei den Rh-Antikörpern um Immunantikörper handelt. Diese inkompletten AK, die zu der 7S-γ-Globulinfraktion zählen, sind plazentagängig. Außer im Serum konnte man die Rh-Antikörper auch in Frauenmilch, Speichel, Fruchtwasserproben und in der Aszitesflüssigkeit nachweisen.

Der Komplex „Rh-Faktoren" besteht aus **6 Teilantigenen,** die man mit den Buchstaben **CDE cde** bezeichnet hat. Das Antigen d ist bisher nicht gefunden worden; deswegen lassen einige Autoren anstatt des d eine Lücke.

Die Vererbung der Rh-Merkmale wird in einem komplexen Geschehen genetisch reguliert. Ob die Rh-Antigene auf dem Rh-Chromosomenpaar auf 3 Genorten liegen, die miteinander gekoppelt sind, oder ob es sich nur um ein einziges Gen handelt, das 3 direkt nebeneinanderliegende Mutationsstellen aufweist, ist nicht klar. Da jeweils immer ein Chromosom von einem der Elternteile ist, ergibt sich beim Kind eine große Anzahl von Kombinationsmöglichkeiten, von denen die häufigsten Konstellationen sind:
CDe/CDe, CDE/cde, CDe/cde, CDe/cDE

Die Groß- oder Kleinbuchstaben charakterisieren die unterschiedliche antagonistische Antigenitätsstärke der einzelnen Antigenpaare. Von den Antigenen ist D das stärkste und in der Praxis für fast 60% der Transfusionszwischenfälle durch Rh-Antikörper verantwortlich. Da es nach den *Mendel*schen Regeln dominant vererbt wird, muß mindestens ein Elternteil Träger des D-Merkmals sein.

Mit Hilfe von Testseren kann man die Rh-Formel ohne Schwierigkeiten bestimmen. Außer dem Merkmal D ist noch eine abgeschwächte Form D^u bekannt geworden. Sie kann leicht mit den Testseren übersehen werden; deshalb sollte man rh-negative Blutproben auf das Vorhandensein der Merkmale C und E untersuchen und sofern eines dieser Merkmale vorhanden ist, auch auf D^u. Man hat nämlich herausgefunden, daß es 2 Typen von D^u gibt mit unterschiedlicher Entstehungsweise. Der eine Typ wird nach der Mendelschen Regel vererbt, wohingegen der andere Typ durch eine Genwechselwirkung **(Positionseffekt)** verursacht wird. Durch das Vorhandensein einer C-Anlage bei einem Elternteil wird die an sich voll ausgeprägte D-Anlage in seiner Entwicklung zum Du abgeschwächt.

Obwohl die Rh-Antigenformel durch die Testseren komplett bestimmt wird, reicht für den Klinikgebrauch bei gewöhnlichen Bluttransfusionen die Einteilung in Rh positiv und rh-negativ aus. Rh-positiv ist eine summarische Bezeichnung für die Antigenformel, bei der das Merkmal D vorkommt. Um Rh-Inkompatibilitäten bei Bluttransfusionen zu vermeiden, müssen Spender und Empfänger in der Rh-Eigenschaft übereinstimmen. Ist dies nämlich nicht der Fall, kann es nach weiteren Transfusionen infolge von Sensibilisierungsvorgängen beim Empfänger zu schweren Transfusionszwischenfällen kommen. Wichtig ist es, das eventuelle Vorhandensein des Merkmals D^u bei rh-Negativität auszuschließen, da nämlich **Träger des D^u-Merkmals** sich als **Empfänger** wie **rh-negative** Personen verhalten, als **Spender** hingegen wie **Rh-positive** Individuen.

Aber nicht nur für Bluttransfusionen ist die Kenntnis des Rh-Faktors von Bedeutung, sondern auch für eine Schwangerschaft, denn eine Rh-Inkompatibilität zwischen Mutter und Foet kann unter Umständen zur Erythroblastose führen.

Pathogenese der Rh-Erythroblastose

Eine unverträgliche Konstellation im Rh-System liegt in etwa 15% aller Ehen in Deutschland vor. Dabei ist die Mutter Rh-negativ, Kind und Vater sind Rh-positiv. Eine Sensibilisierung der Mutter gegen die fetalen Rh-positiven roten Blutkörperchen erfolgt dann, wenn die fetalen Erythrozyten in den mütterlichen Kreislauf über die Plazenta gelangen. Verantwortlich für die Sensibilisierung werden **transplazentare Blutungen** nach der ersten Schwangerschaft, im letzten Schwangerschaftsdrittel (Mechanismus noch unbekannt) oder Fehltransfusionen gemacht. Daher kommt in der Regel das erste Kind gesund zur Welt.

Auf den Antigenreiz hin bildet der mütterliche Organismus spezifische Antikörper, die plazentagängig sind. Diese Antikörper gehen mit den fetalen Zellen eine Antigen-Antikörper-Reaktion ein. Die Folge ist eine **Hämolyse der kindlichen Erythrozyten mit Anämie.** Der Schweregrad der Erythroblastose ist abhängig vom Ausmaß der Immunisierung der Mutter. Die Immunisierung erfolgt in 2 Schritten. Beim ersten Kontakt entstehen komplette Agglutinine. Kommt es dann zur Resensibilisierung (wie z. B. einer folgenden Schwangerschaft), treten die inkompletten Agglutinine und Hämolysine auf.

In der Symptomatik der Erythroblastose unterscheiden wir 3 Formen
- **Anaemia neonatorum**
- **Icterus gravis neonatorum**
- **Hydrops universalis fetus**

Prinzipien der Schwangerschaftsvorsorge

Die Rh-Eigenschaft der Frau wird bestimmt. Erweist Sie sich als rh-negativ, wird der Mann untersucht. Stellt sich heraus, daß er das Merkmal Rh-positiv besitzt, so muß die Frau auf Rh-Antikörper untersucht werden. Zusätzlich sollte man versuchen herauszufinden, ob der Mann homo- oder heterozygot in bezug auf das positive Rh-Merkmal ist. Bei einem Mann mit heterozygoter rh-positiver Anlage sind nämlich 50% der Kinder rh-negativ und somit läge keine Gefahr in bezug auf Antikörper vor. Werden mit dem indirekten Antiglobulin-*Coombs*-Test bei der Frau Rh-Antikörper nachgewiesen, muß die Höhe des Titers exakt bestimmt werden und der Titerverlauf alle 2 Wochen kontrolliert werden.

Anti-D-Globulin-Prophylaxe

Ist eine Rh-Inkompatibilität zwischen Mutter und Foetus festgestellt worden, gibt man der Frau entweder post partum oder innerhalb der nächsten 72 Std. eine Dosis von 2–3 ml Anti-D-Globulin. Das Anti-D-Globulin ist ein Anti-Rh-Antikörper, der aus dem Serum von Menschen mit hohem Rh-Antikörper-Titer gewonnen wird. Der Wirkungsmechanismus des Anti-D-Globulin ist nicht genau bekannt. Es wird angenommen, daß das Anti-D-Globulin vielleicht die Zellen mit dem Antigen von den Antikörper produzierenden Zellen ablenkt, oder aber daß direkt die Rückkoppelung vom Rh-Antigen auf die Antikörper produzierenden Zellen verhindert wird (sog. direkter feedback inhibition Effekt). Die Maßnahme der Anti-D-Globulin-Prophylaxe hat sich sehr bewährt. Ist jedoch der Immunisierungsvorgang schon abgelaufen, zeigt die Anti-D-Globulingabe keinen Erfolg mehr.

Diagnose der Erythroblastose bei Neugeborenen

Die Überlebenschance des Neugeborenen hängt vor allem von der frühzeitigen Diagnosestellung ab. Deshalb sollte in jedem Verdachtsfall entweder noch unter der Geburt (Blutentnahme aus einer Kopfvene) oder sofort danach (Blutentnahme aus der Nabelvene) **die Blutgruppe** und **der Rh-Faktor des Kindes** bestimmt werden. Zusätzlich muß mit Hilfe des direkten *Coombs*-Tests untersucht werden, ob sich an den kindlichen Erythrozyten Antikörper finden. Im Serum des Kindes wird mit dem indirekten *Coombs*-Test und einem Enzymtest eine Untersuchung auf freie mütterliche Antikörper mit entsprechender Differenzierung durchgeführt. Außerdem werden noch ein Differentialblutbild erhoben und die Bilirubinkonzentration bestimmt. Das Differentialblutbild muß als verdächtig angesehen werden, wenn mehr als 10 Erythroblasten auf 100 Leukozyten kommen, wenn die Hb-Bestimmung unter der Norm liegt und wenn die Retikulozyten einen Wert von über 50% zeigen. Die Bilirubinkonzentration wird erst ab einer Erhöhung über 4 mg% als suspekt angesehen.

Therapie der Erythroblastose

Da eine Kausaltherapie nicht möglich ist, muß post partum eine Austauschtransfusion vorgenommen werden. Dem Kind wird gruppengleiches, jedoch rh-negatives Blut transfundiert, da die Rh-Antikörper rh-negative Erythrozyten nicht hämolisieren. In schweren Fällen von Erythroblastose, in denen eine Schnittentbindung noch nicht möglich ist, ist sogar eine intrauterine Bluttransfusion indiziert (Transfusion von 50–100 ml rh-negativen Blutes der Blutgruppe O in die fetale Bauchhöhle).

Prognose der Rh-Inkompatibilität bei wiederholten Schwangerschaften

Obwohl bei 10 von 100 Kindern die Umstände (rh-negative Mutter, rh-positives Kind) eine Erythroblastose auslösen könnten, tritt eine Erkrankung nur bei 1 von 200 Neugeborenen auf. Die Wahrscheinlichkeit von rh-negativen Müttern, ein krankes Kind zur Welt zu bringen, beträgt bei der zweiten Schwangerschaft schon 1:42 und nimmt mit jeder Schwangerschaft zu.

Prinzip und diagnostische Anwendung des Coombs-Tests (Anti-Globulin-Test) bei der Erythroblastose

Der **direkte Coombs-Test** dient dem Nachweis von **inkompletten** an die Erythrozyten des Patienten gebundenen Antikörpern. Diese inkompletten Ak, die zu den γ-Globulinen gehören, besetzen die antigene Haftgruppe der Erythrozyten, ohne sie zu agglutinieren. Setzt man nun Kaninchenserum hinzu, das man vorher gegen solche menschlichen Immunglobuline sensibilisiert hat, kommt eine spezifische Bindung an diese Globuline zustande, die sekundär eine Agglutination der Erythrozyten zur Folge hat.

11.5.4 Sog. „seltene" Blutgruppenmerkmale

Bei den Blutgruppenmerkmalen *Kell, Duffy, Lutheran, Lewis, Kidd* und MN handelt es sich um **allotypische Antigene,** die in der Bevölkerung sehr verbreitet sind. Im Serum finden sich bei einigen Antigenvarianten dieser Blutgruppensysteme (z. B. im MN-System, *Duffy*-System) neben Immunantikörpern auch natürliche Antikörper. Sie können manchmal beim Menschen nach wiederholten Bluttransfusionen infolge von unkontrollierten Sensibilisierungsvorgängen zu Unverträglichkeitsreaktionen führen. Da diese Transfusionszwischenfälle jedoch nur ganz vereinzelt auftreten, hat man diesen

Blutgruppenmerkmalen die Bezeichnung „selten" gegeben. Ebenfalls sind schon einige wenige Fälle von Neugeborenenerythroblastose durch diese Blutgruppenmerkmale beschrieben worden. Aufdecken lassen sich von den sog. „seltenen" Blutgruppenmerkmalen ausgelöste Unverträglichkeitsreaktionen durch die Kreuzprobe und den inkompletten *Coombs*-Test (wichtig für das *Kell*- bzw. *Kidd*-System).

11.5.5 Kreuzprobe

Nach der Blutgruppen- und Rh-Faktoren-Bestimmung ist die Kreuzprobe die letzte serologische Unverträglichkeitsprobe vor einer Bluttransfusion. Sie erfaßt auch Gruppenunverträglichkeiten in den sog. seltenen Blutgruppenmerkmalen, da sie bei +37° C sowohl die kompletten als auch die inkompletten Ak nachweist. Gleichzeitig werden mit ihr etwaige Verwechselungen oder Fehlbestimmungen aufdeckt. Die komplette Kreuzprobe setzt sich aus dem Major- und dem Minor-Test zusammen.

A. Major-Test
Auf 2 Objektträgern werden jeweils 1 Tropfen Empfängerserum und 1 Tropfen Spendererythrozyten zusammengebracht. Zusätzlich wird noch Albumin und NaCl hinzugegeben und der Ansatz bei 37° C inkubiert. Nach ca. 20 Minuten wird sowohl makroskopisch als auch mikroskopisch (80fache Vergrößerung) das Resultat abgelesen.

B. Minor-Test
Hierbei werden Spenderserum und Empfängererythrozyten miteinander gekreuzt. Das Prinzip des Ansatzes ist genau dasselbe wie beim Major-Test.

C. Eigenkontrolle
Sie wird durchgeführt, um eine Eigenagglutination auszuschließen, die durch Auto-Ak hervorgerufen werden kann. Das Kreuzen des Empfängerserums mit den Empfängererythrozyten verläuft nach demselben Schema wie beim Major- und Minor-Test.

Die Kreuzprobe wird in der Regel im verschärften Ansatz gemacht: Darunter versteht man:
- **Zugabe von Supplement** (kolloidales Milieu) und Einhaltung der Inkubationstemperatur von 37° C zur Erkennung von inkompletten Antikörpern (z. B. Rh-System und einige sog. „seltene" Blutgruppenmerkmale)
- **Durchführung des Coombs-Tests** zur Feststellung von inkompletten Ak (z. B. Rh-System)
- **Kälte-Ansatz zur Erfassung von irregulären Antikörpern** (z. B. Kälte-Ak mit Temperaturoptimum von +5° C)

11.5.6 Transfusionszwischenfälle

A. Ag-Ak-Reaktion in vivo
Bei der Transfusion von gruppenungleichem Blut kommt es zu einer Ag-Ak-Reaktion zwischen Spendererythrozyten und Empfängerserum. Die Folge ist eine intravasale Hämolyse aufgrund eines zytolytischen Effektes der Ak gegen die Spendererythrozyten (S. 11. 6. 2. II), die sich mit folgenden klinischen Symptomen bemerkbar macht (Schüttelfrost, Fieber, Kreuzschmerzen, Erbrechen, Todesangst sowie Zeichen des Kreislauf- und Nierenversagens). Man kann 2 Formen des isoimmunhämolytischen Syndroms unterscheiden:

1. Frühhämolyse
Sie tritt bei ABO-Unverträglichkeit schon nach der Transfusion von geringen Mengen Blutes auf und äußert sich in den vorher beschriebenen Symptomen.

2. Verzögerte Hämolyse
Sie tritt in Erscheinung bei Unverträglichkeiten in der Rh-Gruppe und den seltenen Blutgruppenmerkmalen. In der Regel macht sie sich erst nach Beendigung der Transfusion bemerkbar, und ist in der klinischen Symptomatik nicht sehr ausgeprägt (Schüttelfrost, Fieber und evtl. ein leichter Ikterus sind zu sehen)

B. Bakterielle Verunreinigung
Ein Transfusionszwischenfall, der durch bakterielle Verunreinigung oder Bakterien im Blut des Spenders hervorgerufen wird, ist relativ selten und führt je nach der übertragenen Erregerart zu dessen spezifischem Krankheitsbild. Viel schwerwiegender verläuft der extrem selten vorkommende Transfusionszwischenfall, der durch eine sekundär bakteriell verunreinigte Blutkonserve ausgelöst wird. Es kommt zu einer septischen Reaktion, die meist tödlich endet.

C. Allergische Reaktion
Dieser Transfusionszwischenfall entsteht im allgemeinen durch eine Überempfindlichkeitsreaktion des Empfängers gegen Plasmaeiweißkörper im Spenderblut. Solche Zwischenfälle treten häufig erst nach zahlreichen Bluttransfusionen auf. Oft fehlen die Zeichen der Allergie und nur eine Temperaturerhöhung deutet daraufhin. Ein tödlicher Ausgang infolge eines anaphylaktischen Schocks wird kaum gesehen.

D. Hb_S-Antigene, HLA-Antigene
Man sollte, soweit es möglich ist, bei der Volumensubstitution eine Austauschtransfusion vermeiden, da die Gefahr der posttransfusionellen Hepatitis doch relativ groß ist, obwohl es mittlerweile gelungen ist durch die Einführung der Transaminasenbestimmung und des HB_S-Antigens (= Hepatitis-B-Surface-Antigen = Australia-Antigen) die Hepatitis-Komplikationsrate con ca. 10% auf ca. 0,5% zu senken. Hinzu kommt noch, daß durch

Sensibilisierungsvorgänge unterschiedlicher Genese die Verträglichkeitsbreite für nachfolgende Bluttransfusionen eingeschränkt wird. Weiterhin ist auch eine Verschlechterung der Verträglichkeitssituation bei Organtransplantationen beobachtet worden. Ursache ist hier eine Sensibilisierung gegenüber HLA-(human leukocyte antigens)Antigenen.

★ **E. Major-, Minor-Zwischenfall**
- **Major-Zwischenfall**
  Spendererythrozyten agglutinieren mit Empfängerserum. Hierbei treten meist schwere Transfusionsreaktionen auf, weil die Spendererythrozyten durch die Serum-AK des Empfängers agglutiniert werden. Mit einer Hämolyse als Folge. Die Symptome der intravasalen Hämolyse sind in ihrem Schweregrad abhängig von der Menge des transfundierten unverträglichen Blutes. Erste Anzeichen sind **Schüttelfrost, Fieber, Unruhe, Ängstlichkeit sowie Kreuz- und Kopfschmerzen.** Neben den initialen Schocksymptomen (**Übelkeit, Herz- und Atemfrequenzanstieg, blasse feuchtkalte zyanotische Haut, Blutdruckabfall**) kommt es zu Zeichen der akuten schweren Hämolyse mit **Hämoglobinämie, Hämoglobinurie** und **Ikterus**. Bei sehr schweren Verlaufsformen kann als Komplikation ein akutes Nierenversagen mit Anurie auftreten.

- **Minor-Zwischenfall**
  Die AK des Spenderserums agglutinieren die Empfängererythrozyten. In der Regel tritt keine wahrnehmbare Transfusionsreaktion auf, da das Spenderserum zu stark im Kreislauf des Empfängers verdünnt wird. Sollte jedoch der Agglutinin-Titer im Spenderserum enorm hoch liegen, kann es auch zu einer schweren Transfusionsreaktion kommen.

- **Gemischter Transfusionszwischenfall**
  Gleichzeitiges Auftreten von Major- und Minor-Zwischenfall. Das klinische Bild entspricht dem Major-Transfusionszwischenfall. Um solche Transfusionsreaktionen auszuschließen, darf nur gruppengleiches Blut transfundiert werden.

11.6 Pathogene Wirkungen von Immunreaktionen

11.6.1 Grundbegriffe, Einteilung, Kriterien

Sensibilisierung (Erlangung der Überempfindlichkeit)

Die Sensibilisierung stellt einen **Immunisierungsvorgang** dar, dessen Folgezustand eine **Allergie** ist. Damit ist die Voraussetzung geschaffen worden für das Auftreten pathologischer Immunphänomene.

Man unterscheidet zwei Formen der Sensibilisierung:

A. Passive Sensibilisierung
Eine passive Sensibilisierung kann man durch Zufuhr von Immunseren (in den Seren sind Ak von schon sensibilisierten Personen) oder immunkompetenten Zellen (z. B. Lymphozyten) erreichen. Der Sensibilisierungsvorgang ist erst nach einer gewissen Latenzzeit abgeschlossen, da die übertragenen Ak eine gewisse Zeit benötigen, um sich an die Zelloberfläche zu binden.

B. Aktive Sensibilisierung
Dieser Immunisierungsvorgang wird durch die Zufuhr des Antigens (Allergens) ausgelöst. Es bilden sich nämlich reaktiv darauf Ak der IgE-Klasse.

★ Inverse Auslösung

Nach lokaler oder i. v. Applikation des Antigens, das in der Lage sein muß, sich an Zellen zu binden, tritt nach lokaler oder i. v. Gabe des Antikörpers die anaphylaktische Reaktion auf.

★ Nicht-inverse (direkte) Auslösung

Zur anaphylaktischen Reaktion kommt es, wenn man einem Organismus, der schon die entsprechenden Ak besitzt, die dafür spezifischen Antigene zuführt.

Systemische und lokale Reaktion

Die Auslösung einer systemischen (allgemeinen) Reaktion im sensibilisierten Organismus erfolgt meist nach i. v. Applikation des Antigens. Klinisch können sich alle Übergänge von leichten Allgemeinreaktionen angefangen (Urtikaria, Bronchospasmus, Fieber, Schwächegefühl) bis zum letal ausgehenden Schock manifestieren. Die lokale Reaktion kann sowohl in vivo als auch in vitro zur Auslösung gebracht werden. Ein typisches Beispiel ist die passive kutane Anaphylaxieauslösung. Dabei wird der Organismus lokal sensibilisiert. Gibt man ca. 1 Stunde später das Antigen i. v. oder lokal zu, so kommt es zu einer umschriebenen Antigen-Antikörper-Reaktion.
Klinisch manifestiert sich ein Erythem mit Ödem.
Appliziert man gleichzeitig i. v. einen Farbstoff (Evans blue), so wird die Permeabilitätsstörung durch subkutane Anfärbung sichtbar gemacht. In der Praxis macht man sich die lokale Ag-Ak-Reaktion beim *Prausnitz-Künstner-Test* zu eigen.

Sensibilisierung gegen körpereigenes und körperfremdes Antigen

Substanzen, die vom Körper als „fremd" erkannt werden, lösen im Organismus eine Sensibilisierung aus. Die Antigene können sowohl körpereigene (siehe 11.6.5) sein als auch von außen zugeführt werden (siehe 11.6.6.). Der Körper reagiert auf die Sensibilisierung mit der Induktion von spezifischen Abwehrzellen.

Sofortreaktion

Für die anaphylaktischen Reaktionen vom Soforttyp ist das **humorale Abwehrsystem** zuständig, das aus Plasmazellen und deren Vorstufen besteht. Sie bilden die frei im Blut und Gewebe zirkulierenden humoralen Antikörper, die auch Immunglobuline genannt werden. Bei der anaphylaktischen Sofortreaktion läuft in einem sensibilisierten Organismus eine Ag-Ak-Reaktion zwischen den Antigenen und den spezifischen IgE-Immunglobulinen, die auch zu den humoralen Antikörpern gehören, ab mit all den bekannten klinischen Erscheinungen und Folgezuständen.

Verzögerte Reaktion (Spätreaktion)

Träger der **Spätreaktion (zelluläre Form der allergischen Reaktion)** sind die **thymusabhängigen Lymphozyten,** die an ihrer Oberfläche spezifische immunglobulinartige Rezeptoren tragen. Diese zellständigen Ak werden nicht wie die humoralen Ak ins Blut oder Gewebe abgegeben. Man nimmt heute an, daß die sensibilisierten T-Lymphozyten permanent im Blut und Gewebe zirkulieren und somit als immunologische „Polizei" des Organismus fungieren. Bekommen sie Kontakt mit einem Antigen, so tritt die Überempfindlichkeitsreaktion des zellulären Abwehrsystems verzögert ein, d. h. es vergehen **24 bis 48 Stunden**, ehe eine allergische Entzündung in Erscheinung tritt.

Pathogenetische Wirkung von Immunkomplexen

Lösliche Immunkomplexe entstehen, wenn zum Zeitpunkt der Antikörperproduktion die Antigene im Überschuß vorhanden sind. Diese zirkulierenden Immunkomplexe lagern sich z. B. an der Gefäßintima ab, aktivieren das Komplementsystem und rufen dort entzündliche Prozesse mit Veränderung der Gefäßpermeabilität hervor.

11.6.2 Systematik

Allergie als Oberbegriff

Unter Allergie versteht man die durch ein Allergen (Antigen) ausgelöste Überempfindlichkeit, die Voraussetzung für das Zustandekommen pathologischer Immunphänomene ist.
Man teilt die Überempfindlichkeitsreaktionen in vier Typen ein, von denen drei zur Sofortreaktion gehören:

I. Anaphylaktischer Reaktionstyp

Als Anaphylaxie bezeichnet man eine akut auftretende allergische Allgemeinreaktion, die ausgelöst wird, wenn ein Organismus, der nach einer Erstbegegnung mit einem bestimmten Antigen in diesen Zustand der Allergisierung versetzt wurde, erneuten Kontakt (Zweitbegegnung) mit dem betreffenden Antigen hat. Stark vereinfacht stellt sich der Mechanismus so dar:
Erstbegegnung: Sensibilisierung
Zweitbegegnung: Hypersensitivitätsreaktion

Anaphylaktischer Schock: Pathogenese
Bekommt ein vorher sensibilisierter Organismus erneuten Kontakt mit den betreffenden Antigenen, so werden diese Antigene von IgE-Antikörpern des Organismus erkannt und an sie gebunden. Die IgE-Antikörper, die vermittels ihrer spezifischen H-Ketten-Bindung an die Oberflächenrezeptoren menschlicher Mastzellen sowie Leukozyten und Thrombozyten fixiert sind, gehen eine Ag-Ak-Reaktion mit den Antigenen ein. Dadurch kommt es zur Degranulierung dieser Zellen und zur Freisetzung verschiedener Mediatorsubstanzen. Die Meditatorstoffe haben folgende Wirkung:

A. Histamin
– glatte Muskulatur wird kontrahiert
– Gefäßerweiterung mit gleichzeitiger Erhöhung der Kapillarpermeabilität

B. Serotonin
– wirkt kontrahierend auf glatte Muskulatur, spielt nur eine untergeordnete Rolle

C. Kinine (z. B. Bradykinin)
– Vasodilatation sowie Kontraktion der glatten Muskulatur
– Aufhebung der Erregungsleitung und Erhöhung des Vagotonus aufgrund einer Hemmung des Enzyms Acetylcholinesterase an den neuromuskulären Synapsen

D. Slow-Reacting-Substances (SRS)
– verursacht eine allmähliche Kontraktion der glatten Muskulatur

E. Adenosinderivate
– ihre akute massive Freisetzung bewirkt Apnoe, kardiale Reizleitungsstörungen sowie Vasodilatation der großen Gefäße mit Absinken des Blutdrucks. ADP verstärkt die Plättchenaggregation.

Weitere Stoffe, die für die Symptome der anaphylaktischen Reaktion verantwortlich gemacht werden, sind Komplementfaktoren (Esterasen, Proteasen), deren Freisetzung zu einer Immunhämolyse führen, sowie der Serumfaktor Anaphylatoxin, der Histamin freisetzt. Diskutiert wird auch, daß durch die Komplementfaktoren lysosomale Fermente freigesetzt werden, die zur Auflösung und Nekrotisierung des Gewebes beitragen.

Erscheinungsbild
Folgende Symptome stehen im Vordergrund des anaphylaktischen Schocks. Zu Beginn zeigen sich **Hautrötung** und **generalisierter Juckreiz**. Dann folgen **Atemnot** aufgrund der Bronchialkonstriktion und Ödembildung in den Schleimhäuten der Atemwege. Absinken sowohl des **systolischen** wie auch des **diastolischen** Blutdrucks, Tachykardie, Kontraktion der Arrectores pilorum sowie Spasmen von Darm (Durchfall) und Blase (Urinabgang). Ohne schnelle Therapie kann es über Kreiskollaps zum Schock mit letalem Ausgang kommen.

Asthma bronchiale
Umweltantigene: Pollen, Bettfedern, Staub, Tierhaare, Schimmelpilze, Medikamente, Klimafaktoren
Symptome: anfallsweise auftretende, kurzandauernde schwere Dyspnoe, Absonderung von geringen Mengen zähen charakteristischen Sputums (Curschmann Spiralen, eosinophile Leukozyten, Charcot-Leyden Kristalle), auskultatorisch sind Giemen u. Brummen feststellbar.
Beim Asthma bronchiale muß aber erwähnt werden, daß es nicht nur durch Allergenexposition (Ag-Ak-Reaktion) ausgelöst werden kann, sondern daß auch physikalische, chemische und psychologische Faktoren als Ursache des Krankheitsgeschehens bekannt sind.

Heuschnupfen (Rhinopathia vasomotorica allergica)
Umweltantigene: vor allem Pollen von Gräsern und Bäumen (Mai bis Juli), aber auch Tierhaare, Hausstaub, Bettfedern, Haarschuppen, Puder, Nahrungsmittel (Erdbeeren, Fische) und Mehl (z. B. berufsbedingt bei Bäckern)
Symptome: Niesattacken, anfallsweise auftretende Verstopfung der Nase und starke, dünnflüssige Sekretion aus der Nase

Nesselsucht (Urtikaria)
Umweltantigene: Amalganplomben, Nahrungsmittel (Erdbeeren, Eier, Fische, Krebse), Analgetika (Azetylsalizylsäure), Penicillin, Insektenstiche, Mikroorganismen (Candida) und Würmer

Symptome: in Schüben auftretende, flüchtige, in der Regel stark juckende Quaddel sowie Bluteosinophilie

II. Zytotoxischer Reaktionstyp

Bei diesem Reaktionstyp ist das Antigen entweder ein Bestandteil der Gewebszellen oder aber es haftet an einer Gewebszelle. Antikörper gegen diese zellgebundenen Antigene führen unter Verbrauch von Komplement zur toxischen Schädigung oder Zerstörung der Zellen.

Transfusionsreaktion (s. 11.5.6)

Hämolytische Anämie

Die erworbenen immunhämolytischen Anämieformen können durch folgende Ak ausgelöst werden:
- **Wärme-Autoantikörper** (IgG-Immunglobuline)
- **Kälteagglutinine** (monophasische IgM-Ak)
- **Kältehämolysine** (biphasische Ak)
- durch **Arzneimittel induzierte Ak**

Über die Pathogenese der ersten 3 genannten Ak-Arten gibt es zur Zeit 2 verschiedene Meinungen:
- durch eine Infektion kommt es zur **Modifikation der Oberflächenantigene** des Erythrozyten mit der Bildung entsprechender Ak
- durch eine **Mutation der Ak produzierenden Zellklone** kommt es zur Bildung **abnormaler Antikörper,** die sich als echte Autoantikörper gegen autologe Erythrozytenantigene entpuppen.

Die Arzneimittel induzierten Ak entstehen nach den bisherigen Erkenntnissen über folgende 3 Mechanismen:
- **Autosensibilisierung** (z. B. α-Methyldopa)
- **Bildung von Immunkomplexen** (z. B. Aminophenazon)
- **Hapten-Mechanismus** (z. B. Penicillin)

III. Immunkomplextyp

Serumkrankheit

Injiziert man einem Individuum eine große Menge artfremden Serums (z. B. Diphterie-Antitoxin), so können nach einer Latenz von 7–10 Tagen folgende Allgemeinsymptome auftreten:
Fieber, Lymphknotenvergrößerungen, generalisierte Hautexantheme sowie schmerzhafte Gelenkschwellungen; außerdem noch Ödeme und eine transi-

torische Albuminurie. Gelegentlich werden Vaskulitis, Glomerulonephritis, Neuritis und Endo-Myokarditis gesehen. Dieser Symptomenkomplex, der auf einer Unverträglichkeitsreaktion gegenüber heterologem Serum basiert, wird als Serumkrankheit bezeichnet.

Pathogenese
Der Organismus bildet gegen das applizierte Serum Antikörper. Da zum Zeitpunkt der Ak-Produktion die Antigene **noch im Überschuß vorhanden sind,** kommt es zur Bildung von löslichen Ag-Ak-Komplexen. Diese zirkulierenden Ag-Ak-Komplexe lagern sich an der Gefäßintima ab, aktivieren das Komplementsystem und rufen dort entzündliche Prozesse mit Veränderung der Gefäßpermeabilität hervor. Die in Erscheinung tretenden Krankheitssymptome der Serumkrankheit sind eindeutig auf die **löslichen Immunkomplexe** zurückzuführen. Wenn das Fremdprotein aus dem Serum des Organismus eliminiert worden ist, und die ersten freien Ak erscheinen, lassen die Symptome allmählich nach.

Immunkomplexnephritis
(das experimentelle Modell ist die sog. **Masugi-Nephritis**)

Im Blut befindliche Immunkomplexe können sich als Präzipitate an der Basalmembran der Glomerula anlagern. Das dabei gebundene Komplement verursacht eine Gefäßwandschädigung mit nachfolgender Glomerulitis. Ähnliche Prozesse können auch an anderen Gefäßen ablaufen (**Arteriitis**).

Arthritis (Rheumatisches Fieber)

Die Pathogenese dieses Krankheitsgeschehens ist im einzelnen nicht geklärt. Allgemein anerkannt ist nur, daß das rheumatische Fieber als eine Zweiterkrankung nach Infektion mit β-hämolysierenden Streptokokken der Gruppe A auftritt. Wahrscheinlich liegt dem Krankheitsgeschehen eine **hyperergisch-allergische Reaktion** gegen Streptokokkenantigene zugrunde. Für die beim rheumatischen Fieber auftretende Karditis werden zur Zeit 2 Mechanismen verantwortlich gemacht:
– toxische Schädigung der Herzmuskelzellen durch die Streptokokken mit anschließender Bildung von Auto-Ak gegen das zerstörte Zellmaterial
– Auto-Ak gegen Herzgewebe aufgrund von einer Kreuzreaktion zwischen Antigenen bestimmter Streptokokken und Gewebsantigenen in der Herzmuskelzelle

IV. Verzögerter Reaktionstyp

Träger der verzögerten Reaktion sind die thymusabhängigen Lymphozyten, die an ihrer Oberfläche spezifische immunglobulinartige Rezeptoren tragen. Vor Auftreten einer allergischen Entzündung vergehen etwa 24–48 Stunden.

Tuberkulinreaktion

Die Hautreaktion beruht auf einer immunologischen Spätreaktion gegen Tuberkuloprotein.
Methode: Intrakutane Injektion von 0,1 ml Tuberkulin. Ablesung nach 2–3 Tagen.
Ergebnis positiv: Rötung und tastbare Infiltration mit einem Durchmesser von über 6 mm.
Tuberkulose verdächtig ist ein positiver Tuberkulintest mit einem Durchmesser von über 13 mm.

Kontaktdermatitis

Das Kontaktekzem gilt als eine der häufigsten Hautkrankheiten. Es ist durch folgende Symptome gekennzeichnet:
Die Haut ist entzündlich gerötet, geschwollen und weist neben einem starken Juckreiz papulöse, vesikulöse, nässende und krustenartige Effloreszenzen auf.
Als Allergen kommen Metalle (Nickel, Chrom), Waschmittel, Lacke, Kunstharze, Körperpflegemittel, Farbstoffe, Terpentin sowie Gummi- und Plastikhandschuhe in Frage. Dabei erlangen Farbstoffe und Metalle erst nach Kontamination mit Proteinen vollen immunogenen Status. Die Spätreaktion kommt dadurch zustande, daß dieses Antigen (Allergen) von den Oberflächenrezeptoren der korrespondierenden sensibilisierten T-Lymphozyten (zirkulierende Gedächtniszellen) als fremd erkannt und gefunden wird. Aufgrund der Bindung erfahren die immunaktiven T-Lymphozyten mit ihren zuständigen AK eine Aktivierung und setzen folgende Faktoren frei:
- zytotoxischer Stoff (Lymphotoxin)
- chemotaktische Substanz (Lymphokinine)
- mitogener Faktor (Induktion der Lymphozytenproliferation)
- MIF (Makrophagenemigration verhindernder Faktor).

Thyreoditis (s. 11.6.6)

Zelluläre Transplantationsreaktion (s. 11.6.6)

Begriff der Infektionsallergie als immunpathologischer Faktor für den Verlauf chronischer Infektionskrankheiten

Unter Infektionsallergie versteht man eine überschießende immunologische Reaktion gegen Bestandteile der Infektionserreger. Die allergische Reaktion wird von homozytotropen Antikörpern der IgE-Klasse getragen und kann spezifische Krankheitssymptome auslösen.

A. Tuberkulose

Die überschießende zelluläre Immunabwehr kann bei der Tuberkulose zu großflächigen Infiltrationen führen, die bei extremer Hyperergie nekrotisch werden. Die Folge sind ausgedehnte Gewebseinschmelzungen.

B. Helminthen-Infektionen

Bei einer Wurminfektion finden sich aus bislang nicht geklärter Ursache über einen großen Zeitraum hinweg homozytotrope AK gegen nicht vermehrungsfähiges bzw. totes Material der Parasiten. Diese AK führen zu allergischen Lokalreaktionen vom Spättyp, die sich klinisch als **Granulomatosen** mit evtl. nachfolgenden Fibrosierungen (z. B. bei **Schistosomiasis, Filariose, Larva migrans**) manifestieren. Eine Sonderstellung unter den Helminthen-Infektionen nimmt die Infektion mit Ascaris lumbricoides und Echinococcus ein. Hierbei kommt es im Gegensatz zu den anderen Wurminfektionen zu einer allergischen Reaktion vom Soforttyp. Klinisch treten bei Ascaris lumbricoides-Infektion Urtikaria und Asthma bronchiale in Erscheinung, während es bei einer Echinokokkenzysten-Ruptur zu einem anaphylaktischen Schock mit letalem Ausgang kommt.

C. Lues

Ebenso wie bei Tbc und bei Helminthen-Infektion findet sich bei Syphilis im Stadium III eine überschießende Immunantwort auf Bestandteile der Infektionserreger, während im Stadium II zahlreiche Erreger in den exanthematisch auftretenden Hauterscheinungen nachzuweisen sind, findet man im Tertiärstadium kaum Treponemen. Bekanntlich ist das Sekundärstadium hoch infektiös, während Stadium III kaum ansteckend ist. Trotzdem ist das Tertiärstadium durch tiefgreifende Gewebszerstörung gekennzeichnet. Wir kennen ulzerierende Gummata, tuberoserpiginöse Syphilome der Haut und spezielle interstitielle und parenchymatöse Organerkrankungen. Alle diese Erscheinungen sind durch Granulationsgewebe tuberkuloider Natur gekennzeichnet. Dieses Granulationsgewebe aus Epitheloidzellen, Langhansschen Riesenzellen und Lymphozyten ist das sichtbare histologische Bild der veränderten Immunologie im Tertiärstadium der Syphilis. Die hypererge Reaktionslage ist als Infektionsallergie der immunpathologische Faktor für den Verlauf der Syphilis im Stadium III.

11.6.3 Pathogenese
Wege zur Sensibilisierung

Bestimmte Substanzen in unserer Umwelt wie z. B. Pollen, Federn, Tierhaare, Sporen von Schimmelpilzen, Staub, Nahrungsmittel (Erdbeeren, Nüsse, Fische), Kunststoffe können antigen wirken, wenn sie mit den Schleimhäuten des Respirationstraktes bzw. des Magen-Darm-Kanals eines disponierten (sensibilisierten) Organismus in Kontakt kommen. Infolge des Antigenreizes bildet der sensibilisierte Organismus Ak vom Typ der IgE-Immunglobuline. Die IgE-Reagine gehen mit den Umweltantigenen eine immunologische Sofort-Reaktion ein, die sich klinisch als lokale Form der Anaphylaxie manifestiert. Zu der lokalen Form der Anaphylaxie gehören u. a. folgende Krankheitsbilder:

Pathogenese der allergischen Reaktion gegen Pharmaka (Beispiel: Penicillin)

Im allgemeinen können Pharmaka wegen ihrer Niedermolekularität keine Immunantwort auslösen. Sie fungieren nur als **Hapten**. Verbinden sie sich jedoch mit Gewebeproteinen, so werden sie zu Vollantigenen und können eine allergische Reaktion hervorrufen. Klinisch kann sich die Überempfindlichkeitsreaktion als Arzneimittelfieber, Serumkrankheit und in schweren Fällen als anaphylaktischer Schock manifestieren.

Die Sensibilisierung eines Organismus gegen Penicillin ist auf **Penicillin-Proteinkonjugate** zurückzuführen, die stärker antigen wirken als das ursprüngliche Molekül. Bei erneuter parenteraler Applikation von Penicillin kann es dann sowohl zur anaphylaktischen Reaktion als auch zur Serumkrankheit kommen. Schuld daran sind Ak vom IgM- (am häufigsten) und IgG-Typ. Vielleicht sind auch IgA-Antikörper und Reagine (IgE-Immunglobuline) für die allergische Reaktion verantwortlich zu machen. Zur Serumkrankheit neigen vor allem Patienten mit hohem Ak-Titer. Antikörper gegen Penicillin entstehen bei jedem Patienten, der mit diesem Medikament behandelt worden ist, auch wenn keine allergischen Erscheinungen aufgetreten sind. Das Ausbleiben der allergischen Reaktion bei diesen Patienten ist auf den niedrigen Antikörpertiter zurückzuführen. Patienten, die Reagine gebildet haben, droht bei erneuter Penicillinzufuhr eine anaphylaktische Reaktion, wenn sie nicht blockierende Ak im Serum aufweisen.

Vorgänge bei der humoralen Sensibilisierung
(s. Sofortreaktion 11.6.1)

Rolle des zytotropen IgE

Die anaphylaktische Reaktion wird als eine Erscheinungsform der Anaphylaxie angesehen, bei der vor allem IgE-Immunglobuline als Reagine verantwortlich gemacht werden. Da es sich bei den Antikörpern der IgE-Klasse um homozytotrope Antikörper handelt, hat man der anaphylaktischen Reaktion auch den Namen zytotrope Anaphylaxie gegeben.

Rolle besonderer Antikörperklassen

Von experimentellen Untersuchen her weiß man, daß abhängig von der Spezies die verschiedenen Formen der Ag-Ak-Reaktionen durch unterschiedliche Antikörperklassen ausgelöst werden. Die einzelnen Antikörperklassen unterscheiden sich nämlich voneinander in den **Fc-Regionen der schweren Ketten.** In diesem Bereich ist nämlich unter anderem die Fähigkeit des Antikörpers verankert, das Komplementsystem zu aktivieren sowie eine Bindung mit den Membranen spezifischer Zellen (z. B. Mastzellen, Thrombozyten, Leukozyten) einzugehen.

Die H-Ketten der IgE-Immenglobuline haften nur fest an den Oberflächenrezeptoren der Mastzellen der gleichen Spezies. Man bezeichnet die IgE-Antikörper deshalb auch als **homozytotrop.** Die Immenglobuline IgG und IgA, die auch für die Auslösung von anaphylaktischen Reaktionen vom Soforttyp verantwortlich gemacht werden, sind dagegen **heterozytotrop,** da sie auch eine Bindung mit den Oberflächenrezeptoren speziesfremder Mastzellen eingehen können.

Für die Auslösung der anaphylaktischen Sofortreaktion werden IgE-Immunglobuline verantwortlich gemacht. Diese homozytotropen Antikörper gehen mit den injizierten Antigenen eine Ag-Ak-Reaktion ein und setzen dabei aus den Mastzellen, Leukozyten und Thrombozyten die Mediatorsubstanzen frei.

Bei der Arthus-Reaktion ist es bis heute noch nicht eindeutig klar, ob IgE- oder IgG bzw. IgM-Antikörper das Ag-Ak-Geschehen auslösen.

Das Immungeschehen bei der Serumkrankheit wird vor allem von den heterozytotropen IgG-Immunglobulinen hervorgerufen. Wahrscheinlich sind aber auch Reagine (IgE-Antikörper) an diesem immunologischen Vorgang beteiligt (z. B. Auslösung der Urtikaria).

Rolle der Mediatoren

Als Mediatoren bezeichnet man solche Stoffe, die durch eine immunologische Reaktion freigesetzt werden, und die dann ihrerseits weitere Folgereaktionen in Gang setzen. Der genaue Mechanismus der Mediatoren-Freisetzung ist bis heute noch unbekannt. Man nimmt an, daß die Degranulation z. B. der Mastzellen dann eintritt, wenn mindestens zwei von den an den Mastzellen fixierten IgE-Reaginen durch das spezifische Antigen bzw. durch entsprechende bivalente Anti-Immunglobuline (Anti-IgE) netzartig miteinander verbunden werden. Diese Verkoppelungsreaktion löst über eine **Aktivierung der Adenylzyklase** das Membransignal zur Freisetzung der Mediatoren aus.

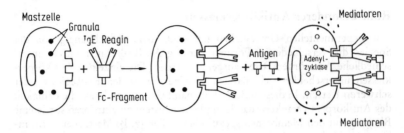

Folgende Mediatoren gelangen zur Freisetzung:

Komplementfaktoren

Die Faktoren **Leukotaxine** (C_3/C_5 sowie C_6, evtl. C_7) und **Leukozidine** (C_8/C_9) sind Teilkomponenten des Komplement-Systems. Die Aufgabe der Leukotaxine ist es, die Wanderung der Leukozyten an die Stelle des Ag-Ak-Geschehens zu fördern. Für die Schädigung und Auflösung der Leukozyten sind die Leukozidine zuständig.

Gefäßaktive Stoffe

Dazu gehören **Histamin, Slow-Reacting Substances (SRS), Adenosinderivate und Kinine.** Neben ihren anderen Wirkungen, die vorher schon beschrieben worden sind, verursachen sie eine **Hyperämie**, eine Erhöhung der Gefäßpermeabilität und erleichtern dadurch die Diapedese von Erythrozyten und Leukozyten.

Enzyme

Esterasen und Proteasen sind Bestandteile des Komplementsystems, die eine Immunhämolyse hervorrufen. Außerdem sollen durch die Komplementaktivierung auch noch **lysosomale Fermente** freigesetzt werden, die eine Zellauflösung (Nekrose) herbeiführen.

Desensibilisierung

Diese immunologische Therapie-Methode hat zum Ziel, eine schon existierende Sensibilisierung aufzuheben oder abzuschwächen. Praktisch wird die Methode so angewendet, daß die gegebene Allergendosis von Mal zu Mal langsam gesteigert wird, bis die Konzentration des natürlich vorhandenen Allergens erreicht ist und die Allergengabe ohne allergische Reaktion vertragen wird. Den immunologischen Mechanismus dieser Form der Desensibilisierung stellt man sich folgendermaßen vor:
Durch die Gabe kleiner Antigenmengen kommt es zur Induktion von „blockierenden" **IgG-Antikörpern.** Da sie eine höhere Affinität zu den Antigenen als die IgE-Reagine haben, fangen sie die Antigene vor dem Kontakt mit den IgE-Ak ab, und es findet eine sogenannte „apathogene" Ag-Ak-Reaktion zwischen IgG-Ak und den Allergenen statt. Die Allergene

stehen somit für die Reaktion mit den zellständigen IgE-Reaginen nicht mehr zur Verfügung. Die Auslösung einer allergischen Reaktion ist „blockiert". Als unspezifische Reaktion zeigt sich ein Absinken der Reaktionsfähigkeit von Mastzellen und Leukozyten.
Eine andere Möglichkeit der Desensibilisierung besteht in der Gabe von monovalenten Haptenen, deren antigendeterminante Strukturen mit denen des Allergens übereinstimmen. Die Folge ist, daß die klassische Ag-Ak-Reaktion ausbleibt, weil die IgE-Antikörper durch die Haptene blockiert sind. Die Haptene wirken also im Sinne einer **temporären kompetitiven Hemmung**.

Arthus-Phänomen

Beim Arthus-Phänomen handelt es sich um eine **verzögerte Form der Sofortreaktion** (Intermediärtyp), die lokalisiert ist und von Mal zu Mal schwerer wird. Sie tritt auf, wenn man Organismen gegen heterologes Serum sensibilisiert und ihnen dann nach zwei bis drei Wochen das betreffende Serum intrakutan injiziert. Nach zwei bis vier Stunden bildet sich an der Injektionsstelle eine Rötung mit Gefäßdilatation sowie eine Ödembildung aus. Später geht dieser Prozeß in ein hämorrhagisch nekrotisches Geschehen über.
Erfolgt die zweite Injektion intravenös, so wird eine generalisierte anaphylaktische Reaktion ausgelöst, die sich morphologisch als eine **generalisierte Immunkomplexvaskulitis** darstellt.
Das Arthus-Phänomen wird durch Bildung von Ag-Ak-Komplexen ausgelöst, die lokal auf die Injektionsstelle des Antigens beschränkt bleiben. Das Ag-Ak-Geschehen selbst läuft in der Wand von kleinen Blutgefäßen ab, da hier eine Vielzahl von Antikörpern vorhanden sind, die mit den injizierten Antigenen Mikropräzipitate bilden. Die an den Gefäßwänden haftenden Immunkomplexe (Ag-Ak-Komplexe) üben einen chemotaktischen Effekt auf die Granulozyten in der Umgebung aus, so daß es zu einer massiven Infiltration dieser Zellen kommt. Zusätzlich kommt es noch durch die löslichen Ag-Ak-Komplexe zu Thrombozytenverklumpungen mit Freisetzung vasoaktiver Amine (Histamin). Die Folge ist, daß die Gefäßpermeabilität erhöht und die Ödementstehung gefördert wird.

Rolle des Komplements

Im Serum von immunisierten Organismen existiert ein Komplex aus Serumproteinen, den man Koplement genannt hat. Dieses Vielkomponentensystem wird durch Ag-Ak-Komplexe gebunden und sequentiell aktiviert (wahrscheinlich durch Fc-Fragmente von zwei oder mehreren eng nebeneinanderliegenden IgG-Molekülen). Diese Komplemetfaktoren können folgende biologische Wirkungen entfalten:
– Immunadhärenz

- Chemotaxis
- Freisetzung von Histamin und Serotonin
- Phagozytoseförderung
- Zytolyse

Wesen der zellulären Überempfindlichkeit (s. 11.4.4.)

Quantifizierung von IgE

Erst 1967 konnte man mit Hilfe eines spezifischen Antiserums das Immunglobulin in der Immunelektrophorese nachweisen. Die Serumkonzentration ist gegenüber den anderen Immunglobulinklassen sehr gering; sie beträgt nur 0,0001 bis 0,0007 mg/100 ml Serum.
Bei Patienten mit allergischen Erkrankungen ließ sich eine wesentlich höhere Konzentration im Serum nachweisen. Eine direkte Korrelation zwischen der Schwere der Erkrankung und der Höhe des IgE-Serumspiegels besteht jedoch nicht.

Provokation der Mastzellen in vitro

Dieser Test beruht auf dem Nachweis der Freisetzung von Histamin aus den Mastzellgranula. Gewebezellen (Uterus, Darm, Lunge), die mit spezifischen Antikörpern beladen sind, werden in vitro mit Antigenen in Berührung gebracht. Durch die ablaufende Ag-Ak-Reaktion regt das aus den Mastzellen freigesetzte Histamin die Muskelzellen von Uterus und Darm zur Kontraktion an.

Tuberkulinreaktion (s. 11.6.2. IV. und 11.6.4)

11.6.4 Diagnose

A. Erkennung von Sensibilisierungen
Um rechtzeitig Sensibilisierungen zu erkennen, bedient man sich folgender lokaler Tests:

- **Läppchentest (Epikutantest)**
  Er dient zum Nachweis des allergenen Stoffes beim Kontaktekzem. Das vermutete Kontaktallergen wird auf ein ca. 1 cm² großes Läppchen aufgetragen. Das so präparierte Läppchen wird dann mit einem Spezialpflaster auf die Haut geklebt. Die Ablesung des Testes erfolgt nach 24 und 48 Stunden. Kommt es an der Teststelle zur Rötung, Blasen- oder Pustelbildung, so wird der Läppchentest als positiv bewertet.

11.6 Pathogene Wirkungen von Immunreaktionen

- **Scratch-Test (Intrakutantest)**
  Das in Betracht kommende Allergen wird auf die Haut gebracht. Anschließend wird mit einer Nadel oder Lanzette über der betreffenden Stelle die Haut skarifiziert, ohne daß eine Blutung auftritt.

- **Prick-Test (Intrakutantest)**
  Die vermutete allergene Substanz wird meist im Extrakt auf die Haut aufgetragen und dann wird durch den Extrakttropfen in die Haut gestochen.

- **Quaddeltest (Intrakutantest)**
  Die als Allergen reagierende Flüssigkeit wird in die Haut gespritzt, so daß eine Quaddel entsteht. Die Intrakutanteste (Prick- und Quaddeltest) werden nach 15 Minuten abgelesen. Als Positiv wird eine juckende Rötung mit Quaddelbildung angesehen. Zum Vergleich läuft eine durch Histamin ausgelöste Reaktion mit.

- **Schleimhauttest (Intrakutantest)**
  Man trägt die Allergen-verdächtigte Substanz auf die Schleimhaut z. B. der Konjunktiven auf. Da das Bindehautepithel sehr durchlässig ist, wird diese Methode zu den Intrakutantesten gezählt.

- **Provokation per os**
  Wenn bei einem Verdacht auf ein fixes Arzneimittelexanthem anamnestisch keine Klärung zu erlangen ist, kann man unter ärztlicher Kontrolle das als Allergen vermutete Arzneimittel oral geben.

B. Spezielle Tests
- **Tuberkulintest**
  Die Hautreaktion beruht auf einer immunologischen Spätreaktion gegen Tuberkuloprotein (Filtrat aus flüssigen Tuberkelbakterienkulturen).
  Methode: Intrakutane Injektion von 0,1 ml Tuberkulin. Ablesung nach 2–3 Tagen.
  Ergebnis positiv: Rötung und tastbare Infiltration mit einem Durchmesser von über 6 mm
  Tuberkuloseverdächtig ist ein positiver Tuberkulintest mit einem Durchmesser von über 13 mm.
  Weitere Hautteste, die auf einer zellulären Immunantwort basieren, sind:

- **Schick-Test**
  Methode: Intrakutane Injektion von stark verdünntem Diphterietoxoid
  Ergebnis positiv: 4–5 Tage anhaltende Rötung aufgrund einer lokalen Gewebsschädigung
  Mit dem Test kann man das Vorhandensein oder Fehlen von Diphterie-Antitoxinen nachweisen und somit Aufschluß über die Immunitätslage des Organismus bekommen. Ein positiver Ausfall des Testes zeigt an, daß der Proband keine Diphterie-Infektion durchgemacht hat.

- **Kveim-Test**
  Methode: Intrakutane Injektion einer pasteurisierten Aufschwemmung von sarkoidem Gewebe
  Ergebnis positiv: dunkelrotes Knötchen, daß histologisch aus Epitheloidzell-Tuberkel mit Riesenzellen ohne zentrale Einschmelzung besteht.
  Ein positiver Ausfall des Testes zeigt an, daß der Proband eine aktive Sarkoidose hat.

Allgemeine Kontraindikationen
- Toxisch wirkende Substanzen dürfen nicht verwendet werden;
- bei hohem Sensibilisierungsgrad sind wegen der Gefahr eines anaphylaktischen Schocks die Intrakutanteste zu unterlassen.

11.6.5 Klinische Bedeutung der Autoaggression

Als Auto-Aggression bezeichnet man eine immunologische Abwehrreaktion gegen vom eigenen Körper stammende Substanzen. Die Immunreaktion kann dabei sowohl humoraler wie auch zellulärer Natur sein. Pathophysiologisch stellt man sich 3 Mechanismen vor, die zur Auto-Sensibilisierung führen können:

A. Ausschwemmung von Auto-Antigenen, die normalerweise keinen Kontakt mit dem Immunsystem haben

1. Beispiel: *Hashimoto*-**Thyreoditis**
In der Schilddrüse läuft eine chronische Entzündung auf allergischer Basis vom Spättyp ab, die zur Zerstörung des Schilddrüsengewebes führt. Träger der hyperergischen Vorgänge sind zelluläre Ak gegen 2 Kolloidantigene und Thyreoglobulin. Diese antigen wirkenden Substanzen hatten in der Fetalzeit keine Berührung mit den Immunzellen, so daß sich keine Immuntoleranz ausbilden konnte. Ihre Freisetzung (der Mechanismus ist bisher nicht bekannt) löst die Ag-Ak-Reaktion mit all seinen klinischen Folgen (Struma, Myxödem) aus.

2. Beispiel: **Orchitis**
Nach Entzündung des Hodens oder seiner Nachbarorgane (Prostata, Samenblase, Samenleiter) kann es im Rahmen eines autoallergischen Prozesses zur Sterilität des Mannes kommen. Durch die bei der Entzündung auftretende Gewebszerstörung treten nämlich Spermien in das interstituelle Gewebe aus, werden dort resorbiert und führen aufgrund ihrer antigenen Eigenschaften zur Bildung von freien und zellulären Ak gegen sich selbst.

★ 3. Beispiel: **Sympathische Ophthalmie**
Im Rahmen der Entzündung eines Auges (besonders nach perforierenden Verletzungen) kommt es nach einer Latenzzeit von 14 Tagen bis ca. 4–6

Wochen zu einer Miterkrankung des unverletzten kontralateralen Auges. Der Pathomechanismus dieses Phänomens ist noch unklar. Man nimmt jedoch an, daß es sich um eine Auto-Aggressionskrankheit handelt, die durch zellgebundene Ak gegen Linsenantigene hervorgerufen wird.

B. Applikation von serologisch verwandten Substanzen

★ Beispiel: **Wutschutz-Impf-Enzephalitis**
Mehrmalige Injektionen des Hempt-Impfstoffes (Virusimpfstoff, der aus Kaninchen-Hirn-Rückenmarksubstanz hergestellt wird) können eine von außen induzierte Autoimmunrekation in Gang setzen, die zur Zerstörung des ZNS führt. Als wirksame Antigene fungieren basische Proteine, die im Myelin (Bestandteil jedes Säugergehirns) des Hirngewebes des Kaninchens vorkommen. Diese Antigene stimulieren im menschlichen Organismus die Bildung von Ak zum zellulären Typ. Da die Hirnantikörper zwar organspezifisch aber nicht artspezifisch sind, gehen sie auch mit menschlichen Hirnsubstanzen eine Ag-Ak-Reaktion ein (Kreuzreaktion). Die Folge ist eine Demyelinisierung.

C. Aufhebung der Immuntoleranz gegenüber Eigenmaterial

1. Beispiel: **Perniziöse Anämie**
Die perniziöse Anämie wird durch einen Vitamin-B_{12}-Mangel ausgelöst, dessen Ätiologie vielgestaltig ist. Eine Ursache des Vitamin-B_{12}-Mangels basiert auf einer zellulären Immunreaktion mit Bildung von Ak gegen Belegzellen der Magenschleimhaut (vornehmlich IgA-Immunglobuline) oder gegen den intrinsic factor. Bei den gegen den intrinsic factor produzierten Ak (IgG-Typ) lassen sich 2 Typen unterscheiden:
- **Typ I (blocking type)**
  Durch den Kontakt des Ak mit dem intrinsic factor wird dessen Konformation geändert. Die Folge ist eine Aufhebung der Bindungsfähigkeit für Vitamin B_{12}.
- **Typ II (komplex binding type)**
  Dieser Ak lagert sich an den intrinsic-factor-Vitamin-B_{12}-Komplex an und verhindert so die Resorption des Vitamins, obwohl er eine andere Bindungsstelle als der intrinsic Factor hat (Komplex kann nicht resorbiert werden, da zu groß).

Eine Voraussetzung für die Entstehung der Ak gegen die Belegzellen der Magenschleimhaut und den intrinsic factor ist wahrscheinlich eine bestehende atrophische Gastritis. Durch die Atrophie werden die Zellen der Magenschleimhat mit ihren Organellen zerstört. Dieses abgestorbene Material wirkt dann als Antigen und führt zur Bildung von Autoantikörpern.

2. Beispiel: **Lupus erythematodes**

Beim Lupus erythematodes lassen sich zahlreiche verschiedene Antikörper gegen Gewebe des eigenen Körpers im Serum nachweisen:
- Ak gegen Zytoplasma-Bestandteile
- Ak gegen Cardiolipin (Auslösung einer falsch positiven Wassermann-Reaktion)
- Ak gegen Erythrozyten, Leukozyten, Thrombozyten
- Ak gegen Gerinnungsfaktoren (z. B. Prothrombin, Thromboplastin)
- Ak gegen Serumbestandteile (Rheumafaktor, Kryoglobuline)
- Ak gegen Organbestandteile (z. B. Schilddrüsen-Ak, Ak gegen Basalmembran der Haut)

Ihr Entstehungsmechanismus sowie ihre Bedeutung im Rahmen dieser Erkrankung ist nicht geklärt.

Charakteristisch für den Lupus erythematodes ist das Vorhandensein von **antinukleären Antikörpern:**
- Ak gegen Nukleoprotein
- Ak gegen native DNS
- Ak gegen Kern-RNS
- Ak gegen Glykoproteine

Der pathogenetische Auslösemechanismus des Lupus erythematodes ist bis heute unklar. Man nimmt an, daß entweder eine Virusinfektion (slow virus infection) oder die Entstehung von forbidden clones (immunologische Anomalität) die Bildung von Virusantikörpern bzw. Autoantikörpern auslöst. Eine Ag-Ak-Reaktion zwischen den Ak und ihren Antigenen unter der Beteiligung von Komplement führt dann zu den Immunkomplexen, die für die allgemeine Gefäßwandschädigungen verantwortlich sind.

11.6.6 Immunreaktion bei der Transplantation und bei Tumoren

Folgende 4 Formen der Transplantation kann man unterscheiden:
- **Autotransplantat**
  Verpflanzung von körpereigenem Gewebe von einer Stelle zur anderen
- **Isotransplantat**
  Transplantat zwischen speziesgleichen Individuen mit identischer genetischer Konsitution (**eineiige Zwillinge**)
- **Heterotransplantat (Xenotransplantat)**
  Transplantation zwischen speziesfremden Organismen (z. B. Transplantat von Maus auf Katze)
- **Allotransplantat**
  Transplantation zwischen Organismen gleicher Spezies, die sich im Gegensatz zum Isotransplantat in der genetischen Konstitution unterscheiden (z. B. Maus auf Maus)

Drückt man hingegen bei Transplantationen die Beziehung zwischen Spender und Empfänger aus, so bedeutet:
- **syngenetisch** Spender und Empfänger sind Individuen, die sowohl in der Spezies als auch in ihrer Genzusammensetzung übereinstimmen **(eineiige Zwillinge)**
- **allogenetisch** Spender und Empfänger gehören der **gleichen Spezies** an, unterscheiden sich aber in ihrer Genzusammensetzung

Immunreaktion bei Transplantaten

Die Transplantatabstoßung wird durch die immunkompetenten Empfängerzellen ausgelöst, die den antigenen Charakter der Lipoproteine in der Zellmembran der Transplantatzellen erkennen. Man unterscheidet zwei Formen der Transplantatverwerfung:

A. **First set-reaction**
Das Allogentransplantat wird ungefähr zwischen dem **siebten bis zehnten Tag** nach der Transplantation abgestoßen.

B. **Second set-reaction**
Die Transplantatabstoßung tritt hier ungefähr zwischen dem **zweiten und dritten Tag** auf, da der Empfänger durch eine vorher schon erfolgte Gewebsübertragung desselben Spenders sensibilisiert worden ist.

Daß diese Transplantatabstoßung ein zelluläres immunologisches Geschehen ist, konnte man durch folgende Untersuchung belegen:

1. **Histologisch**
Nach zwei bis drei Tagen kommt es zur massiven Einwanderung von Lymphozyten und Monozyten (Histiozyten) in das Transplantatgewebe. Die regionalen oder drainierenden Lymphknoten sind vergrößert und weisen große aktive Keimzentren auf.

2. **Nach Thymektomie**
Entfernt man beim Tier vor der Transplantation den Thymus, so bleibt die Abstoßung des Allotransplantats entweder vollständig aus; in manchen Fällen tritt sie stark verzögert auf.

3. **adoptive transfer (adoptive Immunisierung)**
Überträgt man aus Milzzellen oder regionären Lymphknoten stammende Lymphozyten von einem immunisierten Tier auf ein nichtsensibilisiertes Empfängertier der gleichen Spezies, so ist dieses Tier ebenfalls zu einer second set-reaction gegenüber dem Transplantat in der Lage. Diese Fähigkeit der Übertragung der Transplantatverwerfung (adoptive Immunisierung) weisen die lymphoiden Zellen des immunisierten Tieres besonders um den dritten bis fünften Tag auf und verlieren sie ungefähr gegen den

zehnten bis fünfzehnten Tag, obwohl ihre eigene aktive Immunität noch weiter besteht. Aus den bisher bekannten Untersuchungen nimmt man an, daß dieses Phänomen der adoptiven Immunität nach dem gleichen Mechanismus wie der Zelltransfer der Tuberkulin-Überempfindlichkeit abläuft. In der Regel sind humorale Ak nur in geringem Ausmaß an der Transplantatabstoßungsreaktion beteiligt. Lediglich wenn der Empfänger vor der Transplantation gegen das Gewebe des Spenders sensibilisiert wurde, tritt eine sogenannte weiße Transplantatabstoßung auf (Sofortreaktion, ähnlich einem Arthusphänomen).

Graft-Versus-Host-Reaction (Transplantat-Empfänger-Reaktion)

Überträgt man immunkompetente Zellen (z. B. Lymphozyten) auf ein Empfängertier mit einem Immundefekt, so werden diese Transplantatzellen vom Empfängertier nicht abgestoßen. Die transplantierten Zellen verhalten sich jedoch nicht indifferent gegenüber dem Wirtsorganismus, sondern erkennen ihrerseits die Antigene des Empfängertieres als fremd und lösen eine immunologische Reaktion gegen diese aus. Es kommt also anstatt der üblichen Transplantationsreaktion des Empfängertieres gegen das Transplantatgewebe zu einer umgekehrten Reaktion: **Das Transplantat löst eine immunologische Reaktion gegen das Empfängertier aus.** Die Schwere der Graft-Versus-Host-Reaction hängt vom Ausmaß ab, in dem sich die Transplantationsantigene von Empfänger und Spender unterscheiden. Differiert z. B. Empfänger- und Spendertier in der HLA-Konstitution, kann es zu einer tödlich endenden immunologischen Reaktion kommen.

Beim **Menschen** kann es zu einer **Graft-Versus-Host-Reaction** kommen, wenn Patienten, die aufgrund einer schweren Knochenmarksschädigung, nach Röntgenbestrahlung oder cytostatischer Therapie anergisch geworden sind, Knochenmarkstransplantate erhalten haben. Symptome der Graft-Versus-Host-Reaction sind neben Fieber, Anämie und Kachexie, Spleno- und Hepatomegalie, entzündlich degenerative Hauterkrankungen, Alopezie sowie Atrophie lymphatischer Organe. Oft endet die Krankheit, auch als runt disease bezeichnet, letal.

HLA-Antigene des Menschen (human leucocyte antigen)

Die **Histokompatibilitätsantigene** (Gewebeverträglichkeitsantigene) werden als Ursache der Abstoßungsrekation von Transplantaten angesehen. Biochemisch handelt es sich bei ihnen um **Lipoglykoproteine,** die vorwiegend in der **Zellmembran** lokalisiert sind, sich aber auch in den lysosomalen Membranen finden. Man nimmt an, daß die Lipoglykoproteine zusätzlich noch geringe Mengen von Nukleinsäure aufweisen. Besonders hoch ist der Gehalt an Histokompatibilitätsantigenen in Zellen lymphoider Organe (Milz, Thymus). Die HLA-Antigene (Transplantationsantigene), die dominant vererbt werden, unterliegen der **genetischen Kontrolle von Histokompatibilitätsgenen**, die auf einer chromosomalen Region liegen. Diese chromosomale Region kann man in **Subloci** unterteilen. Von 3 Loci determinierte Antigene sind bis jetzt serologisch faßbar; man bezeichnet die Antigene der drei A, B, C als A-, B- und C-Serie (früher LA-, FOUR- und AJ-Serie). Von jedem Locus sind bereits zahlreiche Antigene bekannt. So umfaßt z. B. die A-Serie 19 verschiedene Antigene. Das HLA-System, das man außer in Erythrozyten in fast allen Geweben sowie in Leukozyten nachweisen kann, gehört zu einem der beiden starken Histokompatibilitätssysteme, die beim Menschen neben mehreren schwächeren identifiziert worden sind. Man kann daher sagen, daß je mehr also Empfänger und Spender in der HLA-Konstitution übereinstimmen, um so geringer das Risiko einer Abstoßungsreaktion ist, obwohl auch die individuell unterschiedliche HLA-Antigenitätsstärke eine noch nicht genau abzuschätzende Rolle spielt.

Histokompatibilitätsbeurteilung

Zwei Untersuchungen werden dazu durchgeführt:

1. Zytotoxizitätstest

Es handelt sich um einen immunologischen in-vitro-Test mit dem man zytotoxische Antikörper, Immunlymphozyten und Zelloberflächen-Antigene, zu denen auch die Histokompatibilitätsantigene zählen, nachweisen kann. In der Praxis wird zur Bestimmung des HLA-Systems der Mikrozytotoxizitätstest durchgeführt, der im folgenden kurz beschrieben wird: Man vermischt eine gereinigte Suspension von zwei- bis dreitausend Lymphozyten mit einem Mikroliter verschiedener Anti-Seren gegen HLA-Antigene und gibt dem fünf Mikroliter Komplement dazu. Weisen die Lymphozyten das entsprechende Antigen auf, so gehen sie mit den Antikörpern der Antiseren eine Ag-Ak-Reaktion ein und es kommt in Anwesenheit des Komplements zu einer Zerstörung der Lymphozytenzellmembran. Bietet man jetzt den Zellen einen Farbstoff (Trypanblau) an, so diffundiert dieser aufgrund der erhöhten Permeabilität besser in die Zellen hinein. Die Veränderung der Zellmembranpermeabilität kann man auch eleganter mit radioaktivem Chrom 51 nachweisen. Markiert man nämlich die Lymphozyten vorher mit dem radioaktiven Material, so kann man nach der Ag-Ak-Reaktion die Freisetzung des radioaktiven Chroms messen.

2. mixed lymphocyte culture

Dieser aufwendige immunologische Test wird vor allem vor Transplantationen eingesetzt, um für den Empfänger den günstigsten Spender auszuwählen. Mit dieser Methode stellt man antigene Differenzen fest, die durch den MLC-Locus (HLA-D) bedingt sind, der serologisch nicht faßbar ist. Es ist nämlich bekannt, daß eim Menschen der MLC-Locus eng mit dem zweiten

HLA-Locus verknüpft ist. Die Lymphozyten-Mischkultur wird als Zweiweg- oder Einweg-Reaktion durchgeführt:

A. Zweiweg-Reaktion
Vermischt man periphere Lymphozyten von Spender und Empfänger und züchtet sie in einer Gewebekultur an, so bilden beide Lymphozytenpopulationen Blastenzellen aus. Als Auslöser dieser gegenseitigen Stimulation zur Lymphozytentransformation wird der Unterschied in der Lymphozytenantigenität angesehen.

B. Einweg-Reaktion
Im Prinzip gleicht sie der Zweiweg-Reaktion, lediglich wird hierbei durch **Mitomycin C** oder **Bestrahlung** eine der beiden Lymphozytenpopulationen in der Zellteilung gehemmt. Trotzdem geht diesen Lymphozytenzellen (sogenannte stimulating cells) nicht die stimulierende Wirkung auf die unbehandelten anderen Lymphozytenpopulation (responding cells) ab, so daß diese sich zu Blasten transformieren. Um ungefähr die Stärke der mixed lymphocyte culture-Reaktion abzuschätzen, kann man entweder den prozentualen Blastenanteil auszählen oder aber die H_3-Thymidin-Einbaurate in die DNS messen.

★ Zusammenhang zwischen HLA-Konstitution und immunologischer Reaktionsbereitschaft beim Menschen

Sowohl aus Tierversuchen als auch aus der gewonnenen praktischen Erfahrung bei Transplantationen am Menschen läßt sich klar ablesen, daß die Überlebenschance eines Transplantates um so günstiger ist, je geringer die Differenz in der HLA-Konstitution zwischen Spender und Empfänger ist, und daß, obwohl alle vorhandenen HLA-Gruppen bis heute noch nicht vollständig bekannt sind. Beruht z. B. die Differenz in der HLA-Konstitution zwischen Spender und Empfänger nur auf einem Allel des HLA-Locus, so ist dieser Unterschied für die Überlebenschance eines Transplantates günstiger einzuschätzen, als wenn die Differenz sich auf zwei Allele oder mehr erstrecken würde. Inwieweit nun die HLA-Konstitution zwischen Spender und Empfänger übereinstimmt und somit die immunologische Abwehrreaktion gering gehalten wird, läßt sich recht grob durch den **Zytotoxizitätstest** und die **mixed lymphocyte culture-Reaktion** abschätzen, wobei vor allem bei der letzteren Reaktion eine gute Korrelation zwischen den Resultaten der Lymphozytenmischkultur und den tierexperimentellen Erfahrungen bei Nieren- und Hauttransplantationen (Allotransplantate) besteht.

Problematik der Transplantation bei der Übertragung von Niere und Knochenmark

Niere

In den letzten Jahren sind über 3000 Nieren transplantiert worden und auch die Resultate bei Transplantationen zwischen nicht eineiigen Zwillingen sind immer besser geworden. Laut gegenwärtiger Statistik liegt die *Einjahres-Überlebenschance* eines Patienten bei ca. *70%*, wenn die Spender-Niere von einem Eltern- oder Geschwisterteil stammt. Wenn man für einen Empfänger durch Gewebstestung sorgfältig den geeignetsten Spender auswählt, so ist die Prognose der Einjahres-Überlebenschance von Patienten, die Nieren von nichtverwandten Spendern bekommen, nicht viel ungünstiger. Ohne Gewebstestung sinkt die Einjahres-Überlebenschance auf ca. 25 bis 40%. Um eine Abstoßungsreaktion, die sich durch Allgemeinsymptome wie **Fieber, Tachykardie, Proteinurie, Anstieg der Lymphozyten im Harn ankündigt** und mit Vergrößerung und Schmerzhaftigkeit der Niere sowie lebensbedrohlicher **Anurie** einhergeht, mit Erfolg vorzubeugen, wird eine lebenslange medikamentöse immunsuppresive Therapie (z. B. 6-Mercaptopurin, Azothiaprin) durchgeführt, die sowohl bei der Abstoßungskrise vom Soforttyp (Inkompatibilität in den Hauptblutgruppen zwischen Spender und Empfänger, Vorsensibilisierung des Empfängers durch vorangehende mehrfache Vollbluttransfusionen oder durch häufigere Schwangerschaften) als auch bei der Abstoßungsreaktion vom Spättyp (Niere erweist sich als imkompatibel für den Empfänger) in der Dosis erhöht wird.

Knochenmark

Knochenmarkstransplantate kommen nur bei einigen speziellen Immunmangelkrankheiten und Anämieformen als Therapie in Betracht, wenn man nicht neben der zu erwartenden Abstoßungsreaktion auch noch mit dem Auftreten einer meist tödlich endenden **Graft-Versus-Host-Reaction** rechnen müßte. Voraussetzung für erfolgreiche Resultate bei der Knochenmarkstransplantation sind fast vollständige Übereinstimmung in der Transplantations-Antigen-Konstitution zwischen Spender und Empfänger. Zwillinge, und mit Abstrichen auch Geschwister, bieten hierfür wohl die größte Gewähr.

Immunreaktion gegen Tumorzellen (tumor surveillance)

Man hat herausgefunden, daß beim Menschen häufiger Tumoren entstehen, wenn er einen zelluären Immundefekt aufweist oder aber sein Immunsystem mit Immunsuppressiva oder Antilymphozytenserum unterdrückt wird. Diese Beobachtung hat man auch bei Tieren (z. B. Mäusen) gemacht, denen man neonatal den Thymus entfernte und den thymusabhängigen zellulären Immunapparat schädigte. Bei diesen Tieren ließen sich durch Expositionen mit chemischen Karzinogenen oder onkogenen Viren leichter Tumoren induzieren. Zusätzlich ist die Tumorabwehr noch durch den Umstand erschwert, daß die tumorspezifischen Antigene nur einen schwachen Antigencharakter aufweisen. Sie ähneln in ihrer Antigenstärke oft den schwachen Histokompatibilitätsantigenen. Zwar kann ein Tumor aufgrund seiner Oberflächenantigene vom Wirtsorganismus wie ein Transplantat abgestoßen werden, doch reicht in der Regel die Kapazität der entwickelten Immunität nicht einmal dazu aus, den Tumor in seinem Wachstum zu behindern.

★ Enhacement (Verstärkungs-)Effekt

Um die Immunabwehr eines menschlichen oder tierischen Organismus gegen Tumorzellen zu verstärken, ist man auf die Idee gekommen, den Organismus mit Tumorextrakten zu sensibilisieren. Es hat sich in der Tat gezeigt, daß dieser Gedankengang richtig war. Man konnte in einigen Fällen einen Tumorrückgang feststellen. Zum Entsetzen trat jedoch in einem Teil der Fälle genau das Gegenteil ein. Die Tumorzellen wurden in ihrem Wachstum gefördert; es zeigte sich keinerlei Abwehrreaktion mehr. Dieses Phänomen (sogenannter **Enhacement-Effekt**) erklärt man sich durch ein frühzeitiges Entstehen von **humoralen Ak**, die die **Antigendeterminanten der Tumorzellen** wie einen Mantel umgeben und somit den Lymphozyten (zelluläre Abwehr) keine Möglichkeit mehr geben, die Tumorzellen als fremdartig zu erkennen und zu vernichten.

★ Ausblicke zur Immuntherapie der Tumoren

Bis jetzt sind die Ergebnisse der Immuntherapie nicht sehr befriedigend und lassen keine allgemeine Anwendung zu. Anzustreben wäre eine prophylaktische Immunisierung gegen Tumorzellen, doch liegt das wohl noch in weiter Ferne. So wird man sich wohl vorläufig mit einer allgemeinen Stimulierung des Immunapparates begnügen müssen, wie es momentan mit Hilfe der BCG-Impfung bei Kindern mit akuter Lymphoblastischer Leukämie und bei Patienten mit malignem Melanom zum Teil erfolgreich geschieht.
Ein anderer Weg in der Tumortherapie sieht vor, nur die thymusabhängigen Zellen des Organismus mit Tumorextrakten zu sensibilisieren und anzuregen. Gleichzeitig soll dabei noch die Bildung humoraler Antikörper (B-Lymphozyten) blockiert werden, um einen Enhacement-Effekt zu verhindern.

Klinisch-immunologische Tests

★ Lymphozyten-Transformationstest
Dieser Test ist für den Nachweis zellulärer **Immundefekte**, für die **Testung von Gewebeverträglichkeiten** bei **Transplantationen**, für die **Medikamen-**

tenprüfung und andere Untersuchungen geeignet. Es werden Lymphozytenkulturen auf einem Spezialmedium (enthält Streptomycin, Penicillin, fetales Kälberserum) bei 37° C gezüchtet. Sind im Inkubationsmedium keine Stimulantien vorhanden, so zeigen sich keine Veränderungen in den Lymphozytenkurzzeitkulturen. Nach Zugabe von unspezifischen Stimulantien (Phythämagglutinin, Concanavalin A u. a.) oder spezifischen (Tuberkulin, Candidin u. a.) kommt es zur Transformation der Kulturlymphozyten zu Lymphoblasten (Zunahme des Kern-Plasmavolumens, Zytoplasma wird basophil aufgrund einer RNS-Synthese-Steigerung, Zunahme der Kernnukleolen). Dieselbe Stimulierung findet man, wenn den Lymphocyten ein für sie spezifisches Antigen angeboten wird. Man kann an dem Test somit erkennen, ob **diese** Lymphozyten gegen das getestete Antigen sensibilisiert sind.

Mixed lymphocyte culture
Dieser aufwendige immunologische Test wird vor allem vor **Transplantationen** eingesetzt, um für den Empfänger den günstigsten Spender auszuwählen, da man mit dieser Methode antigene Differenzen feststellt, die durch den **MLC-Locus** (HLA-D) bedingt sind. Die Lymphozyten-Mischkultur wird als Zweiweg- oder Einweg-Reaktion durchgeführt:

– Zweiweg-Reaktion
  Vermischt man periphere Lymphozyten von Spender und Empfänger und züchtet sie in einer Gewebekultur an, so bilden beide Lymphozyten-Populationen Blastenzellen aus. Als Auslöser dieser gegenseitigen Stimulation zur Lymphozytentransformation wird der Unterschied in der Lymphozytenantigenität angesehen.

– Einweg-Reaktion
  Im Prinzip gleicht sie der Zweiwegreaktion, lediglich wird hierbei durch **Mitomycin C oder Bestrahlung** eine der beiden Lymphozytenpopulationen in der Zellteilung gehemmt. Trotzdem geht diesen Lymphozytenzellen (sog. stimulating cells) nicht die stimulierende Wirkung auf die unbehandelte Lymphozytenpopulation (responding cells) ab, so daß diese sich zu Blasten transformieren. Um ungefähr die Stärke der mixed lymphocyte culture-Reaktion abzuschätzen, kann man entweder den prozentualen Blastenanteil auszählen oder aber die H_3-Thymidin-Einbaurate in die DNS messen.

★ **Migrations-Inhibitionstest**
Dieser Test dient zum Nachweis zellulärer Immunreaktionen. In einer kleinen Gewebekulturkammer bringt man eine Kapillare, die Makrophagen und Lymphozyten enthält, auf eine antigenlose Gewebeflüssigkeit auf. Die Makrophagen wandern dann aus dem offenen Ende der Kapillere aus. Wird jetzt der Gewebeflüssigkeit ein Antigen zugesetzt, gegen das die Lymphozyten in der Kapillare sensibilisiert sind, so setzen diese einen Lymphozytenfaktor (sog. Lymphokinin) frei, der die Makrophagenwanderung hemmt.

★ Hauttest mit Dinitrochlorobenzol (DNCB)

Mit dieser Methode kann die zelluläre Immunabwehr bei Patienten mit Auto-Agressionskrankheiten, Immundefizienzen u. a. geprüft werden. Das Benzolderivat 2,4-Dinitrochlorobenzol wird in einer 2%igen Azetonlösung epikutan auf einen bestimmten Hautbezirk aufgebracht. Diese chemische Verbindung, die eine hohe immunogene Potenz besitzt, ruft in diesem Bereich eine allergische Hautreaktion vom Spättyp hervor.

Positiver Test
Primärantwort: Rötung innerhalb von 14 Tagen
Sekundärantwort: Ist die primäre Immunantwort nach 14 Tagen immer noch negativ, muß eine Zweitzufuhr erfolgen. Rötung und Induration muß nach 2–4 Tagen sichtbar sein.

Vorsichtsmaßnahmen
Da schon überstarke Reaktionen gesehen worden sind, ist eine geringe Dosierung zu wählen. Die Anwendung bei Allergikern und Ekzematikern ist nur mit äußerster Vorsicht zu empfehlen.

★ Histo-serologische Methode zum Nachweis von Immunaggregaten im Gewebe

Von einer Probepunktion oder Gewebeexzision werden unfixierte Kryostatschnitte angefertigt. Auf diese Schritte werden dann Seren, die fluoreszierende Ak gegen menschliches Gammaglobulin oder Komplement oder Antigen enthalten, aufgetragen. Das fluoreszierende Immunaggregat wird durch das Fluoreszenzmikroskop sichtbar gemacht.

12 Schutzimpfungen (s. auch unter 11.1.2)

12.1 Grundlagen des Impfschutzes

12.1.1 Passive Immunisierung

Hier werden dem Organismus Antikörper gegen die betreffenden Erreger injiziert. Die Applikation von menschlichen oder tierischen Antikörpern erfolgt entweder tief intramuskulär bzw. intravenös. Vor Gaben tierischer Seren muß unbedingt eine Allergietestung durchgeführt werden, da das tierische Eiweiß allergische Reaktionen auslöst, wie Urtikaria, Fieber, Serumkrankheit und anaphylaktischen Schock.

Gute Resultate der passiven Immunisierung sind zu erwarten bei prophylaktischer Gabe vor Infektionseintritt (umstritten bei Hepatitisprophylaxe), aber auch bei Applikation in den ersten Tagen der Inkubation (Tetanus, Masern, Röteln, Keuchhusten).

12.1.2 Aktive Immunisierung

Hier werden dem Organismus Antigene zugeführt, gegen die er aktiv Antikörper bildet. Ein solcher Impfstoff muß also folgende Eigenschaften aufweisen:
- die wesentlichen Antigene des Erregers einer bestimmten Krankheit müssen vorhanden sein
- die Pathogenität des Erregers muß weitgehend abgeschwächt bzw. aufgehoben sein; ebenso muß die Toxizität von Toxinen bei erhaltener Antigenität aufgehoben sein (Toxoide).

Einen solchen Impfstoff zur aktiven Immunisierung gewinnt man dort, wo es möglich ist, Erreger zu isolieren und sie abzutöten, abzuschwächen und zu inaktivieren bzw. Toxine zu isolieren und sie in Toxoide umzuwandeln.

Die **Wirksamkeit** aktiver Immunisierung kann gesteigert werden durch wiederholte Applikationen (Boostereffekt) sowie durch Zusatz von Adjuvantien wie Aluminiumhydroxyd oder -phosphat.

Wirksamkeitsverluste können durch Antigenkompetition und Interferenz hervorgerufen werden.

Weist der Impfling eine allgemein oder spezifisch verminderte Resistenz auf, so kann dieses zu einer Generalisierung der Krankheit führen, wie zum Beispiel bei der Tuberkuloseimpfung.

Die **Bedeutung für den Individualschutz bzw. für die Epidemiologie** liegt darin, daß durch die Schutzimpfungen und hier besonders durch die aktive Immunisierung durch den Aufbau eines individuellen Schutzes gegen eine

Krankheit diese gezielt bekämpft wird. Bei breiter Anwendung in der Bevölkerung und entsprechenden Nachimpfungen sind einige Krankheiten schon weitgehend ausgerottet worden (z. B. Pocken).

Kombination passiver und aktiver Schutzimpfung
Man kann auch beide Impfungen gleichzeitig durchführen in Form einer **Simultanimpfung.** Wird zum Beispiel ein Mensch, der nicht Tetanus-geschützt ist, verletzt, so empfiehlt sich zur Verhütung des Tetanus die gleichzeitige Gabe von Antigenen (aktive Immunisierung) und Antikörpern (passive Immunisierung). Durch die zugeführten Antikörper kann der Organismus die Zeit überbrücken, die zur Bildung eigener Antikörper notwendig ist.

Impfplan für den Reiseverkehr

Zeitpunkt	Art der Impfung
1. Tag	Gelbfieber, Cholera
8. Tag	2. Choleraimpfung
15. Tag	Pockenschutzimpfung

Impfungen während der Schwangerschaft

Art der Impfung	Zeitpunkt der Schwangerschaft	
	vor dem 3. M.	nach dem 3. M.
Pockenerstimpfung	nein	wenn unvermeidbar, nur unter zusätzlicher Gabe von Human-Gammaglobulin.
Pockenwiederimpfung	wenn unvermeidbar	ja
Poliomyelitis (lebend)	ja	ja
Poliomyelitis (inaktiv)	ja	ja
Gelbfieber	wenn unvermeidbar	wenn erforderlich
Tollwut	wenn erforderlich	
Typhus, Paratyphus	nur oral	nur oral
Cholera	wenn erforderlich	
Tetanus	ja	ja

Impfkalender

Lebensalter	Impfung	Applikation
bis 10. Tag	BCG	0,1 ml intracutan
4. Monat	DPT	0,5 ml i.m.
5. Monat	DPT	0,5 ml i.m.
6. Monat	DPT	0,5 ml i.m.
8.–12. Monat	1. Polio 2. Polio	1 ml oral 1 ml oral
1.–2. Jahr	1. Pocken	cutan
9.–12. Monat	Masern (lebend)	0,5 ml i.m.
2. Jahr	3. Polio	1 ml oral
2. Jahr	DT-Auffrischung	0,5 ml i.m.
5.–8. Jahr	2. DT-Auffrischg. Polio-Auffrischg. Masern-Auffrischg. (evtl.)	0,5 ml i.m. 1 ml oral 0,5 ml i.m.
10. Jahr	Tetanus-Auffrischg.	0,5 ml i.m.
11. Jahr	Polio-Auffrischg. (evtl.)	1 ml oral
12. Jahr	2. Pocken	cutan
10.–14. Jahr	Röteln (Mädchen)	1 ml i.m.
15. Jahr	Tetanus-Auffrischg. Polio-Auffrischg.	0,5 ml i.m. 1 ml oral
bis 16. Jahr	BCG (bei neg. Tuberkulinprobe)	0,1 ml intracutan

12.2 Aktive Schutzimpfungen gegen bakterielle Erkrankungen

12.2.1 Typhus, Paratyphus

Die Indikation zur Typhus-Paratyphus-Impfung besteht dann, wenn Reisen in Endemiegebieten (Asien, Afrika) unternommen werden, bzw. bei möglicher beruflicher Exposition.

Der Impfstoff besteht aus abgetöteten Erregern der Salmonellae typhi und paratyphi A und B.
Die Applikation des Impfstoffes kann erfolgen
- **intramuskulär**
  Es werden als Initialdosis und nach vier Wochen jeweils 1 ml i.m. injiziert. Kinder sowie Personen über 50 Jahre erhalten nur 0,5 ml. Die Lokalreaktion zeigt Schwellung und Schmerzhaftigkeit, als Allgemeinreaktion tritt Fieber auf. Da der Impfstoff evtl. toxisch wirkende Bakteriensubstanzen enthält, kann es zu starken Nebenwirkungen kommen, wie Neuritiden, Kreislaufschädigungen sowie allergischen Reaktionen (strenge Indikation!!!). Die Dauer des Impfschutzes beträgt bei dieser Applikationsart 6–12 Monate.
- **oral**
  An drei aufeinanderfolgenden Tagen werden morgens auf nüchternen Magen drei Dragees eingenommen. Nebenwirkungen sind bei dieser Applikationsart nicht zu befürchten. Bei anhaltender Exposition sollte hier aber schon nach drei Monaten neu geimpft werden.

12.2.2 Keuchhusten

Zu Beginn der Inkubationszeit ist noch eine passive Immunisierung mit Human-Albumin möglich.
In der Regel wird jedoch nur aktiv immunisiert. Von dem Impfstoff – abgetötete Keuchhustenbakterien der Wachstumsphase I unter Zusatz von Aluminiumhydroxyd und -phosphat als Adjuvans – werden meist im Rahmen der DTP (= Diphtherie-Tetanus-Pertussis)-Kombinationsimpfung zwischen dem 4.–8. Lebensmonat 0,5 ml dreimal im Abstand von einem Monat i.m. verabreicht. Ein Jahr nach der Erstimpfung erfolgt eine Wiederholungsimpfung. Jenseits des zweiten Lebensjahres sollte wegen der großen Gefahr von Komplikationen auf eine Impfung verzichtet werden. Solche Impfkomplikationen sind sterile Abzesse, Fieberkrämpfe sowie äußerst selten Enzephalopathien.
Der Impfschutz beträgt ca. drei bis vier Jahre.

12.2.3 Cholera

Indiziert ist die Choleraimpfung bei Reisen in gefährdete Länder (z. Z. Indien, Pakistan, Westpazifik). Der Impfstoff, der abgetötete Choleravibrionen und Phenol enthält, wird an drei Terminen (0,5–1,0–1,0 ml) im Abstand von acht Tagen subcutan injiziert.
Der Impfschutz tritt nach 8–10 Tagen ein und hält für ca. 6 Monate an. Die Wirksamkeit dieser Impfung wird im Allgemeinen mit 65% Schutz vor Erkrankung angegeben.

Relativ häufig sind heftige Lokal-(Schwellung, Schmerz) und Allgemeinreaktionen (Brechreiz und Fieber über 38 Grad Celsius).

12.2.4 Diphtherie

Nach erfolgter Infektion kann eine passive Immunisierung durch Gabe eines Antitoxins (tierisches Serum mit antitoxischen Antikörpern) erreicht werden. Bei der aktiven Schutzimpfung wird als Impfstoff Diphtherietoxoid (= durch Formalin abgeschwächtes Diphtherietoxin) verwendet. Die Impfung erfolgt überwiegend im Rahmen der DPT-Kombinationsimpfung zwischen dem 4.–8. Lebensmonat 0,5 ml i.m. dreimal im Abstand von einem Monat. Nach einem Jahr erfolgt eine Wiederholungsimpfung. Im 3. und 6. Lebensjahr erfolgt jeweils eine Auffrischimpfung.

Die Schutzimpfung erscheint weiterhin sinnvoll, da jederzeit die Erkrankung gehäuft auftreten kann. Die Verträglichkeit ist im Allgemeinen sehr gut; als seltene Komplikationen können Abzesse, Neuritiden, Nephropathien und Koagulopathien auftreten. Mit zunehmendem Alter nehmen allerdings die lokalen Komplikationen in Form von Rötungen, Infiltrationen etc. stark zu.

12.2.5 Tetanus

Wegen der hohen Letalität bei Tetanusinfektionen mit nahezu 40–50% ist die Indikation zur Tetanusschutzimpfung dringend gegeben.

Der Impfstoff ist ein Toxoid (= durch Formalin abgeschwächtes Toxin von Tetanusclostridien). Die Erstimpfung erfolgt zumeist im Rahmen der DPT-Kombinationsimpfung, wobei i.m. injiziert wird. Nach dieser Grundimmunisierung, die aber auch in jedem andern Lebensalter durchgeführt werden kann, erfolgt nach 12 Monaten eine Auffrischimpfung. Die Wiederholungsimpfungen sollten alle 5–10 Jahre erfolgen.

12.2.6 Tuberkulose

Als Impfstoff wird hier der sog. BCG (= Bacille-Calmette-Guerin)-Impfstoff verwendet, der abgeschwächte, lebende Tuberkelbakterien vom Typ Bovinus enthält. Die Impfung erfolgt intracutan und wird im Allgemeinen schon bei Neugeborenen in den ersten zehn Lebenstagen durchgeführt; bei tuberkulinnegativen Kindern bis spätestens 16. Lebensjahr. Der Injektionsort befindet sich an der linken Gesäßhälfte kurz unterhalb der Crista iliaca. Nach 3–6 Wochen bildet sich an dieser Stelle ein rotes Knötchen aus, welches nach weiteren 2 Wochen narbig abheilt. Der Impfschutz ist nicht absolut, besonders wenn es sich um eine massive Infektion mit großen Mengen hochvirulenter Mykobakterien handelt. Die Erkrankungshäufigkeit konnte jedoch um ca. 80% reduziert werden. Die Dauer des Impfschutzes beträgt durchschnittlich 5–7 Jahre.

Die Impfkontrolle erfolgt durch Tuberkulinproben (siehe unter Punkt 5.8.1). Sind diese im Alter von 12–16 Jahren negativ, ist eine Wiederholungsimpfung zu empfehlen.
Als Komplikation entwickelt sich manchmal ein Impfulkus. Äußerst selten tritt eine generalisierte Tuberkulose auf (siehe unter 12.1.2), die sich auch als Organtuberkulose manifestieren kann.
Kontraindiziert ist die BCG-Impfung bei positiver Tuberkulinprobe sowie bei akuten Infektionen.

12.3 Aktive Schutzimpfungen gegen Viruserkrankungen

12.3.1 Pocken

Einen in der Bekämpfung der Pocken entscheidenden Beitrag leistet die **Pockenschutzimpfung.** Im Jahre 1796 wurde sie zum erstenmal von dem englischen Arzt *Edward Jenner* durchgeführt, als er den Pustelinhalt einer an Kuhpocken erkrankten Magd auf einen Knaben übertrug, der erkrankte, jedoch gegen einen Befall mit echten Pocken (Variolavirus) immun war. Diese Beobachtung ist Grundlage des **Impfgesetzes von 1874.**
Es wird heute nicht mehr mit Kuhpockenvirus geimpft, sondern mit dem **Vacciniavirus,** welches man durch viele Passagen besonders zwischen Mensch und Kuh herausgezüchtet hat. Durch die Möglichkeit, die Vacciniaviruszüchtung auf Eikulturen vornehmen zu können, wird die bakterielle Kontamination praktisch ausgeschaltet. Seit Anfang 1975 ist die im zweiten bis dritten Lebensjahr erfolgende Pockenerstimpfung nicht mehr gesetzlich vorgeschrieben. Ob diese Entscheidung, deren Anlaß die im Vergleich zu den zur Zeit in unseren Breiten auftretenden Pockeninfektionen relativ häufigen Impfkomplikationen waren, ein sinnvoller Schritt war, kann nur die Zukunft zeigen, besonders in Anbetracht des starken Reiseverkehrs in pockengefährdete Gebiete. Falls die Erstimpfung im 2.–3. Lebensjahr erfolgte, sind im 12. Lebensjahr die Impfmaßnahmen zu wiederholen.
Ein sicherer **Impfschutz** dauert etwa **5 Jahre** an. Für den internationalen Impfpaß bei Reisen in pockengefährdete Gebiete werden drei Jahre verlangt.

Kontraindikationen der Pockenschutzimpfung sind:
- **Infektionskrankheiten**
- **Genesung**
- **Organkrankheiten** (angeborene Herzfehler, Erkrankungen der blutbildenden Organe, der Atemwege usw.)
- **Erkrankungen des zentralen Nervensystems**
- **Schwangerschaft,** besonders in den ersten 3 Monaten; in der Fetalperiode darf nur geimpft werden, wenn die Mutter unmittelbar exponiert war)
- **hohes Alter**
- **Ekzeme** und andere **Hauterkrankungen.**

Man kann bei Personen, die noch nicht mit Pockenviren in Kontakt waren bzw. deren Impfschutz mit Sicherheit nicht mehr gewährleistet ist, eine **Vorimpfung mit inaktivierten Vacciniaantigen** vornehmen oder eine Simultanimpfung mit menschlichem Hyperimmunglobulin, jedoch dürfen diese Maßnahmen auf keinen Fall als Ersatz einer Pockenlebendimpfung angesehen werden.

Bei einer Pockenerstimpfung werden nacheinander die typischen Effloreszenzen der Pockenerkrankung sichtbar.

So zeigt sich am **4. Tag eine Rötung** nebst einem Knötchen, welches am **5. Tag in ein Bläschen** übergeht und zum Nachschautermin am **6.–7. Tag zur Pustel** wird, die im Zentrum eingedellt ist und von einer geröteten, als Areola bezeichneten Zone, umgeben ist.

In den folgenden Tagen dehnt sich die Rötung aus, an Allgemein-Symptomen kann leichtes Fieber auftreten, die Lymphknoten der entsprechenden Region sind geschwollen.

Als Endresultat bildet sich eine **Borke,** die abgeschuppt wird. Eine Auffrischungsimpfung ist in ihrer Impfreaktion von der noch bestehenden Immunitätslage abhängig. Die Skala reicht hier von Reaktionslosigkeit bis hin zu stark beschleunigter Reaktion im Sinne einer Allergie.

Im Verlauf einer aktiven Immunisierung gegen Pocken können Allgemeinerscheinungen auftreten, die über die lokalen Erscheinungen herausgehen. Es sind anzuführen: Exantheme, Impffieber, Störungen im Verdauungstrakt, Veränderungen des Blutbildes, Differenzen der Bluteiweißrelation.

Die Meldung der positiven Impfergebnisse bezieht sich auf die Angaben Knötchen, Bläschen und beschleunigte Pustelreaktion. Komplikationen der Pockenschutzimpfung können durch verschiedene Mechanismen ausgelöst werden, sowie durch Nichtbeachtung der Kontraindikationen provoziert werden.

Mit einer Letalität zwischen 30 und 60% sowie mit sehr häufigen Spätfolgen bei Überleben der Krankheit ist die **Encephalitis postvaccinalis** eine der gefürchtetsten Komplikationen. Sie tritt nach etwa 10–11 Tagen nach der Impfung auf mit hohem Fieber und typischen Symptomen.

Durch Autoinokulation entsteht die **Vaccinia sekundaria** oder auch **inokulata.** Ursache der Übertragung auf die Anal- bzw. Genital-Region ist häufig ein Befall mit Würmern, die die Kinder zum Kratzen an diesen Stellen veranlaßt, wobei sie die Erreger mitnehmen. Nase, Ohr, Augenlider, Zunge und Lippen sind außerdem häufige Lokalisationen.

Eine sehr tragische, schwerverlaufende, sehr oft letal endende Komplikation ist die zum Glück sehr seltene **Vaccinia generalisata.** Ihr Entstehen ist praktisch nur bei allgemeiner Abwehrschwäche zu beobachten.

Bei der **Vaccinia translata** handelt es sich meistens um Heteroinoculationen. Es haben sich dabei Personen aus der Umgebung des Geimpften infiziert, die selbst nicht unter Impfschutz standen.

Verständlicherweise fallen unter solchen Patienten gehäuft Mütter geimpfter

Kinder auf. Von diesen Impfkomplikationen können praktisch alle Hautregionen und die Schleimhaut befallen sein.

Das **Ekzema vaccinatum** stellt eine sehr schwere, mit einer **Letalität von 30%** verlaufende Impfkomplikation dar. Möglichkeiten des Auftretens sind besonders gegeben bei versehentlicher Impfung ekzematöser Kinder oder – wie es häufiger ist – Infektionen nicht geimpfter Ekzematiker durch Heteroinokulation.

★ **Weitere Maßnahmen zur Pockenbekämpfung**

Pockenverdacht, Erkrankung und Tod müssen sofort gemeldet werden. Für Erkrankte und für Verdächtige besteht **Absonderungspflicht**. Alle Gegenstände, mit denen der Erkrankte in Berührung war, müssen umgehend desinfiziert bzw. sterilisiert werden. Zur Desinfektion von Wohnung, Betten und Kleidung verwendet man **Formaldehydgas**. Alle Kontaktpersonen besonders die der ersten und zweiten Ordnung, d. h. die unmittelbar mit Erkrankten in Kontakt getretenen oder die mit Kontaktpersonen in Kontakt getretenen bekannten Personen sind davon betroffen.

Die Beobachtung von exponierten Personen wird über den Verlauf der Inkubationszeit nämlich 16 Tage lang durchgeführt, unter ständiger Kontrolle der Körpertemperatur. Steigt diese an, wird die endgültige Diagnose abgewartet.

Die Isolierung der Erkrankten dauert solange, bis die Abschuppung vollzogen ist. Diese allgemeinen Maßnahmen, die in der Errichtung von Pockenstationen im Rahmen des regionalen **Pockenalarmplanes** gipfeln, werden ergänzt durch internationale Maßnahmen, wie: **Meldung an die WHO und die Nachbarländer, Überwachung von Einreisenden aus Gebieten mit Pockenerkrankungen, Pockenimpfung im Reiseverkehr,** welche innerhalb der letzten drei Jahre vollzogen sein muß **(internationales Impfzeugnis).**

12.3.2 Gelbfieber

Als Indikation zur Gelbfieberschutzimpfung gelten Reisen in Länder mit Impfzwang (Westafrika, Südamerika).

Der Impfstoff besteht aus abgeschwächten Erregern des 17 D-Stammes, von dem 1 ml subcutan im Bereich des Oberarmes bzw. des M. Pectoralis injiziert werden.

Impfschutz besteht über 10 Jahre.

12.3.3 Influenza

Als besondere prophylaktische Maßnahme bei Influenzapandemien bzw. -epidemien steht den gefährdeten Personengruppen (Kleinkind, hohes Alter, Schwangerschaft, Stoffwechsel-, Lungen- und Herz-Kreislaufkranken) die

Impfung mit inaktivierter Vaccine zur Verfügung. Sie ist häufig mit Adjuvans versehen und enthält mehrere Influenzastämme der Typen A und B mit Betonung der letzten Epidemien, die in vielen Passagen auf der Allantois des Bruteis gezüchtet wurden und im gereinigten Zustand als Impfstoff Verwendung finden. Die impfaktiven Antigene sind als Ribonukleid-Antigene im inneren Teil des Virions lokalisiert. Die Impfung erfolgt bei Erstimpflingen für Jugendliche und Erwachsene einmal vor der kalten Jahreszeit, für Kinder unter 12 Jahren zweimal zur selben Jahreszeit innerhalb von 4 Wochen. Auffrischungen stehen jedes Jahr zur selben Zeit an.

Der Impfstoff ist sehr gut verträglich, da die einzige Kontraindikation eine Eiallergie darstellt, wobei die Gefahr mit zunehmendem Reinheitsgrad des Impfstoffes geringer wird.

Der Erfolg dieser Impfungen wird nach Autoren verschieden zwischen 50% und 90% veranschlagt.

Eine passive Immunisierung in Epidemiezeiten, besonders bei sehr schwer verlaufenden Fällen ist nur durch extrem hohe Gammaglobulingaben erreichbar, hat dann aber gute Erfolge zu verzeichnen.

12.3.4 Masern

Es existiert ein inaktivierter **Totimpfstoff**, der im dritten bis sechsten Monat beim Kleinkind dreimal subkutan meist als Kombinationsimpfstoff mit **DPT (Diphtherie, Pertussis, Tetanus)** verabreicht und in einem Zeitabstand von einem Jahr durch einen Lebendimpfstoff komplettiert werden soll.

Dieser inaktivierte Impfstoff wird von mehreren Autoren strikt abgelehnt aus folgenden Gründen: Zum einen ist der Impfschutz in keiner Weise dem durch Lebendimpfstoff ebenbürtig, weiterhin steht das Kind noch unter dem Antikörperschutz der Mutter, zum dritten sind bei einer Infektion mit Masernvirus in diesem Zeitraum der Impfung schwere hyperergische Reaktionen mit den entsprechenden gefürchteten Komplikationen aufgetreten.

Der **Lebendimpfstoff** dagegen, der nur einmal nach 12 Monaten subkutan verabreicht wird, hinterläßt zwar bei einigen Impflingen eine kurze, komplikationslose Impfkrankheit (Impfmasern); es sind jedoch bis jetzt keine Komplikationen (auch nicht die gefürchteten Enzephalitiden) beobachtet worden.

Diese Impfung hinterläßt lebenslange Immunität.

Hatte ein Kind oder eine noch nicht mit Masern kontaktierte Person Berührung mit einem an Masern erkrankten Kind, so ist nur in den ersten Tagen eine passive Immunisierung mit humanem Hyperimmun-Globulin in einer Dosierung von 0,5 ml pro kg erfolgversprechend.

12.3.5 Mumps

Die Indikation zur Mumpsimpfung besteht dann, wenn Kinder während der Zeit ihrer Pubertät bzw. kurz danach und Jugendliche auf engem Raum zusammenleben müssen, wie z. B. in Internaten, Kasernen, Lagern, usw. Der Impfstoff wird durch Abschwächung eines virulenten Stammes gewonnen. Die Verträglichkeit dieser Impfung ist gut, Komplikationen werden nicht beobachtet. Der Impfschutz scheint über mehrere Jahre anzuhalten.

12.3.6 Poliomyelitis

Unterstützt durch hygienische Maßnahmen ist heute die **aktive Immunisierung** das Mittel der Wahl zur Prophylaxe der Poliomyelitiserkrankungen. Es stehen 2 Impfstoffe zur Verfügung:
- Der **Impfstoff nach** *Salk*, der eine formalininaktivierte Totvaccine darstellt, die alle 3 Typen enthält.
  Geimpft werden meist Kinder im Alter von 3–6 Monaten, dreifach in 4–6wöchigem Abstand, meist als 4–5fach Impfstoff intramuskulär. Diese Impfungen werden mit Oral-Virelon nach einem Jahr aufgefrischt. Erfolgreiche Impfung hinterläßt wohl humorale, neutralisierende Antikörper, die das Kind vor Paralyse schützen, verhindert jedoch nicht die Ausscheidung der Poliomyelitisviren. **(keine Darmimmunität).**
- Die **Impfung nach** *Sabin* wird als Polioschluckimpfung im ersten Lebensjahr in einem Abstand von 6–8 Wochen 3mal durchgeführt. Der Impfstoff enthält **avirulente Virusmutanten** der Typen 1,2 und 3. Im Gefolge dieser Impfung tritt eine Infektion ein, die subklinisch verläuft und von einer Virus-Ausscheidung über Rachen und Magen-Darmtrakt begleitet wird. Die vorübergehende Ausbreitung der Viren im Blut (Virämie) bewirkt die langdauernde Immunität, die auf 6–10 Jahre, bei einigen Autoren auf 3–5 Jahre veranschlagt wird. Entscheidender Unterschied zur Impfung nach *Salk* ist die **Ausbildung einer Darmimmunität** durch Bildung von Antikörpern der Immunglobulingruppe A (IgA); dadurch wird das Wildvirus verdrängt. Nach verschiedenen Autoren sollen Impfungen zur Vermeidung der Interferenz im Winter durchgeführt werden. Nach neueren Untersuchungen sind jedoch diese Interferenzerscheinungen mit anderen Darmviren weniger erheblich als erwartet, so daß schon die Länder Bayern, Hessen, NRW und Niedersachsen Schluckimpfungen ganzjährig durchführen. Neben der Tollwut ist die Poliomyelitis die einzige Viruskrankheit, gegen die auch während der Schwangerschaft bei entsprechender Indikation ohne weiteres aktiv immunisiert werden darf. Besonders zu empfehlen sind Poliomyelitis – Schluckimpfungen allen Personen bis zum 40. Lebensjahr, speziell bei erhöhtem Risiko wie z. B. bei besonders exponierten Berufen und Auslandsreisen. Kontraindikationen gibt es im Vergleich zu anderen Impfungen wenige: Akute Durchfälle, akute febrile

Erkrankungen; außerdem sollten operative Manipulationen in der Mundhöhle zwei Wochen vor und nach der Schluckimpfung unterlassen werden. Mit einer Frequenz von $1:10^6$ ist eine Impfpolio extrem selten. Eine Poliomyelitisschutzimpfung ist daher als sehr gut verträglich anzusehen.

12.3.7 Tollwut

Das Wundgebiet wird bei Bissen durch Tiere, die sicher an Tollwut erkrankt sind und bei Verletzungen im Gesichtsgebiet mit **Tollwutimmunseren** umspritzt. Durch die lange Inkubationszeit ist die Möglichkeit gegeben, eine **aktive Immunisierung** auch **nach erfolgter Bißverletzung** durchzuführen. Der sehr schwer verträgliche, phenolinaktivierte **Totimpfstoff nach** *Hempt*, der aus Kaninchen gewonnen wird, führt zu schweren allergischen Reaktionen mit Neuritis und Enzephalomyelitis.
Er wird in **amtlichen Wutschutzstellen** für 10–14 Tage unter die Bauchhaut gespritzt. Wegen seiner großen Unverträglichkeit ist er heute nahezu überall abgelöst durch entschieden besser verträgliche Impfstoffe auf der Basis von Entenembryonen Vaccine, die ebenfalls 14-tägig in 24-stündigem Abstand rund um den Nabel in die Bauchhaut injiziert wird und am 10., 20., und 90. Tag nach dem letzten (14.) Impftag wiederholt werden muß (**WHO-Vorschrift**).
Lebendimpfstoffe, die bis jetzt nur für Tiere Verwendung fanden, basieren auf der Grundlage von Diploidzellkulturen, sind jedoch für eine Anwendung bei Menschen noch nicht ausgereift genug. Eine Indikation zur Wutschutzbehandlung stellen Verletzungen durch ein tollwutkrankes oder -verdächtiges Tier oder die Berührung desselben dar.
Wird nach begonnener Impfung die Tollwut des Tieres sicher ausgeschlossen, so kann die Impfung von dem Tage an abgebrochen werden.

Weitere Maßnahmen zur Bekämpfung der Tollwut

Die rigorose Dezimierung des Raubwildbestandes, vor allem der Füchse und Dachse, ist eine der wichtigsten Maßnahmen. Methoden sind Abschuß, Vergasung usw. Haustiere müssen u. a. durch Hundesperren und Impfungen vor der Infektion geschützt werden. Erstmaßnahme bei Biß oder Kontakt mit einem vermutlich an Tollwut erkranktem Tier ist die **lokale Behandlung der Wunde,** wobei sich das sofortige Auswaschen der frischen Wunde mit 20% Seife oder 1% Zephirollösung am besten bewährt hat. Man läßt die Wunde ausbluten, entfernt unregelmäßige Gewebeanteile, vernäht jedoch die Wunde nicht. Zur Verhinderung von bakteriellen Sekundärinfektionen werden prophylaktisch Antibiotika verabreicht. Eine Tetanusprophylaxe ist bei bei allen anderen Wunden angezeigt.

12.3.8 Röteln

Laut Impfplan sollten **Mädchen vor der Geschlechtsreife** zwischen dem 11. und 15. Lebensjahr **gegen Röteln aktiv immunisiert werden**. Ist das nicht geschehen, so besteht die Möglichkeit, **eine junge Mutter im Wochenbett** zu impfen, da hier nur in sehr seltenen Fällen die Gefahr besteht, daß sie wieder schwanger wird und zum anderen sie hier gut unter Kontrolle ist. Bei dringendem Verdacht auf eine Rötelninfektion in den ersten 3 Monaten der Schwangerschaft, kann man die Mutter auf jeden Fall prophylaktisch in den ersten Inkubationstagen mit menschlichem Hyperimmunglobulin passiv immunisieren. Eine eindeutig nachweisbare **Rötelninfektion im 1. Schwangerschaftstrimenon** stellt eine **Indikation zur Schwangerschaftsunterbrechung** dar.
Demgegenüber ist eine **aktive Immunisierung in der Gravidität eindeutig kontraindiziert**.
Als Impfstoff steht eine abgeschwächte Lebendvakzine zur Verfügung, bei der man kaum Nebenwirkungen beobachtet hat und die nicht kontaktinfektiös ist. Der Impferfolg zeigt sich an der Immunität von 95% aller Geimpften. Der Nachweis der Immunität läßt sich durch Bestimmung des Antikörpertiters im Hirst-Test erbringen. Der Impfschutz scheint sehr lange anzuhalten, denn bisher konnte bei allen Geimpften kein signifikanter Abfall des Antikörperspiegels festgestellt werden.

★ Weitere Maßnahmen in der Seuchenbekämpfung

A. Quarantäne, Absonderung

Die Quarantäne ist im Rahmen von Maßnahmen zur Expositionsprophylaxe zu sehen. Infizierte bzw. ansteckungsverdächtige Einzelpersonen, Familien und ganze Kollektive werden für einen begrenzten Zeitraum von der restlichen Bevölkerung abgesondert. Weiterhin können auch Wohnungen, Häuser, ja sogar ganze Ortschaften isoliert werden.
Für die Zeitdauer der Quarantäne ist zum einen die längste Inkubationszeit der betreffenden Krankheit, zum anderen der mögliche Beginn der Ansteckungsfähigkeit nach der Infektion und das Ende der Ansteckungsfähigkeit bestimmt. Die Durchführung einer solchen Quarantäne ist jedoch nur sinnvoll, solange die Krankheit einen relativ hohen Kontagionsindex aufweist, d. h. möglichst viele der exponierten Menschen auch tatsächlich erkranken. Bei einer hohen Anzahl gesunder Ausscheider ist über eine Quarantäne keine erfolgreiche Expositionsprophylaxe möglich.
Gesetzlich vorgeschrieben ist die Durchführung einer Quarantäne bei Krankheiten wie Typhus, Cholera, Rückfallfieber, Pocken, etc., um nur einige zu nennen.

B. Meldepflicht

In dem Bundesseuchengesetz vom 18. 7. 1961 ist aufgeführt, welche Fälle von Erkrankungen, des Verdachts einer Erkrankung, eines Todes an einer Krankheit und welche Fälle von Ausscheidern bestimmter Erreger meldepflichtig sind.

C. Ermittlungen zur Eingrenzung der Infektionsquelle durch Mitarbeiter des Gesundheitsamtes

Hierzu gehört unter anderem die Überprüfung von Zentren der Lebensmittelherstellung, von Großküchen, der regionalen Wasserversorgung, usw.

Internationale Seuchenbekämpfung

Die Koordinierung von Maßnahmen zur Seuchenbekämpfung auf internationaler Ebene (z. B. Impfungen im internationalen Reiseverkehr) erfolgt durch die Weltgesundheitsorganisation (WHO).

Literatur

Allgemeine Mikrobiologie, Epidemiologie und Infektionslehre

Bartmann: Antibiotische Chemotherapie, Springer 1974
Bösel, Hartung: Praktikum des Infektions- und Impf-Schutzes, Hildegard Hoffmann, Berlin 1976
Borneff: Hygiene, Thieme, 2. Aufl., 1974
Kuschinsky, Lüllmann: Pharmakologie, Thieme 1974
Leydhecker: Grundriß der Augenheilkunde, Springer 1973
Mohring: Touristikmedizin, Thieme 1977
Pschyrembel: Klinisches Wörterbuch, 253. Aufl., de Gruyter 1977
Pschyrembel: Praktische Gynäkologie, 4. Aufl., de Gruyter 1968
Schettler: Innere Medizin I + II, Thieme 1972
Schnell: Zytologie und Mikrobiologie der Vagina, Wissenschaftsverlag Köln 1975
Seelemann: Impfkurs, Urban + Schwarzenberg 1972
Steigleder: Dermatologie und Venerologie, Thieme 1972
Wiesmann: Medizinische Mikrobiologie, Thieme 1974

Immunologie

Begemann: Klinische Hämatologie, Thieme 1975
Bellanti: Immunology, Saunders 1971
Boyd: Fundamentals of Immunology, Interscience 1966
Buddecke: Grundriß der Biochemie, de Gruyter 1977
Bundschuh/Schneeweiss: Immunologie, Gustav Fischer 1976
Burnet/MacFairlane: Körpereigene und körperfremde Substanzen bei Immunprozessen, Thieme 1973
Deutsch-Geyer: Laboratoriumsdiagnostik, Steinkoff 1969
Eisen: Immunology, Harper + Row 1974
Floersheim: Transplantationsbiologie, HTB 89, Springer 1971
Ganong: Medizinische Physiologie, Springer 1972
Gergely/Ott: Immunglobuline und Immunopathien, Gustav Fischer 1975
Günther: Einführung in die Immunbiologie, Hippokrates 1969
Halliday: Glossary of immunological terms, Butterworth & Co 1971
Hennig/Woller: Nuklearmedizin, Steinkoff, Dresden 1975
Humphrey/White: Kurzes Lehrbuch der Immunologie, Thieme 1972
IMP: Gegenstandskatalog für den ersten Abschnitt der Ärztlichen Prüfung 2, Verlag Schmidt & Bödige, Mainz 1973, 1978
Jäger: Klinische Immunologie und Allergologie, Bd. 2, Gustav Fischer 1976

Kabat: Einführung in die Immunchemie und Immunologie, HTB 79, Springer 1971
Kaboth/Begemann: Physiologie des Menschen, Bd. 5 „Blut", Herausgeber Gauer-Kramer-Jung, Urban & Schwarzenberg 1971
Pschyrembel: Klinisches Wörterbuch, 253. A., de Gruyter 1977
Pschyrembel: Praktische Geburtshilfe, 14. A., de Gruyter 1973
Roitt: Immunologie, Steinkoff 1977
Rother/Hadding/Till: Komplement, Steinkoff 1974
Sandritter/Beneke: Allgemeine Pathologie, Schattauer 1974
Schuppli: Immunbiologie, S. Karger 1972
Siegenthaler: Klinische Pathophysiologie, Thieme 1973
Steffen: Allgemeine und experimentelle Immunologie und Immunpathologie, Thieme 1968
Uhlenbrock: Immunbiologie, Goldmann 1971
Weir: Immunologie für Studierende und Ärzte, UTB, Schattauer 1975
Wiesmann: Medizinische Mikrobiologie, 3. Aufl., Thieme 1974

Spezielle Bakteriologie und Mykologie

Bösel, Hartung: Praktikum des Infektions- und Impfschutzes, Hildegard Hoffmann, 1976
Davis, Dulbecco, Eisen, Ginsburg, Wood: Microbiology, 2. Aufl., Harper + Row 1973
Jawetz, Melnick, Adelberg: Medizinische Mikrobiologie 3. Aufl., Springer 1973
Grumbach, Kikuth: Die Infektionskrankheiten des Menschen und ihre Erreger, 2. Aufl., Thieme 1969
Müller, Seifert: Taschenbuch der klinisch-diagnostischen Diagnostik, 69. Aufl., Bergmann 1969
Piekarski: Medizinische Parasitologie in Tafeln, 2. Aufl., Springer 1973
Pschyrembel: Klinisches Wörterbuch, 253. Aufl., de Gruyter 1977
Reploh, Otte: Lehrbuch der Medizinischen Mikrobiologie, 3. Aufl., Fischer 1968
Schneeweiß: Spezielle Mikrobiologie, de Gruyter 1968
Wiesmann: Medizinische Mikrobiologie, 3. Aufl., Thieme 1974

Virologie

Bösel, Hartung: Praktikum des Infektions- und Impfschutzes, Hildegard Hoffmann 1976
Bonin: Quantitativ-virologische Methodik, XXX 1973
Jawetz, Melnick, Adelberg: Medizinische Mikrobiologie, 3. Aufl., XXX 1973
IMP: Gegenstandskatalog für den ersten Abschnitt der ärztlichen Prüfung 2, Schmidt + Bödige 1973, 1978

Müller, Seifert: Taschenbuch der medizinisch-klinischen Diagnostik, 69. Aufl., Bergmann 1966
Starke, Hlinak: Grundriß der allgemeinen Virologie, Band 8, XXX 1972
Wiesmann: Medizinische Mikrobiologie, 3. Aufl., Thieme 1974

Register

Abdominaltyphus 65
ABO-Bestimmung 289
- -Erythroblastose 289
- -System 288
Abreiben 123
Absonderung 334
Absterbephase 19
Abszeßbildung 120
Abszesse 104
Actinobacillus 29
Actinomyces israelii 86
Actinomyceten 29
Actinomycin 130
additive Wirkung 134
Adenopathie 229
Adenosinderivate 301, 308
Adenoviren 166, 179
Adjuvantien 226, 234
Adsorption 22, 161, 162, 163
Adsorptionstentakel 22
adynamische Phase 210
Äquivalenzbereich 263
Aerobier, obligate 17
Affinität 254
Aflatoxine 127
Agar-Agar 18
- -Diffusionstest 137
- -Diffusionspräzipitationstest 87
- -Gel-Präzipitation 264
Agglutination 263, 266
Agglutinations-Lysis-Reaktion 107
- -Reaktion 31
Agglutinine 224
Aktinomykose 86, 104
Aktinomyzeten 97
Aktivierung 180, 279
Alastrimvirus 189
Alexin 178
Allergie 300
allergische Reaktion 296, 306
Allgemeininfektion 2
Allo-Antigene 244
- -Transplantat 314
Allogenetische Antigene 244
Alkohole 27

α-Strahlen 160
α_2-Globuline 155
alveoläre Form 152
Ambilhar 150
Aminoglycoside 139
p-Aminosalizylsäure 99, 133
Ammenphänomen 82
Amöbenruhr 143
Amphotericin B 126 ff.
Ampicillin 131
Anaemia neonatorum 292
Anämie, hämolytische 302
Anaerobier, fakultative 17
-, obligate 17
Analabstrich 153
anaphylaktischer Reaktionstyp 300
- Schock 228, 300
Anaphylatoxine 281
Anaphylaxie 300
Ancylostoma duodenale 156
Aneurysma dissecans 108
Angina 82
- follicularis 43
- lacunaris 43
- Plaut-Vincenti 86, 111
Anilinfarbstoffe 15
Anlaufphase 19
annuläre Herde 122
Anreicherung 18
Anreicherungskulturen 60
antagonistische Wirkung 134
anthrophil 124
Anthropozoonosen 5, 105
Antibiogramm 39, 48, 74
Antibiotika, Resistenz 22
-, Sensibilität 13
Anti-D-Globulin-Prophylaxe 293
Antigen 236, 240, 272
- -Antikörper-Bindung 256
- -Antikörper-Komplex 261
- -Antikörper-Reaktion in vivo 296
- -Bindungsstelle 251
- -Drift 168, 197
Antigeneigenschaft 285
Antigenformel 241

–, heterophile 240
Antigenität 13
Antigenlokalisation 277
Antigenmosaik 241
Antigenmuster 14
Antigennachweis 191
Antigenshift 168, 197
Antigen, Träger mehrerer Spezifitäten 239
Antiglobulinserum 145
Anti-Gonadotropin 272
Antihyaluronidasereaktion 46
Antikörper 245, 252, 272, 279
Antikörperantwort 253
Antikörperfragmentierung 247
Antikörperklassen, besondere 307
Antikörpermolekül 261
Antikörper, nicht-protektive 246
– -Spezifität 258
Antikörpertiter 31, 176
Antilymphozytenserum 234 f.
Antimetaboliten 235
Antimonpräparate 143, 150
antiphagozytäre Substanzen 3
Anti-Streptolysin-Test 275
– -Streptolysintiter 47
Antitoxine 227, 275
Appendix 223
Appendizitis 45
Arboviren 165, 193
Arthritis 303
Arthus-Phänomen 309
aromatische Diamidine 143
Ascaris lumbricoides 6, 153
aseptische Meningitis 213
asexuell 121
Aspergillom 126
Aspergillose 126
Aspergillus flavus 126, 127
– fumigatus 126
– nidulans 126
– niger 126
Asthma bronchiale 301
Atmung, anaerobe 17
Atmungskette 12
ATP-asen 12
– -Spaltung 12
Attenuierung 168
Aufbau des IgM-Antikörper 251

Auramin-Färbung 102
Ausbreitungsmodus von Infektionskrankheiten 6
Ausfluß bei Gonorrhoe 52
Auslöschphänomen 47
Ausscheider, alimentäre 64
Ausschleusung 161
Ausstrichpräparat bei Gonorrhoe 53
Australia-Antigen 219
Austrittspforte 6
Autoaggression 312
Autoantigene 242
Autointerferenz 168
Autointoxikation 19
Autoklavieren 25
Autolyse 56
Autotransplantat 314

Bacillaceae 11, 14
Bacillus anthracis 90
– cereus 92
– mesentericus 92
– subtilis 92
Bacitracin 132
Bacteroides 29
Bacteriocides fragilis 86
– melaninogenicus 86
bacteriocinogene Faktoren 21
bakterielle L-Form 138
– L-Phasen 137
– Verunreinigung 296
Bakterien 266
–, autotrophe 16
–, fakultativ heterotrophe 16
–, gramnegative 13
–, grampositive 13
–, heterotrophe 16
Bakterienflora, normale 28
Bakteriengenetik 20
Bakterienkultur 16
Bakterienlineome 11, 16
Bakteriologie, allgemeine 90
Bakteriophagen 22, 62, 87, 167
–, temperente 21
bakteriostatisch 130
Bakteriurie 71
–, signifikante 33
bakterizid 130
Balkanfieber 116

Balkangrippe 116
Bangsche Krankheit 76 f.
Barriere, physiologische 12
Bartflechte 37
Basalmembran-Antigenkomplex 44
BCG-Impfung 100
Bekämpfung der Hepatitis B 222
Bence-Jones-Protein 257
benigne Pneumonie 116
Beschleunigungsphase 19
Bestrahlung 160
β-Strahlen 25, 160
Beulenpest 78
Bifidusbakterien 29
Bindehautentzündung 120
biologische Funktion 252
Biotypen 72
Blättchentest 40
Blasenpunktion 33
Blastomyces brasiliensis 128
Blastomykose, europäische 127
Blennorrhoe 53
Blutbahn 169
Blutgruppenbestimmung 286, 290
Blutgruppenmerkmale 241
–, seltene 294
Blutgruppenserologie 284
blutgruppenserologische Untersuchung 288
Blutgruppensubstanz 241
Bluthochdruck 44
Blutkultur 32
Blutspendewesen 221
B-Lymphozyten 223
booster-Reaktion 231
boosters 226
Borderline-Form (dimorphe Form) 103
Bordetella pertussis 83
Bordet-Gengon-Platten 84
Bornholmsche Krankheit 213
Borrelia duttoni 111
– vincenti 111
Borrelien 11
Botulismus 2, 94
Botulismuserreger 6
Botulismustoxin 95
Bradykardie bei Brucellose 77
– bei Typhus 59
Brechdurchfälle 85

Bronchitis 71
Bronchopneumonie 37, 71, 104, 206
bronchopneumonische Herde, atypische 116
Brucella 76 ff.
Bubonenpest 78
Buchner, Verfahren nach 17
Bundesseuchengesetz 25, 101
–, Anwendung bei Typhus 64
Bunte Reihe 20, 57, 72
Burkitt-Lymphom 187
Burnet 167
Bursa fabricii 223
– -System 223
Buschgelbfieber
B-Zellsystem 223, 230, 235

Candida 121
– albicans 124
– parapsilosis 124
– pseudotropicalis 124
– tropicalis
Candidamykose des Mundes 125
Candidamykosen 124
Candida-Paronychie 125
Canicola-Fieber 105 f.
Capsid 159, 164
Capsomeren 159, 165
Carbenicillin 132
Cardiolipin-Flockungsreaktion 270
– -Mikroflockungstest (CMF) 109, 270
Carrier 12
castellanischer Absättigungsversuch 81
Castellani-Absorption 267
– -Antigen-Absättigung 267
cell cultures 163
Cephalosporine 130 f., 139
Cervicitis gonorrhoica 52
cervikale Form 104
Cervixkarzinom 181
Chagas-Krankheit 142
Chemosis 120
Chemoprophylaxe 134
Chemotaxis 226
Chlamydia lymphogranulomatosis 119
– oculogenitalis 120
– ornothosis 117
– psittaci 117
– trachomatis 119

Chlamydien 10, 117
Chloramphenicol 114, 131 f.
Chloroquin 149
Cholera 11, 84
Choleraimpfung 326
Cholezystitis 45, 71, 141
Chorea minor bei rheumatischem Fieber 44
Chromosomenbrüche 174
Chorionallantoismembran 191
Citochol-Test 270
Clauberg-II-Agar 87
Clindamycin 132
Clont 140
Clostridien 14, 29
Clostridium botulinum 94
– perfringens 95
– tetani 92
Coccidioides immitis 129
Coccidioidomykose 129
colicinogene Faktoren 21
committed cell 225, 231
Condyloma lata 108
Coombs-Serum 145
– -Test 269, 294
– – –, direkter 269
– – –, indirekter 109, 269
Core-Antigen 219
Corynebacterium acnes 28, 89
Corynebakterien 29, 86 f.
Coxiella burneti 116
Coxsackie-Viren 165, 212
C-reaktives Protein 259
Crede'sche Prophylaxe 53
Croup 88, 204
– associated virus 203
Croupanfälle 203
Cryptococcose 127
Cryptococcus 121
– neoformans 127
Cysticercose 151
Cysticercus 151
Cystitis 45, 132
Cytotoxine 3

Dampfsterilisation 25
Dane-Partikel 219
Danielli-Modell 12
Daraprim 149

Darmaktinomykose 104
Darmmilzbrand 91
Darmperforation 69
– bei Typhus 58
Darmtrichinen 155
Dauerausscheider 58, 63, 67
Definition 224
dekavalent 251
Dengue-Fieber 194 f.
– -Virus 193
derivative Mutanten 167
Dermatophyten 122
Desinfektion 24 f.
Desinfektionsmittel, chemische 26 f.
–, Listen 26
Desensibilisierung 255, 308
Determinanten 238
–, maximale Größe 238
– -Struktur 237
Deuteronen 160
Dextrosespaltung 20
Dextrosevergärung 57
Diagnostik 152, 284, 297, 310
diaplazentare Übertragung 108, 144
Dick-Test 46
Differentialfärbungen 15
Differenzierungsnährboden 18, 60
Diffusionstest 40
Di-George-Syndrom 228
dimorphe Pilze 121
Dinitrochlorobenzol 322
Diphtherie 86 f.
Diphtherieantitoxin 87
Diphtherieschutzimpfung 327
Diplococcus pneumoniae 10, 50
diploide Zellstämme 164
Diplokokken 10
direkte Methode 277
Disposition 5
Disulfid-(S-S-)Brücken 247
D-Mutanten 167
DNA 160
– -Partikel, extrachromosomale 20
– -Viren 166
DNCB 322
Döderlein'sche Stäbchen 30
Doppelsehen 94
Dreitagefieber 148
Druse 104

Dschungelgelbfieber 195
Duffy 294
D^u-Merkmal, Träger 292
Dunkelfeld 105
Dunkelfeldmikroskop 107
Durchfall 79
– bei Enteritis 66
Durchfälle, erbsbreiähnliche 59
Dys-γ-Globulinämie 229
Dyspepsie 34

Echinococcus granulosus 151
– multilocularis 151
ECHO-Viren 165, 215
Effektorphase 225, 235
Effektuierung 225
eineiige Zwillinge 245
Einfaktorenserum 267
Eigenkontrolle 295
Einordnung 245
Ein-Schritt-Resistenz 136
Einschlußcervicitis 120
Einschlußkörper 179
Einschlußkonjunktivitis 120
Eintrittspforte 6
Eklipse 161 ff.
Ektoparasiten 140
Ektotoxin 68
Ekzema herpeticum 181
– vaccinatum 330
Elek-Test 87, 265
– -Verfahren 265
elektrisches Feld 245
Elektronenmikroskop 191
Elektronenmikroskopie 160
Elephantiasis 157
embryoniertes Hühnerei 164
Embryopathie 198, 206
Encephalitis postvaccinalis 329
Endemie 8
endemisches Fleckfieber 115
Endoagar 19
Endocarditis lenta 32, 45
– verrucosa rheumatica 44
Endokarditis 82
Endomyokarditis 44
Endoparasiten 140
Endotoxine 3, 14, 66 f., 72, 85
Endotoxinschock 3

Endoxan 235
Enhacement 320
Entamoeba histolytica 143
Enteritis 141
Enteritissalmonellen 66
Enterobacter 70 ff.
Enterobacteriaceae 11, 56 ff., 70 ff.
Enterobius vermicularis 152
Enterocolitis 79
Enterokokken 29, 45
Enterokolitis 38
Enterotoxin 37, 85
Enteroviren 165, 209
Entzündung 4
Envelope 165
Enzephalitis 213
enzephalitische Form 118, 196
Enzephalomyocarditis neonatorum 213
Enzephalomyocarditisviren 165
Enzyminduktion 40
Enzymproteine 160
eosinophiles Lungenfiltrat 154
Eosinophilie 155
Epidemie 8
Epidemiologie 212
– der Infektionskrankheiten 5
epidemische Gelbsucht 220
Epidermophyton 122
– floccosum 122
Epikutantest 310
Episomen 20, 135
Epstein-Barr-Virus 186
Epitheloidzellen 97
Erkrankungshäufigkeit 7
Erregernachweis 32, 211
Erregerreservoir 5
Erysipel 43
Erysipeloid 90
Erysipelothrix insidiosa 90
Erythroblastose 292 ff.
erythrogenes Toxin 46
Erythromycin 113, 131 f.
Escherichia coli 29, 70 ff.
Espundia 143
Ethambutol 99, 133, 139
Eukaryozyten 10
Explosionsepidemie 8, 65
Exotoxine 3, 85, 87
extraintestinale Verlaufsform 144

Fabry-Spiritus 123
Fadenpilze 121 f.
Fäkalienindikator 73
Färbungen 15
Fäulniserreger 74
fakultative Parasiten 140
Farbstoffbildung 37
– bei Pseudomonas aeruginosa 76
Fasciola hepatica 150
Fehlermöglichkeit 290
Feld-Fieber 106
Feldmäuse 106
Felsenbergfieber 115
Fermentation 16
fetomaterale Inkompatibilität 289
Fetopathia toxoplasmotica 144
Fetopathie 198
Fettsäuremantel 4
F-Faktor 21
Fieber, remittierendes 80
–, undulierendes 77, 80
Filarieren 157
Filtration 25
– durch Kollodiummembranen 160
Finne 151
Fistel 104
Fistelbildung 120
Flagellaten 140
Flagellin 14
Flimmerlarve 150
Flockung 263
Flora, residente 28
–, transiente 28
Fluor, zervikaler 52
Fluoreszein 76
Fluoreszenz-Serologie 277
fluoreszenztechnische Nachweise 186
Fluoreszenztest 123
Fluoreszenz-Treponema-Antikörper-Test (FTA) 109
Follikulitis 37
Formaldehyd 27
Formalin 27
Fortner, Verfahren nach 17
Francisella 78 ff.
Freundsche Adjuvans 227
Friedländer-Pneumonie 75
Fruchttod 144

Frühjahrs-Sommer-Meningoenzephalitis, europäische 194
FTA-Test 278
Fuadin 143
Fünftagefieber 114, 116
Fungi 10
Funktion des Trägers 238
Furunkel 37
Fusidinsäure 132
Fusion 171
Fusobakterium 29, 86
Fußpilz 122

Gärung 16
Gallensaftuntersuchung 34 f.
Gametogonie 147
γ-Globuline 155
γ-Globulin-Prophylaxe 183
Gammastrahlen 25
Gasbrandclostridien 6, 28
Gasödem 95
Gastroenteritis 66, 85
Gaumensegellähmung 88
Gedächtniszellen 225, 231
Geflügeltuberkulose 97
Geißel 14
Geißelantigen 14, 57, 62, 73
Gelatineverflüssigung 37
gelber Galt 45
Gelbfieber 194
Gelbfieberschutzimpfung 330
Gelbfieber-Virus 193, 195
Geldiffusion 191
genetische Determination 258
Genickstarre, epidemische 54
Gentamycin 132
Germanin 142
Geschwüre 128
gesetzliche Fleischbeschau 155
Gesichtsödeme 44
Gewebekulturen 164
Gewebstropismus 170
Gideon-Scheidegger-Syndrom 229
Giemsa-Färbung 105
Gingivastomatitis 181
Glomerulonephritis, akute diffuse postinfektiöse 44
Glucose-Agar 125
Glykoproteincharakter 245

gm-Merkmale 244
– -System 249
Gonokokken 52
Graft-Versus-Host-Reaction 316
Gramfärbung 13, 15
gramnegative Stäbchen 56
grampositive Bakterien 130
Granulome 128
Gregg-Syndrom 207
Grinsen 93
grippale Form 118
Grippeimpfung 330
Griseofulvin 124, 132
Gruber-Reaktion 61
– -Widal-Reaktion 31, 70, 77, 81
Guarnieri-Körperchen 189
Gürtelrose 183
Gummen 108

Hämadsorption 204
Hämagglutination 204, 268, 270
–, passive 269
Hämagglutinationshemmtest 176, 208
Hämagglutinationshemmung 201, 276
Hämagglutinationstest 113, 199, 260
Hämin 82
Hämoflagellaten 141
Hämolyse 37, 204
Hämolyseformen 42
Hämolysin 3, 37, 287
Hämolysine – Arten 38
Haemophilus 81 ff.
– ducreyi 83
– influenzae 81
– meningitis 82
hämorrhagische Diathese 77
Händedesinfektion 27
Hakenlarve 151
Hakenwurm 156
Halslymphknotenmycobakteriose 102
Hand-Mund-Fuß-Erkrankung 213
H-Antigene 14, 57, 62, 73
Hapten 239
Haptene, einfache 239
Haptengruppe 237
Harnstoffspaltung 20, 128
Harnwegsinfektion 71
Hasenpest 80
Hashimoto-Thyreoditis 312

Hautdiphtherie 88
Hautleishmaniose 143
Hautmilzbrand 91
Hautmycobakteriose 102
Hauttest 322
Hb_s-Antigene 296
Hefen 29, 124
Hefepilze 123
Heißluftsterilisation 25
Hela-Zellen 180
Helferzellen 232
helikale Symmetrie 159
Helminthen-Infektion 305
Helminthosen 149, 151 f.
Hemmzonen 137
Hempt-Impfstoff 228
Heule-Koch-Postulate 1
Hepatitis 57
– -A-Virus 219
– -B-Virus 219 f.
– -C-Virus 220
– epidemica 219
– infectiosa 219
Hepatosplenomegalie 77, 90, 128
Herpangina 213
Herpes genitalis 181
– simplex-Infektion 229
– – – – der Hautgrenzen 182
– – – – der Schleimhautgrenzen 182
– – -Virus 180
Herpessepsis 181
Herpesviren 166
Herpesvirus hominis 180
Herxheimer-Reaktion 4, 138
Herz-Lungen-Passage 156
Herzschädigung 79 f.
heterogenetische Antigene 240
heterolog 244
Heteroploidie 174
Heterotransplantat 314
Heuschnupfen 301
high zone paralyse 234
Himbeerzunge 43
Hippie-Transfusions-Hepatitis 219
Hirnödem 44
Hirst 199, 208
– -Test 176, 270
Histamin 300, 308
Histaminausschüttung 262

Histaminfreisetzung 253
Histokompatibilitätsantigene 244
Histokompatibilitätsbeurteilung 317
Histoplasma capsulatum 128
Histoplasmose 128
Hitzelabilität 180
H-Ketten 246, 249
HLA-Antigene 296
– – – des Menschen 316
Hornhautgeschwür 50
Hospitalismus 4, 36, 75
Hospitalkeim 74
H_2S-Bildung 20
Hühnerembryo 191
Hülle 165
Hüllenantigene 62
humorale Immunantwort 225
– Immunreaktion 229
Hunde 106
Hundebandwurm 151
Hutchinson-Trias 109
Hyaluronidase 37, 46
Hydatiden-Flüssigkeit 152
Hydrophobie 217
Hydrops universalis fetus 292
Hyphen 129
–, unseptierte 121

Icterus gravis neonatorum 292
IgA 252
– -Mangel 229
IgD 253
IdE 253
IgG 252
– -Molekül 246
IgM 252
– -Antikörper 251
Ikosaeder 159
Ikterus 77, 220
Inkubationszeit 211
Imidazolderivate 140
Immunadhärenz 226, 271, 282
Immunadsorbenstechnik 256
Immunantwort, spezifische 236
Immundefekt 228
Immundefekte, gemischte 230
Immundefizienz 223
Immundiffusionstest 221
Immunelektrophorese 221, 265

Immun-Enzym-Test 273
Immunfluoreszenz 145, 191, 277
Immunfluoreszenztest 113
Immunglobulin 245
Immunglobulinallotypie 244
Immunglobulinklasse 251 f.
Immunglobulin-Molekül, Fc-Fragmente 226, 248, 250, 279
Immunhämolyse 280
Immunisierung, aktive 196, 228, 323
–, passive 323
Immunität 1, 4, 227
– bei Scharlach 48
Immunkomplex 279
Immunkomplexnephritis 303
Immunkomplextyp 302
Immunoblasten 225, 231
Immunogen 234, 236
Immunopsonisierung 282
Immunorgan 223
Immunparalyse 234
Immunpräzipitation 263
Immunreaktion 224, 314 f., 319
–, direkte Auslösung 298
–, sekundäre 226
Immunsuppression, 233 f.
Immuntherapie 320
Immuntoleranz 233
Immuntoleranzinduktion 234
Impfkalender 325
Impfplan für den Reiseverkehr 324
Impfstoff nach Salk 332
Impfung nach Sabin 332
– während der Schwangerschaft 324
Inaktivierung 177
indeterminierte Form 103
indifferente Wirkung 134
Indikatorkeim 29
Indikatornährboden 18
indirekte Methode 277
Indolbildung 20
Indukationsphase 225
Infektion 1, 22
–, endogene 1
–, exogene 1
Infektionsabwehr 282
Infektionsallergie 304
Infektionskrankheit 284
Infektionsquelle 211

infektiöser Hospitalismus 136
Infektiösität 170
Infektiositätsverlust 167
Infektkette 6
Influenzaimpfung 330
Influenzavirus 196
- A 166, 199
- B 166, 199
- C 166
- C-Infektion 199
INH 98
Initialphase 99
Inkubationszeit 2
Insulin 273
interdigitale Candidamykose 125
Interferenz 168
Interferon 4, 168
interstitielle Pneumonie 145
intertriginöse Candidamykose 125
Intrakutan-Test 100, 152, 311
intrauterine Übertragung 144
- Zytomegalie 185
Invaginationen 12
inverse Auslösung 298
inverser Latex-Test 270
Inv-Merkmale 244
- -System 250
Inzuchtstämme 245
Isoagglutinine 285
Isoantigene 244
isolog 244
Isoniazid 98, 133
Isotopenmarkierung 272
Isotransplantat 314

Japanisches Fleckfieber 115
Jarisch-Herxheimer-Reaktion 110
5-Jod-2-Desoxyuridin 183

Kälteagglutinine 243, 286
Kältehämagglutinationskrankheit 287
Kältestabilität 180
Käseherd 97
Kahn-Reaktion 270
Kaiserschnittentbindung 183
Kala-Azar 142
Kaliumjodid 129
Kanamycin 132
K-Antigen 14, 57, 62, 73

kanzerogen 127
kappa-Determinanten 249
Kapsel 14
Kapselantigen 14, 49, 57, 62, 73
Kapselschwellungsreaktion 51
Karbolfuchsinfärbung 15
Karbunkel 37
Karditis 44
Kathodenstrahlen 25
Kauffmann-White-Schema 62, 241, 267
Kaverne 97, 129
KBR 31, 77, 107, 109, 128, 145, 152, 155, 177, 180, 182, 186, 191, 201, 208, 212, 221, 283 f.
Keimschlauch 150
Keimzentren 223
Kell 294
Keratin 122
Keratokonjunktivitis 179, 182
Kernäquivalent 10 f., 113
Kerzenflammentopf 17
Keuchhustenimpfung 326
Keuchhusten – Stadien 83
Kidd 294
Kiefersperre 93
Killerzellen 225, 232
Kimming-Agar 125
Kinine 300, 308
Klassifizierung von Viren 165
klassisches Fleckfieber 114
Klebsiella 70 ff.
- pneumoniae 75
Kleiderlaus 111
klinisch apparent 172
- inapparent 172
klonale Selektionstheorie 255
Klonbildung 174
Klon-Selektions-Theorie 233
Koagulase 38
Kochblutagar 82
Körperantigen 14, 62, 72
Kohlenhydrate 160
Kokken, gramnegative 51
-, grampositive 36
Kombinationstherapie 99
Komplement 5, 250, 278, 282
Komplementaktivierung 225, 250
Komplementbindungsreaktion 31, 77, 107, 109, 128, 145, 152, 155, 177, 180,

182, 186, 191, 201, 208, 212, 221, 283 f.
komplexe Haptene 239
– Symmetrie 159
Konformationsänderung 261
kongenitale A-γ-Globulinämie 229
– Aplasie 230
– sporadische A-γ-Globulinämie 229
– Zytomegalie 185
Konglutinationsreaktion 271
Konjugation 21, 135
konnatale Toxoplasmose 144
Konstitution 5
Kontagionsindex 8, 212
Kontaktdermatitis 304
Kontakthemmungsfaktor 173
Kontaktinfektion 1, 7
Kontinua 59
Konversion, lysogene 23
Konzentrationsverfahren 154
Kopliksche Flecken 200
Kovariation 168
Krämpfe, tonisch-klonisch 93
Krankheitsbereitschaft 1
Kreislaufschock bei Ruhr 69
Kreislaufversagen bei Typhus 59
Kresol 27
Kreuzreaktion 240
Kreuzprobe 295
Kreuzresistenz 136
Krupp 204
–, deszendierender 88
kubische Symmetrie 159
Küster, Verfahren nach 17
Kugelbakterien 10, 41
Kulturmedien, bakteriologische 18
Kveim-Test 312

Lactobacillen 29
Lactobakterien 29
Läppchentest 310
Laktosespaltung 20
– Determinanten 249
Lamblia intestinalis 141
Lamblienruhr 141
Lampit 142
Landsteiner-Regel 268
Langhanssche Riesenzellen 97
Langzeitsulfonamide 129

Laryngo-Tracheobronchitis 204
Latenzphase 19
Latex-Rheumafaktor-Test 270
– -Test 113, 270
Lebensmittelvergifter 92
Leberabszess 144
Leberegel, großer 150
Leberschwellung 79
– bei Brucellose 77
Lectine 232, 258
Leishmania brasiliensis 143
– donovani 142
– tropica 143
Leishmanien 142
Lepra 102
lepromatöse Form 103
Leptospira canicola 106
– grippotyphosa 106
– icterohaemorrhagica 106
Leptospiren 11, 105
Letalität 8
Leukoderm 108
Leukopenie 59
Leukotaxine 208
Leukotaxis 226
Leukozidine 3, 37, 308
Leukozyturie 73
Lewis 294
‚liefe island' 230
Lincomycin 132
Lineome 11
Linksverschiebung 59
Lipide 160
Lipopolysaccharide 3
– der Salmonellen 242
Liquoruntersuchung 34
Listerien 89 f.
L-Ketten 149, 246
Loa loa 157
– – -Infektion 157
Lobärpneumonie 10, 49
Löwengesicht 103
logarithmische Phase 19
lokale Reaktion 298
low zone paralyse 234
Lues 106, 305
Luesdiagnostik 270
Lugol'sche Lösung 15
Lumbalpunktion 34

– bei Meningitis 56
Lungeninfiltrat 116
Lungenmilzbrand 91
Lungenmycobakteriose 102
Lungenödem 44
Lungenpest 79
Lungentuberkulose, kavernöse 101
Lupus erythematodes 314
Lutheran 294
Lymphadenitis 157
– mesenterica 79
Lymphadenopathie 207
lymphatische Aplasie 230
– Gewebe 169
Lymphknoten 120
Lymphogranuloma inguinale 119
– venereum 119
Lymphozyten-Transformationstest 320
Lyse 162
Lysine 225
Lysis 22
Lysogenie 23
Lysosomen 171
Lysotypie 23, 39, 62, 66
Lysozym 4
Lyssa 217

Madenwurm 152
Magnaform 143
v. Magnus-Phänomen 168
Major-Test 295
– -Zwischenfall 297
Makrohämaturie 44
Makrophagenaktivierung 226
Makrophagen-Migrationsinhibitions-
 Faktor 232
Malabsorptionssyndrom 229
Malaria 146
– quartana 148
– tertiana 148
– tropica 148
Malassezia furfur 123
Maltafieber 76 f.
Mancini 265
Mannitvergärung 37
M-Antigen 48
Mareksche Krankheit 193
Marseille-Fieber 115
Masernimpfung 202, 331

Masern-Spalt-Impfstoff 228
Masernvirus 166, 200
Mastitis 37, 41
Mastoiditis 43, 50
Mastzellen 262
Materialentnahme 31
Maturation 161 ff.
Mediastinitis bei Lungenmilzbrand 91
Mediatoren, Rolle 307
Meerschweinchenversuch 87
Mehr-Schritt-Resistenz 136
Meinicke-Klärungsreaktion 270
Meldepflicht 335
memory cells 231
Mendel-Mantoux-Test 100
Meningitis 10, 50, 57, 71, 215
– myalgica 213
meningitische Form 196
Meningoenzephalitis 34, 90, 127, 182, 215
Meningokokken 54 f.
Meningokokkensepsis 55
menschliches A-Antigen 241
– B-Antigen 241
– H-Antigen 241
Mercaptoäthanol, Spaltung mit 247
Merozoiten 147
Merthiolat-Jod-Formalin-Konzen-
 trationsverfahren 154
Mesophilie 18
Merosomen 12
Methicillin 40, 131
Methylenblaufärbung 15
Migrations-Inhibitions-Faktor 226, 232
–, Inhibitionstest 321
Mikroaerphilie 17 f.
Mikrofilarien 157
Mikroskopie, Dunkelfeld- 15
–, Hellfeld- 15
–, Phasenkontrast- 15
mikroskopisches Präparat 277
Mikrosporie 122, 124
Mikrosporium 122
– – audouinii 122
Milzbrand 91
Milzbrandbazillen 6
Milzschwellung 79
– bei Brucellose 77
minimale bakterizide Konzentration
 (MBK) 133

minimale Hemmkonzentration (MHK) 133
Minor-Test 295
–, Zwischenfall 297
Minutaformnekrose 143
Miracil D 150
Mirazidium 150
Mischinfektionen 36
Mitochondrien 12
Mittelmeer-Zeckenfleck-Fieber 115
Mittelstrahlurin 33
mixed lymphocyte culture 317, 321
Miyagawanella 117
Molekularstruktur 245
Molluscum contagiosum-Virus 192
Molluskumkörperchen 192
Monarthritis 52
Monofärbungen 15
monoklonale Antikörper 255
Monolayer 173
Mononucleose 187
Morbidität 7
Morbus Weil 105 f.
Moro-Test 100
Mortalität 7
Mucor corymbifer 126
– mucedo 126
– pusillus 126
– racemosus 126
Mucormykose 126
Mumpsimpfung 332
Mumpsvirus 166, 202
Muraminsäure 158
Mureinnetz 13
murines Fleckfieber 115
Muskelbiopsiebefund, positiver 155
Mutation 167
Myalgia epidemica 213
Mycobakterium bovis 97
– hominis 112
– leprae 102
– pneumoniae 112
– tuberculosis 97
Myelom 231
Mykobakterien 97
–, atypische 101
–, saprophytäre 98
Mykoplasmen 10
Mykotoxine 127

Myleran 235
Myokarditis bei Diphtherie 88
Myositis, nekrotisierende 96
myxoähnliche Viren 166
Myxoviren 166, 196
Myzel 104, 121

Nährmedien, bakteriologische 18
Nagelmykosen 124
Nalidixinsäure 132
NaN_2 13
Narbenbezirk 129
Nasopharynxkarzinom 187
Natriumthiosulfatlösung 123
natürliche Toleranz 233
Nebenniereninsuffizienz, perakute 55
Nebenschilddrüsenaplasie 228
Nebenschluß 280
Negativ-Kontrast-Technik 159
Negri-Körperchen 218
Neisserfärbung 87
Neisseria gonorrhoeae 51 f.
– meningitidis 51
Neisserien 29, 51
Nelson 276
Nematoden 152
Neomycin 132
Nephotoxizität 139
Nervenschiene 2, 169
Nervus opticus 139
– statoacusticus 139
Nesselsucht 301
Neufeldsche Quellungsreaktion 51
Neugeborene 293
Neugeborenenpneumonie 204
Neuraminidase 197
Neurolymphomatose 193
Neurotoxizität 139
Neutralisationstest 31, 176, 180, 182, 210, 215, 275
Nystatin 130
Nicht-A-Nicht-B-Hepatitis-Viren 219
nicht-inverse Auslösung 298
Nicolas-Favresche Erkrankung 119
Nierenabszeß 37
Nierenschädigung 79 f.
Nierenversagen, akutes 44
– bei Enteritis 66
Nitrofurantoin 132

N-Methylisation-Thiosemicarbazon 191
Norcardia asteroides 105
- brasiliensis 105
Nocardien 105
Non-Konformität 236
Nordamerikanische Blastomykose 128
Nukleinsäure 160
Nukleoide 11
Nukleokapsid 158 f.
Nukleoproteid P 42
Nystatin 126, 132

O-Antigene 14, 57, 62, 72, 114, 242
Objektträgeragglutination 61
obligate Parasiten 140
Obstipation 79
Onchocerca-Infektion 157
- caecutiens 157
- volvulus 157
Oncosphäre 151
onkogene DNA-Viren 172
- Potenz 179
- RNA-Viren 173
Onychomykosen 123 f.
Oozyste 144, 147
Ophthalmia gonorrhoica 53
Opisthotonus 217
Opsonisierung 281
Orchitis 203, 312
Organkulturen 164
organspezifische Autoantigene 243
Organtoxizität 139
Organtuberkulose 97
Orientbeule 143
Original-Viren 167
Ornithose 117
orofociale Form 104
Osteomyelitis 37, 109
Otitis 43, 50
Ouchterlony 221, 264
Oxacillin 46, 131
Oxydation 16

Paketkokken 10
Pandemie 8
Panophthalmie 92
Papageienkrankheit 117
Papovaviren 193
papulöses Exanthem 108

Paracoccidioides 128
Parainfluenza 166
- -Virus 203
paralytisches Stadium 210
Paramyxoviren 199
Paraproteine 231
Parasiten 2, 140
Paratyphus-Impfung 325
Parinaudsche Konjunktivitis 80
Parotitis 37, 202
Parotitisvirus 166
PAS 99
passive Hämagglutination 109, 221
- Immunisierung 227
- Sensibilisierung 298
Pathogenese 292, 305
Pathogenität 2, 170
Pathogenitätsfaktoren 2
Paul-Bunell 188
Peitschenwurm 153
Pelveoperitonitis bei Gonorrhoe 52
Pemphigus neonatorum 37, 41
Penetration 161 ff.
Penicillin 40, 48, 105, 110, 126, 130 f.
Penicillinase 40, 131
Penicillintyp 136
Pentamidin 143
Pepton 18
- -Agar 125
Peptostreptokokken 41
Perforationsperitonitis bei Typhus 59
Perikarditis 213
periorale Blässe 43
Periostitis 109
Peritonitis 45, 52, 71
Perkutanprobe 100
permanente Zellinien 164
Permeasen 12
perniziöse Anämie 313
Persistenz 57, 135
Persister 137
- -Quote 138
Pertussis-Impfung 84
Pest 9, 78
Petechien 55
Peyersche Plaques 223
Pfeiffersches Drüsenfieber 187
Phagen 39
Phagensynthese 22

Phatentypisierung 32, 39, 62
Pharmaka 306
Pharyngitis 213
Phasenkontrastmikroskop 107
Phenolderivate 27
Phlegmone 43
Phospholipide 160
Phytohämagglutinine 232, 258
Phytomitogene 258
Picornaviren 165, 209
Pityriasis versicolor 123
Plaques muqueuses 108
Plasmakoagulase 37
Plasmazellen 225
plasmazelluläre Pneumonie 145
Plasmide 20
Plasmoblasten 231
Plasmodium falciparum 146, 148
– malariae 146, 148
– vivax 146, 148
Plasmozytom 231
Pleurodynie 213
Pneumocystis carinii 145
Pneumokokken 49
Pneumokokkenendokarditis 50
Pneumokokken, Morphologie 50
Pneumokokkenperitonitis 50
Pneumonie 57, 129
Pocken 192
–, atypische 189
Pockenschutzimpfung 328
Pockenviren 166
Poliomyelitisimpfung 332
Poliomyelitisinfektion 210
Polyomyelitis-Virus 165, 209
Polkörperchen 87
Polyarthritis, akute rheumatische 44
Polymyxin 130, 132
Polyomavirus 193
Porter-Modell 246
Position 251
postnatale Zytomegalie 185
Pox-Viren 166
präparalytisches Stadium 210
Präzipitation 263
Präzipitationshemmung durch Haptene 239
Präzipitationslinien 87
Präzipitationsreaktion 31

Präzipitine 225
Precursorzellen 225, 230
Prick-Test 311
primär atypische Pneumonie (PAP) 112 f., 116
– erworbene A-Gammaglobulinämie 229
primäre Immunreaktion 226
– Resistenz 135
Primärantwort 253
Primäreffekt 107, 119
Primärkomplex 108
Prinzip 272
Probeagglutination 61
Prodigiosus 17
Prognose 294
progressive Paralyse 108
Prokaryozyten 10
Properdin 5
Properdinsystem 280
Prophagen 23
Prostatitis 140
Proteine 160
protektive Antikörper 246
Proteus 70 ff.
– OX 114
– X 114
Protozoen 10
Protozoonosen 140, 143
Provokation 311
Pseudomembran 69
– bei Diphtherie 88
Pseudomonas 56 ff., 75 f.
Pseudomycelien 125
Psittacose 118
Psychrophilie 18
pulmonale Form 118
Pustula maligna 91
Pyelitis 45
Pyozyaneus-Enteritis 75
Pyozyamin 76
Pyrimethamin 145
Pyroallol 17
Pyrogene 4

Quaddeltest 311
Quarantäne 334
Querteilung 112, 114
Q-Fieber 116

Rabiesviren 217
Radioimmunoassay 221
Radio-Immun-Test 272 f.
Rattenbißfieber 11
Rattenfloh 78
Redien 150
Reduplikationszyklus 158
Reifung 23
Reihenverdünnungstest 137
Reis-Agar 125
Reiter-Antigen 284
Rekombination 21, 168
Reoviren 165
Replikation 22
Resistenz 1, 4, 135
–, sekundäre 135
–, verminderte 38
Resistenzbestimmung 40
Resistenzfaktoren 135
Resistenztransferfaktoren 21
Resistenztyp 136
Respiration 16
respiratory syncytial 205
Retikuloendotheliose 128
Retikulosarkomatose 235
reverse Transskriptase 174
reversibler Charakter 256
R-Faktor 21
Rh-Erythroblastose 292
– -Inkompatibilität 294
– -Merkmale 291
– -System 291
Rheumafaktor 259
rheumatisches Fieber 44, 303
Rhinopathia vasomotorica allergica 301
Rhinoviren 165, 216
Rhizopoden 143
Rickettsia mooseri 115
– pijperi 115
– prowazeki 113 f.
– quintana 114, 116
– rickettsi 115
– tsutsuga mushi 115
Riesenzellen 171
– -Bildung 181
Rifampicin 99, 131, 133
Rindertuberkulose 97, 101
Risus sardonicus 93
RNA 160

– -Viren 165
Robbenstellung 93
Rocky-Mountain-Spooted-Fever 115
röntgenologisch 152
Röntgen-Streuungs-Kristallogramme 159
Röteln-Exanthem 207
– -Impfung 334
– -Virus 7, 166, 199, 206
Roseolen 59
RS-Virus 166, 205
Rückfallfieber 111
Ruhr, bakterielle 68

Sabin-Feldmann-Test 145, 277
Saccharosespaltung 20
Säuglingsdyspepsie 71
Säuglingsenteritis 71, 73
Säuglingsmeningitis 45
Salk-Impfstoff 228
Sammelserum 267
Salmonella enteritidis 66
– paratyphi B 59 f.
– paratyphi, Kauffmann-White-Schema 62
– typhi-murium 66
Salmonellen 56
S-Antigen 202
Saprophyten 2, 121
Sarkoidose 187
Sarzinen 28
Sauerstoffzehrer 17
Schafbrucellose 76 f.
Scharlach 42
–, Meldepflicht 49
Scharlachexanthem 46
Schick-Test 311
Schimmelpilze 123, 126
Schistosoma haematobium 149
– japonicum 149
– mansoni 149
Schizogonie 147
Schizonten 147
Schlafkrankheit 142
Schleimhauttest 311
Schleimkapsel
Schlüssel-Schloß-System 237
Schlußdesinfektion bei Typhus 65
Schokoladenagar 82
Schraubenbakterien 11, 29

Schultz-Charlton-Reaktion 47
Schutzimpfung 227, 323
–, aktive 3
– bei Typhus 63
Schwangerschaft 288, 294
Schwangerschaftstest 272
Schwangerschaftsvorsorge 208, 293
Schweinebrucellose 76 f.
Schweinerotlauf 90
Schwellenwert 234
Schweißneigung 123
Schweizer Typ der A-Gammaglobulinämie 230
Schwimmbadkonjunktivitis 120
Scratch-Test 311
Sehstörungen 157
Sekundärantwort 253
Sekrete, bakterizide 4
Selektion 4, 167
Selektivkultur 74
Selektivmedien 69
Selektivnährboden 60
Selektivnährmedien 18
Selenitbouillon 60
Sendaivirus 203
Sensibilisierung 224, 237, 297, 305 ff.
–, aktive 298
Sepsis 41, 125
septierten Hyphen 121
septischer Infarkt 126
Serofarbtest 145
serologische Indentifizierung 274
Serotonin 300
Serotypen 209
Serratin 70 ff.
Serumhepatitis 220 f.
Serumkrankheit 227, 263, 302
Serum-Transfusionshepatitis 219
Seuche, endemische 8
Seuchenbekämpfung 334
sexuell 121
SGOT 155
Shigellen-Arten 68 f.
Sicherungsphase 100
Simultanimpfung 324
Sinusitis 43
skin reactive factor 233
slow-reacting-substances 300, 308
slow-Viren 172

snip 157
Sofortreaktion 299
Sommergrippe 213
Soorpilz 124
Spätreaktion 299
Spaltung mit Papain 248
– – Pepsin am Beispiel des IgG 247
Spezifität des Antikörpers 255
Spinngewebsgerinnsel 34
Spirillen 11
Spirochäten 11, 105
Splenomegalie 229
Spontanmutation 135
Sporen 14
Sporenbildung 14 f.
Sporogonie 147
Sporotrichose 129
Sporotrichum schenkii 129
Sporozoen 144
Sporozoit 147
Sporozysten 150
spreading factor 46
Sproßpilze 121
Spulwurm 153
Sputum-Untersuchung 32 f.
Stabilisatorflüssigkeit 32
Stabilisierungsphase 100
Stablarven 150
Stäbchenbakterien 11
Staphylococcus albus 28, 36
– aureus 36
– epidermidis 28, 36
Staphylokinase 37
Staphylokokken 29, 36
– -Enteritis 34
Staphylokokkeninfektionen, Impfung gegen 38
stationäre Phase 19
Stauungspneumonie 118
Stempeltest, intrakutaner 100
Sterilisation 24 f.
– durch Strahlung 25
Stickstoff-Lost 235
Stilbamidin 143
Streptococcus agalactiae 45
– faecalis 45
– mastidis 45
– pyogenes 42
– salivarius 45

Streptokokken 10, 41, 29
Streptolysin 46
Streptomycin 99, 131, 133
Streptomycintyp 136
Stoidor bei Keuchhusten 83
Strongyloides stercoralis 156
Strukturproteine 160
Stuhluntersuchung 33 f.
subakute sklerosierende Panenzephalitis 200
Suboccipitalpunktion 34
subtotale Aplasie 230
südamerikanische Blastomykose 128
Suggillationen 55
Sulfamethoxazol 132
Sulfonamide 129, 131, 145
Sulfonen 103
Superantigen 225
Superinfektion 28, 137
SV 40-Virus 193
Sykosis 37
Symmetrietypen 159, 165
sympathische Ophthalmie 312
Symptomatik 292
synergistische Wirkung 134
syngenetisch 244
syngenetische Antigenkonstitution 245
Synzytienbildung, frühe 171
–, späte 171
Syphilide 108
Syphilis 106
syphilitischer Haarausfall 108
– Pemphigoid 109
systematische Reaktion 298

Tabes dorsalis 108
Taenia saginata 151
– solium 151
Tardivepidemie 8, 65
Tartorus stibiatus 143
Telemann-Konzentrationsverfahren 154
Tenesmen 69
Tesafilmstreifen 123
Testseren 286
Tetanus 92
Tetanusclostridien 6, 28
Tetanusschutzimpfung 327
Tetanustoxid 93
Tetracycline 113 f., 116, 118, 129, 131 f.

Tetrathinatbouillon 18, 33, 60
Therapie 294
Thermophilie 18
– Antigen 232
Thioglykolatbouillon 17
thrombopenische Röteln-Pupura 207
Thymektomie 223
Thymusaplasie 229
Thymushypoplasie 228
Thymuslymphoplasie 230
Thymussystem 223
Thyreoiditis Hashimoto 243
Tierversuch 98
Tinea corporis 122
– inguinalis 122
– pedis 122
Tine-Test 100
tissue cultures 164
Titerbewegung 48, 276
T-Lymphozyten 223
Tollwuterkrankung 217
Tollwutimpfung 333
Tollwut-Virus 166, 217
Tonsillen 111, 223
Torulose 127
Toxinbildung 37
Toxine 3, 274
Toxin-Neutralisation 274
toxische Myocardschädigung 118
Toxoide 228
Toxoplasma gondii 144
Toxoplasmosetest 145
TPE-Gruppe 33
TPR-Gruppe-Anreicherung 18
TPHA 270
Trachom 119
Träger 238
Transduktion 4, 21, 135
Transformation 21, 135
Transfusionszwischenfälle 296
Transkription, frühe 164
–, späte 164
Translation 4
–, frühe 164
–, späte 164
Transplantat 315
Transplantation 314
transplazentare Übertragung 7
Transport, aktiver 12

Trematoden 149
Treponema pallidum 106
– – Hämagglutinationstest (TPHA) 109, 270
– – -Immobilisationstest (TPI) 109, 276
Treponemen 11
Trichine 154
Trichinella spiralis 154
Trichomonas hominis 140
– vaginalis 140
Trichophytia profunda 123 f.
– superficialis 122, 124
Trichophyton 122
– mentagrophytes 122
– rubrum 122
– trichiura 153
Trimethoprim 131 f.
Tripper 52
Trismus 93
Tröpfcheninfektion 1, 7
Tropicafieber 148
Trypanosoma cruzi 142
– gambiense 141
– rhodiense 141
Trypanosomen 141
Tryparsamid 142
Trypsin 13
Tuberkel 97
Tuberkulin 100
Tuberkulinallergie, Verlust 201
Tuberkulinreaktion 304
Tuberkulintest 311
tuberkulöse Meningitis 133
tuberkuloide Form 103
Tuberkulom 97
Tuberkulose 97, 305
Tuberkuloseimpfung 327
Tuberkuloseschutzimpfung 100
Tuberkulostatika 102
Tularämie 80
Tumoren 320
tumor-spezifische Transplantations-AG 174
tumor surveillance 319
Tumorviren 167
Tumorzellen 319
Tuschepräparat 128
Typ Bruton
typhöse Form 118

Typhus abdominalis 31
– –, Stadien 58
– exanthematicus 114
– -Impfung 325
– levissimus 58
– –, Therapie mit Chloramphenicol 4
Typhuszunge 59
T-Zellsystem 223, 232, 235

Überdruckbehandlung 96
Überträger von Infektionskrankheiten 7
Ulcus 107, 144
– molle 83
– serpens 50
Ultrazentrifugation 160
Umweltresistenz 74
Uncoating 161 ff.
Untersuchungsmaterial, Versand 35
Untersuchungsmaterialien 31
Untertypen 220
Urease 128
Urethra 29
Urethritis 120, 132, 140
Urinkultur 33
Urogenitalinfektionen 45
Urogenitaltuberkulose 73, 98
Urtikaria 301

Vaccinia generalisata 329
– inokulata 329
– sekundaria 329
– translata 329
– -Virus 189
Vagina 30
V-Antigen 202
Variola major 188
– minor 188
– -Virus 188
Varizellen 192
– -Voster-Virus 183
Venülen 32
Verdünnungstest 39
Vererbung 289, 291
Vergrünung 42
Verkäsung 97
Verlaufsformen von Virusinfektionen 172
Vernetzung 262
Vermehrung 121

Vermehrungshemmung 24
Verstärkungseffekt 320
verzögerter Reaktionstyp 303
Verzögerungsphase 19
Vi-Antigene 57, 62
Vibriocholerae 84
Vibrio El Tor 84
Vibrionen 84 f.
Viertagefieber 148
virale Genom 174
- Onkogenese 172
Viren 158
-, bekapselte 160
-, einfache 160
-, nackte 160
-, umhüllte 160
virginelle Zellen 225
Viridans-Salvarius-Gruppe 45
Virion 158
- Aufbau 160
Virm 244
Viropexis 161
Virulenz 3
Virulenzdrosselung 228
Virulenzfaktoren 2
Virusausbreitung 169
Virushepatitis A 219
Virusisolierung 175
Viruslatenz 172
Virusvermehrung 161
Viruspersistenz 172
Virusreduplikation 165
Viruszüchtung 164
Vollantigen 239
Vorrelia recurrantis 111
Vulvovaginitis 182
- candidamycetica 125

Waaler-Rose-Test 260
Wachstumsphasen 19
Wärmeagglutinine 243, 287
Wanderratte 106
Wanderungsgeschwindigkeit 245
Warzen-Virus 193
Wassermann-Reaktion 109, 283
Waterhouse-Friderichson-Syndrom 55
Weil-Felix-Reaktion 114
Wertigkeit 252
Widal-Reaktion 61, 268

Wilson-Blair-Agar 34, 60
Windpocken 183 f.
Wirtspezies 237
Wiskott-Aldrich-Syndrom 230
Wismutsulfitagar 60
Wolhynisches Fieber 116
Wood-Licht 123
Wuchereria bancrofti 157
Wuchsfaktoren X, Y 82
Wundabstrich 33
Wunddiphtherie 88
Wundrose 43
Wundstarrkrampf 92
Wurmeier 156
Wurmkrankheiten 6
Wutschutz-Impf-Enzephalitis 313

Yersinia 78 ff.

Zecke 111
Zeckenbißfleckfieber 115
Zeckenenzephalitis 195
Zeissler, Verfahren nach 17
Zelleinschlüsse 12
Zellen für Virusanzüchtung 180
Zellklone 233
Zellkulturen 163, 191
-, primäre 164
-, sekundäre 164
Zellophanklebestreifen-Methode 153
Zellparasiten 142
Zellreaktion, nicht-zytozide 171
Zelltransformation 172
Zelltropismus 170
zelluläre Blutbestandteile 169
- Immunreaktion 225, 228
Zellwand 3, 13
Zerkarien 150
Zestoden 151
Ziehl-Neelsen-Färbung 15, 97, 102, 105
Zinksulfat-Konzentrationsverfahren 154
ZNS-Defekte 215
Zoonose 1, 77, 79 f., 89, 217
zoophil 124
Zoster 184
Zwergfadenwurm 156
zyklische Infektion 57
Zylindertest 40

Zystase 278
Zyste 143, 150
zystische Form 152
Zystitis 45, 132
Zytolyse 30, 226
zytomegale Einschlußkrankheit 185
Zytomegalie-Virus 166, 185
zytopathische Veränderungen 165

zytophile Antikörper 254
Zytoplasma 11
Zytoplasmamembran 12, 112
zytotoxinischer Reaktionstyp 302
Zytotoxizitätstest 317
zytotrope Antikörper 254
zytotrope IgE, Rolle 306
zytozoide Zellreaktion 171